Andrea Brigitte Gall

Vergleich von Medizinproduktegesetz und Arzneimittelgesetz

Andrea Brigitte Gall

Vergleich von Medizinproduktegesetz und Arzneimittelgesetz

unter besonderer Berücksichtigung des Inverkehrbringens und der klinischen Prüfung

Südwestdeutscher Verlag für Hochschulschriften

Imprint
Any brand names and product names mentioned in this book are subject to trademark, brand or patent protection and are trademarks or registered trademarks of their respective holders. The use of brand names, product names, common names, trade names, product descriptions etc. even without a particular marking in this work is in no way to be construed to mean that such names may be regarded as unrestricted in respect of trademark and brand protection legislation and could thus be used by anyone.

Publisher:
Südwestdeutscher Verlag für Hochschulschriften
is a trademark of
Dodo Books Indian Ocean Ltd., member of the OmniScriptum S.R.L Publishing group
str. A.Russo 15, of. 61, Chisinau-2068, Republic of Moldova Europe
Printed at: see last page
ISBN: 978-3-8381-2069-0

Zugl. / Approved by: Bonn, Rheinische Friedrich-Wilhelms-Universität Bonn, 2010

Copyright © Andrea Brigitte Gall
Copyright © 2010 Dodo Books Indian Ocean Ltd., member of the OmniScriptum S.R.L Publishing group

Für meine Eltern

Salus aegroti suprema lex esto.
Grundsatz für das ärztliche Verhalten

Vorwort und Danksagung

Die vorliegende Arbeit wurde im Wintersemester 2009/2010 von der Mathematisch-Naturwissenschaftlichen Fakultät und dem Lehrstuhl Drug Regulatory Affairs der Rheinischen Friedrich-Wilhelms-Universität Bonn angenommen.

Für die Überlassung des interessanten Themas, die Erstellung des Erstgutachtens und seine Hilfestellungen möchte ich mich recht herzlich bei meinem Doktorvater, Herrn Prof. Dr. Schweim, bedanken. Ebenso bedanke ich mich bei meinem Arbeitgeber, der Firma Dr. R. Pfleger Chemische Fabrik GmbH in Bamberg, dass er mir die vorliegende Arbeit genehmigt hat und mich u. a. mit reichlich Literatur unterstützt hat.

Auch bei meinen Eltern möchte ich mich recht herzlich bedanken, da sie mich bei meiner Arbeit unterstützt haben und Verständnis für meinen chronischen Zeitmangel gezeigt haben.

Ein herzliches Dankeschön geht ebenfalls an Herrn Dr. Schorn, Herausgeber des „Medizinprodukte Journals" und des Kommentars „Medizinprodukte-Recht" sowie „Gründungsvater" des MPG aus Meckenheim, für seine Hintergrunderläuterungen und die Diskussion verschiedener Fragestellungen im Bereich des Medizinprodukterechtes. Auch bei Frau Maria Bauer, Manager Regulatory Affairs Medical Devices bei der PARI Medical Holding GmbH in Starnberg, möchte ich mich für ihre Hinweise aus der Praxis bedanken.

Weiterhin bedanke ich mich bei allen Autoren und Autorinnen, Kollegen und Kolleginnen sowie Angestellten von Behörden und Organisationen, die freundlicherweise z. B. meine Anfragen beantwortet haben.

Darüber hinaus bedanke ich mich recht herzlich für das gründliche Korrekturlesen bei Brigitte Röhm und bei Martha Schöll-Weidinger. Ebenso bedanke ich mich herzlich bei allen weiteren, lieben Mitmenschen, die mir in irgendeiner Weise behilflich waren und die mich immer wieder motiviert haben.

Zuletzt möchte ich mich noch bei Dr. Bettina Möbius, meiner damaligen Praktikumsbetreuerin, und der ehemaligen Abteilung SRA der Firma Beiersdorf bedanken, die bereits während des Praktikums 2003 mein Interesse an der Gesetzeskunde, den Medizinprodukten und der Zulassung von Arzneimitteln geweckt haben.

Inhaltsverzeichnis

Vorwort und Danksagung

Abkürzungsverzeichnis IX
1. Einleitung 1
2. Historische Entwicklung von MPG und AMG 3
2.1 Historische Entwicklung des MPG 3
2.1.1 Rechtliche Situation vor dem MPG in Deutschland 3
2.1.2 Entstehung und Änderungen des MPG 3
2.1.2.1 Erstes Gesetz zur Änderung des MPG 4
2.1.2.2 Zweites Gesetz zur Änderung des MPG 4
2.1.2.3 Drittes Gesetz zur Änderung des MPG 4
2.1.3 Europäische Einflüsse 5
2.2 Historische Entwicklung des AMG 6
2.2.1 Rechtliche Situation vor dem AMG in Deutschland 6
2.2.1.1 Erste rechtliche Vorgaben in der deutschen Arzneimittelgeschichte 6
2.2.1.2 Entstehung des AMG 7
2.2.2 AMG 1961 7
2.2.3 Weiterentwicklung des AMG 1961 8
2.2.4 Gesetz zur Neuordnung des Arzneimittelrechts 8
2.2.5 Weiterentwicklung des AMG 76 9
2.2.5.1 Erfahrungsbericht der Bundesregierung 9
2.2.5.2 Erstes Gesetz zur Änderung des Arzneimittelgesetzes 9
2.2.5.3 Zweites Gesetz zur Änderung des Arzneimittelgesetzes 9
2.2.5.4 Drittes Gesetz zur Änderung des Arzneimittelgesetzes 10
2.2.5.5 Viertes Gesetz zur Änderung des Arzneimittelgesetzes 10
2.2.5.6 Änderung des AMG aufgrund des MPG 10
2.2.5.7 Fünftes Gesetz zur Änderung des Arzneimittelgesetzes 10
2.2.5.8 Sechstes Gesetz zur Änderung des Arzneimittelgesetzes 10
2.2.5.9 Siebtes Gesetz zur Änderung des Arzneimittelgesetzes 10
2.2.5.10 Änderung des AMG aufgrund des ersten MPG-ÄndG 11
2.2.5.11 Achtes Gesetz zur Änderung des Arzneimittelgesetzes 11
2.2.5.12 Neuntes Gesetz zur Änderung des Arzneimittelgesetzes 11
2.2.5.13 Zehntes Gesetz zur Änderung des Arzneimittelgesetzes 11
2.2.5.14 Änderung des AMG aufgrund des zweiten MPG-ÄndG 11
2.2.5.15 Elftes Gesetz zur Änderung des Arzneimittelgesetzes 11
2.2.5.16 Zwölftes Gesetz zur Änderung des Arzneimittelgesetzes 11
2.2.5.17 „Kleine AMG-Novelle" 11
2.2.5.18 Dreizehntes Gesetz zur Änderung des Arzneimittelgesetzes 12
2.2.5.19 Vierzehntes Gesetz zur Änderung des Arzneimittelgesetzes ... 12

2.2.6	Europäische Einflüsse	12
2.3	Fazit	13
3.	Kurzdarstellung von MPG und AMG	14
3.1	Das Medizinproduktegesetz	14
3.1.1	Aufbau und Inhalt des MPG	14
3.1.2	Konformitätsbewertungsverfahren nach dem MPG	15
3.1.2.1	Nationale Vorgaben durch die MPV	15
3.1.2.2	Sonstige Medizinprodukte nach der Richtlinie 93/42/EWG	19
3.1.2.3	Qualitätssicherungssystem	22
3.1.2.4	Technische Dokumentation	23
3.2	Das Arzneimittelgesetz	24
3.2.1	Aufbau und Inhalt des AMG	24
3.2.2	Zulassungsverfahren des AMG	26
3.2.2.1	Nationale Zulassung	27
3.2.2.2	Verfahren der gegenseitigen Anerkennung	27
3.2.2.3	Zentrale Zulassung	30
4.	Vergleichende Gegenüberstellung von MPG und AMG	32
4.1	Gesetzeszweck	32
4.2	Begriffsbestimmungen	34
4.3	Anwendungsbereiche der Gesetze	41
4.4	Errichten, Betreiben, Anwenden und Instandhalten von Medizinprodukten und Arzneimitteln	43
4.5	Verantwortlicher für das erstmalige Inverkehrbringen von Medizinprodukten und Arzneimitteln	44
4.6	Verbote	46
4.7	Klinische Bewertung, Leistungsbewertung, klinische Prüfung und Leistungsbewertungsprüfung	52
4.7.1	Klinische Bewertung und Leistungsbewertung	52
4.7.2	Allgemeine Voraussetzungen zur klinischen Prüfung	56
4.7.3	Besondere Voraussetzungen zur klinischen Prüfung	67
4.7.4	Durchführung der klinischen Prüfung	71
4.7.5	Ausnahmen bei der klinischen Prüfung	76
4.7.6	Leistungsbewertungsprüfung	79
4.7.7	Resümee zur klinischen Prüfung	80
4.8	Überwachung und Schutz vor Risiken	82
4.8.1	Allgemeine Anzeigepflicht	82
4.8.2	Durchführung der Überwachung	86
4.8.3	Medizinprodukteberater	90
4.8.4	Sicherheitsbeauftragter	93
4.8.5	Verfahren bei unrechtmäßiger und unzulässiger Anbringung der CE-Kennzeichnung	98

4.8.6	Verfahren zum Schutz vor Risiken	100
4.8.7	Beobachtungs- und Meldesystem	103
4.9	Benannte Stellen und Bescheinigungen	109
4.9.1	Geltungsdauer von „Zulassungen"	109
4.9.2	Einschränkung, Aussetzung und Zurückziehen von Bescheinigungen, Unterrichtspflichten	112
4.9.3	Benennung und Überwachung der Stellen und Prüflaboratorien	114
4.9.4	Erlöschen, Rücknahme, Widerruf und Ruhen der Akkreditierung und Benennung	116
4.10	Voraussetzungen für das Inverkehrbringen und Inbetriebnehmen	117
4.10.1	Sonderanfertigungen, Eigenherstellung, Prüfpräparate und Ausstellen	117
4.10.2	Sondervorschriften für das Inverkehrbringen und die Inbetriebnahme	120
4.10.3	Harmonisierte Normen und Gemeinsame Technische Spezifikationen	124
4.10.4	Grundlegende Anforderungen bzw. Zulassungsanforderungen	129
4.10.5	Klassifizierung und Abgrenzung zu anderen Produkten	135
4.10.6	CE-Kennzeichnung	139
4.10.7	Kombinationsprodukte, Systeme und Behandlungseinheiten sowie das Sterilisieren von Medizinprodukten	142
4.10.8	Zulassung-/Konformitätsbewertungsverfahren	145
4.11	Abschließende Gegenüberstellung	154
4.11.1	Bewertungskriterien	154
4.11.2	Tabellarische Darstellung	154
4.11.3	Statistische Auswertung	156
4.11.4	Zusätze im AMG	157
5.	Diskussion	158
5.1	Aktuelle Situation	158
5.2	Weitere Entwicklungen	161
5.3	Fazit	165
6.	Zusammenfassung	167
7.	Abbildungsverzeichnis	181
8.	Tabellenverzeichnis	182
9.	Literaturverzeichnis	183
10.	Anhang	253

Abkürzungsverzeichnis

ABl.	Amtsblatt
AIMP	Aktives implantierbares Medizinprodukt
AMG	Gesetz über den Verkehr mit Arzneimitteln (Arzneimittelgesetz)
AMG-ÄndG	Gesetz zur Änderung des AMG
AMIS	Arzneimittelinformationssystem
AMNOG	Arzneimittelneuordnungsgesetz
AMWHV	Verordnung über die Anwendung der Guten Herstellungspraxis bei der Herstellung von Arzneimitteln und Wirkstoffen und über die Anwendung der Guten fachlichen Praxis bei der Herstellung von Produkten menschlicher Herkunft
ApBetrO	Verordnung über den Betrieb von Apotheken
ATC	Anatomisch-Therapeutisch-Chemisch
AtG	Gesetz über die friedliche Verwendung der Kernenergie und den Schutz gegen ihre Gefahren (Atomgesetz)
BÄ-Studie	Bioäquivalenz-Studie
BAnz.	Bundesanzeiger
BfArM	Bundesinstitut für Arzneimittel und Medizinprodukte
BGA	Bundesgesundheitsamt
BGBl.	Bundesgesetzblatt
BGebV-MPG	Gebührenverordnung zum Medizinproduktegesetz und den zu seiner Ausführung ergangenen Rechtsverordnungen (Medizinprodukte-Gebührenverordnung)
BMG	Bundesministerium für Gesundheit
BTA	Biologisch-Technische(r) Assistent(in)
BVMed	Bundesverband Medizintechnologie e.V.
CE	Ursprünglich Abkürzung für Europäische Gemeinschaft (z. B. „Communauté Européenne", „Comunidad Europea"), seit 1994 nur noch ein bildliches Symbol
CEN	Comité Européen de Normalisation
CENELEC	Comité Européen de Normalisation Electrotechnique
ChemG	Gesetz zum Schutz vor gefährlichen Stoffen
CHMP	Committee for Medicinal Products for Human Use
CMDh	Coordination Group for Mutual Recognition and Decentralised Procedure - Human
CMS	Concerning Member State
COCIR	European Coordination Committee of the Radiological, Electromedical and Healthcare IT Industry
CPMP	Committee for Proprietary Medicinal Products
CTA	Chemisch-Technische(r) Assistent(in)

CTD	Common Technical Document
CVMP	Committee for Medicinal Products for Veterinary Use
DCP	Decentralised Procedure
DIMDI	Deutsches Institut für Medizinische Dokumentation und Information
DIMDIV	Verordnung über das datenbankgestützte Informationssystem über Medizinprodukte des Deutschen Instituts für Medizinische Dokumentation und Information
eCTD	Electronic Common Technical Document
EBM	Evidence-base medicine
EDMA	European Diagnostic Manufacturers Association
EDQM	European Directorate for the Quality of Medicines
EG	Europäische Gemeinschaft
EHIMA	European Hearing Instrument Manufacturers Association
EMA	European Medicines Agency (ehemals: EMEA)
ESTI	Eidgenössisches Starkstrominspektorat
EUCOMED	European Confederation of Medical Suppliers Associations
EudraCT	European clinical trial database
EUROM	Fédération Européenne de l'industrie de l'optique et de la mécanique de précision
EWG	Europäische Wirtschaftsgemeinschaft
EWR	Europäischer Wirtschaftsraum
FIP	International Pharmaceutical Federation
GAP	Good Agricultural Practice
GCP	Good Clinical Practice
GCP-V	Verordnung über die Anwendung der Guten Klinischen Praxis bei der Durchführung von klinischen Prüfungen mit Arzneimitteln zur Anwendung am Menschen (GCP-Verordnung)
GDP	Good Distribution Practice
GG	Grundgesetz für die Bundesrepublik Deutschland
GHTF	Global Harmonization Task Force
GLP	Good Laboratory Practice
GMP	Good Manufacturing Practice
GPSG	Gesetz über technische Arbeitsmittel und Verbraucherprodukte (Geräte- und Produktsicherheitsgesetz)
2. GPSGV	Zweite Verordnung zum Geräte- und Produktsicherheitsgesetz (Verordnung über die Sicherheit von Spielzeug)
9. GPSGV	Neunte Verordnung zum Geräte- und Produktsicherheitsgesetz (Maschinenverordnung)
HMPC	Committee on Herbal Medicinal Products (Herbal Medicinal Products Committee)
HTA	Health Technology Assessment

HWG	Heilmittelwerbegesetz
ICH	International Conference on Harmonisation of Technical Requirements for Registration of Pharmaceuticals for Human Use
IMPD	Investigational Medicinal Product Dossier
LFGB	Lebensmittel-, Bedarfsgegenstände- und Futtermittelgesetzbuch
MEDDEV	Medical Devices (Information)
MedGV	Medizingeräteverordnung
MPBetreibV	Verordnung über das Errichten, Betreiben und Anwenden von Medizinprodukten (Medizinprodukte-Betreiberverordnung)
MPG	Gesetz über Medizinprodukte (Medizinproduktegesetz)
MPG-ÄndG	Gesetz zur Änderung des MPG
MPSV	Verordnung über die Erfassung, Bewertung und Abwehr von Risiken bei Medizinprodukten (Medizinprodukte-Sicherheitsplanverordnung)
MPV	Verordnung über Medizinprodukte (Medizinprodukte-Verordnung)
MPVerschrV	Verordnung über die Verschreibungspflicht von Medizinprodukten
MPVertrV	Verordnung über Vertriebswege für Medizinprodukte
MRP	Mutual Recognition Procedure
MTA	Medizinisch-Technische(r) Assistent(in)
NSAR	Nichtsteroidale Antirheumatika
NTA	Notice to Applicants
OECD	Organization for Economic Cooperation and Development
OTC	Over The Counter (Drugs)
PIC/S	Pharmaceutical Inspection Cooperation Scheme
ProdHaftG	Gesetz über die Haftung für fehlerhafte Produkte (Produkthaftungsgesetz)
PSUR	Periodic Safety Update Report
PTA	Pharmazeutisch-Technische(r) Assistent(in)
PZN	Pharmazeutische Zentralnummer
REACH	Registrierung, Bewertung, Zulassung und Beschränkung chemischer Stoffe
RMS	Reference Member State
RSD	Relative Standardabweichung
SAP	Systeme, Anwendungen und Produkte (Warenwirtschaftssystem)
SD	Standardabweichung
SGB	Sozialgesetzbuch
StVZO	Straßenverkehrs-Zulassungs-Ordnung
TierSchG	Tierschutzgesetz
TierSG	Tierseuchengesetz
TierZG	Tierzuchtgesetz
TPG	Gesetz über die Spende, Entnahme und Übertragung von Organen
VAG	Versicherungsaufsichtsgesetz

VTA	Veterinärmedizinisch-Technische(r) Assistent(in)
WHO	World Health Organisation
ZLG	Zentralstelle der Länder für Gesundheitsschutz bei Arzneimitteln und Medizinprodukten
ZLS	Zentralstelle der Länder für Sicherheitstechnik

1. Einleitung

Medizinprodukte spielen im Bewusstsein der Bevölkerung oft eine untergeordnete Rolle, obwohl sie fast allgegenwärtig in der medizinischen Versorgung eingesetzt werden. Die Gruppe der Medizinprodukte umfasst die einfachen Pflaster bis hin zu den hochkomplexen Computertomographen. Damit tragen Medizinprodukte im Alltag zu einer deutlichen Verbesserung der Patientenversorgung bei, indem mit ihnen u. a. sicherere Diagnosen gestellt werden, sehr komplizierte Operationen ermöglicht werden und sie den Heilungsprozess beschleunigen.

Auch bei lebenslangen Erkrankungen (wie z. B. Schwerhörigkeit oder Diabetes mellitus) helfen Medizinprodukte die Situation jedes einzelnen Patienten zu verbessern.

Doch trotz des vielfältigen und häufigen Einsatzes von Medizinprodukten führt das Medizinproduktegesetz (MPG) ein Schattendasein neben dem bekannteren Arzneimittelgesetz (AMG). Dabei war laut den Angaben des DIMDI 2008 (Stand: 06.06.2008) der Anteil der in Deutschland erstmalig in Verkehr gebrachten Medizinprodukte höher als die Summe der in Deutschland neu zugelassenen und registrierten Arzneimittel
(Summe der gelisteten Medizinprodukte: 64 818; Summe der Arzneimittel: 61 138):

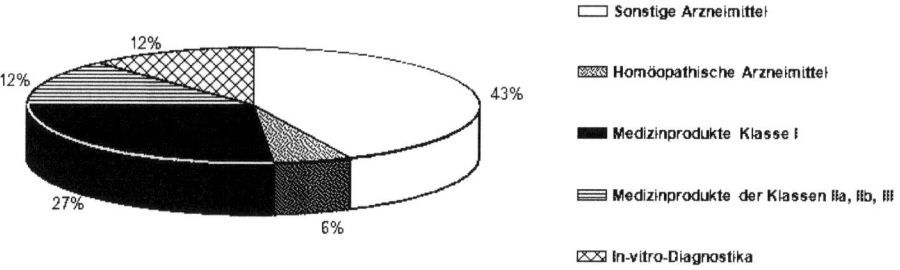

Abb. 1: Anteile an neuen verkehrsfähigen Arzneimitteln und Medizinprodukten, die in Deutschland gemeldet wurden (Stand 06.06.2008)

Anhand des Diagramms wird die zunehmende Bedeutung auch für pharmazeutische Unternehmer deutlich. Außerdem ist zu sehen, dass die Medizinprodukte der Klasse I den größten Teil der Medizinprodukte darstellen.

Deshalb soll die vorliegende Arbeit das rechtliche Verständnis für die beiden sehr ähnlichen Bereiche der Medizinprodukte und Arzneimittel mit ihren Unterschieden und Gemeinsamkeiten verbessern. Auch soll die Ausarbeitung dazu beitragen, die (Vor-) Urteile der pharmazeutischen Industrie gegenüber Medizinprodukten[a] sowie die (Vor-) Urteile der medizintechnischen Industrie gegenüber

---

[a] Persönliche Erfahrungen der Autorin zeigen, dass Medizinprodukte in pharmazeutischen Unternehmen z. T. auf eine Stufe unterhalb von Arzneimitteln gestellt werden und deshalb recht stiefmütterlich behandelt werden.

Arzneimitteln[a] zu revidieren und das gegenseitige Verständnis in die jeweils anderen Produkte zu fördern.

Weiterhin ist diese Arbeit als Hilfestellung für kleine und mittlere Unternehmen gedacht, um sich mit den recht komplexen Inhalten des MPG und des AMG hinsichtlich des Inverkehrbringens vertraut zu machen.

Die beiden Gesetze (MPG und AMG) werden in einem Rechtsvergleich dargestellt. Diese rechtliche Gegenüberstellung hat den Zweck, zufällige Unterschiede in den Gesetzen aufzuzeigen. Dadurch soll eine Diskussion über den Sinn der Unterschiede angeregt werden, damit der Gesetzgeber die nicht wünschenswerten Differenzen angleichen kann.

Die vorgelegte Arbeit beruht vor allem auf der bisher vorhandenen Literatur bestehend aus Kommentaren, Zeitschriftenartikeln und Büchern. Eine abschließende Literaturrecherche wurde Ende November 2008 mit Hilfe der Datenbanken EMBASE und EMBASE ALERT durchgeführt.

Die Änderungen der Gesetzestexte des MPG und AMG wurden ebenfalls bis November 2008 berücksichtigt (Stand MPG: Neufassung durch die Bekanntmachung vom 7.8.2002, BGBl. I S. 3146 zuletzt geändert durch Art. 1 des Gesetzes vom 14.6.2007, BGBl. I S. 1066; Stand AMG: Neufassung durch die Bekanntmachung vom 12.12.2005, BGBl I S. 3394 zuletzt geändert durch Art. 9 Abs. 1 des Gesetzes vom 23.11.2007, BGBl. I S. 2631). Die weitere Entwicklung von Gesetzesentwürfen zur Änderung des MPG bzw. des AMG wurde bis zum 01.05.2009 verfolgt und eingearbeitet.

---

[a] Die Zulassung von Arzneimitteln wird z. B. für wenig effizient und sehr aufwendig gehalten. Vgl. Haindl H. Abgedruckt in: Schorn, G.H.: "Mängel im Medizinproduktewesen. Der Spiegel bringt es an den Tag und noch mehr". Medizinprodukte Journal. 2008; 3: 146-148. S. 147.

2. Historische Entwicklung von MPG und AMG

2.1 Historische Entwicklung des MPG

2.1.1 Rechtliche Situation vor dem MPG in Deutschland

Medizinprodukte werden in der Medizin verstärkt bereits seit Beginn des 20. Jahrhunderts verwendet [1][a]. Gesetzliche Regelungen über Medizinprodukte entstanden aber erst nach vielen weiteren Jahrzehnten. Zunächst war die inhomogene Gruppe der Medizinprodukte unter verschiedenen Bezeichnungen (Medicalprodukte, Arzneimittel, fiktive Arzneimittel, medizinische Geräte) im Verkehr [2-4] und unterlag einer großen Zahl an rechtlich unterschiedlichen Bestimmungen (AMG, MedGV, Eich- und Messrecht, Lebensmittel- und Bedarfsgegenständerecht, Röntgen- und Strahlenschutzverordnung sowie dem Gesetz über elektromagnetische Verträglichkeit) [2-7] mit voneinander abweichenden Zielvorstellungen je nach Rechtsbereich [7-10]. Die verschiedenen Rechtsbereiche sahen jeweils eine unterschiedliche Art der „Zulassung" (z. B. Gruppe 1 und 2 der medizinisch-technischen Geräte) bzw. gar keine „Zulassung" (z. B. fiktive Arzneimittel) für Medizinprodukte vor [11]. Fiktive Arzneimittel unterlagen somit keiner präventiven Kontrolle [12], wohingegen das MedGV für bestimmte Produkte eine „Bauartzulassung" vorschrieb [13-14]. Manche spezifische Eigenheit eines heutigen Medizinproduktes konnte mit den bestehenden Regelungen jedoch nicht oder nur schwer erfasst werden [15].

Das zerstückelte und uneinheitliche Recht der Medizinprodukte war von Lücken im Sicherheitssystem durchsetzt [10, 16], wodurch die gesetzliche Situation nicht zufriedenstellend war [17]. Deshalb wurde bereits in den 1980er Jahren dem heutigen BMG vom BVMed der Entwurf eines „Medicalproduktegesetz[es]" vorgelegt [18].

2.1.2 Entstehung und Änderungen des MPG

Doch erst 1991 war von der Bundesregierung vorgesehen, alle drei EG-Richtlinien über Medizinprodukte (90/385/EWG, 93/42/EWG und 98/79/EG) gleichzeitig in ein nationales MPG einzubringen [19]. Dies war aber aufgrund der noch vorgesehenen Änderungen der europäischen Richtlinien nicht möglich [19], so dass in dem MPG vom 02.08.1994 [20] vorerst nur die beiden Richtlinien 90/385/EWG und 93/42/EWG berücksichtigt wurden [21-22]. Zur Klarstellung wichtiger Punkte und der Umsetzung von weiteren Richtlinien wurde das MPG in der Folge bisher schon dreimal novelliert (abgesehen von zusätzlichen kleinen Änderungen)[b].

---

[a] Erste Funde einer Prothese sind allerdings schon rund 3000 Jahre alt. Vgl. Nerlich, A.G., Zink, A., Szeimies, U. *et al.*: "Ancient Egyptian prothesis of the big toe". The Lancet. 2000; *23/30*: 2176-2179.
[b] Das sind: "Erstes Gesetz zur Änderung des Medizinproduktegesetzes" vom 06.08.1998. BGBl. I Nr. 49 S. 2005 vom 11.08.1998 in der Fassung vom 11.08.1998; "Zweites Gesetz zur Änderung des Medizinproduktegesetzes" vom 13.12.2001. BGBl. I Nr. 68 S. 3586 vom 18.12.2001 Artikel 3 in der Fassung vom 18.12.2001; "Berichtigung des Zweiten Gesetzes zur Änderung des Medizinproduktegesetzes" vom 23.05.2002. BGBl. I Nr. 32 S. 1678 vom 29.05.2002 in der Fassung vom 29.05.2002; "Achte Zuständigkeitsanpassungsverordnung" vom 25.11.2003. BGBl. I Nr. 56 S. 2316 vom 27.11.2003 in der Fassung vom 27.11.2003; "Gesetz zur Änderung medizinprodukterechtlicher und anderer Vorschriften" vom 14.06.2007. BGBl I Nr. 27 S. 1066 vom 20.06.2007 in der Fassung vom 14.06.2007.

Das MPG von 1994 enthielt in seinem Gesetzestext wenig konkrete Vorgaben. Die Details sollten über die Ermächtigungsverordnungen des MPG in separaten Verordnungen geregelt werden [6] oder waren bereits in den europäischen Richtlinien festgelegt, auf die das Gesetz (z. T. über Verordnungen) zurückverwies [23].

2.1.2.1 Erstes Gesetz zur Änderung des MPG

Mit dem ersten MPG-ÄndG vom 6. August 1998 [24] wurden einige Definitionen konkretisiert, Verordnungen ohne Zustimmung des Bundesrates ermöglicht und die Übergangsbestimmungen für verkehrsfähige Produkte geändert [25-26].

2.1.2.2 Zweites Gesetz zur Änderung des MPG

Mit dem zweiten MPG-ÄndG vom 13. Dezember 2001 [27] wurde das MPG tiefgreifend umgestaltet [23, 28]. Es wurde eine „quantitative Deregulierung" [29] durch die Verringerung der Paragraphen und eine „qualitative Deregulierung" [29] durch neue, direkte Verweise (ohne den Umweg über eine deutsche Verordnung [23]) auf die europäischen Richtlinien vorgenommen [29]. Aufgrund der direkten Eingliederung der europäischen Regelungen in den Gesetzestext (z. B. zu den Grundlegenden Anforderungen, der Klassifizierung und der klinischen Prüfung) entfielen viele Verordnungsermächtigungen [28, 30].
Insgesamt sollte das MPG dadurch einfacher und verständlicher werden [31-32]. Außerdem sollten mit dem 2. MPG-ÄndG die bislang gewonnenen Erkenntnisse umgesetzt [32-34], grundlegende Probleme behoben [32, 35] und der Geltungsbereich auf alle Medizinprodukte ausgedehnt [10] werden.
Aus europäischer Sicht diente das zweite MPG-ÄndG vor allem der Umsetzung der Richtlinien 98/97/EG (In-vitro-Diagnostika) [32] und 2000/70/EG (zur Änderung der Richtlinie 93/42/EWG hinsichtlich Derivaten aus menschlichem Blut) [28, 35-37].
Weiterhin ergaben sich aus dem zweiten MPG-ÄndG Änderungen bezüglich der Definitionen, der Anzeigepflichten, der In-Haus-Herstellung, der Aufbereitung, des Überwachungssystems, der CE-Kennzeichnung, der Übergangsbestimmungen und der Werbung [28, 31-32, 34, 37-39].
Der Wortlaut des neuen MPG wurde im Bundesgesetzblatt am 20.08.2002 veröffentlicht [40].

2.1.2.3 Drittes Gesetz zur Änderung des MPG

Das 3. MPG-ÄndG vom 14.06.2007 [41] sollte weiter der "Entbürokratisierung und Deregulierung" [42-44] dienen. Ferner war beabsichtigt, die seit dem Inkrafttreten des 2. MPG-ÄndG aufgetretenen Probleme bei der Umsetzung des MPG zu lösen [41].
Die Änderungsaspekte des 3. MPG-ÄndG beinhalten die Umbenennung der In-Haus-Herstellung in Eigenherstellung, die Ausweitung des Anwendungsbereichs des MPG [42-43, 45], die Bekanntgabe der harmonisierten Normen und Benannten Stellen, die Weiterleitung von Informationen sowie die Konkretisierung und Abgrenzung der Eigenherstellung von In-vitro-Diagnostika [42-43]. Weiterhin erfolgt die Klarstellung von Begriffen und die Änderung der Anzeigepflicht und der Überwachung [42-43, 45-46]. Zusätzliche Änderungen betreffen die Anwendung von Medizinprodukten bei einem Katastrophenfall, die Anzeigepflichten bei klinischen Prüfungen und Leistungsbewertungen sowie die Anzeigepflicht bei Sonderanfertigungen [42, 46].

Als Folge des 3. MPG-ÄndG wurden auch das AMG, das fünfte SGB, die Medizinprodukte-Sicherheitsplanverordnung und die DIMDI-Verordnung geändert [42-46].

2.1.3 Europäische Einflüsse

Auf europäischer Ebene wurde das Ziel einer Harmonisierung der Regelungen [5, 21] und somit eines freien Warenverkehrs von Medizinprodukten in der Europäischen Gemeinschaft, verbunden mit einer hohen Sicherheit der Medizinprodukte, verfolgt [6, 47-48].

In den EU-Richtlinien für Medizinprodukte sind deutlich die europäischen Einflüsse der *Neuen Konzeption* und des *Globalen Konzeptes* erkennbar [9].

Die Neue Konzeption legt fest, dass sich die Harmonisierung durch die EG-Richtlinien auf die Grundlegenden Anforderungen an „Sicherheit, Gesundheit, Umweltschutz und Verbraucherschutz" [9, 49] beschränkt [47, 50]. Die Einhaltung der Grundlegenden Anforderungen muss sichergestellt sein [51].

Das Globale Konzept [52] beschreibt die allgemeinen Leitlinien sowie die ausführliche Durchführungsweise von Konformitätsbewertungen anhand von Modulen [10, 51, 53]. Mit Hilfe der Module kann der Hersteller auf verschiedenen Wegen nachweisen, dass die Grundlegenden Anforderungen erfüllt werden [47].

Folgende europäische Richtlinien sind bislang in das MPG eingeflossen [3, 51, 54]:

90/385/EWG	Aktive implantierbare medizinische Geräte vom 20.06.1990*
93/42/EWG	Medizinprodukte vom 14.06.1993*
98/79/EG	In-vitro-Diagnostika vom 27.10.1998*
2000/70/EG	Derivate aus menschlichem Blut vom 16.11.2000
2001/104/EG	Änderung der Medizinprodukte-Richtlinie vom 07.12.2001
2003/12/EG	Neuklassifizierung von Brustimplantaten vom 03.02.2003
2003/32/EG	Verwendung von Gewebe tierischen Ursprungs vom 23.04.2003
2005/50/EG	Neuklassifizierung von Gelenkersatz für Hüfte, Knie und Schulter vom 11.08.2005
2007/47/EG	Überarbeitung der Richtlinien für In-vitro-Diagnostika, sonstige Medizinprodukte und Biozide vom 05.09.2007

*Richtlinie liegt inzwischen in geänderter Fassung vor
Tab. 1: Wichtige EG-Richtlinien für das MPG im Überblick

2.2 Historische Entwicklung des AMG

2.2.1 Rechtliche Situation vor dem AMG in Deutschland

2.2.1.1 Erste rechtliche Vorgaben in der deutschen Arzneimittelgeschichte

Schon seit vielen Jahrtausenden waren die Menschen bestrebt, ihre Krankheiten mit verschiedenen Mitteln und Methoden zu behandeln [55][a]. Zunächst wurden dazu rohe oder behandelte Materialien aus der Natur verwendet[b]. Mit den zunehmenden Erkenntnissen der Naturwissenschaften wurden erst nach und nach chemische Wirkstoffe systematisch isoliert und synthetisiert[c]. So entwickelten sich im 12./13. Jahrhundert Geschäfte, welche Heilmittel (Arzneien) lagerten und verkauften. Damit entstanden z. B. 1190 in Köln und 1241 in Trier in Deutschland die ersten Apotheken [55]. Bereits im Jahre 1240 wurde mit dem Medizinaledikt von Salerno durch Kaiser Friedrich II. die Trennung der Heilbehandlung von der Herstellung der Arzneimittel festgelegt [56]. Ab dem 14. Jahrhundert entstanden in Deutschland verschiedene, lokale Apothekenordnungen [57], welche die ersten rechtlichen Vorschriften für die Abgabe von Arzneimitteln enthielten. Die Rechtsvorgaben für Arzneimittel wurden im 15. Jahrhundert durch die ersten Arzneimitteltaxen [56] ergänzt. Ab 1533 galt die erstmals das ganze deutsche Reich betreffende Verordnung über Gifte ("Constitutio criminalis Carolina") und 1546 entstand die erste amtliche Pharmakopöe der Stadt Nürnberg ("Valerius Cordes") [56, 57]. Das erste gesamtdeutsche Arzneibuch ("Pharmacopoea Germanica") ersetzte dann 1872 die verschiedenen Landespharmakopöen, womit in den Apotheken aufgrund einer einheitlichen verbindlichen Vorschrift eine bundesweit einheitliche Qualität der pharmazeutischen Produkte gefordert wurde [57, 58].

Weiterhin regelte zunächst die "Verordnung betreffend den Verkehr mit Arzneimitteln" von 1872 die Frage, ob ein Arzneimittel apothekenpflichtig ist oder nicht [57]. Diese Verordnung wurde mehrmals geändert [59] und schließlich durch die "Kaiserliche Verordnung über den Verkehr mit Arzneimitteln" vom 22.10.1901 [60] abgelöst. Die Kaiserliche Verordnung sollte u. a. "die Bevölkerung vor schädlichen und nicht nachprüfbaren Zubereitungen [...] schützen" [61]. Sie legte in Listen fest, welche Arzneimittel nur in Apotheken verkauft werden durften [61]. Diese Kaiserliche Verordnung regelte bzgl. der Apothekenpflicht bis 1961 bzw. sogar bis 1969 den Verkehr mit Arzneimitteln [57, 59]. Hingegen wurde der Verkehr mit Betäubungsmitteln bereits durch das Opiumgesetz vom 10.12.1929 (und seine Verschreibungsverordnung vom 19.12.1930) bestimmt [61]. Weiterhin gab es seit dem 01.10.1934 ein verbindliches homöopathisches Arzneibuch in Deutschland [61]. Am 01.04.1941 trat die neue "Verordnung über den Verkehr mit Arzneimitteln usw., die

---

[a] Auch wenn über die ersten medizinischen Behandlungen keine Beweise vorliegen, gibt es durchaus Vorstellungen darüber. Vgl. Danner, H.: "Leitfaden der Pharmazie-Geschichte". Hamburg: Govi-Verlag GmbH; 1951. S. 5-6. Deuten Funde aus der neueren Steinzeit doch schon auf Arzneipflanzen hin. Vgl. Ferchel, F.: "Geschichte der Pharmazie in einer Stunde". Stuttgart: Deutscher Apotheker-Verlag; 1951. S. 9.
[b] Den Ägyptern (ca. 1350 v. Chr.) waren z. B. 80 Arzneipflanzen und mehrere mineralische Verbindungen bekannt. Die Griechen kannten um 50 n. Chr. bereits mehr als 600 Arzneipflanzen. Auch in Klöstern wurden später (z. B. 1150 n. Chr. von Hildegard von Bingen) Heilkräuter angebaut. Vgl. Danner, H.: "Leitfaden der Pharmazie-Geschichte". Hamburg: Govi-Verlag GmbH; 1951. S. 8-9, 10-11, 16.
[c] Z. B. wurde 1804 das Alkaloid Morphin von FWA Sertürner isoliert. Vgl. Schmitz, R.: "Friedrich Wilhelm A Sertürner und die Morphinentdeckung". Pharmazeutische Zeitung. 1983; 25: 1350-1359. S. 1351. 1828 wurde Harnstoff von F Wöhler synthetisiert. Vgl. Vollhardt, K.P.C. und Schore, N.E.: "Organische Chemie". 2. Aufl. Weinheim: VCH Verlagsgesellschaft mbH; 1995. ISBN 3-527-29097-4. S. 3.

der ärztlichen Verschreibungspflicht unterliegen" in Kraft [62]. Ab 1943 sollte die "Arzneimittel-Stoppverordnung" den Markt zusätzlich vor neuen, unnötigen Arzneimittelspezialitäten schützen, indem sie eine Erklärung zum Hersteller und der Wirksamkeit/Unbedenklichkeit forderte [61].

Es waren also die verschiedensten rechtlichen Vorschriften nebeneinander vorhanden, um einzelne Bereiche des Arzneimittelverkehrs zu regeln [63].

Diese Regelungen umfassten jedoch keinesfalls alle notwendig gewordenen Aspekte [64, 65], wie etwa die Herstellung von Arzneimitteln außerhalb der Apotheken [66]. Aufgrund der sich aus der Apotheke in die Industrie verlagerten Arzneimittelherstellung wurde eine gesetzliche Vorgabe für die industrielle Arzneimittelherstellung nötig [65]. In Verbindung mit der steigenden Zahl an Arzneimittelspezialitäten wurde somit die Forderung nach einem Gesetz über den Verkehr mit Arzneimitteln laut [67]. Zusätzlich hatte die Bevölkerung einen leichten Zugang zu den nicht verschreibungspflichtigen und frei verkäuflichen Arzneimitteln, was zu einem hohen Verbrauch an Arzneimitteln führte, der regelungsbedürftig war [64, 67-68].

2.2.1.2 Entstehung des AMG

Vor dem AMG 1961 wurden bereits mehrere Versuche unternommen, verschiedene Vorschläge zu verabschieden, die jedoch alle misslangen:
1. Versuch Anfang des 20. Jahrhunderts [69],
2. Entwurf von 1928 [61, 67, 69-71],
3. Entwurf von 1932 [61],
4. Entwurf von 1933 [67, 69],
5. Entwurf von 1938 [61, 67] und
6. Entwurf von 1952 [67, 63].

Während die DDR bereits 1949 eine "Anordnung über die Regelung und Überwachung des Verkehrs mit Arzneimitteln" zur Regelung des Arzneimittelverkehrs erließ [61], lagen erst im Jahre 1959 dem Ausschuss für Gesundheit in der Bundesrepublik Deutschland zwei Entwürfe (ein Entwurf der SPD-Fraktion und ein Entwurf der Bundesregierung) zur Beratung vor [72-73], die schließlich zum Entwurf des AMG von 1961 vereint wurden [73].

2.2.2 AMG 1961

Am 01.08.1961 wurde dann endlich mit dem Inkrafttreten des Gesetzes über den Verkehr mit Arzneimitteln vom 16.05.1961 [74] (AMG 1961) die in der Bundesrepublik Deutschland bislang uneinheitliche und nicht zufriedenstellende Situation über den Verkehr mit Arzneimitteln beendet [67, 75].

Die wesentlichen **Neuerungen** des AMG 1961 betrafen:
- die Definition des Arzneimittels [76-77],
- die Einführung einer Herstellungserlaubnis für pharmazeutische Hersteller [65, 66, 77-78],
- die Kennzeichnungspflicht von Arzneimittelspezialitäten und Fertigarzneimitteln [65-66, 79],
- die Registrierungspflicht für Arzneimittelspezialitäten,
- den Vertriebsweg (apothekenpflichtig oder freiverkäuflich) [66, 79-80] sowie
- die Überwachung durch die zuständige Landesbehörde [65, 66, 81].

Zunächst bildete das AMG 1961 eine gute, weiterentwicklungsfähige Grundlage für den Arzneimittelverkehr [80]. Es eignete sich allerdings nicht zur Prävention von Arzneimittelzwischenfällen [65], wie sich bei der Contergan-Katastrophe 1961 [82-85] herausstellte. Es bedurfte also noch vieler Änderungen des Gesetzes, die - wie im Folgenden beschrieben - auch stattfanden.

2.2.3 Weiterentwicklung des AMG 1961

Das AMG 1961 wurde zunächst durch das Gesetz zur Änderung des Arzneimittelgesetzes vom 25.07.1961 [86] geändert [68, 87]. Es folgten dann noch sechzehn weitere Änderungsgesetze [88], bis das AMG 1961 vom Arzneimittelneuordnungsgesetz 1978 vollständig ersetzt wurde [89-90].

Das wichtigste **Änderungsgesetz** des AMG 1961 ist das zweite Änderungsgesetz **vom 23.06.1964** ("Contergan-Novelle" [91]). Es beinhaltete
- ein „materielles Prüfungsverfahren" für nicht allgemein bekannte Wirkstoffe und Zubereitungen [63][a].
- eine generelle dreijährige Verschreibungspflicht für neue Arzneimittel mit unbekannter Wirksamkeit [63, 81, 82],
- die rechtliche Gleichstellung von Blutplasma-Konserven und Blutbestandteilen mit Konserven von Blut und Serum und
- Bestimmungen über die Abgabe von bestimmten Tierarzneimitteln [92].

Die Anforderungen an die einzureichenden Registrierungsunterlagen wurden 1971 zusätzlich durch die "Richtlinie über die Prüfung von Arzneimitteln" weiter erhöht und um die Angaben über die durchzuführenden Prüfungen konkretisiert [64, 81, 93-94].

Auch wurde in der folgenden Zeit nochmals versucht, das AMG 1961 zu ändern [95], um es den derzeitigen nationalen und europäischen Anforderungen anzupassen. Im Hinblick auf die Übernahme der anstehenden EWG-Richtlinien kam jedoch nur eine vollständige Neugestaltung des Rechts über Arzneimittel in Frage [81, 89, 96].

2.2.4 Gesetz zur Neuordnung des Arzneimittelrechts (Arzneimittelneuordnungsgesetz)

Immer noch unter dem Einfluss der Contergan-Katastrophe [82] entstand mit dem Gesetz zur Neuordnung des Arzneimittelrechts [97] ein vollständig neu strukturiertes und strengeres Gesetz über den Verkehr mit Arzneimitteln (2. AMG bzw. AMG 76) [95, 96]. Das neue AMG "soll eine optimale Behandlung mit Medikamenten sichern und fördern" [98-99].

---

[a] Andere Ansicht: Es handle sich um keine materielle Prüfung. Vgl. Beuthien, V. und Schmölz, A.S.: "Wirksamkeitsprüfung von fiktiv zugelassenen Arzneimitteln. Rechtslage vor und nach der 12. Novelle zum Arzneimittelgesetz". Baden-Baden: Nomos Verlagsgesellschaft; 2003. ISBN 3-8329-0240-6. S. 14; Hasskarl, H.: "Grundlagen des Arzneimittelrechts". Neue Juristische Wochenschrift. 1972; *34*: 1497-1502. S. 1499; Hasskarl, H.: "Grundlagen und Tendenzen des Arzneimittelrechts". Bundesverband der Pharmazeutischen Industrie. Pharma Dialog. Band 14. Frankfurt/Main; 1972. S. 10. Doch übersieht m. E. Hasskarl Satz 3 in § 21 Abs. 1a AMG, welcher eine Belegpflicht der Berichte durch Prüfungsunterlagen vorschreibt. Vgl. BGBl. I Nr. 30, S. 366 vom 27.06.1964.

Die wesentlichen **Neuregelungen** im AMG 76 betrafen:
- das materielle Zulassungsverfahren („Unterlagenprüfung" [100]) für alle Arzneimittel [89-90, 99, 101-103] (Ausnahme: homöopathische Arzneimittel unterliegen weiterhin dem Registrierungsverfahren [85, 100, 104]),
- die Objektivierung der Arzneimitteldefinition [105-106],
- den Probanden- und Patientenschutz in klinischen Studien [85, 90, 101, 103-104],
- die Herstellerhaftung für alle Arzneimittelschäden (Gefährdungshaftung) [90, 101-104, 107-108],
- die Überwachung der Herstellung [90] einschließlich der Werbung [85],
- die systematische Erfassung und Auswertung von Nebenwirkungen [85, 103, 107],
- die Verpflichtung zu einer Packungsbeilage [89, 103],
- die zusätzliche Notwendigkeit eines Vertriebsleiters für eine Herstellungserlaubnis [101] und
- die Einbindung der europäischen Richtlinien (65/65/EWG, 75/318/EWG und 75/319/EWG) [90, 101, 102, 107].

Jedoch bestand auch in den nächsten Jahren der Bedarf, das Gesetz weiter zu entwickeln und es den aktuellen Standards anzupassen, um die Sicherheit im Umgang mit Arzneimitteln ständig zu verbessern.

Allerdings hat sich das AMG 76 in seinen grundlegenden Ansätzen bewährt, so dass es noch heute in seinen Grundzügen in dem aktuell gültigen AMG vorhanden ist [109].

2.2.5 Weiterentwicklung des AMG 76

Es dauerte jedoch nicht lange, und das neue AMG wurde auf seine Wirksamkeit geprüft (z. B. durch Clofibrat, Metamizol und HIV-verseuchte Blutprodukte [110]). Dabei stellte sich heraus, dass noch viel geändert werden musste. Denn es sei "ein Irrtum anzunehmen, das Gesetz habe bereits Wege für die Arzneimittelsicherheit gewiesen. Die Wege müssen erst gefunden werden" [111].

2.2.5.1 Erfahrungsbericht der Bundesregierung

In seinem "Bericht über Erfahrungen mit dem Arzneimittelgesetz" legte der Deutsche Bundestag nach vier Jahren dar, dass sich das AMG grundsätzlich bewährt hat und die gewünschten Ziele erreicht wurden, doch manche Bereiche könnten noch nicht abschließend beurteilt werden [112-113]. Zusätzlich wurden einige notwendige Änderungen vorgeschlagen [113].

2.2.5.2 Erstes Gesetz zur Änderung des Arzneimittelgesetzes

Das erste Änderungsgesetz [114] diente vor allem der Festlegung von Vorschriften über Tierarzneimittel, um somit den Missbrauch von Tierarzneimitteln zu unterbinden [115]. Außerdem wurden die europäischen Richtlinien 81/851/EWG und 81/852/EWG in nationales Recht überführt [101, 115-117].

2.2.5.3 Zweites Gesetz zur Änderung des Arzneimittelgesetzes

Mit dem zweiten Änderungsgesetz [118] wurden die Ergebnisse aus dem Erfahrungsbericht der Bundesregierung und der daraus resultierenden Empfehlung des Bundestagsausschusses für Jugend,

Familie und Gesundheit in das AMG eingebunden [119]. Zusätzlich wurden die europäischen Anforderungen der Richtlinie 83/570/EWG umgesetzt [119-120].
Insgesamt trägt die Änderung des AMG zu einer erhöhten Arzneimittelsicherheit bei [119-120].

2.2.5.4 Drittes Gesetz zur Änderung des Arzneimittelgesetzes

Das dritte Änderungsgesetz [121] betraf vor allem die beiden Punkte
- der Zulassungsanträge und
- der Zweitanmelderfrage [122].

Mit dem „Gesetz zur Änderung des Gesetzes zur Neuordnung des Arzneimittelrechts" („Vorschaltgesetz" [63, 123, 124]) vom 22.12.1989 [63, 125] wurde die Übergangsfrist in Artikel 3 § 7 Abs. 3 Satz 1 AMNOG verschoben [63, 124], da ein viertes Änderungsgesetz des AMG nicht rechtzeitig in Kraft treten konnte [124].

2.2.5.5 Viertes Gesetz zur Änderung des Arzneimittelgesetzes

Auch das vierte Änderungsgesetz [126] diente überwiegend dem Abbau des Zulassungsstaus [123]. Außerdem wurden bei der "Nachzulassung" Erleichterungen eingeführt [127], z. B. für Arzneimittel zur Vorbeugung und für Naturheilmittel [128]. Europäische Vorgaben wurden ebenfalls berücksichtigt [129].

2.2.5.6 Änderung des AMG aufgrund des MPG

Mit dem Inkrafttreten des MPG wurden die Medizinprodukte aus dem Anwendungsbereich des AMG ausgegliedert und dem MPG unterstellt (§ 51 MPG a. F.).

2.2.5.7 Fünftes Gesetz zur Änderung des Arzneimittelgesetzes

Die Hauptaufgabe des fünften Änderungsgesetzes [130] bestand in der Umsetzung von europäischen Vorgaben [101, 131]. Außerdem wurde die Arzneimittelsicherheit erhöht und der Gesetzesvollzug durch die Behörden wurde verbessert [132].

Zusätzlich zu den Änderungen des fünften AMG-ÄndG erfolgte 1994 die Veröffentlichung des vollständigen Wortlautes des neuen AMG gemäß Artikel 5 des fünften Änderungsgesetzes des AMG [133].

2.2.5.8 Sechstes Gesetz zur Änderung des Arzneimittelgesetzes

Das sechste Änderungsgesetz [134] beinhaltete
- eine Ermächtigungsgrundlage für eine Gebührenverordnung und
- eine Verlängerung und Legalisierung der Rücknahmefrist für Nachzulassungen [63, 101, 135-136].

2.2.5.9 Siebtes Gesetz zur Änderung des Arzneimittelgesetzes

Das siebte Änderungsgesetz [137] betraf in großen Teilen die Zulassung von Arzneimitteln. Darüber hinaus sind Tierarzneimittel von der Novelle betroffen. Es diente auch dazu, „das zentrale und das dezentrale europäische Zulassungsverfahren" [138] in das nationale Recht einzuführen [101, 138-139].

2.2.5.10 Änderung des AMG aufgrund des ersten MPG-ÄndG

Mit dem ersten Änderungsgesetz des MPG [140] wurden gemäß Art. 5 In-vivo-Diagnostika ausdrücklich dem AMG unterstellt.

2.2.5.11 Achtes Gesetz zur Änderung des Arzneimittelgesetzes

Noch während der Entstehung des siebten Änderungsgesetzes lagen bereits die Entwürfe für ein achtes Änderungsgesetz [141] vor [142]. Damit sollten vor allem Dopingvergehen und der Arzneimittelversand unterbunden werden [101, 143].

Um die Transparenz des Gesetzes zu verbessern, wurde das vollständige AMG mit dem Stand vom 11.12.1998 veröffentlicht [144-145].

2.2.5.12 Neuntes Gesetz zur Änderung des Arzneimittelgesetzes

Für Arzneimittel, die dem Schwangerschaftsabbruch dienen, wurde mit diesem Gesetz ein spezieller Vertriebsweg festgelegt [63, 101].

Zusätzlich wurde mit dem neunten Änderungsgesetz [146] die Dokumentation beim Erwerb und bei der Abgabe sowie die Überwachung der Herstellungsbetriebe und der Import eines derartigen Arzneimittels gesetzlich geregelt [63, 147].

2.2.5.13 Zehntes Gesetz zur Änderung des Arzneimittelgesetzes

Das Ziel des zehnten Änderungsgesetzes [148] war es, die Nachzulassung zu beschleunigen [149] und dem Prozedere der Neuzulassung anzugleichen [150], da die Europäische Kommission Kritik an dem deutschen Nachzulassungsverfahren geübt hatte [135, 151].

2.2.5.14 Änderung des AMG aufgrund des zweiten MPG-ÄndG

Mit Art. 3 des zweiten Änderungsgesetzes des MPG [152] wurden Verbandsstoffe und chirurgisches Nahtmaterial sowie In-vitro-Diagnostika bei Tieren dem AMG unterstellt. Gleichzeitig wurden Pflaster von der Apothekenpflicht freigestellt.

2.2.5.15 Elftes Gesetz zur Änderung des Arzneimittelgesetzes

Das elfte Änderungsgesetz [153] beinhaltete hauptsächlich Neuregelungen für Tierarzneimittel [63, 101].

2.2.5.16 Zwölftes Gesetz zur Änderung des Arzneimittelgesetzes

Mit dem zwölften Änderungsgesetz [154] wurden überwiegend europäische Vorgaben zur Pharmakovigilanz (Richtlinien 2001/82/EG und 2001/83/EG) und zur guten klinischen Praxis (GCP-Richtlinie 2001/20/EG) [155-159] in nationales Recht umgesetzt [63, 101, 160].

2.2.5.17 „Kleine AMG-Novelle"

Mit dem Gesetz zur Änderung der arzneimittelrechtlichen Vorschriften [161] bzw. der sog. „12a-Novelle" [162] wurden Erleichterungen bei der Kennzeichnung geschaffen und die Arzneimittelprüfrichtlinien erhielten Verordnungscharakter. Zusätzlich wurden die Änderungen bezüglich der Arzneimittelsicherheit aus dem 12. AMG-ÄndG vorzeitig in Kraft gesetzt [63].

2.2.5.18 Dreizehntes Gesetz zur Änderung des Arzneimittelgesetzes

Das dreizehnte Änderungsgesetz [163] betraf ausschließlich Tierarzneimittel [164] hinsichtlich des Herstellens, des Verschreibens, der Abgabe, der Anwendung und des Imports [165].

2.2.5.19 Vierzehntes Gesetz zur Änderung des Arzneimittelgesetzes

Mit dem vierzehnten Änderungsgesetz [166] wurden überwiegend europäische Anforderungen [167] aufgrund der Anpassung der europäischen pharmazeutischen gesetzlichen Vorschriften (2004/27/EG, 2004/28/EG), der „Richtlinie über traditionelle pflanzliche Arzneimittel" (2004/24/EG) [168] und der Richtlinie über menschliches Gewebe in nationales Recht umgesetzt (2004/23/EG) [169]. Zusätzlich wurden die bisher gewonnenen Erfahrungen eingebracht, um die Arzneimittelsicherheit weiter zu erhöhen [170].

2.2.6 Europäische Einflüsse

Von Beginn an wurden mit dem AMG europäische Richtlinien umgesetzt. Die ersten europäischen Richtlinien über Arzneimittel waren die Richtlinien 65/65/EWG (Erste pharmazeutische Richtlinie), 75/319/EWG (Zweite pharmazeutische Richtlinie) und 75/318/EWG (EWG-Prüfrichtlinie) [64, 81]. Mit den Richtlinien wurde der europäische Grundstein für ein europaweites einheitliches Inverkehrbringen von Arzneimitteln gelegt [171].

Aufgrund der fortlaufenden Aktualisierungen der vorhandenen Richtlinien und dem Hinzukommen weiterer, neuer Richtlinien war eine fortwährende Anpassung des nationalen AMG an das europäische Recht notwendig. Die ständige Notwendigkeit der Anpassung des AMG ist u. a. darauf zurückzuführen, dass das Arzneimittelrecht auf der Alten Konzeption beruht, bei der alle wichtigen Details in den Richtlinien festgehalten werden [172] und diese somit jeweils in nationales Recht umgesetzt werden müssen. Folglich kam es bisher und wird es auch künftig zu vielen Änderungsgesetzen des AMG kommen.

2.3 Fazit

Die Entstehung von MPG und AMG war eng miteinander verbunden und beeinflusste sich gegenseitig. Denn fast jede Änderung des MPG hat bislang eine Änderung des AMG nach sich gezogen. Außerdem wurde eine Vielzahl an Medizinprodukten, die den Arzneimitteln nahe stehen, früher vom AMG geregelt. Durch die Übergangsregelungen blieb die Verbindung zwischen den beiden Gesetzen recht lange bestehen. Zum Teil gibt es deshalb immer noch Überschneidungen der beiden Gesetze, z. B. bei Altprodukten, die nach einem früher geltenden Recht in den Verkehr gebracht wurden.

Beide Gesetze werden sich aus diesen Gründen noch längere Zeit ähnlich weiter entwickeln. Die Betrachtung des einen Gesetzes bedarf unweigerlich auch der Berücksichtigung des anderen Gesetzes. Dies wird vor allem bei Kombinationsprodukten aus Medizinprodukt und Arzneimittel deutlich und praxisrelevant.

Aufgrund der geschichtlichen Entwicklung des MPG und AMG ziehen sich die wesentlichen Ziele des hohen Sicherheitsniveaus und der einheitlichen Gesetzgebung in Europa wie ein roter Faden durch die beiden Gesetze.

Die politischen und wirtschaftlichen Einflüsse in Europa und weltweit auf das AMG und das MPG sind sehr hoch. So entstand das MPG auf Druck der Europäischen Gemeinschaft. Auch im AMG wurden grundlegende Änderungen erst aufgrund der Richtlinien der Europäischen Gemeinschaft realisiert.

Vor allem die Vorschriften zum Inverkehrbringen stammen sowohl beim AMG als auch beim MPG aus der Quelle der Europäischen Gemeinschaft. Ebenso sind die Einzelheiten zur klinischen Prüfung bei Arzneimitteln und Medizinprodukten zum großen Teil durch die Europäische Gemeinschaft vorgegeben worden.

Die Grundlagen der europäischen Anforderungen an das MPG und das AMG unterscheiden sich allerdings deutlich (Neue Konzeption versus Alte Konzeption) und finden sich noch heute in der unterschiedlichen Struktur des MPG bzw. des AMG wieder. Dies ist in dem Wandel des europäischen Richtlinienkonzepts und dem damit verbundenen unterschiedlichen Entstehungsdatum der Gesetze begründet.

Als Folge der Alten Konzeption waren somit beim AMG deutlich mehr Änderungsgesetze notwendig.

Hauptsächlich die Regelungen des Inverkehrbringens nach dem MPG bzw. dem AMG sind deshalb m. E. leichter verständlich, wenn man deren geschichtlichen Hintergrund kennt.

3. Kurzdarstellung von MPG und AMG

3.1 Das Medizinproduktegesetz

3.1.1 Aufbau und Inhalt des MPG [12, 172-175]

Das MPG besteht aus neun (inhaltlich gegliederten) Abschnitten mit insgesamt 44 Paragraphen [32, 37].

Der erste Abschnitt beschreibt u. a. den Anwendungsbereich des MPG (§ 2 MPG). Außerdem finden sich dort der Zweck des Gesetzes (§ 1 MPG) und die Legaldefinitionen (§ 3 MPG).

Anschließend werden im zweiten Abschnitt des MPG die Anforderungen an Medizinprodukte beim Inverkehrbringen einschließlich deren Betrieb festgelegt. Dazu dienen die Verbotsvorschriften für gefahrenträchtige Medizinprodukte, für verfallene Medizinprodukte und irreführende Medizinprodukte (§ 4 MPG) sowie die Definition des Verantwortlichen für das erste Inverkehrbringen (§ 5 MPG). Weiter werden die Voraussetzungen für das Inverkehrbringen und Inbetriebnehmen (§ 6 MPG) einschließlich den Grundlegenden Anforderungen (§ 7 MPG), die CE-Kennzeichnung (§ 9 MPG) sowie die Klassifizierung und Abgrenzungsfragen (§ 13 MPG) geregelt. Darüber hinaus wird die Bedeutung der harmonisierten Normen und der gemeinsamen technischen Spezifikationen erläutert (§ 8 MPG). Außerdem wird die spezielle Problematik von Systemen, Behandlungseinheiten und des Sterilisierens angesprochen (§ 10 MPG). Auch werden die Sondervorschriften hinsichtlich des Inverkehrbringens und des Inbetriebnehmens (§ 11 MPG) sowie in Bezug auf Sonderanfertigungen, Medizinprodukte aus Eigenherstellung, klinische Prüfprodukte und das Ausstellen erläutert (§ 12 MPG). Zudem wird die MPBetreibV verbindlich vorgeschrieben und ein Verbot des Betriebs und der Anwendung bei Gefährdung von Menschen ausgesprochen (§ 14 MPG).

Der dritte Abschnitt des MPG beinhaltet Regelungen hinsichtlich der Benennung und Überwachung der Benannten Stellen und weiterer Prüflaboratorien (§ 15 MPG) einschließlich dem Erlöschen, der Rücknahme, dem Widerruf und dem Ruhen der Akkreditierung und Benennung (§ 16 MPG). Außerdem enthält das MPG Vorschriften über die Gültigkeitsdauer der von den Benannten Stellen ausgestellten Bescheinigungen (§ 17 MPG) und die Möglichkeiten zum Einschränken, Aussetzen und Zurückziehen von Bescheinigungen, einschließlich den damit verbundenen Unterrichtspflichten (§ 18 MPG).

Im vierten Abschnitt des MPG werden die gesetzlichen Anforderungen an die klinische Bewertung, Leistungsbewertung, klinische Prüfung und Leistungsbewertungsprüfung festgelegt. Dabei wird zunächst dargelegt, was der Sinn einer klinischen Bewertung bzw. einer Leistungsbewertung ist und worauf diese basieren (§ 19 MPG). Darauf folgen die allgemeinen Anforderungen (§ 20 MPG) sowie die besonderen Anforderungen (§ 21 MPG) bei einer klinischen Prüfung. Auch die Voraussetzungen und Bedingungen für Leistungsbewertungsprüfungen werden erläutert (§ 24 MPG). Zur Durchführung der klinischen Prüfung wird zusätzlich auf die jeweiligen europäischen Vorgaben verwiesen (§ 22 MPG). Außerdem werden die Ausnahmen des Anwendungsbereiches von § 20 und 21 MPG genannt (§ 23 MPG).

Die Überwachung und der Schutz vor Risiken werden im fünften Abschnitt des MPG geregelt. Dazu gehören die Anzeigepflichten des Inverkehrbringers und desjenigen, der Systeme oder Behandlungseinheiten zusammensetzt oder Medizinprodukte vor ihrer Verwendung für das erstmalige Inverkehrbringen sterilisiert (§ 25 MPG). Auch die Überwachung durch die Behörde von Betrieben und Institutionen, die Medizinprodukte herstellen, prüfen, verpacken, ausstellen, in den Verkehr bringen, errichten, betreiben, anwenden oder aufbereiten, ist geregelt (§ 26 MPG). Darüber hinaus ist die Vorgehensweise bei unrechtmäßiger und unzulässiger Anbringung der CE-Kennzeichnung (§ 27 MPG) festgelegt sowie das Verfahren zum Schutz vor Risiken (§ 28 MPG). Zusätzlich trägt das Medizinprodukte-Beobachtungs- und Meldesystem (§ 29 MPG) und der Sicherheitsbeauftragte für Medizinprodukte (§ 30 MPG) zur Sicherheit der Medizinprodukte bei. Außerdem ist der Medizinprodukteberater für die sachgerechte Information einschließlich der Informationsweitergabe zuständig (§ 31 MPG).

Die Zuständigkeiten (§ 32 MPG), Informationssysteme (§ 33 MPG), Ausfuhrbestimmungen (§ 34 MPG), Kosten (§ 35 MPG), die Zusammenarbeit im EWR (§ 36 MPG) und Verordnungsermächtigungen (§ 37 MPG) stellen den sechsten Abschnitt des MPG dar.

Der siebte Abschnitt regelt die Sondervorschriften für die Bundeswehr (§§ 38, 39 MPG) und der achte Abschnitt die Strafvorschriften (§§ 40, 41 MPG), die Bußgeldvorschriften (§ 42 MPG) und die Einziehung von Medizinprodukten (§ 43 MPG).

Abschließend enthält der neunte Abschnitt die Übergangsvorschriften (§ 44 MPG).

3.1.2 Konformitätsbewertungsverfahren nach dem MPG

3.1.2.1 Nationale Vorgaben durch die MPV

Für jedes Medizinprodukt ist vor dem Inverkehrbringen ein Konformitätsbewertungsverfahren durchzuführen. Die Einzelheiten dazu werden in der MPV festgelegt.

Gemäß MPV ergeben sich dabei folgende Kombinationsmöglichkeiten für Medizinprodukte in Abhängigkeit von dem jeweiligen Medizinprodukt [176]:

MPV	Produktgruppe	Mögliche Verfahren
§ 4 Abs. 1	Aktive implantierbare Medizinprodukte	*EG-Konformitätserklärung* nach Anhang 2 der Richtlinie 90/385/EWG (Vollständiges Qualitätssicherungssystem)
		EG-Baumusterprüfung nach Anhang 3 der Richtlinie 90/385/EWG + *EG-Prüfung* nach Anhang 4 der Richtlinie 90/385/EWG
		EG-Baumusterprüfung nach Anhang 3 der Richtlinie 90/385/EWG + *EG-Erklärung* zur Übereinstimmung mit dem Baumuster nach Anhang 5 der Richtlinie 90/385/EWG (Qualitätssicherung der Produktion)
§ 4 Abs. 2	Aktive implantierbare Medizinprodukte (Sonderanfertigungen)	*Erklärung zu Geräten für besondere Zwecke* nach Anhang 6 Nr. 2.1 der Richtlinie 90/385/EWG + *Dokumentation* nach Anhang 6 Nr. 3.1 der Richtlinie 90/385/EWG
§ 4 Abs. 3	Aufbereitete aktive implantierbare Medizinprodukte nach § 10 Abs. 3 Satz 2 MPG	*EG-Prüfung* nach Anhang 4 der Richtlinie 90/385/EWG hinsichtlich der Sterilität und Funktionsfähigkeit + *Erklärung* über ein geeignetes validiertes Verfahren
		EG-Erklärung zur Übereinstimmung mit dem Baumuster nach Anhang 5 der Richtlinie 90/385/EWG (Qualitätssicherung der Produktion) hinsichtlich der Sterilität und Funktionsfähigkeit + *Erklärung* über ein geeignetes validiertes Verfahren

3. Kurzdarstellung von MPG und AMG

Fortsetzung der vorstehenden Tabelle:

MPV	Produktgruppe	Mögliche Verfahren
§ 5 Abs. 1	In-vitro-Diagnostika Anhang II Liste A der Richtlinie 98/97/EG (Hochrisiko-Produkte)	*EG-Konformitätserklärung* nach Anhang IV der Richtlinie 98/79/EG (vollständiges Qualitätssicherungssystem)
		EG-Baumusterprüfung nach Anhang V der Richtlinie 98/79/EG + *EG-Konformitätserklärung* nach Anhang VII der Richtlinie 98/79/EG (Qualitätssicherung Produktion)
§ 5 Abs. 2	In-vitro-Diagnostika Anhang II Liste B der Richtlinie 98/97/EG (Risiko-Produkte)	*EG-Konformitätserklärung* nach Anhang IV der Richtlinie 98/79/EG (vollständiges Qualitätssicherungssystem)
		EG-Baumusterprüfung nach Anhang V der Richtlinie 98/79/EG + *EG-Prüfung* nach Anhang VI der Richtlinie 98/79/EG
		EG-Baumusterprüfung nach Anhang V der Richtlinie 98/79/EG + *EG-Konformitätserklärung* nach Anhang VII der Richtlinie 98/79/EG (Qualitätssicherung Produktion)
§ 5 Abs. 3	In-vitro-Diagnostika (Eigenanwendung ohne die Produkte in Anhang II der Richtlinie 98/79/EG)	*EG-Konformitätserklärung* nach Anhang III der Richtlinie 98/79/EG
		EG-Konformitätserklärung nach Anhang IV der Richtlinie 98/79/EG (vollständiges Qualitätssicherungssystem)
		EG-Baumusterprüfung nach Anhang V der Richtlinie 98/79/EG + *EG-Konformitätserklärung* nach Anhang VII der Richtlinie 98/79/EG (Qualitätssicherung Produktion)
		EG-Baumusterprüfung nach Anhang V der Richtlinie 98/79/EG + *EG-Prüfung* nach Anhang VI der Richtlinie 98/79/EG
§ 5 Abs. 4	Sonstige In-vitro-Diagnostika	*EG-Konformitätserklärung* nach Anhang III ohne Nr. 6 der Richtlinie 98/79/EG
§ 6	Medizinprodukte mit Materialien tierischen Ursprungs	*EG-Konformitätserklärung* nach Anhang II der Richtlinie 93/42/EWG (vollständiges Qualitätssicherungssystem) + *Risikoanalyse und Risikomanagement* nach Anhang der Richtlinie 2003/32/EG
		EG-Baumusterprüfung nach Anhang III der Richtlinie 93/42/EWG + *EG-Prüfung* nach Anhang IV der Richtlinie 93/42/EWG + *Risikoanalyse und Risikomanagement* nach Anhang der Richtlinie 2003/32/EG
		EG-Baumusterprüfung nach Anhang III der Richtlinie 93/42/EWG + *EG-Konformitätserklärung* nach Anhang V der Richtlinie 93/42/EWG (Qualitätssicherung Produktion) + *Risikoanalyse und Risikomanagement* nach Anhang der Richtlinie 2003/32/EG
§ 7 Abs. 1	Sonstige Medizinprodukte (Klasse III)	*EG-Konformitätserklärung* nach Anhang II der Richtlinie 93/42/EWG (vollständiges Qualitätssicherungssystem)
		EG-Baumusterprüfung nach Anhang III der Richtlinie 93/42/EWG + *EG-Prüfung* nach Anhang IV der Richtlinie 93/42/EWG
		EG-Baumusterprüfung nach Anhang III der Richtlinie 93/42/EWG + *EG-Konformitätserklärung* nach Anhang V der Richtlinie 93/42/EWG (Qualitätssicherung Produktion)

Fortsetzung der vorstehenden Tabelle:

MPV	Produktgruppe	Mögliche Verfahren
§ 7 Abs. 2	Sonstige Medizinprodukte (Klasse IIb)	*EG-Konformitätserklärung* nach Anhang II ohne Nr. 4 der Richtlinie 93/42/EWG (vollständiges Qualitätssicherungssystem)
		EG-Baumusterprüfung nach Anhang III der Richtlinie 93/42/EWG + *EG-Prüfung* nach Anhang IV der Richtlinie 93/42/EWG
		EG-Baumusterprüfung nach Anhang III der Richtlinie 93/42/EWG + *EG-Konformitätserklärung* nach Anhang V der Richtlinie 93/42/EWG (Qualitätssicherung Produktion)
		EG-Baumusterprüfung nach Anhang III der Richtlinie 93/42/EWG + *EG-Konformitätserklärung* nach Anhang VI der Richtlinie 93/42/EWG (Qualitätssicherung Produkt)
§ 7 Abs. 3	Sonstige Medizinprodukte (Klasse IIa)	*EG-Konformitätserklärung* nach Anhang VII der Richtlinie 93/42/EWG + *EG-Prüfung* nach Anhang IV
		EG-Konformitätserklärung nach Anhang VII der Richtlinie 93/42/EWG + *EG-Konformitätserklärung* nach Anhang V (Qualitätssicherung Produktion)
		EG-Konformitätserklärung nach Anhang VII der Richtlinie 93/42/EWG + *EG-Konformitätserklärung* nach Anhang VI (Qualitätssicherung Produkt)
		EG-Konformitätserklärung nach Anhang II ohne Nr. 4 der Richtlinie 93/42/EWG (vollständiges Qualitätssicherungssystem)
§ 7 Abs. 4	Sonstige Medizinprodukte (Klasse I)	*EG-Konformitätserklärung* nach Anhang VII der Richtlinie 93/42/EWG
§ 7 Abs. 4	Sonstige Medizinprodukte (Klasse I - steril)	*EG-Konformitätserklärung* nach Anhang VII der Richtlinie 93/42/EWG + *EG-Konformitätserklärung* (Qualitätssicherung Produktion) nach Anhang V der Richtlinie 93/42/EWG im Hinblick auf die Sterilität[a]
§ 7 Abs. 4	Sonstige Medizinprodukte (Klasse I – mit Messfunktion)	*EG-Konformitätserklärung* nach Anhang VII der Richtlinie 93/42/EWG + *EG-Prüfung* nach Anhang IV der Richtlinie 93/42/EWG im Hinblick auf die Messfunktion [172]
		EG-Konformitätserklärung nach Anhang VII der Richtlinie 93/42/EWG + *EG-Konformitätserklärung* (Qualitätssicherung Produktion) nach Anhang V der Richtlinie 93/42/EWG im Hinblick auf die Messfunktion [172]
		EG-Konformitätserklärung nach Anhang VII der Richtlinie 93/42/EWG + *EG-Konformitätserklärung* (Qualitätssicherung Produkt) nach Anhang VI der Richtlinie 93/42/EWG im Hinblick auf die Messfunktion [172]

---

[a] Anhang IV und VI der Richtlinie 93/4/EWG entfallen als Kombinationspartner zur EG-Konformitätserklärung im Grunde wegen Verweisen in Anhang IV und VI auf Anhang V der Richtlinie 93/42/EWG, so dass in Deutschland nur nach Anhang V der Richtlinie 93/42/EWG verfahren wird. Vgl. Anhalt, E. und Dieners, P. (Hrsg.): "Handbuch des Medizinprodukterechts. Grundlagen und Praxis". München: Verlag C.H. Beck; 2003. ISBN 3 406 487629. S. 123 Rz. 29; Edelhäuser, R.: "Konformitätsbewertungsverfahren – der Weg zur CE-Kennzeichnung". DIN-Mitteilungen. 1997; 6: 400-407. S. 402.

Fortsetzung der vorstehenden Tabelle:

MPV	Produktgruppe	Mögliche Verfahren
§ 7 Abs. 5	Sonstige Medizinprodukte (Sonderanfertigungen)	*Erklärung zu Produkten für besondere Zwecke* nach Anhang VIII Nr. 2.1 der Richtlinie 93/42/EWG + *Dokumentation* nach Anhang VIII Nr. 3.1 der Richtlinie 93/42/EWG
§ 7 Abs. 6	Sonstige Medizinprodukte (Systeme und Behandlungseinheiten nach § 10 Abs. 1 MPG)	*Erklärung nach Artikel 12* Abs. 2 Satz 1 der Richtlinie 93/42/EWG
§ 7 Abs. 7	Sonstige sterilisierte Medizinprodukte nach § 10 Abs. 3 Satz 1 MPG	*EG-Prüfung* nach Anhang IV der Richtlinie 93/42/EWG hinsichtlich der Sterilität + *Erklärung* über die Sterilisation gemäß Anweisung
		EG-Konformitätserklärung nach Anhang V der Richtlinie 93/42/EWG (Qualitätssicherung Produktion) hinsichtlich der Sterilität + *Erklärung* über die Sterilisation gemäß Anweisung
		EG-Konformitätserklärung nach Anhang VI der Richtlinie 93/42/EWG (Qualitätssicherung Produkt) hinsichtlich der Sterilität + *Erklärung* über die Sterilisation gemäß Anweisung
§ 7 Abs. 8	Sonstige aufbereitete Medizinprodukte nach § 10 Abs. 3 Satz 2 MPG	*EG-Prüfung* nach Anhang IV der Richtlinie 93/42/EWG hinsichtlich der Sterilität und Funktionalität + *Erklärung* über ein geeignetes validiertes Verfahren
		EG-Konformitätserklärung nach Anhang V der Richtlinie 93/42/EWG (Qualitätssicherung Produktion) hinsichtlich der Sterilität und Funktionalität + *Erklärung* über ein geeignetes validiertes Verfahren
		EG-Konformitätserklärung nach Anhang VI der Richtlinie 93/42/EWG (Qualitätssicherung Produkt) hinsichtlich der Sterilität und Funktionalität + *Erklärung* über ein geeignetes validiertes Verfahren

Tab. 2: Kombinationsmöglichkeiten für Medizinprodukte gemäß MPV

Für die Medizinprodukte nach der Richtlinie 93/42/EWG gibt es teilweise vereinfachte Prüfungen, so nach § 7 Abs. 5 MPV für Sonderanfertigungen nach § 12 Abs. 1 MPG [177],
nach § 7 Abs. 6 MPV für Systeme und Behandlungseinheiten nach § 10 Abs. 1 MPG,
nach § 7 Abs. 7 MPV für sterilisierte Medizinprodukte nach § 10 Abs. 3 Satz 1 MPG sowie
nach § 7 Abs. 8 MPV für sterile, aufbereitete Medizinprodukte nach § 10 Abs. 3 Satz 2 MPG.

3.1.2.2 Sonstige Medizinprodukte nach der Richtlinie 93/42/EWG

Für die sonstigen Medizinprodukte nach der Richtlinie 93/42/EWG sei das Konformitätsbewertungsverfahren nochmals dargestellt, da sie den Arzneimitteln am nächsten stehen:

Klasse I:
Der Hersteller erstellt eine technische Dokumentation und bescheinigt mit einer Konformitätserklärung, dass das Produkt den Grundlegenden Anforderungen der Richtlinie 93/42/EWG entspricht [178-182].

Klasse Is/Im:
Zusätzlich zu den Aufgaben der Klasse I – Produkte, überprüft eine Benannte Stelle das Qualitätssicherungssystem der Herstellung auf die Aspekte der sterilen Herstellung bzw. die messtechnischen Gesichtspunkte [178, 180-183]. Für Medizinprodukte mit Messfunktion kommen alternativ auch die EG-Prüfung oder das Qualitätssicherungssystem für das Produkt in Frage [178, 180].

Klasse IIa:
Der Hersteller erstellt eine technische Dokumentation und bescheinigt mit einer Konformitätserklärung, dass das Produkt den Grundlegenden Anforderungen der Richtlinie 93/42/EWG entspricht [181]. Weiterhin muss die Benannte Stelle
- die Übereinstimmung von dem Produkt mit den Grundlegenden Anforderungen der Richtlinie und ggf. dem Baumuster an jedem Produkt einzeln oder anhand einer statistischen Auswertung chargenweise überprüfen oder [178, 180]
- das Qualitätssicherungssystem im Bereich der Produktprüfung (einschließlich Prüfmethoden) überwachen und zertifizieren oder
- das Qualitätssicherungssystem im Bereich der Herstellung und Produktprüfung überwachen und zertifizieren oder
- die Benannte Stelle kann alternativ ein vollständiges Qualitätssicherungssystem für die Entwicklung, Produktion und Produktprüfung überwachen und zertifizieren [178-180, 184].

Zur Überprüfung der Konformität des Produktes mit den Grundlegenden Anforderungen kann der Hersteller auch externe Sachverständige einsetzen [181-182].

Klasse IIb:
Der Hersteller kann ein vollständiges Qualitätssicherungssystem für die Entwicklung, Produktion und Produktprüfung von einer Benannten Stelle überwachen und zertifizieren lassen [179] oder zusätzlich zu einer Bescheinigung einer Benannten Stelle, dass das Baumuster mit den Grundlegenden Anforderungen der Richtlinie 93/42/EWG übereinstimmt[a],
- das Qualitätssicherungssystem im Bereich der Produktprüfung (einschließlich Prüfmethoden) überwachen und zertifizieren lassen oder
- das Qualitätssicherungssystem im Bereich der Herstellung und Produktprüfung überwachen und zertifizieren lassen [182] oder

---

[a] Mit der Baumusterprüfung soll auch die Entwicklungsphase von einer Benannten Stelle kontrolliert werden. Vgl. Anhalt, E. und Dieners, P. (Hrsg.): "Handbuch des Medizinprodukterechts. Grundlagen und Praxis". München: Verlag C.H. Beck; 2003. ISBN 3 406 487629. S. 124 Rz. 32.

- die Übereinstimmung von dem Produkt mit den Grundlegenden Anforderungen der Richtlinie und ggf. dem Baumuster an jedem Produkt einzeln oder anhand einer statistischen Auswertung chargenweise überprüfen lassen [178, 180].

Klasse III:
Der Hersteller kann ein vollständiges Qualitätssicherungssystem für die Entwicklung, Produktion und Produktprüfung von einer Benannten Stelle überwachen und zertifizieren lassen sowie zusätzlich den Entwurf anhand der Dokumentation und ggf. zusätzlicher eigener Tests von einer Benannten Stelle auf Übereinstimmung mit den Grundlegenden Anforderungen der Richtlinie 93/42/EWG prüfen lassen [178-180, 185-186].
Oder
zusätzlich zu einer Bescheinigung einer Benannten Stelle, dass das Baumuster mit den Grundlegenden Anforderungen der Richtlinie 93/42/EWG übereinstimmt,
- das Qualitätssicherungssystem im Bereich der Herstellung und Produktprüfung überwachen und zertifizieren lassen [180, 182] oder
- die Übereinstimmung von dem Produkt mit den Grundlegenden Anforderungen der Richtlinie und ggf. dem Baumuster an jedem Produkt einzeln oder anhand einer statistischen Auswertung chargenweise überprüfen lassen [178, 180, 182].

Bei den Klasse III-Produkten ist nämlich eine Kontrolle der Entwicklungsphase durch die Benannte Stelle erforderlich [178].
Enthält das Klasse-III-Produkt eine unterstützende Arzneimittelkomponente oder ein Derivat aus menschlichem Blut oder Plasma, so erfolgt ein Konsultationsverfahren von der Benannten Stelle bei der zuständigen Arzneimittelbehörde [177, 185, 187].
Für alle Klassen der Richtlinie 93/42/EWG ist im Rahmen des Konformitätsbewertungsverfahrens ein System zur Überwachung und Bewertung von Zwischenfällen mit dem jeweiligen Medizinprodukt zu errichten und zu betreiben [188-189].

Die hier beschriebenen Vorgehensweisen für Medizinprodukte nach der Richtlinie 93/42/EWG werden in der folgenden Tabelle übersichtlich dargestellt. Dabei werden die Aufgaben des Herstellers und der Benannten Stelle nach Klassen sortiert sowie nach der Entwicklungs- und Produktionsphase aufgeteilt beschrieben.

In Anhang 1 erfolgt eine weitere schematische Darstellung der verschiedenen Konformitätsbewertungsverfahren für die unterschiedlichen Klassen nach der Richtlinie 93/42/EWG.

	Klasse I	Klasse IIa*, IIb, III**	Klasse IIa, IIb, III
Entwicklungsphase	EG-Konformitätserklärung Hersteller: - Hält die technische Dokumentation für die Behörde zur Einsicht bereit Benannte Stelle: - [Keine Aufgabe]	EG-Baumusterprüfung Hersteller: - Vorlegen der technischen Dokumentation - Vorlegen eines Baumusters Benannte Stelle: - Prüfung des Baumusters auf Konformität mit den Grundlegenden Anforderungen - Ggf. Durchführung von Prüfungen am Baumuster - Ausstellung der Baumusterbescheinigung	EG-Konformitätserklärung (vollständiges Qualitätssicherungssystem) Hersteller: - Betreiben eines Qualitätssicherungssystems in der Entwicklung Benannte Stelle: - Überwachung des Qualitätssicherungssystems - Ggf. Überprüfen der Übereinstimmung des Entwurfs mit den Grundlegenden Anforderungen - Ggf. Ausstellen der Entwurfsprüfbescheinigung
Produktionsphase	Hersteller: - Ausstellung der Konformitätserklärung - CE-Kennzeichnung der Produkte Benannte Stelle: (nur bei sterilen Produkten oder solchen mit Messfunktion) - Prüfung der Herstellung in Bezug auf die Sterilisation bzw. die Messfunktion - Stichproben	EG-Konformitätserklärung (Qualitätssicherungssystem Produktion) Hersteller: - Betreiben eines Qualitätssicherungssystems in der Produktion und in der Qualitätskontrolle - Übereinstimmung mit der Bauart bescheinigen - CE-Kennzeichnung der Produkte Benannte Stelle: - Akzeptanz und Überwachung des Qualitätssicherungssystems EG-Konformitätserklärung (Qualitätssicherungssystem Produkt) Hersteller: - Betreiben eines Qualitätssicherungssystems (in der Produktion nur bei einer Sterilisation und) in der Qualitätskontrolle - Übereinstimmung mit der Bauart bzw. den Grundlegenden Anforderungen bescheinigen - CE-Kennzeichnung der Produkte Benannte Stelle: - Akzeptanz und Überwachung des Qualitätssicherungssystems EG-Prüfung Hersteller: - Präsentiert die Produkte - Übereinstimmung mit der Bauart bzw. den Grundlegenden Anforderungen bescheinigen - CE-Kennzeichnung der Produkte Benannte Stelle: - Überprüfung der Produkte auf Übereinstimmung mit den Grundlegenden Anforderungen und dem Baumuster (ggf. mit Stichproben) - Ausstellung der Konformitätsbescheinigung	Hersteller: - Betreiben eines Qualitätssicherungssystems in der Produktion und bei der Qualitätskontrolle - CE-Kennzeichnung der Produkte - Ausstellung der Konformitätserklärung Benannte Stelle: - Überwachung des Qualitätssicherungssystems

Tab. 3: Schematische Darstellung der Aufgaben von Hersteller und Benannter Stelle bei dem Konformitätsbewertungsverfahren[a]
* Bei Klasse IIa wird die EG-Konformitätserklärung anstelle der EG-Baumusterprüfung in der Entwicklungsphase angewendet.
** Klasse III nur teilweise, denn für Klasse III ist die EG-Konformitätserklärung (Qualitätssicherungssystem Produkt) nicht zulässig.

---

[a] Modifiziert nach Kammerhoff, U.: "Medizinprodukte-Recht. Die Richtlinie 93/42/EWG über Medizinprodukte. Das Medizinproduktegesetz und seine Verordnungen". Melsungen: Bibliomed - Medizinische Verlagsgesellschaft mbH; 1999. ISBN 3-89556-015-4. S. 180 Abb. 5. Weitere Quellen: Beuerle, H.: "Qualitätsmanagement bei der Herstellung von Medicalprodukten – Herausforderungen des EG-Binnenmarktes". Das Krankenhaus. 1991: 566-570. S. 569 Abb. 5; Böckmann, R.-D., Frankenberger, H. und Will, H.G.: "Durchführungshilfen zum Medizinproduktegesetz". Köln: TÜV Media GmbH; 2008. Stand: November 2008. ISBN 978-3-8249-0227-9. Kapitel 4.7; Rader, J.: "Prüfen und Zertifizieren im vereinten Europa". Medizintechnik. 1992; *April*: 64-67. S. 66 Abb. 4.

3.1.2.3 Qualitätssicherungssystem

Das Qualitätssicherungssystem der Module D, E und H bezieht sich auf keine spezifisch genannte Norm [190]. Aber z. B. im Anhang II Abs. 3.2 der Richtlinie 93/42/EWG wird erläutert, was das Qualitätssicherungssystem beinhalten muss [190]. Im „Beschluß des Rates vom 22. Juli 1993 über die in den technischen Harmonisierungsrichtlinien zu verwendenden Module für die verschiedenen Phasen der Konformitätsbewertungsverfahren und die Regeln für die Anbringung und Verwendung der CE- Konformitätskennzeichnung" [191] wird die Normenreihe EN 29002 genannt, die seit 1994 in Form von DIN EN ISO 9001 ff. bekannt ist [192]. Zusätzlich wurden die für Medizinprodukte spezifischen Normen der Reihe DIN EN 46000 angewendet [193]. Die beiden Normen DIN EN 46001:1996 und DIN EN 46002:1996 wurden in die Normen DIN EN ISO 13485:2001 bzw. DIN EN ISO 13488:2001 überführt und schließlich durch die neue Version der Norm DIN EN ISO 13485:2003 gebündelt [193].

Die aktuell gültige Norm DIN EN 13485:2003+AC:2007 enthält einige zusätzliche Anforderungen an Medizinprodukte über die Qualitätssicherungsnormen DIN ISO 9001:2000 hinaus. Somit kann die DIN EN 13485:2003+AC:2007 als Basis eines Qualitätssicherungssystems bei Medizinprodukteherstellern dienen. Das Ziel der DIN EN 13485:2003+AC:2007 ist es, die gesetzlichen Vorschriften über die Qualitätssicherungssysteme für Medizinprodukte zu harmonisieren [194]. Zwar wird geschrieben, dass das Qualitätssicherungssystem DIN ISO 9001 als ausreichend anzusehen ist, doch gibt es dazu auch andere Meinungen: Die Norm DIN ISO 9001:2000 kann somit als Grundlage für das medizinproduktespezifische Qualitätssicherungssystem verwendet werden [195-196][a]. Während die DIN EN ISO 9001:2000 allgemeine Grundsätze festlegt, formuliert die DIN EN ISO 13485:2003+AC:2007 die medizinproduktespezifischen Regelungen [197]. Denn zusätzlich zu den Anforderungen der DIN ISO 9001 müssen die Zufriedenheit der Kunden[b] und eine fortlaufende Optimierung mit in das Qualitätssicherungssystem einbezogen werden [198]. Darüber hinausgehende Anforderungen aus der Medizinprodukte-Richtlinie beziehen sich auf die Frage, wie sichergestellt und überwacht wird, dass die Grundlegenden Anforderungen eingehalten werden [190].

Mit Hilfe des Qualitätssicherungssystems soll eine gleichbleibende Qualität der Produkte [199-200] in Übereinstimmung mit den Grundlegenden Anforderungen ermöglicht werden [201].

---

[a] Z. B. in Kombination mit DIN EN ISO 13485:2003+AC:2007. Vgl. Jünemann, T., Reeg, A., Amborn, J. et al.: "Einführung eines QM-Systems nach DIN EN ISO 9001:2000 und DIN EN ISO 13485:2003 in einem mittelständischen GMP-Betrieb". Die Pharmazeutische Industrie. 2008; *3*: 354-360. S. 354.
[b] Andere Ansicht: Die Kundenzufriedenheitsanalyse ist nicht in der Norm DIN EN ISO 13485:2003 enthalten. Vgl. Jünemann, T., Reeg, A., Amborn, J. et al.: "Einführung eines QM-Systems nach DIN EN ISO 9001:2000 und DIN EN ISO 13485:2003 in einem mittelständischen GMP-Betrieb". Die Pharmazeutische Industrie. 2008; *3*: 354-360. S. 354, 357.

3.1.2.4 Technische Dokumentation

Die Technische Dokumentation kann folgendermaßen aufgebaut sein[a]:
- Übersicht über die Ablageorte der einzelnen Dokumente,
- Änderungsindex,
- Auflistung der Produkte/Artikelnummer(n),
- Beleg der Grundlegenden Anforderungen,
- Konformitätserklärung(en),
- Produktbeschreibung,
- technische Zeichnungen/technische Daten,
- Risikoanalyse,
- Ergebnisse der Prüfung auf Biokompatibilität,
- Beschreibung der Herstellung und Qualitätssicherung,
- Angaben zur Kennzeichnung, zur Gebrauchsanweisung und zur Verpackung,
- ggf. Angaben und Nachweise der Sterilität,
- Klinische Bewertung und
- Prüfergebnisse.

Die Grundlegenden Anforderungen werden in Frageform wiedergegeben, so dass eine einfache Überprüfung der Grundlegenden Anforderungen erfolgen kann („Checkliste") [202-203]. Zusätzlich werden die harmonisierte Norm und die Fundstelle der Belegdokumentation in der Übersicht der Grundlegenden Anforderungen angegeben [292, 203]. Trifft eine Grundlegende Anforderung nicht zu oder kann sie nicht erfüllt werden, so ist eine kurze Begründung dazu notwendig [203].

Anschließend folgt in der Reihenfolge des Inhaltsverzeichnisses die Ablage der entsprechenden Dokumente. Es sollten vorwiegend allgemein gehaltene Aussagen gemacht werden, um die Änderungshäufigkeit der Dokumentation zu reduzieren [202]. Für die Beschreibung des Produktes empfiehlt es sich, Begriffe zu verwenden, die im Anhang IX der Richtlinie 93/42/EWG definiert werden [203]. Dies erleichtert die Anwendung der Klassifizierungsregeln [203].

Bisher wird die technische Dokumentation - vor allem bei kleineren Firmen - überwiegend elektronisch erstellt und anschließend ausgedruckt [204], da die Papierform zum Nachschlagen die praktischere Variante darstellt. Alternativ ist es in der heutigen Zeit jedoch zunehmend üblich, Produktdokumentationen nur noch in elektronischer Form zu verwalten. Dies erfolgt mit Hilfe von SAP [205] oder mit einem Dokumentenmanagementsystem. Die elektronische Verwaltung hat den Vorteil, dass ein definierter Zugriff für mehrere Personen gleichzeitig und schneller möglich ist.

In Anhang 2 sind beispielhaft die ersten Seiten einer technischen Dokumentation dargestellt.

---

[a] Modifiziert nach: Kobel, K. und Tümmler, H.P.: "Nachweis der Grundlegenden Anforderungen, Technische Dokumentation gemäß der EG-Richtlinie über Medizinprodukte und das MPG". Medizinprodukte Journal. 1995; *3*: 22-24. S. 22-24.

3.2. Das Arzneimittelgesetz

3.2.1 Aufbau und Inhalt des AMG [101, 206]

Das AMG besteht aus 18 (inhaltlich gegliederten) Abschnitten mit insgesamt 189 Paragraphen. Der erste Abschnitt des AMG enthält neben dem Gesetzeszweck (§ 1 AMG), der Definition eines Arzneimittels (§ 2 AMG), eines Stoffes (§ 3 AMG) und sonstiger Begriffe (§ 4 AMG) die Ausnahmen vom Anwendungsbereich des AMG (§ 4a AMG).

Im zweiten Abschnitt werden die Anforderungen an Arzneimittel durch Verbote und Vorschriften festgelegt. Das bedeutet, dass bedenkliche Arzneimittel (§ 5 AMG), Arzneimittel zum Zwecke des Dopings (§ 6a AMG), minderwertige oder irreführende Arzneimittel (§ 8 AMG) und radioaktive oder radioaktiv bestrahlte Arzneimittel, sofern diese radioaktiven Arzneimittel nicht explizit zugelassen sind (§ 7 AMG), verboten sind. Außerdem besteht eine Ermächtigung, dass das BMG spezielle Arzneimittel zur Risikominimierung verbieten bzw. ihren Verkehr einschränken kann (§ 6 AMG), und es ist eine Norm hinsichtlich des pharmazeutischen Unternehmers (§ 9 AMG) vorhanden. Daneben enthält der zweite Abschnitt des AMG Bestimmungen zur Kennzeichnung (§ 10 AMG), zur Packungsbeilage (§ 11 AMG) und zur Fachinformation (§ 11a AMG) sowie eine weitere Ermächtigungsgrundlage hinsichtlich der Kennzeichnung, der Packungsbeilage und der Packungsgrößen (§ 12 AMG).

Der dritte Abschnitt enthält Regelungen zur Herstellung von Arzneimitteln. Dies beinhaltet die Voraussetzungen zur Herstellung von Arzneimitteln wie die Herstellungserlaubnis (§ 13 AMG), die Entscheidung über die Herstellungserlaubnis (§ 14 AMG) einschließlich der dazu notwendigen Sachkenntnis (§ 15 AMG) sowie die Begrenzung der Herstellungserlaubnis (§ 16 AMG), die Fristen für die Erteilung (§ 17 AMG) und die Möglichkeiten der Rücknahme, des Widerrufes, des Ruhens der Erlaubnis (§ 18 AMG). Darüber hinaus werden die Verantwortungsbereiche der Sachkundigen Person beschrieben (§ 19 AMG) sowie die Verpflichtung des Inhabers der Herstellungserlaubnis, bei Änderungen diese anzuzeigen (§ 20 AMG). Außerdem werden die Ausnahmen bezüglich der Erforderlichkeit einer Herstellungserlaubnis auf Stoffe menschlicher Herkunft ausgedehnt und die Zuständigkeiten definiert (§ 20a AMG). Auch wird für die Gewinnung von Gewebe, für die Laboruntersuchungen (§ 20b AMG) und für die Be- oder Verarbeitung, Konservierung, Lagerung oder das Inverkehrbringen von Gewebe oder Gewebezubereitungen (§ 20c AMG) eine Erlaubnis (mit Ausnahmen) vorgeschrieben.

Das Thema der Zulassung wird im vierten Abschnitt des AMG behandelt. Dies schließt die Zulassungspflicht (§ 21 AMG), die Genehmigung von Gewebezubereitungen (§ 21a AMG), die Zulassungsunterlagen (§ 22 AMG), die besonderen Unterlagen bei Arzneimitteln für Tiere (§ 23 AMG), die Sachverständigengutachten (§ 24 AMG), die Verwendung von Unterlagen eines Vorantragstellers (§ 24a AMG), die Zulassung eines Generikums einschließlich Unterlagenschutz (§ 24b AMG), die Nachforderungen (§ 24c AMG), die allgemeine Verwertungsbefugnis (§ 24d AMG), die Entscheidung über die Zulassung (§ 25 AMG) und die Vorprüfung (§ 25a AMG) mit ein. Darüber hinaus werden die europäischen Zulassungsverfahren der gegenseitigen Anerkennung, das dezentrale Verfahren (§ 25b AMG) und die Arzneimittelprüfrichtlinien (§ 26 AMG) im AMG verankert. Die weiteren Paragraphen enthalten Angaben zu Fristen bei der Zulassungserteilung (§ 27 AMG), zur

Auflagenbefugnis (§ 28 AMG), zur Anzeigepflicht bzw. zur Neuzulassung (§ 29 AMG), zur Rücknahme, zum Widerruf oder zum Ruhen der Zulassung (§ 30 AMG), zum Erlöschen bzw. zur Verlängerung der Zulassung (§ 31 AMG), zur staatliche Chargenprüfung (§ 32 AMG), zu den Kosten (§ 33 AMG), zur Information der Öffentlichkeit (§ 34 AMG), zu den Ermächtigungsgrundlagen über die Zulassung bzw. die Freistellung (§ 35 AMG) und zu Standardzulassungen (§ 36 AMG) sowie zur zentralen, europäischen Zulassung (§ 37 AMG).

Der fünfte Abschnitt handelt von der Registrierung pflanzlicher und homöopathischer Arzneimittel. Dazu zählen die Registrierung homöopathischer und pflanzlicher Arzneimittel (§§ 38, 39a AMG), die Entscheidung über die Registrierung (§§ 39, 39c AMG), die Registrierungsunterlagen (§ 39b AMG) und sonstige Verfahrensvorschriften für traditionelle pflanzliche Arzneimittel (§ 39d AMG).

Der sechste Abschnitt des AMG betrifft die klinische Prüfung von Arzneimitteln. Dabei geht es um die allgemeinen Voraussetzungen (§ 40 AMG) und die besonderen Voraussetzungen (§ 41 AMG) bei der klinischen Prüfung. Außerdem werden das Verfahren bei der Ethik-Kommission, das Genehmigungsverfahren bei der Bundesoberbehörde (§ 42 AMG) und die Bedingungen zur Rücknahme, dem Widerruf und dem Ruhen der Genehmigung (§ 42a AMG) festgelegt.

Der siebte Abschnitt bestimmt die möglichen Vertriebswege von Arzneimitteln. Dazu gehören die Apothekenpflicht einschließlich des Inverkehrbringens durch Tierärzte (§ 43 AMG), die Ausnahme von der Apothekenpflicht (§ 44 AMG), der Vertriebsweg (§ 47 AMG), der Sondervertriebsweg mit Nachweispflichten (§ 47a AMG), die Verschreibungspflicht (§ 48 AMG), der Einzelhandel mit freiverkäuflichen Arzneimitteln (§ 50 AMG), die Abgabe im Reisegewerbe (§ 51 AMG), das Verbot der Selbstbedienung (§ 52 AMG), der Großhandel mit Arzneimitteln (§ 52a AMG) und die Anhörung von Sachverständigen (§ 53 AMG). Mit Hilfe von weiteren Ermächtigungsgrundlagen können darüber hinausgehende Bestimmungen zur Apothekenpflicht und deren Ausnahmen festgelegt werden (§§ 45, 46 AMG).

Der achte Abschnitt dient der Sicherung und Kontrolle der Qualität durch eine Ermächtigung zum Erlass von Betriebsverordnungen (§ 54 AMG), durch die Einführung und verpflichtende Anwendung des Arzneibuches (§ 55 AMG) sowie durch die Veröffentlichung einer amtlichen Sammlung von Untersuchungsverfahren (§ 55a AMG).

Im neunten Abschnitt werden Sondervorschriften für Arzneimittel, die bei Tieren angewendet werden, festgelegt. Diese beinhalten die Fütterungsarzneimittel (§ 56 AMG), die Verschreibung, die Abgabe und Anwendung von Arzneimitteln durch Tierärzte (§ 56a AMG), die Ermächtigung für Ausnahmen von den Vorschriften zur Verschreibung, zur Abgabe und zur Anwendung von Arzneimitteln durch Tierärzte (§ 56b AMG), den Erwerb und Besitz von Tierarzneimitteln durch Tierhalter einschließlich einer Ermächtigungsgrundlage zum Erlass einer Verordnung über die Nachweise (§ 57 AMG), die Anwendung von Arzneimitteln bei Tieren, die der Gewinnung von Lebensmitteln dienen (§ 58 AMG) sowie die klinische Prüfung und Rückstandsprüfung bei Tieren, die der Lebensmittelgewinnung dienen (§ 59 AMG). Weiter werden der Verkehr mit Stoffen und Zubereitungen aus Stoffen (§ 59a AMG), die Überlassung von Stoffen zur Durchführung von Rückstandskontrollen (§ 59b AMG), die Nachweispflichten für Stoffe, die als Tierarzneimittel verwendet werden können (§ 59c AMG), die Anwendung von Arzneimitteln bei Heimtieren (§ 60 AMG) und die Befugnisse tierärztlicher Bildungsstätten (§ 61 AMG) geregelt.

Im zehnten Abschnitt sind die Vorschriften für die Beobachtung, Sammlung und Auswertung von Arzneimittelrisiken zusammengefasst. Dazu gehören Angaben zur Organisation durch die Bundesoberbehörde (§ 62 AMG), zum Stufenplan (§ 63 AMG), zum Stufenplanbeauftragten (§ 63a AMG), zu Dokumentations- und Meldepflichten des Zulassungsinhabers (§ 63b AMG) und zu den besonderen Dokumentations- und Meldepflichten bei Blut- und Gewebezubereitungen (§ 63c AMG).

Der elfte Abschnitt enthält das Vorgehen bei der Überwachung. Dazu zählen die Durchführung der Überwachung durch die Behörde (§ 64 AMG), die Probenahme (§ 65 AMG), die Duldungs- und Mitwirkungspflicht des zu Überwachenden (§ 66 AMG), die allgemeine Anzeigepflicht des zu Überwachenden (§ 67 AMG), das datenbankgestützte Informationssystem beim DIMDI (§ 67a AMG), die Mitteilungs- und Unterrichtungspflichten der Behörden (§ 68 AMG), die Maßnahmen der zuständigen Behörden (§ 69 AMG), die Überwachung von Stoffen, die als Tierarzneimittel verwendet werden können (§ 69a AMG) und die Verwendung bestimmter Daten (§ 69b AMG).

Die Sondervorschriften für die Bundeswehr, die Bundespolizei, die Bereitschaftspolizei und den Zivilschutz werden im zwölften Abschnitt behandelt (§§ 70, 71 AMG).

Im dreizehnten Abschnitt werden Regelungen zur Einfuhr und Ausfuhr getroffen. Dies umfasst die Einfuhrerlaubnis (§ 72 AMG), Zertifikate vom Ausfuhrland und vom Einfuhrland zum Zwecke der Einfuhr (§ 72a AMG), die Einfuhrerlaubnis und Zertifikate für Gewebe und bestimmte Gewebezubereitungen (§ 72b AMG), das Verbringungsverbot (§ 73 AMG), die Ausfuhr (§ 73a AMG) und die Mitwirkung von Zolldienststellen bei der Überwachung (§ 74 AMG).

Der vierzehnte Abschnitt legt die Anforderungen und Aufgaben des Informationsbeauftragten fest (§ 74a AMG). Auch werden die Sachkenntnis (§ 75 AMG) und die gesetzlichen Pflichten des Pharmaberaters definiert (§ 76 AMG).

Die Bestimmung der zuständigen Bundesoberbehörden (§ 77 AMG) und sonstige Bestimmungen erfolgen im fünfzehnten Abschnitt. Weitere Themen sind die Verpflichtung zur Unabhängigkeit und Transparenz der Behörden (§ 77a AMG), das Verhältnis zu anderen Gesetzen (§ 81 AMG), die Möglichkeit zum Erlass von Verwaltungsvorschriften (§ 82 AMG) und die Möglichkeit zur Angleichung an europäisches Recht (§ 83 AMG). Darüber hinaus werden die Ermächtigung für eine Kostenverordnung (§ 78 AMG), die Ausnahmeermächtigungen für Krisenzeiten (§ 79 AMG) und die Ermächtigung für Verfahrens- und Härtefallregelungen (§ 80 AMG) beschrieben.

Die Haftung für Arzneimittelschäden wird im sechzehnten Abschnitt abgehandelt (§§ 84-94a AMG).

Im siebzehnten Abschnitt sind die Straf- und Bußgeldvorschriften enthalten (§§ 95-98a AMG).

Der achtzehnte Abschnitt regelt abschließend die Übergangsvorschriften (§§ 99-143 AMG).

Im Anhang des AMG befindet sich eine Auflistung der nach § 6a AMG verbotenen Stoffe (Dopingstoffe).

3.2.2 Zulassungsverfahren nach dem AMG

Bei Arzneimitteln gibt es in Europa prinzipiell drei unterschiedliche Zulassungsverfahren:
1. nationale Zulassung,
2. gegenseitige Anerkennung der Zulassung und

3. zentrale Zulassung [207-208].

Daneben besteht noch das vereinfachte Verfahren der Registrierung für homöopathische Arzneimittel und traditionell verwendete pflanzliche Arzneimittel [208].

Zusätzlich bestehen verschiedene Möglichkeiten zur Bereitstellung von Zulassungsunterlagen:

1. Vollständiger Antrag („stand-alone application" [209], „full application" [210]):
   Es sind nach § 22 Abs. 2 Nr. 1-3 AMG die vollständigen Unterlagen zur Qualität, Wirksamkeit und Unbedenklichkeit vorzulegen [211-212]. Dazu zählen auch die gemischten Anträge und die bibliografischen Anträge („bibliographic application" [213]) [209].

2. Bezugnehmende Zulassung („abridged application" [209]):
   Als bezugnehmende Anträge gelten Zulassungsanträge, die sich im pharmazeutischen, toxikologischen oder klinischen Teil auf ein bereits zugelassenes Arzneimittel beziehen [209]. Zu dieser Art von Zulassungen gehören die folgenden Zulassungsmöglichkeiten:
   - die Zulassung mit der genehmigten Bezugnahme („informed consent application"),
   - die generische Zulassung („generic application") [212] und
   - die Erweiterung von Zulassungen („line extension") [209].

Die drei verschiedenen Zulassungsverfahren in Europa werden im Folgenden näher erläutert:

3.2.2.1 Nationale Zulassung

Nationale Zulassungen müssen bei der jeweils zuständigen Behörde des Landes, in dem das Produkt zugelassen werden soll, beantragt werden. Die nationale Zulassung gilt nur für ein Land [214] oder kann als Ausgangspunkt für ein Verfahren der gegenseitigen Anerkennung dienen [215]. In Deutschland, Europa und weltweit ist der Antrag einer nationalen Zulassung und somit einer nur dort gültigen Zulassung möglich.

Optimale Dauer des nationalen Verfahrens nach § 27 Abs. 1 AMG: sieben Monate [216-219].

3.2.2.2 Verfahren der gegenseitigen Anerkennung

Bei dem Verfahren der gegenseitigen Anerkennung wird in mehreren europäischen Ländern die Zulassung für ein Arzneimittel beantragt [220]. Der Antragsteller erhält nach Abschluss des Verfahrens nicht eine gesamte Zulassung, sondern die gewünschte Anzahl an nationalen Zulassungen [221].

Dabei unterscheidet man die beiden folgenden Verfahren:

- Verfahren der gegenseitigen Anerkennung (in der älteren Literatur noch als "dezentralisiertes Verfahren" bezeichnet, MRP):
  Voraussetzung für ein Verfahren der gegenseitigen Anerkennung ist das Vorliegen einer nationalen Zulassung [212, 221-222], die in der Folge von einem oder mehreren weiteren Staat(en) anerkannt wird [223]. Der Staat, in dem das Arzneimittel bereits zugelassen ist, übernimmt die Rolle des Referenzstaates (RMS) [214].

- Dezentralisiertes Verfahren (DCP):
  Zu Beginn des Verfahrens besteht noch keine Zulassung in einem europäischen Land [212, 222-225]. Somit handelt es sich, im Gegensatz zum MRP-Verfahren immer nur um einen Entwurf des Bewertungsberichtes, der Produktzusammenfassung, der Kennzeichnung und der Packungsbeilage [222]. Es wird parallel zum Verfahren der gegenseitigen Anerkennung

gleichzeitig in einem europäischen Staat ein Antrag auf Zulassung gestellt (RMS) [220]. Damit wird das Verfahren beschleunigt [220]. Es werden jeweils in mehreren (mindestens zwei) Ländern die gleichen Zulassungsunterlagen bei den zuständigen Behörden eingereicht (Unterschiede sind möglich und erkennbar zu machen [221-222]. Sofern die Unterschiede keine therapeutische Bedeutung haben, z. B. bei der Verpackung oder der Produktzusammenfassung, sind die Unterschiede zu akzeptieren) [220, 223-225].

Vor der Einreichung der Unterlagen informiert der pharmazeutische Unternehmer die Behörde des RMS über das beabsichtigte Verfahren [221, 225]. Außerdem ist der CHMP zu informieren [221, 224]. Der RMS hat anschließend auf Antrag des pharmazeutischen Unternehmers einen Bewertungsbericht über das Arzneimittel zu erstellen oder zu aktualisieren [212, 221, 224-226]. Der Bewertungsbericht wird zusammen mit der genehmigten Produktzusammenfassung, der Kennzeichnung und der Packungsbeilage an die zuständige(n) Behörde(n) der Länder, welche die Zulassung anerkennen sollen [225] und an den Antragsteller weitergegeben [212, 227]. Hat ein Mitgliedsstaat Bedenken gegen die Zulassung (also gegen den Bewertungsbericht des RMS, die Produktzusammenfassung, die Kennzeichnung oder die Packungsbeilage) aufgrund von möglichen ernst zu nehmenden Risiken für die Bevölkerung [212, 228], so kann er Einspruch gegen die Anerkennung der Zulassung erheben [222, 225]. Mögliche Gründe müssen die „Qualität, Wirksamkeit oder Unbedenklichkeit bzw. Sicherheit" [221] betreffen. Erfolgt mit Hilfe einer Koordinierungsgruppe (CMDh) [212, 224-225, 229-230] keine Einigung zwischen Antragsteller, RMS und CMS, so wird der Streitpunkt dem „Arzneimittelausschuss bei der EMA (CHMP)" [223][a] zur Entscheidung vorgelegt [212, 222-225]. Wird von der CHMP den Bedenken zugestimmt, so erhält der Antragsteller davon Kenntnis und die Möglichkeit der Gegenäußerung [212, 221, 223-224, 231]. Anschließend erlässt die europäische Kommission ihre endgültige, bindende Entscheidung über die Zulassung im Anerkennungsverfahren [212, 223-224, 232-333].

Optimale Dauer der Verfahren:

MRP	210 Tage	+	Dauer der ersten nationalen Zulassung (210 Tage)
DCP	150 Tage		

Tab. 4: Zulassungsdauer im Verfahren der gegenseitigen Anerkennung [221-222]

---

[a] Rehmann bezieht sich auf den Vorgänger des CHMP, das CPMP, das 2004 ersetzt wurde. Vgl. Pittner, H.: Vortrag von Pittner, H. am 23.09.2005 in Bonn. www.koop-phyto.org/artikelpdf/0205_a9ca.pdf (11.01.2009). S. 2.

Schaubild zur Darstellung von MRP und DCP mit sofortiger Anerkennung der Zulassung ohne Einschaltung der Koordinierungsgruppe:

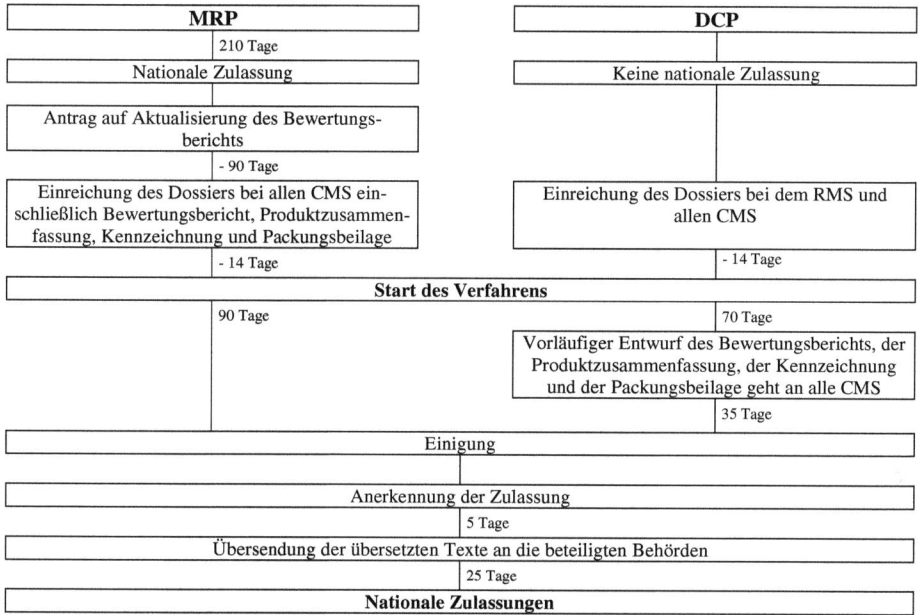

Abb. 2: Schematische Darstellung des MRP und DCP ohne Einschaltung der Koordinierungsgruppe [222, 224-225]

Bei dem dezentralen Verfahren gibt es noch weitere Möglichkeiten, mit denen ein Einvernehmen zwischen den Mitgliedstaaten und dem Antragsteller ohne Einschaltung einer Koordinierungsgruppe erreicht werden kann (Assessment Step II):

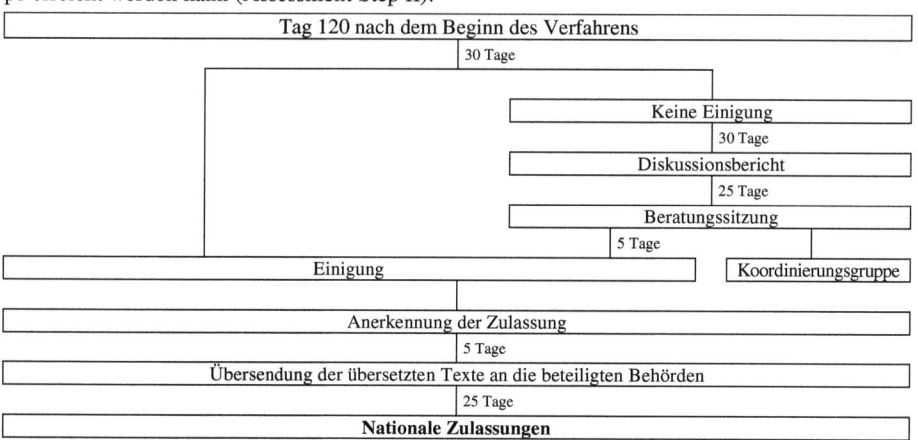

Abb. 3: Schematische Darstellung des Assessment Step II im DCP [222, 225]

Schaubild zur Darstellung von MRP und DCP bei nicht-sofortiger Anerkennung der Zulassung mit Hilfe der Koordinierungsgruppe (CMDh):

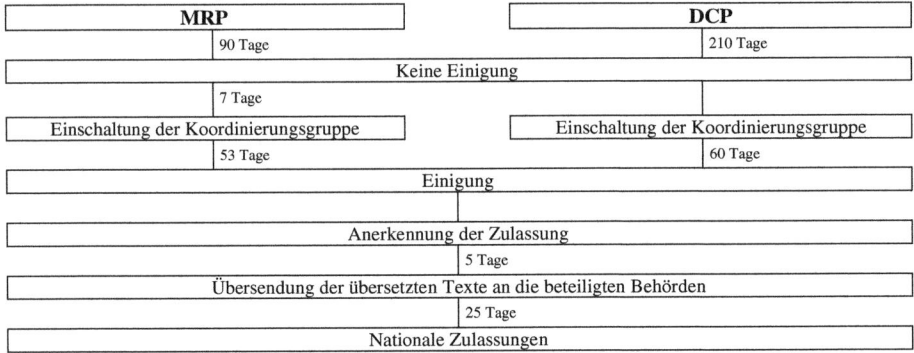

Abb. 4: Schematische Darstellung des MRP und DCP mit Einschaltung der Koordinierungsgruppe [222, 225]

3.2.2.3 Zentrale Zulassung

Die zentrale Zulassung ist die einzige Möglichkeit für Arzneimittel, mit nur *einer* Zulassung in der ganzen Europäischen Union verkehrsfähig zu sein [218, 234-235]. Die zentrale Zulassung wird auch von den EFTA-Staaten Island, Norwegen und Liechtenstein anerkannt und in eine nationale Zulassung umgesetzt [234-235].

Das zentrale Verfahren ist für folgende Produkte verpflichtend [223-224, 234, 236-237]:
- biotechnologisch hergestellte Produkte [212, 214, 207, 225],
- Arzneimittel zur Leistungssteigerung bei Tieren,
- Humanarzneimittel mit neuen Wirkstoffen für die Indikationen HIV, Krebs [212], neurodegenerative Erkrankungen und Diabetes [214]. Seit dem 20.05.2008 fallen hierunter auch Arzneimittel mit den Indikationen Viruserkrankungen und Autoimmunerkrankungen sowie andere Immunschwächen,
- Arzneimittel für seltene Krankheiten („Orphan drugs" [238]) [214].

Weiterhin können nach dem zentralen Verfahren zugelassen werden [223, 234, 237]:
- Arzneimittel mit einem neuen Wirkstoff oder mit innovativem Ansatz [239] bzw. wenn die Zulassung des Arzneimittels „im Interesse der Patienten oder der Tiergesundheit ist" [212, 224, 239] und
- Generika unter bestimmten Voraussetzungen [240-241].

Etwa sieben Monate[a] vor der geplanten Einreichung kündigt der Antragsteller sein Vorhaben bei der EMA an[b] [242]. Nach Eingang des Antrags auf Zulassung bei der EMA wird zunächst die Voll-

---

[a] Andere Ansicht: ca. vier bis sechs Monate vor Antragstellung. Vgl. Deutsch, E. und Lippert, H.-D.: "Kommentar zum Arzneimittelgesetz". 2. Aufl. Berlin: Springer-Verlag; 2007. ISBN 978-3-540-33949-6. S. 161 Rz. 7.

[b] Bzw. mindestens zwei Wochen vor der nächsten CHMP Sitzung. Vgl. Friese, B., Jentges, B. und Muazzam, U.: "Guide to Drug Regulatory Affairs". Aulendorf: Edito-Canter-Verlag; 2007. ISBN 978-3-87193-324-0. S. 179.

ständigkeit der Unterlagen überprüft [223-243], und es können GMP/GCP-Inspektionen oder Beratungen mit Sachverständigen durchgeführt werden [234].

Dann erstellt der CHMP einen Bewertungsbericht zum Zulassungsantrag des Arzneimittels [212, 224]. Fällt der Bericht der CHMP negativ aus, so hat der Antragsteller das Recht auf Anhörung und die Möglichkeit einer erneuten Bewertung des Antrags [207, 212, 223-224, 234, 243].

Der (negative) Bewertungsbericht wird an die Europäische Kommission, die Mitgliedstaaten und den Antragsteller weitergeleitet [223-224, 243]. Bevor die Europäische Kommission eine endgültige Entscheidung über den Zulassungsantrag fällt, erhalten die Mitgliedstaaten, der Antragsteller und der „Ständige Ausschuss für Humanarzneimittel" [223-244] (im Folgenden „Ständiges Komitee" genannt) Kenntnis von der vorläufigen Entscheidung [212, 224, 243]. Nach der Anhörung des Ständigen Komitees und ggf. nochmals unter Einbeziehung des CHMP [207] entscheidet die Europäische Kommission oder der Europäische Rat über die Zulassung des Arzneimittels [222]. Diese Entscheidung ist für alle Mitgliedstaaten bindend [207].

Optimale Dauer des Verfahrens[a]:

| 277 Tage | bei 210 Tagen für die Stellungnahme der Kommission |
| 217 Tage | bei 150 Tagen für die Stellungnahme der Kommission (gekürztes Verfahren) |

Tab. 5: Zulassungsdauer im zentralen Verfahren [245]

---

[a] Die Zulassungszeit schwankt zwischen 11 Monaten und 21 Monaten. Vgl. Wagner, S.A.: "Europäisches Zulassungssystem für Arzneimittel und Parallelhandel". Stuttgart: Deutscher Apotheker Verlag; 2000. ISBN 3-7692-2779-4. S. 196. Teilweise kann die Zulassungsdauer sogar bis zu 23 Monate betragen. Vgl. Collatz, B.: "Die neuen europäischen Zulassungsverfahren für Arzneimittel. Insbesondere Verfahren und Rechtsschutz des Antragstellers und Zulassungsinhabers bei Zulassungsentscheidungen". Aulendorf: Edito-Cantor-Verlag; 1996. ISBN 3-87193-170-5. S. 80-81. Der zeitliche Unterschied beruht auf der Überarbeitung der "Verordnung (EWG) Nr. 2309/93" vom 22.07.1993 des Rates zur Festlegung von Gemeinschaftsverfahren für die Genehmigung und Überwachung von Human- und Tierarzneimitteln und zur Schaffung einer Europäischen Agentur für die Beteiligung von Arzneimitteln. ABl. EG L 214 vom 24.08.1993 S. 1-32 in der Fassung vom 29.09.2003. Diese wurde inzwischen abgelöst durch die "Verordnung (EG) Nr. 726/2004" vom 31.03.2004 des Europäischen Parlaments und des Rates zur Festlegung von Gemeinschaftsverfahren für die Genehmigung und Überwachung von Human- und Tierarzneimitteln und zur Errichtung einer Europäischen Arzneimittel-Agentur. ABl. EG L 136 vom 30.04.2004 S. 1-33 in der Fassung vom 30.04.2004.

4. Vergleichende Gegenüberstellung von MPG und AMG

4.1 Gesetzeszweck

Sowohl im MPG als auch im AMG ist der Zweck der Norm ganz an den Anfang des Gesetzestextes gestellt. Das Ziel der Gesetze ist die hohe Produktsicherheit [246-248], welche bei allen folgenden Paragraphen berücksichtigt werden muss [249-250]. Somit ist die Zielsetzung der beiden Gesetze vergleichbar [251].

Dabei wird in beiden Gesetzen der Zweck mit dem Verb „sorgen" formuliert, so dass deutlich wird, dass kein Gesetz eine absolute Sicherheit gewährleisten kann [89, 249].

Während im MPG der Schutz des Gesetzes explizit auf Anwender und Dritte ausgedehnt wird, ist dies im AMG nicht der Fall. Dies bedeutet, dass auch Personen, die nicht an einer Krankheit leiden und trotzdem die Anwendung von Medizinprodukten benötigen (z. B. Ultraschalluntersuchungen bei Schwangeren), vom MPG mit eingeschlossen werden [249, 252]. Ebenso werden die Anwender (z. B. medizinisches oder technisches Personal im Krankenhaus) und Dritte (z. B. Reinigungspersonal, Handwerker, Familienmitglieder) dem Schutz des MPG unterstellt [248, 249, 252-253]. Doch ist der Schutz Dritter nicht allumfassend, denn der Umweltschutz stellt bisher noch kein Ziel im MPG dar [254].

Im AMG hingegen werden Dritte nicht ausdrücklich erwähnt, aber auch das AMG ist als Verbraucherschutzgesetz anzusehen, da es einen „Normen drittschützenden Charakter im Sinne des § 839 BGB" [246, 255] hat. Dabei gilt das Schutzbestreben des AMG im Hinblick auf den Einzelnen wie auch für die Allgemeinheit und Dritte [246].

Der Schutz der Allgemeinheit bezieht sich beim AMG auch auf die Umwelt: Verschiedene Studien und Berichte verdeutlichen, dass bestimmte Arzneimittel z. B. im Trinkwasser, in den Oberflächengewässern, im Grundwasser und im Erdreich gefunden werden [256-257]. Dies hat nicht nur Auswirkungen auf die Tierwelt (z. B. auf Regenbogenforellen [258] und Bachforellen [259]), sondern birgt auch die Gefahr von Resistenzen gegen wertvolle Arzneimittel [256][a]. Im Hinblick auf die Umweltproblematik sei als Beispiel das NSAR Diclofenac genannt, von dessen deutschlandweitem Verbrauch (86 Tonnen/Jahr) bis zu 60 Tonnen/Jahr das Abwasser erreichen [260]. Es handelt sich deshalb um nicht zu unterschätzende Mengen, weshalb für neue Zulassungsanträge oder für Type-II-Variationen bei Arzneimitteln jetzt nach § 22 Abs. 3c AMG Angaben zum Verhalten des Arzneimittels in der Umwelt vorgelegt werden müssen [261]. Das heißt, dass bei bereits zugelassenen Arzneimitteln und bei nur gering geänderten Zulassungen z. Z. noch keine Verpflichtung zu Umweltuntersuchungen besteht.

Mit der Verpackungsordnung der 90er Jahre wurden erstmals Anforderungen des Umweltrechts an die Medizinprodukte gestellt [262]. Inzwischen muss bei den Medizinprodukten jedoch die Verord-

---

[a] Der Nachweis über eine Resistenzentwicklung bei Antibiotika liegt noch nicht vor. Vgl. Willems, W.: "Schmerzmittel im Grundwasser". Süddeutsche Zeitung. 2007: http://www.sueddeutsche.de/gesundheit/artikel/942/130714/article.html (15.10.2007).

nung (EG) Nr. 1907/2006 (REACH) angewendet werden [263][a]. REACH bezieht sich aber ausschließlich auf die Ausgangsstoffe von Medizinprodukten, das gesamte Produkt wird im Konformitätsbewertungsverfahren auf seine Umweltverträglichkeit geprüft [264]. Auch ergeben sich Anforderungen an Medizinprodukte aufgrund der Richtlinien über die Entsorgung von Elektrogeräten, das Batteriegesetz und die Verpackungsverordnung [265].

In beiden Rechtsbereichen steht die Umweltbewertung noch ganz am Anfang und dies wird sich künftig auch noch in anderen Vorschriften (z. B. Trinkwasserverordnung) niederschlagen, die bislang Rückstände von Arzneimitteln und Medizinprodukten nicht berücksichtigen [256].

Somit ist der Anwendungsbereich des MPG eigentlich sogar kleiner als der Anwendungsbereich des AMG, da das MPG nur mögliche „Dritte", die mit dem Medizinprodukt in Berührung kommen können, mit in den Schutzbereich einschließt, aber nicht die ganze Allgemeinheit. Dies liegt größtenteils in den sehr unterschiedlichen Produkten, die dem MPG und dem AMG unterliegen. Denn bei Medizinprodukten, die mehr technischer Natur sind, geht man eher von Gefahren für andere Personen als nur den Patienten aus. Jedoch können sich auch bei Arzneimitteln Gefahren für Dritte ergeben wie z. B. bei der Einnahme von leicht zugänglichen Medikamenten durch Kinder. Diesem Risiko wird mit dem verpflichtenden Hinweis nach § 10 Abs. 1 Nr. 12 AMG, dass das Arzneimittel für Kinder unzugänglich aufzubewahren ist [266-267], Rechnung getragen. Da es bei Medizinprodukten noch keinen rechtlich verbindlichen Warnhinweis hinsichtlich Kinder gibt, es jedoch zunehmend arzneimittelnahe Medizinprodukte gibt, sollte der Hinweis auf die kindersichere Lagerung bei den jeweiligen Medizinprodukten vorgeschrieben werden.

Auch bei der Formulierung „Sicherheit, Eignung und Leistung" [248, 252, 254] in § 1 MPG wird der technische Charakter vieler Medizinprodukte deutlich, wohingegen das AMG in § 1 AMG bei Arzneimitteln „Qualität, Wirksamkeit und Unbedenklichkeit" [246] fordert. Prinzipiell ist mit beiden Formulierungen das Gleiche gemeint: „die Güte von Therapie und Diagnostik unter Einsatz [...] garantierter Qualität" [268].

Zusätzlich wird der Aufzählung von Sicherheit, Eignung und Leistung in § 1 MPG angefügt, dass das MPG besonders für „die Gesundheit und den erforderlichen Schutz" zu sorgen hat. Dies kann zwar als Konsequenz aus der Erfüllung aller Anforderungen des MPG gesehen werden [252], doch wird es im Gesetzestext nochmals explizit aufgeführt, um dessen Wichtigkeit zu betonen.

Während beim MPG nur der Mensch im Mittelpunkt steht [269], ist das AMG für Arzneimittel bei Menschen und bei Tieren anzuwenden. Dies bedeutet, dass Produkte, die ihrer Funktionsweise nach Medizinprodukte sind, je nach Anwendung bei Mensch oder Tier unterschiedlichen Gesetzen unterliegen. Das heißt, dass z. B. ein Skalpell für die Menschen unter das MPG fällt, wohingegen ein Skalpell für einen Hund dem AMG unterliegt [270]. Dies führt nicht nur zu Verwirrung beim Anwender (Arzt bzw. Tierarzt), sondern auch zu unnötig viel Aufwand und Kosten. Denn jeder Hersteller solcher Produkte hat dadurch den doppelten Aufwand, weil er ein und dasselbe Produkt sowohl nach dem AMG als auch nach dem MPG prüfen und „zulassen" muss, sofern er sein Produkt

---

[a] Medizinprodukte sind nur als Produkte für den Anwender „von Meldungen entlang der Lieferkette" ausgenommen. Die Bestandteile für Medizinprodukte sind jedoch registrierungspflichtig. Vgl. Wimmer, M.: "Neues Europäisches Chemikalienrecht (REACH). Eine Herausforderung auch für die Medizinprodukteindustrie (Teil 1)". <u>Medizinprodukte Journal</u>. 2007; 2: 64-69. S. 64, 66.

für Menschen und Tiere rechtlich korrekt vertreiben möchte. Auch die Kliniken müssen beim Einkauf sehr genau darauf achten, wie die Zweckbestimmung für das Produkt festgelegt ist [271], da ein „off-label-use" zu Haftungsproblemen führen kann [272-273]. Deshalb sollten m. E. identische Produkte sowohl zur Anwendung beim Menschen als auch am Tier einem einheitlichen Recht unterliegen.

Dies ist mit dem aktuellen Wortlaut von § 2 Abs. 2 AMG jedoch nicht möglich. Dabei ist § 2 Abs. 2 AMG im AMG 76 größtenteils aus dem vorhergehenden AMG übernommen worden [89, 274]. Die Definition entsprach den damaligen europäischen Vorgaben aus der Richtlinie 65/65/EWG [275], die auch die Anwendung an Tieren unter dem Arzneimittelbegriff subsumierte. 1986 wurden auch sterile Instrumente zur einmaligen Anwendung bei Tieren dem AMG unterstellt [276]. Mit dem MPG von 1994 wurden entsprechend der Begriffsbestimmung von Medizinprodukten in den Richtlinien 90/385/EWG und 93/42/EWG nur Produkte „zur Anwendung für *Menschen*" [277] als Medizinprodukte definiert [278]. Diese Produkte wurden daraufhin aus dem Geltungsbereich des AMG ausgegliedert.

Heute läßt sich § 2 Abs. 2 AMG allerdings nicht mehr mit dem europäischen Arzneimittelbegriff vereinbaren. In Art. 1 der Richtlinie 2001/83/EG ist das Arzneimittel charakterisiert, dass es bei *„menschlicher* Krankheit[en]" (Nr. 2 a) bzw. *„einem Menschen* verabreicht werden können [kann]", um [entweder] die *menschlichen* physiologischen Funktionen durch eine *pharmakologische, immunologische* oder *metabolische Wirkung*" wiederherzustellen" (Nr. 2 b). Zusätzlich enthält Art. 1 der Richtlinie 2001/82/EG die entsprechende Definition für Tierarzneimittel, die ebenfalls in § 2 AMG umgesetzt wird. In beiden europäischen Definitionen ist neben *„Stoffe* oder *Stoffzusammensetzungen* [...] zur *Heilung* oder zur *Verhütung*" von den arzneimittelcharakteristischen Wirkungen die Rede, die m. E. bei den Produkten nach § 2 Abs. 2 Nr. 1a - 3 nicht vorliegen und deshalb zu den Medizinprodukten zählen müssten. Auch werden zum Zwecke der Diagnostik in den Richtlinien 2001/82/EG bzw. 2001/83/EG nur die In-vivo-Diagnostika genannt, im Gegensatz zu § 2 Abs. 2 Nr. 4 AMG (veterinäre In-vitro-Diagnostika).

Gemäß den aktuellen europäischen Vorgaben für Medizinprodukte in Art. 1 Abs. 2 der Richtlinie 90/385/EWG, Art. 1 Abs. 2 der Richtlinie 93/42/EWG bzw. Art. 1 Abs. 2 der Richtlinie 98/79/EG fallen aber immer noch ausschließlich humane Medizinprodukte in den Regelungsbereich des MPG (vgl. Definition des Medizinproduktes in § 3 MPG). Deshalb wurden bislang die „Medizinprodukte für Tiere" im AMG belassen [279].

Um eine konsequente Zuordnung identischer Produkte zum MPG oder AMG zu erreichen, sind deshalb Änderungen auf europäischer Ebene notwendig.

4.2 Begriffsbestimmungen

Die Sonderanfertigungen von Medizinprodukten sind vergleichbar mit den individuell in der Apotheke hergestellten Rezepturen, da sie jeweils eine spezielle Herstellung für einen namentlich benannten Patienten auf Vorlage einer Verschreibung darstellen [280-283][a]. Bei beiden Produktgrup-

---

[a] Andere Ansicht: Bei Rezepturarzneimitteln muss keine Verschreibung vorliegen. Vgl. Schorn, G.H.: "Medizinprodukterecht und Apothekenbetriebsordnung". Stuttgart: Deutscher Apotheker Verlag; 1996. ISBN 3-7692-1967-8. S. 26. Diese Ansicht entspricht § 7 Abs. 1 Satz 5 ApoBetrO ("Achte Zuständigkeitsanpas-

pen sind dafür geringere Anforderungen als für Massenprodukte gesetzlich vorgeschrieben. So kann bei Rezepturen lt. § 10 Abs. 1 AMG auf die Packungsbeilage verzichtet werden, da es sich bei Rezepturarzneimitteln nicht um Fertigarzneimittel handelt. Weiterhin sind nach § 14 Abs. 1 Satz 1 ApBetrO die Kennzeichnungspflichten für Rezepturarzneimittel reduziert. Die Vereinfachungen bei Sonderanfertigungen werden an späterer Stelle erläutert. Auch trägt die Sonderanfertigung sowie das Rezepturarzneimittel keine CE-Kennzeichnung bzw. keine Zulassungsnummer. Dies liegt daran, dass sowohl Sonderanfertigungen als auch Rezepturarzneimittel von der CE-Kennzeichnung bzw. der Zulassungspflicht nach § 21 Abs. 1 AMG ausgenommen sind, da es sich nicht um Fertigarzneimittel im Sinne von § 4 AMG handelt bzw. § 6 Abs. 1 MPG Sonderanfertigungen von der CE-Kennzeichnungspflicht ausnimmt.

Die Tatsache, dass die Regelung für In-vitro-Diagnostika aus Eigenherstellung nicht für den industriellen Maßstab gilt, ist vergleichbar mit der Defektur und der Großherstellung in Apotheken. Laut § 8 ApoBetrO ist es erlaubt, in einer Apotheke Arzneimittel auf Vorrat (bis zu 100 Packungen pro Tag) herzustellen. Geht die Arzneimittelherstellung darüber hinaus, sind wie bei der industriellen Herstellung von In-vitro-Diagnostika weitere Vorschriften (für Arzneimittel: §§ 9-10 ApoBetrO) zu beachten.

Harmonisierte Normen, gemeinsame technische Spezifikationen und die Benannte Stelle sind Eigenarten des MPG, die keine direkte Entsprechung im AMG besitzen. Die harmonisierten Normen und die gemeinsamen technischen Spezifikationen sind notwendig, um die allgemein gehaltenen Grundlegenden Anforderungen nach der Neuen Konzeption der EU zu konkretisieren.

Das AMG benötigt aufgrund seiner anders gearteten europäischen Konzeption keine harmonisierte Normen, gemeinsame Spezifikationen oder eine Benannte Stelle. Als Auslegungshilfe der gesetzlichen Anforderungen für die Zulassung gibt es europäische Leitlinien („Guidelines", „Note for Guidance"), die den harmonisierten Normen ähnlich sind.

Die Entstehung von europäischen Leitlinien unterscheidet sich von der Entwicklung von harmonisierten Normen darin, dass sie nicht im Auftrag der Europäischen Kommission von den entsprechenden europäischen Normungsgremien erstellt werden. Sie können allerdings von der Europäischen Kommission in Zusammenarbeit mit der EMA und den europäischen Mitgliedstaaten aufgesetzt und veröffentlicht werden (z. B. zur Pharmakovigilanz, GDP). Es wirken dabei oft auch andere Expertengremien (CHMP, CVMP, HMPC, EMA, EDQM) mit [284].

Im Gegensatz zu den harmonisierten Normen müssen die Guidelines für Arzneimittel nicht national bekannt gemacht werden. Dies erleichtert und beschleunigt die Erstellung, wodurch deren Aktualität erhöht wird. Außerdem gibt es bei Arzneimitteln ICH-Guidelines, die über Europa hinausgehend weltweit einheitliche Standards festlegen[a], wohingegen harmonisierte Normen nach § 2 Nr. 18 MPG nur auf den europäischen Wirtschaftsraum begrenzt gelten.

---

sungsverordnung" vom 09.02.1987. BGBl. I Nr. 13 S. 547 vom 17.02.1087 in der Fassung vom 10.10.2006).
[a] Die ICH ist bestrebt, einheitliche Standards für Arzneimittel in Europa, Japan und USA festzulegen. Vgl. ICH (Hrsg.): "Global Coorperation Group, Questions and Answers about ICH". 2000. S. 5; Nutley, C.: "The Value and Benefits of ICH to Industry". 2000. S. 1-3.

Vergleichbar mit den technischen Spezifikationen sind die anerkannten pharmazeutischen Regeln, wie z. B. das Arzneibuch, welches die Qualitätsanforderungen an Arzneimittel festlegt. Abweichungen von diesen anerkannten Vorschriften führen dazu, dass die Arzneimittel gemäß § 55 Abs. 8 AMG nicht hergestellt und nicht in den Verkehr gelangen dürfen [285]. Somit sind die anerkannten pharmazeutischen Regeln ebenso verbindlich wie die technischen Spezifikationen für die Medizinprodukte.

Dagegen wird der Begriff des „Inverkehrbringen[s]" im MPG und AMG unterschiedlich definiert [286-291]. Nach dem AMG beginnt gemäß § 4 Abs. 17 AMG das Inverkehrbringen eines Arzneimittels bereits mit dem „Vorrätighalten zum Verkauf oder zu sonstiger Abgabe [...] an andere" [292]. Das MPG bezeichnet erst die wirkliche Abgabe eines Produktes an andere als „Inverkehrbringen" [286, 289]. Damit werden im AMG bereits alle dem Herstellen nachgelagerten Schritte in die Definition des Inverkehrbringens und damit in die gesetzlichen Anforderungen für das Inverkehrbringen mit einbezogen. Das MPG hingegen enthält keinerlei Vorgaben zu Tätigkeiten nach dem Herstellen wie z. B. dem Lagern, was m. E. eine Gesetzeslücke darstellt. Auch erfordert die Definition des Medizinprodukterechts zusätzlich eine zweite Definition, die Definition des „erstmaligen Inverkehrbringens", die im Arzneimittelrecht aufgrund des allumfassenden Umfangs (und aufgrund der fehlenden Wiederaufbereitung) entfallen kann. Damit stellt die Definition im Arzneimittelrecht die m. E. geeignetere Definition der beiden Rechtsbereiche dar und sollte in das Medizinprodukterecht Eingang finden. Dazu bedarf es u. a. einer Änderung der europäischen Definition des Inverkehrbringens in den Richtlinien 90/385/EWG, 93/42/EWG und 98/79/EG hinsichtlich des Zeitpunktes des Inverkehrbringens (z. B. „Vorrätighalten zum Überlassen" anstelle von „Überlassen").

Die unterschiedliche Definition des „Inverkehrbringen[s]" im MPG und AMG kann bei pharmazeutischen Firmen und Medizinprodukteherstellern für Missverständnisse sorgen. Vor allem bei Kombinationspräparaten aus Medizinprodukten und Arzneimitteln kann die unterschiedliche Definition des „Inverkehrbringen(s)" zur Verwirrung führen. Deshalb wäre hier eine einheitliche Lösung wünschenswert, die jedoch zuerst auf europäischer Ebene angestrebt werden muss.

Sowohl bei Arzneimitteln als auch bei Medizinprodukten wird die Zweckbestimmung (bei Arzneimitteln eher unter dem Begriff „Indikation" bekannt) in der Gebrauchsanweisung (bei Arzneimitteln eher unter dem Begriff „Packungsbeilage" bekannt) nach § 11 Abs. 1 Nr. 2 AMG) [287, 293] und nach § 4 Abs. 1 Nr. 4 HWG in der Werbung angegeben. Bei Arzneimitteln wird die Indikation zusätzlich nach § 11a Abs. 1 Nr. 4a AMG in der Fachinformation genannt, während sie bei Medizinprodukten auch in der Kennzeichnung erwähnt werden muss [294-295]. Dies liegt in der arzneimittelspezifischen Besonderheit der Fachinformation und ist deshalb auf Medizinprodukte nicht übertragbar. Die Kennzeichnung von Arzneimitteln darf nach § 10 Abs. 1 Satz 4 AMG weitere Angaben enthalten, so dass in letzter Zeit auch bei Arzneimitteln verstärkt Kurzbezeichnungen der Indikation (z. B. „Bei Bluthochdruck und Herzleistungsschwäche") auf der Verpackung angegeben werden[a].

---

[a] Diese müssen der zugelassenen Indikation entsprechen. Vgl. Kloesel, A. und Cyran, W.: "Arzneimittelrecht Kommentar". 108. Ergänzungslieferung, 3. Aufl. Stuttgart: Deutscher Apotheker Verlag; 2008. Stand: Oktober 2007. ISBN 978-3-7692-4615-5. § 10 Nr. 74.

Weiterhin legt bei Medizinprodukten der Hersteller die Zweckbestimmung fest [280, 282, 289-290, 296], wohingegen der pharmazeutische Unternehmer bei Arzneimitteln die Zweckbestimmung definiert. Der Unterschied ist durch die verschiedenartige Definition von pharmazeutischem Unternehmer bzw. Hersteller nach § 4 Abs. 18 AMG bzw. § 3 Nr. 15 MPG begründet. Nach dem MPG wird als Hersteller derjenige bezeichnet, der das Medizinprodukt unter seinem Namen in Verkehr bringt [280, 282, 297-303], unabhängig, ob er es selbst produziert hat [290]. Dies unterscheidet sich vom AMG [288]. Der Hersteller des MPG entspricht dem pharmazeutischen Unternehmer nach dem AMG. Beidesmal handelt es sich um die verantwortliche Person, unter deren Namen sich das Produkt im Verkehr befindet.

Im AMG erfolgt durch die Bezeichnung des pharmazeutischen Unternehmers eine Trennung der tatsächlichen Herstellung, die auch durch einen Lohnhersteller erfolgen kann, von der Person, die letztendlich für das Inverkehrbringen verantwortlich ist. Diese eindeutige Terminologie vermeidet Verwechslungen und Fehlinterpretationen, die im Medizinprodukterecht nicht auszuschließen sind. Denn wird im Medizinprodukterecht vom Hersteller gesprochen, ist zunächst nicht eindeutig klar, ob vom Hersteller im Sinne des § 3 Nr. 15 MPG die Rede ist oder ob die Person, die das Medizinprodukt herstellt, gemeint ist.

Deshalb ist die Definition der verantwortlichen Person (Hersteller im Sinne des MPG und pharmazeutischer Unternehmer im Sinne des AMG) von herausragender Bedeutung [290]. Denn bringt ein pharmazeutischer Unternehmer auch Medizinprodukte in den Verkehr, kann dies ungewollte rechtliche Folgen nach sich ziehen, wenn er sich seinen Verpflichtungen als „Hersteller" nach dem MPG nicht bewusst ist. Allerdings kann dieses Problem durch eine entsprechende, eigenverantwortliche Informationsbeschaffung vom Hersteller gelöst werden.

Die Bezeichnung des „pharmazeutischen Unternehmers" in das MPG einzuführen, erscheint mir nicht sachgerecht, da sich der Begriff „Pharma" hauptsächlich auf Arzneimittel bezieht[a]. Vielmehr schlage ich die Bezeichnung des „medizinischen Unternehmers" als verantwortliche Person für Medizinprodukte anstelle des bisherigen „Herstellers" vor, letzterer leitet sich jedoch aus den europäischen Vorgaben ab und kann deshalb nicht einfach umbenannt werden.

Zur Änderung der Zweckbestimmung finden beim Arzneimittel und beim Medizinprodukt unterschiedliche Verfahren Anwendung:

Beim Arzneimittel muss, sofern die Indikation eingeschränkt wird, eine Änderungsanzeige nach deutschem Recht gemäß § 29 Abs. 2 a Nr. 1 AMG beantragt werden. Beim Hinzufügen einer neuen Indikation muss nach § 29 Abs. 3 AMG eine Neuzulassung beantragt werden [272]. Auch bei Medizinprodukten muss erneut ein Konformitätsverfahren für die neue Bestimmung durchgeführt werden, um die „Geeignetheit und Unbedenklichkeit" [304] der neuen Zweckbestimmung zu belegen [290]. Außerdem muss ggf. ein Anhang zur Konformitätserklärung erstellt werden [296].

Somit ist beiden unterschiedlichen Verfahren gemeinsam, dass die neue Zweckbestimmung bzw. Indikation einem Prüfverfahren durch die Behörde oder Benannte Stelle (oder bei Klasse I Produk-

---

[a] Die Pharmaindustrie stellt die Arzneimittelindustrie dar. Vgl. Wermke, M., Kunkel-Razum, K. und Scholze-Stubenrecht, W. (Hrsg.): "Duden. Band 1. Die deutsche Rechtschreibung". Mannheim: Dudenverlag; 2006. ISBN 3-411-04014-9. S. 781.

ten durch den Hersteller des Medizinproduktes) unterzogen wird, um die Wirksamkeit und Unbedenklichkeit des Arzneimittels bzw. die Sicherheit und Eignung des Medizinproduktes zu bewerten. Entsprechende Gegenstücke zu den fiktiven Arzneimitteln und zu der Regelung, dass zugelassene Arzneimittel als Arzneimittel anzusehen sind, gibt es im MPG aufgrund seiner geschichtlichen Entwicklung nicht. Auch haben mit der Entstehung des MPG die Vorschriften in § 2 Abs. 2 AMG zu den fiktiven Arzneimitteln an Wichtigkeit abgenommen [275], da die meisten Gegenstände und Instrumente nun dem MPG unterliegen, und dies wird deshalb nicht weiter diskutiert. Somit kann und bedarf es keiner Entsprechung zu den fiktiven Arzneimitteln im MPG.

Ferner unterliegen dem AMG die In-vivo-Diagnostika (und die In-vitro-Diagnostika für Tiere), wohingegen die In-vitro-Diagnostika für den Menschen dem MPG unterliegen [280].

Bei Arzneimitteln ist der unmittelbare Kontakt mit dem Körper unvermeidlich für die pharmakologische Wirkung (Interaktion eines Stoffes mit zellulären Strukturen wie z. B. Rezeptoren [305]), während hingegen Medizinprodukte nur „für" Menschen angewendet werden, d. h. ein direkter Kontakt zum menschliche Körper nicht zustande kommen muss (z. B. bei Röntgengeräten). Somit ergibt sich die unterschiedliche Zuordnung der In-vivo- und In-vitro-Diagnostika.

Die Definition der Medizinprodukte in § 3 Nr. 1 MPG ist fast wörtlich aus den europäischen Richtlinien übernommen [306-308]. Die Arzneimitteldefinition im AMG hingegen bringt zusätzlich die deutsche Entwicklung der Arzneimitteldefinition mit ein, entspricht aber sinngemäß auch dem europäischen Arzneimittelrecht (Richtlinie 2001/83/EG), da sie inzwischen an das europäische Recht und die Rechtssprechung angepasst wurde [105, 275, 309-310].

Insgesamt gesehen, haben Arzneimittel und Medizinprodukte beide eine medizinische Zweckbestimmung [280, 298, 311-312]. Doch gibt es in beiden Gesetzeswerken auch einen nichtkrankheitsgebundenen Zweck (§ 2 Abs. 1 Nr. 5 AMG bzw. § 3 Nr. 1c MPG): z. B. wird bei Brustimplanten gemäß dem MPG nicht zwischen Schönheitsoperationen und medizinisch notwendigen Eingriffen unterschieden [308]. Diese Tatsache im MPG wird als Unterschied zum AMG dargestellt [308], doch gilt meiner Ansicht nach § 2 Abs. 1 Nr. 5 AMG ebenso für krankheitsunabhängige Zustände, denn z. B. die Anwendung oraler Kontrazeptiva ist meist nicht krankheitsbedingt.

Die Definitionen von AMG und MPG benutzen sogar die gleichen Begriffe (AMG: „zu heilen, zu lindern, zu verhüten oder zu erkennen", MPG: „der Erkennung, Verhütung, Überwachung, Behandlung oder Linderung"), nur einmal in Form des Infinitivs (AMG) und einmal als Substantive (MPG) und in einer anderen Reihenfolge. Teilweise verwenden das AMG und das MPG jedoch auch unterschiedliche Begriffe: Z. B. ist im AMG die Rede von „Heilung", während das MPG nur von „Behandlung" spricht. Ebenso bezieht sich die Definition von Arzneimitteln auf „Körperschäden", wohingegen Medizinprodukte „Verletzungen oder Behinderungen" betreffen [313]. In der Definition des AMG geht es in § 2 Abs. 1 Nr. 3 AMG um das Ersetzen von „Wirkstoffe[n] oder Körperflüssigkeiten" während in § 3 Nr. 1 c MPG der „anatomische[n] Aufbau[s] oder [eines] physiologische[n] Vorgang[s]" genannt wird.

Trotzdem ist der Zweck von Arzneimitteln und Medizinprodukten durchaus vergleichbar [313-315]. Dazu wurde im MPG hinsichtlich der Zweckbestimmung eine ähnliche Formulierung gewählt wie im AMG (wie bereits erläutert) [287, 313, 316-317].

Für die rechtliche Zuordnung spielt bei den Arzneimitteln die subjektive rechtliche Einordnung durch den Hersteller nur eine untergeordnete Rolle [218, 318-319], wohingegen die (objektiv nachvollziehbare) subjektive Aussage des Medizinprodukteherstellers von großer Bedeutung ist [320]. Das heißt, dass der Medizinproduktehersteller einen viel größeren Einfluss auf die Zweckbestimmung seines Produktes besitzt. Damit kann der Medizinproduktehersteller den Anwendungsbereich und somit auch seinen Haftungsbereich besser eingrenzen als der pharmazeutische Unternehmer.

Bei den Medizinprodukten handelt es sich vorwiegend um Instrumente, Apparate, Vorrichtungen, Stoffe und Zubereitungen aus Stoffen einschließlich deren Zubehör. Arzneimittel nach § 2 Abs. 1 AMG hingegen sind Stoffe und Zubereitungen aus Stoffen. Die beiden Produktgruppen überschneiden sich also bei den Stoffen und Zubereitungen aus Stoffen [321], was bei den Stoffen und Zubereitungen aus Stoffen zu Abgrenzungsschwierigkeiten führen kann. Deshalb kann die Tatsache, dass Medizinprodukte sowohl in Form von Stoffen als auch in Form von Gegenständen vorkommen können [298], nicht bei der Abgrenzung weiterhelfen. Denn auch Arzneimittel können stofflicher oder gegenständlicher Natur sein (z. B. stellen Arzneimittel in Tablettenform Zubereitungen aus Stoffen dar und fiktive Arzneimittel wie Operationsbesteck für Tiere sind Gegenstände).

Somit unterscheiden sich Arzneimittel und Medizinprodukte nur in ihrer Wirkungsweise [247]: Arzneimittel wirken auf pharmakologische, immunologische oder metabolische Art und Weise während für Medizinprodukte nur die physikalische Hauptwirkung im weiteren Sinne bleibt [287, 308, 322-323].

Die Definition des Medizinproduktes und des Arzneimittels ist sehr wichtig bei Abgrenzungs- und Zuordnungsfragen, denn die rechtliche Einordnung eines Produktes hat Auswirkungen auf die „time-to-market" und die Vermarktungsmöglichkeiten in Europa. Daraus ergeben sich wichtige finanzielle, aber auch rechtliche Konsequenzen für die Hersteller bzw. den Zulassungsinhaber.

Im Hinblick auf die rechtliche Zuordnung ist es durchaus interessant, dass verschiedene Produkte mit dem gleichen Inhaltsstoff (z. B. Abführmittel, die Makrogol enthalten) sowohl als Arzneimittel wie auch als Medizinprodukte im Verkehr sind. Der Grund ist oft historisch bedingt, denn wenn ein Arzneimittel vor dem Inkrafttreten des MPG bereits zugelassen wurde, behielt es diesen Status bei. Erstaunlicher ist die Neuzulassung als Arzneimittel von Produkten, die inzwischen dem MPG unterliegen [3].

Somit kann es zu einer Wettbewerbsverzerrung kommen, da das Produkt, welches als Medizinprodukt auf den Markt kommt, meist schneller [314] und mit weniger Kosten verbunden in den Verkehr gebracht werden kann als das gleiche Produkt, welches ein Arzneimittel ist [324]. Versucht der Hersteller bzw. Zulassungsinhaber jedoch den einfachsten und billigsten Weg zu wählen, kann dies durchaus mit einer Klage enden, die wiederum zu Kosten und Aufwand führt[a].

Weiterhin führt die mangelnde einheitliche gesetzliche Zuordnung bei den Herstellern wie auch bei den Verbrauchern zu Unsicherheit und Verwirrung, und es bedarf deshalb einer eindeutigeren Abgrenzung zwischen Medizinprodukten und Arzneimitteln. Auch können Sicherheitslücken und damit Gefahren für die Bevölkerung entstehen, wenn Produkte aufgrund einer fehlenden Zulassung

---

[a] Beispiele für einen Abgrenzungsstreit siehe KG Berlin: Beschluss vom 05.06.2000. Az. 25 W 2146/00; OVG Lüneburg: Beschluss vom 26.02.2003. Aktenzeichen 5 B 125/03.

nicht ausreichend geprüft werden, bevor sie in den Verkehr kommen [324]. Derartige Lücken sollten mit dem nächsten MPG-ÄndG geschlossen werden (ob dies gelingt, wird sich noch zeigen).

Der Vollständigkeit halber wird nun noch beschrieben und kurz erläutert, welche Definitionen im MPG bzw. AMG zusätzlich vorhanden sind und im jeweils anderen Gesetz keine Entsprechung finden:

Das MPG enthält die zusätzlichen Definitionen von
- Zubehör,
- Inbetriebnahme, Ausstellen und Aufbereitung,
- Fachkreise

Zubehör im Sinne des MPG gibt es bei Arzneimitteln nicht. Ist Arzneimitteln ein weiteres Produkt lose beigefügt, z. B. um die Applikation zu möglichen, ist das Hilfsmittel kein Arzneimittel. Vielmehr handelt es sich dabei oft um ein Medizinprodukt (z. B. Messlöffel, Messbecher, Spritze).

Die Tätigkeiten der Inbetriebnahme, des Ausstellens und der Aufbereitung spielen im Zusammenhang mit Arzneimitteln keine Rolle, da sie in der Praxis nicht vorkommen. Die „Inbetriebnahme" eines Arzneimittels gibt es nicht. Man spricht bei der Anwendung eher von Einnahme oder Applikation eines Arzneimittels. Ausstellungen von Arzneimitteln finden nicht statt[a], und die Wiederaufbereitung von bereits verwendeten Arzneimitteln ist meist nicht möglich, da sie verwendet und damit aufgebraucht wurden. Das Wiederinverkehrbringen nach einer Abgabe an den Patienten ist verboten[b]. Ein explizites Wiederverwendungsverbot nach dem AMG besteht allerdings nicht.

Die Definition der Fachkreise im MPG entspricht weitgehend der Definition im HWG (Heilmittelwerbegesetz). Das AMG selbst enthält darüberhinaus keine selbständige Definition der Fachkreise.

Das AMG definiert in § 4 AMG zusätzlich folgende Punkte:
- Fertigarzneimittel, Blutzubereitungen, Sera, Impfstoffe, Allergene, Testsera, Testantigene, radioaktive Arzneimittel, Gentransfer-Arzneimittel, Fütterungsarzneimittel, Arzneimittel-Vormischungen, Wartezeit, Nebenwirkungen, Herstellen, Qualität, Charge, Wirkstoffe, somatische Zelltherapeutika, xenogene Zelltherapeutika, Großhandel, klinische Prüfung, Sponsor, Prüfer, homöopathische Arzneimittel, Risiko, Nutzen-Risiko-Verhältnis und pflanzliche Arzneimittel;
- Stoffe und Zubereitungen aus Stoffen.

---

[a] Es präsentieren sich höchstens die Arzneimittelhersteller oder Maschinenhersteller für die Arzneimittelproduktion auf Messen. Arzneimittel selbst werden weniger ausgestellt, da ihr Äußeres oft unscheinbar ist und die Wirkung vorwiegend vom Arzneistoff ausgeht.
[b] Da es nach § 8 AMG verboten ist, Arzneimittel in Verkehr zu bringen, die von minderwertiger Qualität sind, ist es verboten, Arzneimittel nach der Abgabe an den Patienten erneut in den Verkehr zu bringen. Vgl. Kloesel, A. und Cyran, W.: "Arzneimittelrecht Kommentar". 108. Ergänzungslieferung, 3. Aufl. Stuttgart: Deutscher Apotheker Verlag; 2008. Stand: Oktober 2007. ISBN 978-3-7692-4615-5. § 8 Nr. 1-2, 6. Die geminderte Qualität kann z. B. durch unsachgemäße Lagerung entstehen. Vgl. Sander, A.: "Arzneimittelrecht Kommentar". Teil C, AMG-Kommentar. Stuttgart: Verlag W. Kohlhammer GmbH; 2008. Stand: November 2007 (45. Lieferung). ISBN 978-3-17-017937-0. § 8 S. 2-3 Nr. 1-2. Von einer sachgerechten Lagerung beim Patienten kann nicht mit Sicherheit ausgegangen werden. Deshalb ist die erneute Abgabe von Arzneimitteln verboten, die von einem Patienten zurückgebracht wurden. Wesch, M.W.: "Abgabe zurückgenommener Arzneimittel durch Ärzte". Medizinrecht. 2001; 4: 191-194. S. 192-193.

Einige dieser nur im AMG vorkommenden Definitionen sind sehr arzneimittelspezifisch (z. B. Fertigarzneimittel, homöopathische Arzneimittel und pflanzliche Arzneimittel), während manche Definitionen (z. B. Nebenwirkungen, Qualität, klinische Prüfung, Sponsor, Prüfer und Nutzen-Risiko-Verhältnis) auch im Rahmen des MPG von Bedeutung sind. Auch die Definition von Stoffen und Zubereitungen aus Stoffen fehlt im MPG [290], obwohl diese Begriffe in der Definition der Medizinprodukte nach § 3 Nr. 1 im Gesetzestext vorkommen. Es kann somit für Medizinprodukte auf die Definitionen im Arzneimittelrecht (Richtlinie 2001/83/EG, AMG) z. B. für Stoffe oder auf § 3 Nr. 4 ChemG für Zubereitungen zurückgegriffen werden [308].

4.3 Anwendungsbereiche der Gesetze

Im Großen und Ganzen ergibt sich der Anwendungsbereich des MPG aus den europäischen Vorgaben von Artikel 1 der Richtlinien 90/385/EWG, 93/42/EWG bzw. 98/79/EG [325]. Auch der Anwendungsbereich des AMG ist u. a. auf Artikel 1 Nr. 2 a der Richtlinie 2001/83/EWG, das TierSG, das TierZG und das TPG zurückzuführen [326]. Dabei sind die Rechtsvorschriften des TierSG, des TierZG und des TPG ebenfalls durch die europäische Gesetzgebung beeinflusst[a]. Somit sind beide Anwendungsbereiche europäischen Einflüssen ausgesetzt.

Dabei wird in beiden Gesetzen in Form von „Antidefinitionen" [327] festgelegt, was nicht in den Geltungsbereich des Gesetzes fällt. Dies ist vor allem beim AMG ausgeprägt, da in § 4a AMG nur Ausschlusskriterien aufgeführt werden. Außerdem erfolgt beidesmal der Ausschluss aus dem Gesetzesbereich durch eine Aufzählung der konkreten Produktgruppen.

Es wird ebenfalls von beiden Gesetzen nur der sachliche Anwendungsbereich des Gesetzes explizit formuliert. Die räumlichen oder persönlichen Geltungsbereiche werden in § 2 MPG und § 4a AMG nicht angesprochen [327].

Aufgrund von § 2 Abs. 2 MPG besteht nun die Verpflichtung, einige bisher anderen Gesetzen zugeordnete Produkte mit der Zweckbestimmung nach § 3 Nr. 1 MPG (z. B. Hometrainer als Ergometer in einer Arztpraxis für Belastungs-EKGs [43, 328-329]) gemäß den Anforderungen des MPG zu behandeln. Hierzu zählen lt. MPBetreibV nichtimplantierbare, aktive Medizinprodukte und Medizinprodukte, die messtechnischen Kontrollen unterliegen bzw. davon ausgenommen sind. Damit werden hauptsächlich ältere Geräte dem MPG neu unterstellt, so dass nun für sie die gleichen Anforderungen gelten wie für neuere Geräte. Dies hat zur Folge, dass ältere Geräte, die nicht mehr dem Stand der Technik entsprechen, zugunsten der Patientensicherheit [329] demnächst aus dem Verkehr gezogen werden. Eine derartige klarstellende Regelung gibt es im AMG nicht. Da es jedoch - wie bereits erwähnt - Arzneimittel gibt, die vor langer Zeit nach den Vorschriften des AMG in den Verkehr gebracht wurden, jetzt aber einem anderen Rechtsbereich unterliegen würden, wäre

---

[a] Auch das TierSG kann sich dem europäischen Einfluss nicht entziehen. Vgl. Deutscher Bundestag, Drucksache 15/2943. "Gesetzentwurf der Bundesregierung: Entwurf eines Dritten Gesetzes zur Änderung des Tierseuchengesetzes" vom 22.04.2004. S. 17-28. Wie auch das TierZG bereits von europäischen Richtlinien und Entscheidungen beeinflusst wurde. Vgl. Pelhak, J.: "3. Kapitel: Gegenwärtige Rechtslage". In: "Tierzuchtrecht, Kommentar zum Bundesrecht und zum bayerischen Landesrecht". München: Kommunalschriften-Verlag J. Jehle München GmbH; 1992. ISBN 3-7825-0330-9. S. 1, 5-6. Ebenso dient das TPG der Umsetzung der europäischen Richtlinie 2004/23/EG in nationales Recht.Vgl. Schroth, U., König, P., Gutmann, T. *et al.*: "Einleitung". In: "Transplantationsgesetz, Kommentar". München: Verlag C. H. Beck; 2005. ISBN 3 406 51741 2. S. 7 Rz. 10.

eine entsprechende Festlegung im AMG wünschenswert. Weil aber § 2 Abs. 2 MPG nur für das „Anwenden, Betreiben und Instandhalten" gilt, wurde mit dieser Regelung noch keine eindeutige Aussage über das Inverkehrbringen von ehemaligen Arzneimitteln gemacht. Eine eindeutige Regelung, wie mit den beispielhaft genannten Macrogol-Produkten zu verfahren ist, fehlt weiterhin und ist im Sinne einer einheitlichen Gesetzesanwendung, auch im Rahmen der Produktsicherheit, sinnvoll und erstrebenswert.

Während das AMG in § 4a AMG ausschließlich definiert, was nicht in seinen Geltungsbereich fällt, sind beim MPG die Antidefinitionen nur im fünften Absatz von § 2 MPG vorhanden. Zuvor (§ 2 Abs. 1 bis 3 MPG) wird in Positivdefinitionen der Anwendungsbereich des MPG definiert. Damit fehlt im AMG eine konkrete Beschreibung seines Anwendungsbereichs. Hinweise ergeben sich zwar aus § 1 AMG, welcher besagt, dass der „Verkehr mit Arzneimitteln" geregelt werden soll. Die Definition von „Arzneimitteln" wird im § 2 AMG gegeben, eine Definition von „Verkehr" fehlt allerdings im Gesetzestext. Aufgrund der fehlenden Konkretisierung des Begriffes „Verkehr" und der Negativdefinitionen in § 4a AMG, ist der Anwendungsbereich des AMG nicht definiert und wird nur durch die in § 4a AMG genannten Bereiche eingeschränkt. Daraus kann sich dann die Frage ergeben, ob das AMG in bestimmten Bereichen (z. B. bei arzneimittelnahen Medizinprodukten) anzuwenden ist. Das MPG macht dagegen genaue Angaben über seinen Verwendungsbereich [330]. Dies betrifft vor allem die Angabe zu Kombinationen aus Medizinprodukten und Arzneimitteln [330], die Hilfestellung bei der rechtlichen Einordnung leistet.

Zwar gibt es selbst bei den festgelegten Anwendungsbereichen des MPG teilweise Zuordnungsschwierigkeiten zwischen Medizinprodukten und z. B. persönlicher Schutzausrüstung [286, 331-332], doch erfolgt die Einordnung in diesen Fällen grundsätzlich durch die überwiegende Zweckbestimmung des Produktes [332]. Trotzdem gibt es durchaus Bereiche, in denen das Produkt sowohl den Patienten als auch den Anwender schützt (z. B. Schutzausrüstung) [286], oder das Produkt gleichzeitig als Zubehör zu einem Medizinprodukt gesehen werden kann [311].

Das AMG erwähnt auch in den Ausnahmen von seinem Anwendungsbereich Medizinprodukte und Kombinationen aus Arzneimitteln und Medizinprodukten nicht. Eine „Abgrenzung" zu Medizinprodukten findet beim AMG in der Definition des Arzneimittels im § 2 Abs. 3 Nr. 7 statt. Aufgrund der Definition in § 2 Abs. 3 MPG ist eine weitere Zuordnung im AMG für Kombinationsprodukte m. E. auch nicht notwendig, da diese Angaben bereits im MPG vorhanden sind.

Mit der Herausnahme von fixen Kombinationen mit Arzneimitteln aus dem Anwendungsbereich des MPG (§ 2 Abs. 3 Satz 2 und 3 MPG) könnte man meinen, dass bei fixen Kombinationsprodukten das AMG Vorrang hat [333]. Die wichtigeren Anforderungen bezüglich der Sicherheit und Leistung werden allerdings in den Grundlegenden Anforderungen nach § 7 MPG gestellt [327, 334]. Somit ist durchaus eine Gleichberechtigung von AMG und MPG nebeneinander vorhanden. Man könnte sogar ein Übergewicht des MPG sehen. Genauso ist es mit den anderen in § 2 Abs. 4 MPG genannten Rechtsvorschriften. Sie werden vom MPG nicht abgelöst sondern bestehen daneben weiterhin gleichberechtigt [327]. Damit wird dem Sicherheitsgedanken Rechnung getragen, indem an beide Produktbestandteile die sicherheits- und leistungsrelevanten Anforderungen gestellt werden.

Auch bei Kombinationen aus Arzneimittel und Medizinprodukt ergibt sich häufig die Frage, worum es sich letztendlich handelt. D. h. ob es ein Arzneimittel in fixer Kombination mit einem Medizinprodukt (§ 2 Abs. 3 MPG) ist oder ein Medizinprodukt, das zur Unterstützung seiner Wirkung ein Arzneimittel enthält (§ 3 Nr. 2 MPG). Dazu liefert die Leitlinie MEDDEV 2.1/3 Rev. 2 aus dem Medizinprodukterecht Angaben und Beispiele [331][a]. Spielt die Wirkung des Arzneimittels nur eine untergeordnete Rolle im Vergleich zum Medizinprodukt, so handelt es sich um ein Medizinprodukt (z. B. ein mit Heparin beschichteter Katheter oder Knochenzement mit Antibiotika). Überwiegt allerdings der Zweck des arzneilichen Anteils (z. B. Implantat zur Arzneimittelabgabe) oder ist die fixe Kombination aus Arzneimittel und Medizinprodukt nur zum einmaligen Gebrauch bestimmt (z. B. Fertigspritzen, Nikotinpflaster, Nitratpflaster, Hühneraugenpflaster, Rheumapflaster [322, 335, 336]), so liegt ein Arzneimittel vor.

4.4 Errichten, Betreiben, Anwenden und Instandhalten von Medizinprodukten und Arzneimitteln

Während nach § 14 MPG aufgrund der Ermächtigungsverordnung in § 37 Abs. 5 MPG eine (*Einzahl!*) Rechtsverordnung über das Errichten, Betreiben, Anwenden und Instandhalten von Medizinprodukten erlassen werden kann [337], besteht im AMG nach § 54 AMG die Möglichkeit Betriebsverordnungen (*Mehrzahl!*) zu erlassen [338].

Dabei stellt § 54 AMG eine direkte Ermächtigungsverordnung dar, wohingegen das MPG in § 14 MPG auf die Ermächtigungsverordnung in § 37 Abs. 5 MPG hinweist. Die indirekte Ermächtigungsverordnung über § 37 Abs. 5 MPG resultiert aus dem 2. MPG-ÄndG, das alle Ermächtigungsgrundlagen für den Erlass einer Verordnung aus Gründen der Übersichtlichkeit und der Lesbarkeit in § 37 MPG zusammenfasste [279]. § 14 MPG blieb dann als Überbleibsel der ehemaligen § 22 bis 24 MPG a. F. zurück [279, 339].

Zwar gibt es bei den Verordnungen aus den beiden Rechtsbereichen (MPBetreibV und z. B. AMWHV) durchaus Überschneidungen hinsichtlich der Dokumentation, der Personalvorschriften und bei Kontrollen. Doch unterscheiden sich die beiden Verordnungen in den Adressaten.

Der Adressat bei der Verordnung nach dem MPG ist das Krankenhaus, die Arztpraxis, der Arzt oder ein Arzthelfer. Die Verordnungen des AMG richten sich dagegen an den Wirkstoff- und Arzneimittelhersteller bzw. den Arzneimittelgroßhändler.

Auch unterscheiden sich die beiden Verordnungen grundsätzlich in den Bereichen, die sie regeln. Die Verordnung über das Errichten, Betreiben und Anwenden von Medizinprodukten, die aufgrund von § 37 Abs. 5 MPG erlassen wurde, regelt, wie ihr Name bereits sagt, das Errichten, Betreiben und Anwenden von Medizinprodukten sowie Anforderungen an das Personal, Meldungen, Gerätekontrollen, interne und externe Kontrollen, Dokumentation, Aufbewahrungsfristen, Patientenhinweise [303, 340-341]. Die Betriebsverordnung z. B. für pharmazeutische Unternehmer (AMWHV) hingegen beschreibt u. a. das Herstellen, Prüfen, Lagern, Transportieren, die Dokumentation, die Personalqualifikation [342].

Dies beruht darauf, dass die beiden Verordnungen aus MPG und AMG unterschiedliche Bereiche im Lebenszyklus der Produkte betreffen:

---

[a] Inzwischen liegt eine neuere Version vor: MEDDEV 2.1/3 Rev. 3

Während die MPBetreibV des MPG den Bereich reguliert, nachdem das Medizinprodukt den direkten Einflussbereich des Herstellers verlassen hat, richtet sich die AMWHV des AMG an den Hersteller selbst. Die Bereiche des Errichtens, Betreibens und Anwendens werden im Arzneimittelrecht nicht geregelt, da diese Tätigkeiten bei Arzneimitteln nicht vorkommen.

Somit sind die beiden Verordnungen nicht vergleichbar.

§ 14 MPG Satz 2 dient als Ergänzung zu § 4 Abs. 1 MPG. Während es in § 4 Abs. 1 MPG um fehlerfreie Geräte geht, regelt § 14 Satz 2 MPG den Umgang mit fehlerhaften Medizinprodukten, von denen offensichtlich eine Gefahr ausgehen kann. Vergleichbar mit dem Verbot nach § 14 Abs. 2 MPG wäre die Regelung nach § 8 Abs. 1 Nr. 1 AMG (siehe Kapitel Verbote), die das Inverkehrbringen eines Arzneimittels mit nicht entsprechender Qualität verbietet.

4.5 Verantwortlicher für das erstmalige Inverkehrbringen von Medizinprodukten und Arzneimitteln

In beiden Gesetzen dient die Vorschrift dazu, die verantwortliche Person für das Inverkehrbringen und die daraus folgende Haftung sichtbar festzuschreiben [343-347].

Doch sowohl im MPG als auch im AMG wird der Hersteller bzw. pharmazeutische Unternehmer durch die Bestellung eines Vertreters nie vollständig von seinen Pflichten befreit [347-351].

Dabei ist bei Arzneimitteln wie auch bei Medizinprodukten theoretisch die Angabe von zwei oder mehreren Verantwortlichen möglich [350, 352-353]. Es sollte aber zwischen den verschiedenen Verantwortlichen der Verantwortungsbereich vertraglich genau abgegrenzt werden, um für alle Beteiligten die notwendige Rechtssicherheit zu gewährleisten [352].

Obwohl die beiden Normen auf den ersten Blick sehr ähnlich aussehen, liegen die Unterschiede im Detail.

Beim MPG betrifft die Norm nur den Schritt des erstmaligen Inverkehrbringens [349]. Im AMG hingegen trifft die Regelung auf alle zu, die das Arzneimittel verändern und unter ihrem Namen erneut in den Verkehr bringen (z. B. Reimporteur), da nicht zwischen dem erstmaligen und dem weiteren Inverkehrbringen unterschieden wird. Der Grund für die Tatsache, dass gemäß MPG nur der Verantwortliche für das erstmalige Inverkehrbringen genannt werden muss, liegt in dem europäischen Konzept der Harmonisierung des freien Warenverkehrs von Medizinprodukten [354]. Dies bedeutet, dass der ursprüngliche (erstmalige) Inverkehrbringer des Medizinproduktes immer in der Kennzeichnung und der Gebrauchsanweisung angegeben ist und somit auch bei einer Veränderung durch Unbekannte weiterhin haftbar ist. Dies ist m. E. nicht sinnvoll, da sonst der erstmalige Inverkehrbringer unverschuldet immer haftet, auch wenn das Medizinprodukt in der Zwischenzeit verändert wurde (verändert nicht im Sinne von neu aufbereitet). Somit würde m. E. eine angemessenere Formulierung im MPG Veränderungen mit einschließen und fordern, dass zusätzlich der Name einschließlich Anschrift der (juristischen) Person anzugeben ist, die das Medizinprodukt geändert hat.

Gemäß § 9 AMG muss der pharmazeutische Unternehmer seinen Sitz in der EU oder dem EWR haben, während nach § 5 MPG der Sitz des Herstellers auch außerhalb der EU oder des EWR möglich ist [349]. Im MPG wird auch nicht ausdrücklich gesagt, dass ein Hersteller, der seinen Sitz außerhalb des EWR hat, einen Bevollmächtigten mit Sitz im EWR ernennen muss. Für einige bestimmte Medizinprodukte ist dies zwar in den europäischen Richtlinien festgelegt, die europäische Vorgabe der Richtlinien 93/42/EWG und 98/79/EG [354] wurde aber nicht in das MPG übernommen und ist somit nicht verbindlich [355]. So besteht ein erschwerter Zugriff auf den Verantwortlichen des Medizinprodukts, wenn dieser seinen Sitz außerhalb des EWR hat. Mit dem Entwurf eines Gesetzes zur Änderung medizinprodukterechtlicher Vorschriften soll jedoch in § 6 MPG festgelegt werden, dass ein Hersteller mit Sitz außerhalb des EWR einen Bevollmächtigten ernennen muss, bevor er sein Produkt mit einer CE-Kennzeichnung versehen und damit in den Verkehr bringen darf [356-357].

Die Angabe über den Verantwortlichen für das Inverkehrbringen ist nach den gesetzlichen Vorgaben des MPG entweder in der Produktekennzeichnung oder in der Gebrauchsanweisung möglich. Dagegen ist die Angabe des pharmazeutischen Unternehmers und ggf. seines lokalen Vertreters sowohl in der Kennzeichnung als auch in der Packungsbeilage des Arzneimittels verpflichtend. Zusätzlich muss bei Arzneimitteln auch der Hersteller, der das Arzneimittel für den Verkehr freigibt, in der Packungsbeilage genannt werden [358]. Damit soll auf jeden Fall sichergestellt sein, dass der pharmazeutische Unternehmer und ggf. der Arzneimittelhersteller identifiziert werden kann – auch für den Fall, dass das Arzneimittel vom Patienten ohne Sekundärverpackung mit- bzw. eingenommen wird oder nur die Packungsbeilage vorliegt.

Die Angabe des Verantwortlichen für das erstmalige Inverkehrbringen ist bei Medizinprodukten aus "Eigenherstellung" nicht notwendig [349]. Bei Arzneimitteln gibt es keine Ausnahme, bei denen die Angabe des Veranwortlichen entfallen kann (z. B. zu Rezepturen oder Defekturen aus der Apotheke oder Krankenhausapotheke siehe § 1 und § 14 ApBetrO). Auch die ApBetrO soll immer die Auskunft über die Identität des pharmazeutischen Unternehmers garantieren. Bei Eigenherstellungen von Medizinprodukten, die in derselben Einrichtung angewendet werden, die sie auch herstellt, wird davon ausgegangen, dass die Herkunft bekannt ist. Doch sollte sicherheitshalber auch hier immer die Angabe des Herstellers erfolgen, für den Fall, dass ein Medizinprodukt aus Eigenherstellung doch einmal die Einrichtung der Herstellung verläßt. Dies wäre z. B. beim Verkauf von Geräten (dabei würde es sich um Inverkehrbringen handeln) oder der Mitnahme von Verbrauchsartikeln (z. B. Wundauflagen) durch den Patienten bei seiner Entlassung möglich. Deshalb ist auch bei Medizinprodukten aus Eigenherstellung zumindest die Anbringung eines Etiketts mit dem Herstellernamen einschließlich Anschrift notwendig und stellt m. E. keine unerfüllbare Forderung dar.

Nach dem AMG gibt es keinen Importeur, da der pharmazeutische Unternehmer seinen Sitz im EWR haben muss. Ansonsten wäre der Importeur mit dem Sitz im EWR der pharmazeutische Unternehmer, wenn er das Arzneimittel unter seinem Namen vertreibt. Der Importeur nach MPG kann allerdings auch Hersteller im Sinne des MPG werden, sofern er das Produkt unter seinem Namen in den Verkehr bringt.

Anhand der Unterschiede vom MPG und AMG wird deutlich, dass die Vorschriften im MPG weniger streng sind als im AMG. So kann der Hersteller seinen Sitz im EWR haben, muss es aber nicht wie beim AMG. Außerdem hat der Hersteller nach dem MPG die Wahlmöglichkeit, wo der Verantwortliche in den Unterlagen genannt wird, im AMG muss der Verantwortliche in der Kennzeichnung und der Packungsbeilage genannt werden. Die weicheren Bestimmungen des MPG werfen Fragen nach der Produktsicherheit und der Geltungmachung der Haftung bei Medizinprodukten auf: Ist mit den aktuellen gesetzlichen Vorgaben die maximale Produktsicherheit erreicht? Besteht immer die Möglichkeit, den Verantwortlichen ausfindig zu machen und ihn zur Rechenschaft zu ziehen? In der Literatur wird berichtet, dass durch das Auflösen des Sitzes seines Bevollmächtigten in der EU der Zugriff der Behörde auf den Hersteller oder seinen Verantwortlichen umgangen wird und somit viele Medizinprodukte minderwertiger Qualität auf den Markt in Europa gelangen [38].

Aufgrund einer möglichen Verschleierung der Identität des Herstellers bei einem Sitz außerhalb des EWR und aufgrund teilweise damit verbundener mangelhafter Produkte ist meines Erachtens weder die Produktsicherheit noch die Haftung des eigentlichen Herstellers gewährleistet. Der Importeur ist zwar formell verantwortlich für das erstmalige Inverkehrbringen des Produktes, doch ist ihm das Produkt aufgrund der mangelnden Kenntnisse aus der Entwicklung nicht so vertraut wie dem Hersteller. Außerdem ist es möglich, dass es sich bei dem Importeur um eine kleine Firma (z. B. eine GmbH) oder Einzelperson handelt, die finanziell nicht für große Schäden haften kann. Somit besteht im Bereich der eingeführten Medizinprodukte eine Sicherheits- und Haftungslücke, die durch konkretere gesetzliche Vorgaben entschärft werden sollte.

Nach der heutigen Gesetzeslage sind für europäische Arzneimittel sowohl die größtmögliche Produktsicherheit als auch das Rückgriffsrecht auf den Verantwortlichen garantiert. Deshalb kann § 9 AMG als Vorlage für einen neuen § 5 MPG dienen.

4.6 Verbote

In beiden Gesetzen haben die Verbotsnormen eine zentrale Bedeutung [89, 359], da sie die Aufgabe haben, den Verbraucher vor unwirksamen oder gefährlichen Produkten zu schützen. Deshalb sind in beiden Gesetzeswerken sehr gefährliche Produkte verboten [360].

Die Ähnlichkeiten der Gesetzestexte sind darin begründet, dass sich die Wortwahl des § 4 Abs. 1 MPG neben den europäischen Vorgaben zu einem großen Teil an den Gesetzestext von § 5 AMG anlehnt [361-363]. Zusätzlich wurden im MPG die speziellen Regelungen für Medizinprodukte (z. B. die Tätigkeiten des Errichtens, des in Betriebnehmens [364], des Betreibens oder Instandhaltens) in den Gesetzestext mit aufgenommen [362].

Weiter galt § 8 Abs. 1 Nr. 2 AMG als Vorbild für § 4 Abs. 2 MPG [301, 365], was sich wiederum in der ähnlichen Wortwahl der beiden Normen widerspiegelt [362]. Da die Verbotsvorschriften im AMG und MPG sehr ähnlich sind, kann für das MPG auf die Erfahrungen und Normen des AMG zurückgegriffen werden [362, 363], sofern es zum MPG noch kein eigenes Richterrecht gibt.

Es wird in beiden Gesetzestexten beispielhaft aufgezählt, was unter Irreführung der Bezeichnung, Angabe oder Aufmachung zu verstehen ist. Dabei werden beidesmal die fehlende Wirksamkeit (Arzneimittel) bzw. Leistung (Medizinprodukte), ein fälschliches Erfolgsversprechen und die fehlerhaften Angaben zu den Nebenwirkungen aufgezählt [362, 365-371]. Der Sinn von § 4 Abs. 2 Nr. 1 MPG ist ähnlich wie bei der Nachzulassung der Arzneimittel, und zwar sollen alle Produkte mit zweifelhafter Wirkung aus dem Markt verschwinden [281, 372].

Im letzten Punkt (c) von § 8 Abs. 1 Nr. 2 AMG werden bei den Arzneimitteln beispielsweise Aussagen über die Qualität aufgeführt [368, 371], wohingegen § 4 Abs. 2 Nr. 3 MPG auf die Angaben über die Grundlegenden Anforderungen verweist [362, 365, 367]. Die Grundlegenden Anforderungen enthalten aber auch Angaben bezüglich der Qualität des Medizinproduktes (und ggf. eines enthaltenen Arzneimittels), so dass die Verbotsnormen in § 8 Abs. 1 Nr. 2 c AMG und § 4 Abs. 2 Nr. 3 MPG einen vergleichbaren Grundgedanken aufweisen.

Für beide Produktgruppen genügt schon ein (begründeter) Verdacht auf ein nicht vertretbares Risiko [367][a], welches noch nicht eingetreten sein muss. Im MPG wird im Unterschied zwar nicht explizit gesagt, wie der Verdacht begründet werden soll [363], doch wird in der Literatur zum MPG vergleichbar mit dem AMG [362] auf „konkrete, durch wissenschaftliche [...] Erkenntnisse" [373-374] bzw. „konkrete, ernst zu nehmende Anhaltspunkte" [375] verwiesen. Die Formulierung des MPG enthält außerdem eine „doppelte Potentialität" [9, 376], d. h. ein *Verdacht* über eine mögliche *Gefährdung* ist schon ausreichend [377], um das Verbot wirksam werden zu lassen. Wobei der Begriff „Gefährdung" (und somit auch das im MPG verwendete Verb „gefährden") bedeutet, dass „die bloße Möglichkeit (Wahrscheinlichkeit) eines Schadens" [378-379] gemeint ist[b]. Dadurch ist im MPG die Verbotsschwelle niedriger gesetzt als im AMG.

Um zu beurteilen, ob das Risiko in Kauf genommen werden kann, ist bei beiden Gesetzeswerken eine Nutzen/Risiko-Analyse[c,d,e] nach dem jeweiligen Stand der Wissenschaft [362, 380] erforderlich. Da jedoch auch die Erkenntnisse der Wissenschaft in sich nicht immer übereinstimmen [380-383][f] und medizinisch-wissenschaftliche Ergebnisse immer eine gewisse Unsicherheit beinhalten,

---

[a] D. h. ein wissenschaftlich nachvollziehbarer Verdacht. Vgl. Lewandowski, G.: "Sicherheitsurteile über Arzneimittel und ihre rechtlichen Grundlagen". Pharma Recht. 1983; 6: 1022-1024. S. 194; Räpple, T.: "Das Verbot bedenklicher Arzneimittel, Eine Kommentierung zu § 5 AMG". Baden-Baden: Nomos Verlagsgesellschaft; 1991. ISBN 3-7890-2380-9. S. 89, 93; Wagner, G.: "Arzneimittel-Delinquenz". Geerds, F. Kriminalwissenschaftliche Abhandlungen. Lübeck: Verlag Max Schmidt-Römhild; 1984. ISBN 3-7950-0824-7. S. 76.

[b] Andere Ansicht: es wird ausschließlich die tatsächliche Gefahr von dem Begriff „Gefährdung" erfaßt. Vgl. Schorn, G.H.: "Medizinprodukte-Recht". Kommentar. Kapitel M. 24. Aktualisierungslieferung. Band 3. Stuttgart: Wissenschaftliche Verlagsgesellschaft mbH; 2009. Stand: Januar 2009. ISBN 978-3-8047-2556-0. § 4 Rz. 10.

[c] Für Medizinprodukte kann die Risikoanalyse z. B. mit Hilfe einer Risiko- und Akzeptanzmatrix durchgeführt werden. Vgl. Schwanbom, E. und Rothballer, W.: "Werkzeug für die Risikoanalyse. Die Risiko- und Akzeptanzmatrix". Medizinprodukte Journal. 1996; 3: 27-29. S. 27.

[d] Bei Arzneimitteln wird das Nutzen-Risiko-Verhältnis z. B. über die Indikation ermittelt: Um so schwerer die zu behandelnde Krankheit ist und umso höher die Stellung des Arzneimittels in der Therapie ist, umso gravierendere Risiken werden in Kauf genommen. Vgl. Besch, V.: "Produkthaftung für fehlerhafte Arzneimittel. Eine Untersuchung über die materiell- und verfahrens-, insbesondere beweisrechtlichen Probleme des Arzneimittelhaftungsrechts". Baden-Baden: Nomos Verlagsgesellschaft; 2000. ISBN 3-7890-6626-5. S. 55-56. Genauere Nutzen-Risiko-Bewertungen erfolgen über die Eintrittswahrscheinlichkeit des Risikos und des Erfolgs eines Arzneimittels. Vgl. Besch, V.: "Produkthaftung für fehlerhafte Arzneimittel. Eine Untersuchung über die materiell- und verfahrens-, insbesondere beweisrechtlichen Probleme des Arzneimittelhaftungsrechts". Baden-Baden: Nomos Verlagsgesellschaft; 2000. ISBN 3-7890-6626-5. S. 56-58.

[e] Der gesundheitliche Nutzen muss dabei den Risiko überlegen sein. Vgl. BGH: Beschluss vom 11.08.1999: Inverkehrbringen bedenklicher Arzneimittel (Schlankheitskapseln). Aktenzeichen StR 44/99 (LG Köln); Besch, V.: "Produkthaftung für fehlerhafte Arzneimittel. Eine Untersuchung über die materiell- und verfahrens-, insbesondere beweisrechtlichen Probleme des Arzneimittelhaftungsrechts". Baden-Baden: Nomos Verlagsgesellschaft; 2000. ISBN 3-7890-6626-5. S. 54; Hasskarl, H. und Biesalski, D.: "Das neue Arzneimittelgesetz". Gräfling: Karl Demeter Verlag; 1978. S. 9; Kloesel, A. und Cyran, W.: "Arzneimittelrecht Kommentar". 108. Ergänzungslieferung, 3. Aufl. Stuttgart: Deutscher Apotheker Verlag; 2008. Stand: Oktober 2007. ISBN 978-3-7692-4615-5. § 5 Nr. 1; Pabel, H.J.: "Arzneimittelgesetz". 12. Aufl. Stuttgart: Deutscher Apotheker Verlag; 2007. ISBN 978-3-7692-4466-3. S. 180; Rehmann, W.A.: "AMG Arzneimittelgesetz". München: Verlag C. H. Beck; 2008. ISBN 978-3-406-57053-7. S. 51 Rz. 2.

[f] Z. B. OLG Bremen, Urteil vom 11.05.1955, Aktenzeichen Ss 14/55.

kann es nie eine hundertprozentige Sicherheit bei der Anwendung von Arzneimitteln oder Medizinprodukten geben [367, 377-378].

Dabei vermeidet der Verweis auf den aktuellen Stand der Wissenschaft in beiden Gesetzen eine ständige Anpassung der Gesetzestexte aufgrund von neuen Erkenntnissen, ermöglicht aber trotzdem seine Aktualität [384]. Im Hinblick auf die Risiko-Nutzen-Bewertung im Rahmen der Arzneimittelzulassung bzw. des Konformitätsbewertungsverfahrens wird auf vergleichbare Grundlagen Bezug genommen (Stand der Wissenschaft), so dass beidesmal der gleiche Maßstab zugrunde gelegt wird. Diese Tatsache führt zu einer Art Gleichgewichtung von staatlicher Zulassung und Konformitätsbewertung durch Benannte Stellen oder den Hersteller selbst.

In der Literatur sind keine Angaben vorhanden, ob Medizinprodukte zur Anwendung in der klinischen Prüfung von dem Verbot nach § 4 Abs. 1 Nr. 1 MPG betroffen sind. Genauso wie bei den Arzneimitteln unterliegen diese speziellen Medizinprodukte den gleichen strittigen[a,b] gesetzlichen Regelungen.

Weiterhin ist sowohl beim MPG als auch beim AMG nach § 4 Abs. 2 Nr. 3 MPG und § 8 Abs. 1 Nr. 2 c AMG bereits der Tatbestand der Täuschung erfüllt, wenn „zur Täuschung [...] geeignete [...] Angaben" gemacht werden [363].

Während im MPG alle wichtigen Verbote in § 4 MPG zusammengefasst sind, existieren dagegen im AMG mehrere Paragraphen mit Verbotsnormen: § 5, § 6a, § 7 und § 8 AMG.

Das AMG verbietet in § 8 Abs. 1 Nr. 1a AMG explizit das Herstellen oder Inverkehrbringen von Arzneimittelfälschungen [369, 370, 385]. Ein derartiges Verbot ist im MPG nicht vorhanden. Doch beinhaltet das Verbot über die Irreführung auch Medizinprodukte, die falsche Angaben über die Identität oder die Herkunft machen (vgl. Verbot zu Arzneimittelfälschungen). Ein explizites Verbot von Fälschungen wäre aber für das MPG durchaus sinnvoll, da auch im Medizinproduktebereich gelegentlich Fälschungen auftauchen [386].

Nur bei den aktiven implantierbaren Medizinprodukten ist die Angabe des Verfalldatums immer erforderlich [362, 387-388]. Ansonsten ist die Angabe des Verfalldatums nur notwendig, wenn die Information für die sichere Anwendung des Medizinproduktes erforderlich ist [388-390]. Bei Fertigarzneimitteln hingegen ist das Anbringen des Verfalldatums lt. § 10 AMG verpflichtend. Sowohl bei den Medizinprodukten als auch bei den Arzneimitteln ist es verboten, Produkte in den Verkehr zu bringen, bei denen das Verfalldatum überschritten ist [42, 362, 364, 367-372, 391-394], da es mit einer möglichen Gefahr für „die Sicherheit und Gesundheit" [395] verbunden ist. Außerdem haftet der Hersteller lt. § 84 Abs. 1 Nr. 1 AMG nicht für ein Produkt, bei dem das Verfalldatum überschritten ist [369, 370], da eine Anwendung des Arzneimittels nach Ablauf des Verfalldatums nicht mehr bestimmungsgemäß ist. Das MPG kennt zwar kein eigenes Haftungsrecht, der Hersteller unterliegt aber dem ProdHaftG sowie § 823 Abs. 1 und 2 BGB [247, 396-397], denn im Medizinprodukterecht sind die allgemeinen Haftungsregelungen (BGB, ProdHaftG) anzuwenden [397-398]. Für Arzneimittel hinge-

---

[a] Prüfpräparate unterliegen dem Verbot nach § 5 AMG. Vgl. Kloesel, A. und Cyran, W.: "Arzneimittelrecht Kommentar". 108. Ergänzungslieferung, 3. Aufl. Stuttgart: Deutscher Apotheker Verlag; 2008. Stand: Oktober 2007. ISBN 978-3-7692-4615-5. § 5 Nr. 2.
[b] Andere Ansicht: § 5 AMG ist bei Prüfpräparaten nicht anzuwenden. Vgl. Deutsch, E. und Lippert, H.-D.: "Kommentar zum Arzneimittelgesetz". 2. Aufl. Berlin: Springer-Verlag; 2007. ISBN 978-3-540-33949-6. S. 72.

gen ist vorrangig § 84 AMG bei Haftungsfragen bzgl. gesundheitlicher Schäden zu berücksichtigen [399]. Die Haftung für Arzneimittelschäden nach dem ProdHaftG ist in § 15 ProdHaftG explizit ausgeschlossen. Diese Tatsache ist historisch begründet, da das AMG schon 1976 Regelungen zur Haftung bei Arzneimittelschäden (Gefährdungshaftung) festlegte, als das ProdHaftG noch nicht existierte. Erst aufgrund des europäischen Einflusses (Richtlinie 85/374/EWG) ist am 01.01.1990 das ProdHaftG in Kraft getreten. Artikel 13 der EG-Richtlinie 85/374/EWG legt fest, dass bereits vorhandene Haftungsansprüche von dem neuen Haftungsrecht unberührt bleiben [400-401]. Das MPG bleibt von dieser Regelung nach Artikel 13 unberührt, da es zu dieser Zeit noch nicht bestand. Mit Artikel 13 der EG-Richtlinie 85/374/EWG ist bewusst beabsichtigt worden, dass § 84 AMG weiterhin gültig bleibt, um dem Patienten einen weitreichenderen Schutz als nach dem ProdHaftG zu gewährleisten (z. B. Haftung nach § 84 Abs. 3 AMG für Risiken während der Entwicklung eines Produktes, während das ProdHaftG in § 1 Abs. 2 Nr. 5 diese Risiken nicht abdeckt sowie ein zeitlich unbegrenzter Anspruch auf Entschädigung nach § 84 AMG, während der Anspruch auf Entschädigung lt. § 13 ProdHaftG nach 10 Jahren erlischt) [401-402]. Der höhere Haftungsumfang bei Arzneimitteln trägt zur Stärkung der Verbraucherrechte bei, da der Verbraucher mit der Regelung in § 84 AMG besser abgesichert wird. Auch die Arzneimittelsicherheit wird aufgrund der speziellen Haftungsregelung nach § 84 AMG gestärkt, da sich der pharmazeutische Unternehmer seiner umfangreichen Haftung bewusst ist und deshalb entsprechend umsichtig agieren wird. Der Grund für die spezielle Regelung wird neben der historischen Entwicklung in der Besonderheit von Arzneimitteln gesehen. Da Medizinprodukte aufgrund ihrer Wirkungsweise (z. B. von Röntgenstrahlen) und ihrer Einsatzgebiete (z. B. zur Erkennung von lebensbedrohlichen Krankheiten) ebenfalls als besondere Produkte angesehen werden können, ist es m. E. nicht gerechtfertigt, dass sie einer entsprechenden Haftungsregelung wie im AMG nicht unterliegen.

Dagegen sind Schäden durch Tierarzneimittel und Arzneimittel, die nicht der Zulassungspflicht unterliegen (z. B. homöopathische Arzneimittel), nicht von § 84 AMG abgedeckt [400-401]. Diese Fälle werden somit ebenso wie die Medizinprodukte vom ProdHaftG geregelt [401]. Auch bei Sachschäden durch Arzneimittel greift das ProdHaftG und nicht § 84 AMG [401]. Daran ist zu sehen, dass die Risiken bei Medizinprodukten auf dem Niveau von nicht-zulassungspflichtigen Arzneimitteln und Sachschäden eingestuft werden. Gesundheitsschäden werden vom MPG nicht angenommen, dabei sind diese z. B. bei entsprechender Strahlendosis nicht auszuschließen [403]. Aufgrund der großen Vielfalt an unterschiedlichsten Medizinprodukten muss nicht immer von Gesundheitsrisiken ausgegangen werden, so würde m. E. etwa bei einfacheren Medizinprodukten (z. B. Holzspateln) die Haftung nach dem BGB und ProdHaftG ausreichen. Deshalb könnte eine Untergliederung der Haftungsregeln im Medizinprodukterecht anhand der Klassifizierung nach § 13 MPG erfolgen. Eine derartige Unterscheidung nach dem Risikopotenzial würde auch dem Ausschluss der nichtzulassungspflichtigen Arzneimittel von § 84 AMG entsprechen.

Zusätzlich kommt bei den Medizinprodukten aufgrund ihrer oftmals technischen Eigenschaften dazu, dass auch das Errichten, das Inbetriebnehmen und das Betreiben „abgelaufener Produkte" verboten sind. Somit haben die Verbote im MPG und AMG zum Verfalldatum weitreichende Folgen nicht nur für den Hersteller der Produkte, sondern auch für die Pfleger und Schwestern in den unterschiedlichsten Gesundheitseinrichtungen [372]. Es muss in diesem Beispiel immer auf das Verfalldatum geachtet werden, da sonst im Falle der Anwendung des MPG [401] nach § 42 Abs. 2 Nr. 1 MPG oder im

Falle der Anwendung des AMG nach § 97 Abs. 2 Nr. 1 AMG eine Ordnungswidrigkeit begangen wird.

Das AMG bezeichnet die gefährlichen, verbotenen Arzneimittel in § 5 AMG als „bedenklich" [404]. Die Bezeichnung „bedenklich" des AMG ist jedoch nicht geeignet, um die von Medizinprodukten ausgehende Gefahr zu beschreiben und wird deshalb im § 4 MPG nicht benutzt [360].

Dabei wird sowohl im MPG als auch im AMG von dem bestimmungsgemäßen Gebrauch der Produkte ausgegangen, auch wenn dies im MPG lautet „sachgemäße[r] Anwendung" im Gegensatz zur Formulierung des „bestimmungsgemäße[n] Gebrauch[s]" im AMG. In beiden Fällen wird die „sachgemäße[r] Anwendung" bzw. der „bestimmungsgemäße[m] Gebrauch" vom Verantwortlichen in der Kennzeichnung, Gebrauchsanweisung und Werbung festgelegt [9, 362, 405-408]. Des Weiteren wird bei Arzneimitteln teilweise auch bekannter Missbrauch und Fehlgebrauch sowie die allgemeine Verkehrsauffassung und der Stand der Wissenschaft unter „bestimmungemäßem Gebrauch" verstanden [406-412][a,b,c]. Die eindeutige Abgrenzung zwischen „bestimmungsgemäßem" und „nicht bestimmungsgemäßen" Gebrauch ist schwierig [412], doch liegt es aufgrund des objektivierten Arzneimittelbegriffes nahe, neben den Angaben des pharmazeutischen Unternehmers auch die Auffassung der Ärzte, Patienten und der Wissenschaft bei dem bestimmungsgemäßen Gebrauch eines Arzneimittels zu berücksichtigen [412][d]. Gemäß der Definition des Medizinprodukterechts (§ 3 Nr. 10 MPG) zählt eine vorhersehbare, nicht bestimmungsgemäße Anwendung nicht zum bestimmungsgemäßen Gebrauch des Produktes [398]. Somit zählt im MPG auch Missbrauch und Fehlgebrauch nicht zur Verwendung entsprechend ihrer Zweckbestimmung und fallen somit nicht unter das Verbot nach § 4 MPG [9, 377, 362]. Das ProdHaftG ist aber nach § 3 ProdHaftG auch bei dem „Gebrauch[s], mit dem billigerweise gerechnet

---

[a] Andere Ansicht: Nur der vom pharmazeutischen Unternehmer vorgegebene Gebrauch wird als bestimmungsgemäß gesehen, Fehlgebrauch zählt nicht dazu. Begründet wird die Meinung damit, dass es z. B. in § 48 Abs. 2 Nr. 1 b AMG a. F. (entspricht § 48 Abs. 2 Nr. 2 b n. F.) auch einen „nicht bestimmungsgemäßen Gebrauch" gibt und § 84 Abs. 1 Nr. 1 AMG „ausschließlich auf den bestimmungsgemäßen Gebrauch" zurückgreift. Somit kann der bestimmungsgemäße Gebrauch nicht den Fehlgebrauch einschließen. Auch die Ansicht die allgemeine Verkehrsauffassung trage zum bestimmungsgemäßen Gebrauch bei, ist nicht haltbar, da damit die notwendige Rechtssicherheit für die Anwender fehlt. Vgl. Hauke, K. und Kremer, G.: "Der bestimmungsgemäße Gebrauch eines Arzneimittels". Pharma Recht. 1992; 6: 162-169. S. 162-164,166, 168.

[b] Andere Ansicht: Aufgrund der grammatikalisch-systematischen Auslegung (§ 48 Abs. 2 Nr. 1 a a. F. entspricht § 48 Abs. 2 Nr. 2 a n. F.) und der historischen Auslegung (amtliche Begründung zu § 6 AMG 61 und Übernahme der Formulierung in AMG 76) wird der bestimmungsgemäße Gebrauch allein durch den pharmazeutischen Unternehmer festgelegt und enthält nicht einen vorhersehbaren Fehlgebrauch. Vgl. Papier, H.J.: "Der bestimmungsgemäße Gebrauch von Arzneimitteln - die Verantwortung des pharmazeutischen Unternehmers". 1980. S. 12-17.

[c] Andere Ansicht: Allerdings unterliegt vorhersehbarer, nicht bestimmungsgemäßer Gebrauch nicht der Haftung des pharmazeutischen Unternehmers und zählt somit nicht als „bestimmungsgemäßer Gebrauch". Besch, V.: "Produkthaftung für fehlerhafte Arzneimittel. Eine Untersuchung über die materiell- und verfahrens-, insbesondere beweisrechtlichen Probleme des Arzneimittelhaftungsrechts". Baden-Baden: Nomos Verlagsgesellschaft; 2000. ISBN 3-7890-6626-5. S. 53; Vogeler, M.: "Die speziellen Haftungsvoraussetzungen des § 84 Satz 2 AMG". Medizinrecht. 1984; 1: 18-20. S. 20. Andere Ansicht: Der Hersteller haftet auch für Schäden, die durch sein Produkt entstehen, wenn er vor den Gefahren eines bekannten Fehlgebrauchs nicht ausreichend warnt. Vgl. Rebe, B.: "Produzentenhaftung bei Verletzung der Aufklärungspflicht – BGH, NJW 1972, 2217". Juristische Schulung. 1974: 429-436. S. 431, 434-435; Wolter, U.: "Die Reform der Haftung des pharmazeutischen Unternehmers und der Verbraucherschutz". Zeitschrift für Rechtspolitik. 1974; 11: 260-268. S. 262.

[d] Andere Ansicht: Der objektive Arzneimittelbegriff in § 2 AMG dient ausschließlich der Zuordnung von Produkten in den Geltungsbereich des AMG. Vgl. Hauke, K. und Kremer, G.: "Der bestimmungsgemäße Gebrauch eines Arzneimittels". Pharma Recht. 1992; 6: 162-169. S. 164

werden kann" anzuwenden [398]. Es stellt sich somit die Frage, ob nicht auch ein Medizinprodukt, das nicht entsprechend seiner Gebrauchsanleitung, Kennzeichnung oder Werbung angewendet wird, unter das Verbot nach § 4 MPG fällt.

Zur näheren Untersuchung des „bestimmungsgemäßen" Gebrauchs werden die „artverwandten" Gesetze GPSG und LFGB betrachtet [412]. Man sieht, dass das GPSG unter dem „bestimmungsgemäßem" Gebrauch keine vorhersehbare Fehlanwendung sieht, sondern nur die Anwendung gemäß den Angaben des Inverkehrbringers und die normale Anwendung des Produkts. Auch das LFGB unterscheidet zwischen „bestimmungsgemäßem" und „vorauszusehendem" Gebrauch (§ 4 Abs. 3 Nr. 1, § 26 Satz 1 Nr. 1 und 2 und Satz 2, § 30 Nr. 1 und Nr. 2). Somit unterscheidet sich die Verwendung des Begriffs „bestimmungsgemäßem Gebrauch" von der Verwendung im AMG, doch stimmt sie mit der Benutzung des Begriffes im MPG überein. Zwar besteht kein Vereinheitlichungszwang in den unterschiedlichen Rechtsvorschriften [412], doch wäre eine einheitliche Verwendung der gleichen Termini besonders in den sich teilweise überschneidenden Rechtsgebieten von Vorteil.

Das AMG enthält mit § 6a (Verbot von Arzneimitteln zu Dopingzwecken im Sport) und § 7 (radioaktive und mit ionisierenden Strahlen behandelte Arzneimittel) weitere Verbotsnormen [413]. Die Themen des Dopings oder die Gefahren durch Röntgenstrahlen werden im MPG nicht näher geregelt. Dabei gehören zu den Medizinprodukten auch Geräte, die mit Röntgenstrahlen arbeiten. Die Anforderungen an den Schutz vor Strahlung werden für Medizinprodukte jedoch in den Grundlegenden Anforderungen (sowie z. B. in Normen[a]) und nicht im MPG selbst beschrieben.

---

[a] Z. B. DIN EN 60601-1-3:2008-12 Medizinische elektrische Geräte - Teil 1-3: Allgemeine Festlegungen für die Sicherheit einschließlich der wesentlichen Leistungsmerkmale - Ergänzungsnorm: Strahlenschutz von diagnostischen Röntgengeräten (IEC 60601-1-3:2008), DIN EN 61331-3:2002-05: Strahlenschutz in der medizinischen Röntgendiagnostik - Teil 3: Schutzkleidung und Gonadenschutz (IEC 61331-3:1998).

4.7 Klinische Bewertung, Leistungsbewertung, klinische Prüfung und Leistungsbewertungsprüfung

4.7.1 Klinische Bewertung und Leistungsbewertung

In der Literatur wird zwischen der Wirkung von Arzneimitteln und der Wirkungsweise von Medizinprodukten unterschieden [414-416]. Nach Ansicht von Krummenauer belegt die klinische Prüfung bei Arzneimitteln die Wirksamkeit (Phase III) und im Unterschied dazu bei Medizinprodukten die Wirkungsweise. Diese Theorie wird von der Definition des Medizinproduktes in § 3 MPG abgeleitet, in der es heißt, dass „deren Wirkungsweise aber durch solche Mittel unterstützt werden kann" [414-415].

Meines Erachtens ist jedoch nach der objektiven teleologischen Auslegung von § 3 Nr. 1 MPG der Sinn dieses Gesetzestextes eine Abgrenzung der Medizinprodukte zu den Arzneimitteln. Eine Beziehung zur klinischen Prüfung besteht hier meiner Ansicht nach nicht. Vielmehr ist die „Eignung" (§ 19 MPG) mit den Grundlegenden Anforderungen verknüpft (z. B. Anhang I Nr. 7.1 der Richtlinie 93/42/EWG), worin die Gewährleistung der „Merkmale und Leistungen" gefordert werden. Auch steht z. B. im Anhang X der Richtlinie 93/42/EWG (Klinische Bewertung) unter Punkt 2.1 Zweck: „den Nachweis zu erbringen, dass die Leistungen [...] entsprechen" [196]. Meiner Ansicht nach sollte man deshalb für Medizinprodukte besser die Bezeichnung „Leistung" statt „Wirkung" verwenden, wie die „Wirkung" der Medizinprodukte auch in den Grundlegenden Anforderungen genannt wird.

Die klinische Prüfung dient dem Beleg der Zweckbestimmung bei Medizinprodukten [175, 196, 417-420], und in der Literatur wird die Ansicht vertreten, dass die klinische Bewertung des MPG kein entsprechendes Gegenstück im AMG hat [417]. Allerdings bin ich der Meinung, dass es durchaus eine Art „klinische Bewertung" im Arzneimittelrecht gibt: nämlich in Modul 2.5 der Zulassungsunterlagen, denn in beiden Fällen (Medizinprodukte- und Arzneimittelrecht) wird eine bewertende Zusammenfassung der klinischen Daten gegeben [421-422].

Dabei werden sowohl in der klinischen Bewertung nach § 19 MPG als auch im Modul 2.5 die Wirksamkeit (AMG)/Leistung (MPG) und Unbedenklichkeit (AMG)/Sicherheit (MPG) belegt [212, 364, 417, 423-426][a]. Ein weiteres Ziel der klinischen Bewertung nach dem MPG stellt die Identifizierung von Wechselwirkungen zu anderen Arzneimitteln oder Medizinprodukten dar [424, 427]. Trotz der unterschiedlichen Bezeichnungen („klinische Bewertung" versus „klinisches Sachverständigengutachten") ist der Inhalt somit durchaus vergleichbar, denn es beinhaltet jeweils eine „Nutzen-Risiko-Bewertung" [418, 425-426, 428-429] zwischen dem Anwendungszweck und den mit dem Produkt verbundenen Risiken und Nebenwirkungen.

---

[a] Andere Ansicht: Nach dem MPG muss die Wirkungsweise und nicht wie beim AMG die Wirkung an sich mit einer klinischen Prüfung nachgewiesen werden. Vgl. Krummenauer, F.: "Prüfung von Medizinprodukten - Besonderheiten bei der klinischen Prüfung von Medizinprodukten gegenüber der von Arzneimitteln". <u>Der Ophthalmolge</u>. 2003; 2: 150-154. S. 150-151; Krummenauer, F.: "Was ein Zahnarzt im Rahmen einer klinischen Prüfung mit Medizinprodukten dringend beachten sollte". <u>Deutsche Zahnärztliche Zeitschrift</u>. 2004; 2: 106-110. S. 106-107, 110.

In beiden Rechtsbereichen kann anstelle von klinischen Prüfungen auf alternative Daten (z. B. Literatur [415, 420, 424-425, 429-433]) zurückgegriffen werden [12, 419, 434-435]. Somit entspricht die „literature route" [436] der klinischen Bewertung von Medizinprodukten, der sog. „bibliographic application" [213] der Arzneimittel [437]. Bei In-vitro-Diagnostika können daneben auch die Ergebnisse von weiteren Untersuchungen (z. B. im Hause des Medizinprodukteherstellers durchgeführte Versuche) zur Leistungsbewertung verwendet werden [431, 434-435, 438]. Das AMG hingegen weist bei den Daten keinen Unterschied zwischen den „normalen" Arzneimitteln und In-vivo-Diagnostika auf. Beide müssen die Wirksamkeit und Unbedenklichkeit mit den gleichen Möglichkeiten nachweisen. Dies liegt m. E. daran, dass In-vivo-Diagnostika ebenso wie die „normalen" Arzneimittel im menschlichen Körper angewendet werden und bei In-vitro-Diagnostika oft nur einzelne Daten ermittelt werden (siehe im Folgenden).

Das MPG regelt die rechtlichen Bestimmungen für In-vitro-Diagnostika, wohingegen In-vivo-Diagnostika unter das AMG fallen. In-vitro-Diagnostika sind nicht dafür bestimmt, mit dem Patienten in Berührung zu kommen [269, 439]. Somit ist die Abgrenzung der Leistungsbewertung von der klinischen Bewertung notwendig, da die „klinische Prüfung bei Menschen" nach § 4 Abs. 23 AMG „jede *am* Menschen durchgeführte Untersuchung" darstellt [440], aber In-vitro-Diagnostika *nicht* wie In-vivo-Diagnostika direkt *am* Menschen angewendet werden. Deshalb ist die Unterteilung in klinische Bewertung und Leistungsbewertung durchaus sinnvoll. Weiterhin werden teilweise ausschließlich einzelne Parameter ermittelt und keine medizinischen Zweckbestimmungen der In-vitro-Diagnostika überprüft [441-442]. Somit treten auch keine ethischen Fragen hinsichtlich der Untersuchung am Menschen auf, weshalb für In-vitro-Diagnostika (vereinfachte) Leistungsbewertungen anstelle von klinischen Prüfungen vorgeschrieben sind [441-442]. Aufgrund des höheren Risikopotenzials, das bei dem direkten Kontakt mit dem menschlichen oder tierischen Körper vorhanden ist, sind bei Arzneimitteln (In-vivo-Diagnostika) Vereinfachungen wie bei In-vitro-Diagnostika nicht möglich.

Bei Klasse III – Produkten und implantierbaren Medizinprodukten werden bislang explizit klinische Daten gefordert [364, 415, 424, 443-444][a]. Bei Medizinprodukten der Klasse I und bei den nicht-invasiven Medizinprodukten der Klasse II ist hingegen eine klinische Prüfung meist nicht notwendig [433, 445]. Mit der noch nicht in deutsches Recht umgesetzten Richtlinie 2007/47/EG wird in Anhang X der Richtlinie 93/42/EWG festgelegt, dass ab 2010 die klinische Bewertung „generell auf der Grundlage klinischer Daten" erfolgen muss [446]. Allerdings können diese klinischen Daten auch aus der Literatur stammen. Und nach Anhang X Nr. 1d der Richtlinie 93/42/EWG sind gut begründete Ausnahmen von der Vorlage klinischer Daten möglich [446]. Damit wird die Vorlage von klinischen Daten bei den Medizinprodukten auf europäischer Ebene stark ausgeweitet. Doch ermöglicht § 19 MPG bislang weiterhin die Alternative, auf Literaturdaten zurückgreifen zu können. § 19 MPG unterscheidet dabei nicht nach Produktklassen.

---

[a] Nach Anhang 7 Nr. 1.2 der "Richtlinie 90/385/EWG des Europäischen Rates zur Angleichung der Rechtsvorschriften der Mitgliedstaaten über aktive implantierbare medizinische Geräte" vom 20.06.1990. ABl. EG Nr. L 189 S. 17-36 vom 20.07.1990 in der Fassung vom 21.09.2007 und Anhang I Nr. 6a der "Richtlinie 93/42/EWG des Europäischen Rates über Medizinprodukte" vom 14.06.1993. ABl. EG Nr. L 169 S. 1-42 vom 12.06.1993 in der Fassung vom 21.09.2007 ist eine klinische Prüfung für aktive implantierbare und sonstige (z. B. implantierbare) Medizinprodukte der Klasse III durchzuführen, sofern nicht bereits genügend klinische Daten vorhanden sind.

Zwar heißt es auch, dass bei Arzneimitteln Literaturdaten allein nicht ausreichend sind [417][a], doch mag dies nur für neue Wirkstoffe zutreffen [447]. Für Arzneimittel, die zehn Jahre oder länger in der Medizin angewendet werden („well-established use" [448]) [449], besteht nach § 22 Abs. 3 Nr. 1 AMG die Möglichkeit, von einer klinischen Prüfung abzusehen [447, 450][b]. Der Verzicht auf klinische Studien setzt voraus, dass die Wirkungen und Nebenwirkungen aus den ersatzweise vorgelegten Unterlagen hervorgehen [447, 449, 450]. Auch bei einem generischen Produkt kann bei ausreichender Ähnlichkeit des Originalproduktes und des generischen Produktes auf die klinischen Prüfungen teilweise verzichtet werden [447]. Die Ähnlichkeit des Originalproduktes und des generischen Produktes muss ggf.[c] anhand von Bioäquivalenzstudien nachgewiesen werden [451]. Dann kann sich der Antragsteller des generischen Produktes vollständig auf die klinische Dokumentation des Originalproduktes beziehen [212, 447]. Hingegen sind generische Produkte im MPG (noch[d]) nicht bekannt.

Werden Nachahmerprodukte im Sinne des Arzneimittelrechts als (arzneimittelnahe) Medizinprodukte ohne eigene klinische Studien in den Verkehr gebracht, muss lt. § 19 MPG die Eignung (durch Literatur) belegt werden. Ein Verweis auf die klinische Bewertung anderer Produkte ist bislang nicht möglich. Auch besteht keine Möglichkeit die Ähnlichkeit von Medizinprodukten mit Hilfe von Bioäquivalenzstudien nachzuweisen, da arzneimittelnahe Medizinprodukte (z. B. Nasentropfen, Pedikulozide, Laxantien) meist nur lokal begrenzt wirken und nicht systemisch resorbiert werden.

Das Fehlen von gesetzlichen Regelungen zu Nachahmerprodukten im Bereich der Medizinprodukte hat zur Folge, dass die Originalprodukte keinem besonderen Unterlagen- bzw. Vermarktungsschutz

---

[a] D. h. dass ein Arzneimittel in allen klinischen Phasen I-IV (bzw. Phase I-III vor der Zulassung) geprüft werden muss. Vgl. Krummenauer, F.: "Prüfung von Medizinprodukten - Besonderheiten bei der klinischen Prüfung von Medizinprodukten gegenüber der von Arzneimitteln". Der Ophthalmolge. 2003; 2: 150-154. S. 152; Krummenauer, F.: "Was ein Zahnarzt im Rahmen einer klinischen Prüfung mit Medizinprodukten dringend beachten sollte". Deutsche Zahnärztliche Zeitschrift. 2004; 2: 106-110. S. 107, 110.
[b] Voraussetzung für eine bibliographische Zulassung ist: Alle auch normalerweise notwendigen Daten müssen anhand von Literatur mit den entsprechenden Verweisen und den jeweiligen Sachverständigengutachten vorgelegt werden. Vgl. EuGH: Urteil vom 05.10.1995: Urteil des Gerichtshofes (sechste Kammer) vom 5. Oktober 1995. The Queen gegen Licensing authority of the department of health and Norgine Ltd, ex. Parte Scotia Pharmaceuticals Ltd. Aktenzeichen C-440/93.
[c] In folgenden Fällen ist keine Bioäquivalenzstudie notwendig:
- bei wässrigen, oral anzuwendenden Lösungen, sofern die Hilfsstoffe die Adsorption nicht beeinflussen und der Wirkstoff stabil ist;
- bei festen, oral anzuwendenden Darreichungsformen, wenn der Wirkstoff eine hohe Löslichkeit und eine hohe Permeabilität aufweist, die therapeutische Anwendung nicht kritisch ist, das Arzneimittel eine hohe In-vitro-Dissolutionrate ($\geq$ 80 % nach 15 min) besitzt, und die In-vitro-Dissolution mit dem Originalprodukt vergleichbar ist.
Vgl. "CHMP/EWP/QWP/1401/98". Note for Guidance on the investigation of bioavailability and bioequivalence. In der Fassung vom 26.07.2001. S. 12, 13.
[d] Mit der "Richtlinie 2007/47/EG des Europäischen Parlaments und des Rates zur Änderung der Richtlinien 90/385/EWG des Rates zur Angleichung der Rechtsvorschriften der Mitgliedstaaten über aktive implantierbare medizinische Geräte und 93/42/EWG des Rates über Medizinprodukte sowie der Richtlinie 98/8/EG über das Inverkehrbringen von Biozid-Produkten" vom 05.09.2007. ABl. EG Nr. L 247 S. 21-55 vom 21.09.2007 in der Fassung vom 21.09.2007 wurde eine Definition für eine „generische Produktgruppe" geschaffen. Die Definition dient der einfacheren Klassifizierung (vgl. Schorn, G.H.: "Review zum EU-Medizinprodukterecht. Neues europäisches Recht zu Medizinprodukten". Medizinprodukte Journal. 2007; 2: 56-62. S. 59) und unterscheidet sich somit von Generika im Arzneimittelbereich.

unterliegen, wie dies im Arzneimittelrecht der Fall ist. Somit können Nachahmerprodukte leichter in den Markt eindringen, sobald der Originalhersteller seine klinischen Ergebnisse veröffentlicht hat. Die Veröffentlichung ist für den Originalhersteller jedoch erforderlich, damit die Ergebnisse in der Wissenschaft anerkannt werden. Außerdem kann der Hersteller seine veröffentlichten Erkenntnisse dann z. B. für Werbezwecke nutzen[a]. Zusätzlich ermöglicht die Veröffentlichung eine verbesserte Patientenversorgung, weil die Ärzte aktueller informiert sind [452]. Auch vereinfachen veröffentlichte Daten die Planung von zukünftigen Studien [452] und somit die Vermeidung von Doppeluntersuchungen.

Deshalb wäre eine Regelung hinsichtlich des Unterlagen- bzw. Vermarktungsschutzes, wie sie in § 24 b Abs. 1 AMG besteht, für Medizinprodukte durchaus sinnvoll. Außerdem würden hiermit Innovationen geschützt und gefördert werden.

Bei Medizinprodukten hängt die Verpflichtung, eigene klinische Studien durchzuführen, u. a. von der Invasivität und der Anwendungsdauer des Produktes ab [414-415]. Der Grad der Invasivität und die Anwendungsdauer spiegeln sich bei den Medizinprodukten in der Risikoklasse wider. Ebenso wie bei Arzneimitteln spielt auch der Neuheitsgrad des Medizinproduktes eine entscheidende Rolle bei der Frage, ob klinische Studien notwendig sind [414-415, 433]. Somit ist die Vorlage von Studienergebnissen sowohl bei Medizinprodukten [414-415] als auch bei Arzneimitteln risikoabhängig. Deshalb sind beispielsweise bei Klasse III Medizinprodukten als auch bei neuen Arzneimitteln klinische Studien generell erforderlich. Bei geringerem Risiko wird, um Zeit und Geld zu sparen und darüber hinaus um Tierversuche und Prüfungen am Menschen zu vermeiden [449], auf eigene klinische Daten verzichtet.

Mit der Richtlinie 2007/47/EG wird auf europäischer Ebene erstmalig für Medizinprodukte definiert, was unter klinischen Daten zu verstehen ist [453]. Weiterhin wird mit der Richtlinie 2007/47/EG bei den aktiven implantierbaren Medizinprodukten und den sonstigen Medizinprodukten die klinische Bewertung als Bestandteil der Grundlegenden Anforderungen (allgemeine Anforderungen) aufgenommen [446, 453]. Damit wird festgelegt, dass eine klinische Bewertung vor der CE-Kennzeichnung für das Inverkehrbringen durchgeführt werden muss. Dies war m. E. mit § 19 MPG in Verbindung mit den bisherigen Grundlegenden Anforderungen noch nicht eindeutig der Fall und hat für den Anwender den Vorteil, dass generell bei jedem Medizinprodukt seine Eignung und damit sein Nutzen-Risiko-Verhältnis geprüft werden.

Auch bei der EG-Konformitätserklärung (vollständiges Qualitätssicherungssystem) und der EG-Baumusterprüfung wird nun explizit die präklinische Bewertung der aktiven implantierbaren Medizinprodukte und der sonstigen Medizinprodukte gefordert. Somit ist u. a. das EG-Konformitätsbewertungsverfahren (vollständiges Qualitätssicherungssystem) für beide Produktgruppen (aktive implantierbare bzw. sonstige Medizinprodukte) hinsichtlich der klinischen Bewertung identisch. Auch der Wortlaut im Anhang 7 der Richtlinie 90/385/EWG und im Anhang X der Richtlinie 93/42/EWG über die klinische Bewertung wurde mit der Richtlinie 2007/47/EG angeglichen und aktualisiert.

---

[a] § 11 HWG erlaubt die Werbung mit wissenschaftlichen Veröffentlichungen für Medizinprodukte auch außerhalb der Fachkreise, während die Werbung außerhalb der Fachkreise für Arzneimittel verboten ist. Vgl. "Heilmittelwerbegesetz" vom 19.10.1994. BGBl. I Nr. 73 S. 3068 vom 19.10.1994 in der Fassung vom 26.04.2006.

4.7.2 Allgemeine Voraussetzungen zur klinischen Prüfung

Die Voraussetzungen für eine klinische Prüfung von Medizinprodukten (§ 20 MPG) und von Arzneimitteln an gesunden Probanden (§ 40 AMG) sind durchaus in großen Teilen vergleichbar [454-477]. Denn sowohl in § 20 MPG als auch in § 40 AMG werden die Bedingungen für eine klinische Prüfung an gesunden Menschen festgelegt [457]. Wie man an den ausführlichen Regelungen in beiden Rechtsbereichen sieht, ist dem Gesetzgeber der Schutz der Probanden und der Patienten sehr wichtig [454]. Dabei ist zu erkennen, dass das MPG auf Erkenntnisse und Vorgaben aus dem Arzneimittelrecht [458-459], z. B. bei den Voraussetzungen zur Prüfung von Medizinprodukten an Minderjährigen zurückgegriffen hat [456-457].

Folgende Punkte werden in beiden Rechtsbereichen vor dem Beginn einer Studie gefordert:
- Vertretbarkeit der Risiken [99, 218, 441-442, 456-458, 460-478],
- Aufklärung und Einwilligung zur klinischen Studie und zu der damit verbundenen Datenspeicherung [218, 416, 420, 454, 456-458, 464, 466-467, 472-473, 475-476, 479-480],
- Ausschluss von inhaftierten/eingewiesenen Personen [218, 416, 441-442, 456, 461-462, 479, 463-468, 470-472, 475-477, 481-482],
- Leitung der Studie von einer Person mit zweijähriger Erfahrung [157, 218, 416, 420, 424, 441-442, 445, 458, 466, 472, 476, 479, 483] und
- Abschluss einer Versicherung [420, 462, 484-490].

Auch die Regelungen für die Prüfung an gesunden Minderjährigen sind im MPG und AMG sehr ähnlich [491][a]. Abweichend vom AMG kann bei der klinischen Prüfung an Minderjährigen im MPG die Einwilligung nicht nur vom „gesetzlichen Vertreter", sondern auch von dem „Betreuer" abgegeben werden [454, 456, 462, 479, 480, 491]. Im AMG ist eine Einwilligung nur durch den „gesetzlichen Vertreter" möglich [464-467, 470-471, 475-476, 481-482, 492]. Der Zusatz des „Betreuer[s]" im MPG scheint jedoch bedeutungslos zu sein, denn nur volljährige Personen können im Gegensatz zu Kindern einen Betreuer haben. Davon abgesehen, wären Betreuer ebenfalls unter dem Begriff „gesetzliche[n] Vertreter" zu subsumieren [492].

Ebenso sind die Zustimmungsfristen im AMG und MPG durchaus ähnlich:

	Zustimmungsfrist lt.	
zur	MPG	AMG (Bsp. multizentrische Studie)
Ethikkommission	max. 60 Tage	normalerweise max. 60 Tage*
jeweilige Behörde	max. 60 Tage	normalerweise max. 30 Tage*

*Abweichungen sind möglich
Tab. 6: Zustimmungsfristen der Ethikkommission und der Behörde
[157-158, 218, 445, 457, 466, 473, 485, 487, 480, 493-502]

Das AMG erlaubt sowohl für die Ethikkommission als auch für die Behörde bei speziellen Arzneimitteln eine Abweichung von den Fristen (siehe GCP-V) [473, 494-494, 500]. Auch schreibt das AMG für gewisse Arzneimittel eine explizite Zustimmungspflicht der Behörde vor [473, 494, 497], wodurch sich längere (Warte-)Zeiten vor dem Beginn einer Studie ergeben können. Hingegen kann eine klinische Prüfung von Medizinprodukten (und einer Vielzahl von „normalen" Arzneimitteln)

---
[a] Zum Teil ist der Wortlaut im MPG und AMG sogar identisch. Vgl. Deutsch, E., Lippert, H.-D. und Ratzel, R.: zel, R.: "Medizinproduktegesetz (MPG)". Köln: Carl Heymanns Verlag KG; 2002. ISBN 3-452-25264-7. S. 225 Rz. 4, S. 230 Rz. 21.

nach Ablauf der Frist mit der klinischen Studie begonnen werden, wenn die Behörde keine Einwände erhebt [445, 457, 480, 484, 486, 493]. Im MPG besteht somit auch die Möglichkeit, ohne das Votum einer Ethikkommission eine klinische Studie zu beginnen, sofern innerhalb der Frist keine Stellungnahme durch die Ethikkommission erfolgt. Diese Möglichkeit eröffnet eine bessere zeitliche Planung der Studie, besteht aber nach dem AMG nicht.

Ob hinsichtlich der relativ starren Zustimmungsfristen im MPG Abweichungen bei den Zustimmungsfristen durch die Ethikkommission bzw. die Behörde möglich sein sollen, wäre zu überlegen. Aufgrund der Klassenzuordnung der Medizinprodukte (außer aktiven implantierbaren Medizinprodukten und In-vitro-Diagnostika in einer anderen Form) erscheint eine risikoabhängige Fristeneinteilung wie im AMG sinnvoll. Für große, komplexe Geräte wäre somit eine längere Frist für ausführlichere Untersuchungen und Erörterungen möglich, während einfache, unkomplizierte Produkte schneller geprüft und damit schneller auf den Markt kommen könnten. In diesem Zusammenhang könnte auch die explizite Zustimmungspflicht durch die Behörde bei sehr risikoreichen Medizinprodukten eingeführt werden.

Die abzuschließende Versicherung ist hinsichtlich der Verhältnismäßigkeit, des Versicherungsumfanges, des Versicherungsanspruches [462] und der Versicherungssumme [479, 484, 503] im MPG und AMG vergleichbar [504]. Daraus lässt sich schließen, dass das Risiko bei klinischen Prüfungen von Medizinprodukten als vergleichbar mit dem Risiko bei klinischen Prüfungen von Arzneimitteln gesehen wird [443, 503]. Auch wenn das generelle Risikopotenzial bei Medizinprodukten z. T. höher eingestuft wird als bei Arzneimitteln [505], hängen die Risiken zusätzlich stark von dem individuellen Prüfobjekt ab.

Dabei wird nach dem Wortlaut des MPG nur eine Versicherung akzeptiert, die in Deutschland dazu berechtigt ist [424, 441-442, 445, 456-458, 462, 479-480, 484, 486-487], wohingegen das AMG einen Versicherer akzeptiert, der in der EU/EWR zugelassen ist [466, 475-476]. Doch ist dies kein großer Unterschied, denn im Prinzip handelt es sich um das Gleiche, da lt. § 110a VAG auch Versicherer aus der EU bzw. der EWG unter den nach § 110a Abs. 2-2b VAG genannten Voraussetzungen in Deutschland eine Versicherung für klinische Studien mit Medizinprodukten anbieten können [457]. Somit war die „europäische Formulierungsänderung" im AMG m. E. nicht zwingend notwendig und das MPG bedarf nicht unbedingt einer Änderung in dieser Angelegenheit.

Die genauen Formulierungen hinsichtlich der Versicherung als allgemeine Voraussetzung für die klinische Prüfung weisen einen geringfügigen Unterschied auf [484]: Während das AMG in § 40 Abs. 1 Nr. 8 nur den Ausdruck „verletzt" verwendet, erweitert das MPG in § 20 Abs. 1 Nr. 9 die Formulierung auf „verletzt oder beeinträchtigt" [484]. Da eine Verletzung einer Person eine Beeinträchtigung seines Körpers oder des Gesundheitszustandes beinhaltet, wurde das Wort „beeinträchtigt" im AMG vermutlich als überflüssig angesehen [484]. Aufgrund der Verwendung des Begriffes „Verletzung" als Synonym zu „Wunde", „Trauma" [506] und der Definition „Trauma" als „Verletzung, Gewalteinwirkung in körperl. od. psych. Hinsicht" [507] kann das Wort „Verletzung" als Oberbegriff gesehen werden. Somit kann m. E. der Ansicht zugestimmt werden, dass der Begriff „beeinträchtigt" im MPG redundant ist.

Die präklinischen Versuche werden im MPG und AMG zwar unterschiedlich bezeichnet [457], sind jedoch ähnlich:

Die harmonisierte Norm DIN EN ISO 10993:2003-2007 (Teil 1-18) für Medizinprodukte enthält u. a. Vorschriften zur Genotoxizität, Karzinogenität, Reproduktionstoxizität, Wechselwirkung mit Blut, Zytotoxizität, systemischer Toxizität, Irritationen und Sensibilisierung [508]. Dies entspricht zumindest teilweise den Zulassungsvorgaben für Arzneimittel [445] nach ICH und den Arzneimittelprüfrichtlinien. Denn für eine Arzneimittelzulassung werden vor allem Daten zur Toxizität nach einmaliger und nach wiederholter Gabe, Reproduktionsstudien, Genotoxizitätsstudien und lokale Toleranzstudien gefordert [445, 509]. Bei den Medizinprodukten wird bei der biologischen Sicherheitsprüfung auch auf die Arzneimittelprüfrichtlinien hingewiesen [480], was ebenfalls deren Überschneidung demonstriert.

Die biologischen Sicherheitsprüfungen des MPG umfassen den Nachweis
- der pharmakologisch-toxikologischen Unbedenklichkeit [457, 462] und
- der biologischen Vertretbarkeit der medizinischen Leistung [479].

Über die Anforderungen des AMG hinausgehend, wird somit vom MPG zusätzlich die technische Unbedenklichkeit hinsichtlich der Arbeits- und Unfallsicherheit gefordert [462, 479]. Dies ist wieder auf den oftmals technischen Charakter der Medizinprodukte zurückzuführen.

Im Folgenden werden die unterschiedlichen Regelungen von MPG und AMG hinsichtlich der allgemeinen Anforderungen an die klinische Prüfung dargestellt und erläutert:
- Das MPG fordert einen Prüfplan [416, 420, 424, 427, 441-442, 456, 458, 461-462, 486] in seinem Gesetzestext, während ein Prüfplan im Arzneimittelrecht nur indirekt in der GCP-V vorgeschrieben ist. Der Unterschied ist darin begründet, dass die Vorschriften zur klinischen Prüfung im MPG nach dem Vorbild des AMG entstanden sind [480, 484]. Nach der Änderung des AMG (12. AMG-Novelle) wurde diese Änderung noch nicht ins MPG übernommen. Die Forderung nach einem Prüfplan für klinische Studien mit Medizinprodukten findet sich auch in DIN EN ISO 14155-1:2003. Die harmonisierte Norm kann zwar zur Konformitätsbewertung herangezogen werden, doch stellt sie kein verpflichtendes nationales Dokument dar. Somit ist m. E. die explizite Forderung nach einem Prüfplan im MPG durchaus sinnvoll und berechtigt.
- Das MPG spricht im Gegensatz zum AMG davon, dass die Einwilligung durch den Probanden „selbst" zu erfolgen hat. Auch dieser sprachliche Unterschied beruht darauf, dass der Abschnitt im MPG wörtlich aus dem AMG a. F. übernommen worden ist. Die 12. AMG-Novelle führt somit auch hier zu Differenzen in der Formulierung, weshalb das MPG an den aktuellen Wortlaut angepasst werden sollte.
- Das MPG fordert, dass der Proband bei der Einwilligung „geschäftsfähig" sein muss, während § 40 Abs. 1 Nr. 3a AMG fordert, dass der Proband „volljährig" ist [457]. Ein volljähriger Mensch ist geschäftsfähig, sofern sein geistiger Zustand es erlaubt [510]. Dies bedeutet, dass von der Formulierung nach § 20 Abs. 2 Nr. 1 MPG volljährige, geistig nicht dazu in der Lage befindlichen Personen ausgeschlossen werden, während § 40 Abs. 1 Nr. 3a AMG sich ausschließlich auf das Alter bezieht und mit dem Begriff „volljährig" nicht nach dem geistigen Zustand des Probanden fragt. Dafür wird im AMG dem Begriff „volljährig" der Satzteil „und in der Lage ist, Wesen, Bedeutung und Tragweite der klinischen Prüfung zu erkennen und ihren Willen hiernach auszurichten" angefügt. Somit beinhaltet der gesamte

Satz in § 40 Abs. 1 Nr. 3a AMG wie das MPG die Tatsache, dass der Proband geschäftsfähig sein muss. Im MPG ist der fast identische Zusatz vorhanden, der aufgrund der Formulierung „geschäftsfähig" jedoch überflüssig ist. Die Differenz in den Gesetzestexten stammt aus der noch nicht übernommenen Änderung des AMG mit der 12. AMG-Novelle, da es zuvor auch in § 40 Abs. 2 Nr. 1 AMG a. F. „geschäftsfähig" hieß. Der Eindeutigkeit wegen wäre jedoch eine identische Formulierung in beiden Gesetzen zu bevorzugen.

- Während im AMG die Aufklärung durch einen Prüfer erfolgen muss, ist die Patientenaufklärung nach § 20 Abs. 1 Nr. 2 MPG auch durch einen unbeteiligten Arzt oder Zahnarzt möglich [492]. Damit ist einerseits im MPG mehr Neutralität und Unabhängigkeit der Aufklärung möglich, andererseits verfügt ein nicht an der Studie beteiligter Arzt oder Zahnarzt nicht notwendigerweise über die Informationen aus den pharmakologisch-toxikologischen Vorversuchen. Die Formulierung in § 20 Abs. 1 Nr. 2 MPG hinsichtlich der aufklärenden Person stammt aus § 40 Abs. 1 Nr. 2 AMG a. F. (vor der 12. AMG-Novelle) mit dem einzigen Unterschied, dass im MPG auch Zahnärzte für die Aufklärung bestimmter Medizinprodukte zugelassen sind. Eine Angleichung der Gesetzestexte ist bislang noch nicht erfolgt und m. E. nicht zwingend notwendig. Doch würde eine Angleichung zu einer einfacheren und einheitlicheren Durchführung der klinischen Prüfung von Medizinprodukten und Arzneimitteln beitragen.

- Über die Vorversuche ist nach dem Medizinprodukterecht nur der Leiter der klinischen Prüfung zu informieren [416, 424, 427, 441-442, 479, 486], wohingegen das AMG die umfassende Information aller Prüfer durch geeignete Wissenschaftler vorschreibt [218, 454, 466, 472, 475-476, 483]. Dieser Unterschied ist darauf zurückzuführen, dass die Formulierung aus dem AMG in seiner Fassung vor der 12. AMG-Novelle übernommen wurde. Mit dieser Novelle wurde die Information aller Prüfer aufgenommen, da die Informationen für alle Prüfer als wichtig erachtet wurden [511]. Diese Änderung wurde bislang allerdings noch nicht im MPG vorgenommen, scheint m. E. aber auch für das MPG sinnvoll zu sein. Meine Ansicht wird durch die Empfehlungen der Ausschüsse zum inzwischen vorliegenden Entwurf eines Gesetzes zur Änderung medizinprodukterechtlicher Vorschriften [512] bestätigt und vielleicht in naher Zukunft umgesetzt.

- Die Aufbewahrungsfrist für die Studienunterlagen ist im Gesetzestext des MPG enthalten, während das AMG nur über § 13 Abs. 10 GCP-V einzelne Vorgaben macht. Hinsichtlich der unterschiedlichen Fundorte der Aufbewahrungsfristen wäre eine Vereinheitlichung wünschenswert, sie ist allerdings aus meiner Sicht nicht unbedingt notwendig. Vielmehr wäre eine einheitliche Aufbewahrungsfrist über 10 Jahre für alle aktiven implantierbaren und alle sonstigen Medizinprodukte sinnvoll, da auch die sonstigen Medizinprodukte (z. B. Klasse III-Produkte) mit Risiken und Langzeitfolgen behaftet sein können. Eine Gleichstellung der sonstigen Medizinprodukte mit den aktiven implantierbaren Medizinprodukten und Arzneimitteln wäre deshalb m. E. gerechtfertigt.

- Das Medizinprodukterecht hat Bestimmungen festgeschrieben, nach denen eine klinische Prüfung an schwangeren und stillenden Frauen möglich ist [513][a]. Grundsätzlich sind klinische Prüfungen an gebärfähigen Frauen aufgrund ihrer geschlechtsspezifischen Eigenheiten notwendig und sinnvoll [514-515]. Aufgrund des besonderen physiologischen Umstandes während der Schwangerschaft kann diese verschiedene Beschwerden mit sich bringen (z. B. Übelkeit [516]) und medikamentöse Hilfe erforderlich machen (z. B. bei einem drohenden Abort [481]). Dadurch werden Schwangeren im Schnitt 14 Arzneimittel verschrieben [517], wovon bei ca. 80% der Arzneimittel keine Erkenntnisse zur Anwendung in der Schwangerschaft vorliegen [517]. Generell soll gemäß den Leitlinien immer noch auf Studien mit schwangeren und stillenden Frauen verzichtet werden, abgesehen von speziellen Ausnahmen, wenn das Arzneimittel während der Schwangerschaft angewendet werden soll [515, 518]. Während das MPG die Bedingungen für klinische Studien auch mit schwangeren und stillenden Frauen festlegt, macht das AMG hierzu keine Angaben [420, 472]. Begründet wird diese Tatsache mit dem Umstand, dass gerade die Anwendung von Medizinprodukten (z. B. von Ultraschallgeräten) bei schwangeren Frauen notwendig und sinnvoll ist [420]. Doch wie bereits dargelegt, ist auch der Einsatz von Arzneimitteln bei schwangeren und stillenden Frauen gelegentlich erforderlich. Aufgrund der fehlenden gesetzlichen Regelung wird bei Arzneimitteln entsprechend den „Grundsätzen für die ordnungsgemäße Durchführung der klinischen Prüfung von Arzneimitteln vom 9. Dezember 1987 (BAnz. S. 16617)"[b] verfahren [307, 472, 457][c]. Somit sind für Arzneimittel zusätzliche Vorschriften im AMG nicht notwendig. Da die „Grundsätze[n] für eine ordnungsgemäße Durchführung der klinischen Prüfung von Arzneimitteln" aber nicht für Medizinprodukte bestimmt sind, ist eine separate Regelung über die klinische Prüfung an schwangeren und stillenden Frauen im MPG gerechtfertigt. Allerdings wird die klinische Prüfung an schwangeren oder stillenden Frauen als „unethisch" gesehen [454], weshalb eine Genehmigung durch eine Ethikkommission voraussichtlich nicht erteilt werden würde [416][d]. In der Gesetzgebung des Arzneimittelbereiches wurde das Problem der klinischen Studien mit schwangeren und stillenden Frauen zwar auch erkannt, doch betont das AMG ausschließlich die Einbeziehung beider

---

[a] Im Gegensatz zum AMG, das keine Regelungen zur klinischen Prüfung mit schwangeren und stillenden Frauen enthält. Vgl. Schorn, G.H.: "Medizinprodukte-Recht". Kommentar. Kapitel M. 24. Aktualisierungslieferung. Band 3. Stuttgart: Wissenschaftliche Verlagsgesellschaft mbH; 2009. Stand: Januar 2009. ISBN 978-3-8047-2556-0. § 20 Rz. 9; Schwarz, J.A.: "Patienteninformation und Einwilligung bei Geschäftsfähigen, Geschäftsunfähigen und Minderjährigen vor der Teilnahme an klinischen Prüfungen". Bundesgesundheitsblatt - Gesundheitsforschung - Gesundheitsschutz. 2005; 4: 429-437. S. 435; Wachenhausen, H.: "Medizinprodukte. Rechtliche Voraussetzungen für klinische Prüfungen". Medizinprodukte Journal. 2002; 3: 80-86. S. 85.
[b] Auszugsweise abgedruckt in: Kloesel, A. und Cyran, W.: "Arzneimittelrecht Kommentar". 108. Ergänzungslieferung, 3. Aufl. Stuttgart: Deutscher Apotheker Verlag; 2008. Stand: Oktober 2007. ISBN 978-3-7692-4615-5. § 40 Nr. 13.
[c] Die Formulierung in den „Grundsätze[n] für eine ordnungsgemäße Durchführung der klinischen Prüfung von Arzneimitteln" hinsichtlich der klinischen Prüfung an schwangeren und stillenden Frauen stimmt wörtlich mit der Formulierung in § 20 Abs. 5 MPG überein.
[d] Andere Ansicht: Eine Teilnahme von Schwangeren muss genehmigt werden, wenn mit der Behandlung in der klinischen Studie das Leben oder die Gesundheit gerettet werden kann. Vgl. Stock, M.: "Der Probandenschutz bei der medizinschen Forschung am Menschen". Frankfurt/Main: Peter Lang GmbH; 1998. ISBN 3-631-32316-6. S. 90.

Geschlechter in klinische Studien bzw. die Berücksichtigung der geschlechtsspezifischen Unterschiede in § 42 Abs. 1 S. 7 Nr. 2, Abs. 2 S. 3 Nr. 1 und Abs. 3 S. 2 Nr. 2 AMG [483]. Das Problem der unterschiedlichen Geschlechter in den klinischen Studien wird hingegen im MPG bislang nicht berücksichtigt und spielt m. E. aufgrund der fehlenden pharmakologischen Wirkung von Medizinprodukten keine Rolle bei Medizinprodukten.

- Die Anzeige von klinischen Studien hat nach dem MPG bei der Landesbehörde (über das DIMDI [445, 519]) [456-457, 479, 486, 505] und nach dem AMG bei der Bundesbehörde [218, 472-473, 475-476, 488, 520-524] zu erfolgen [414-415]. Somit unterscheiden sich die staatlichen Behörden im Medizinprodukterecht und im Arzneimittelrecht, bei denen die klinische Studie gemeldet werden muss. Jedoch ist eine effektive Überwachung aufgrund einer einheitlichen Informationsbasis sowohl bei klinischen Prüfungen von Medizinprodukten als auch bei klinischen Prüfungen von Arzneimitteln gewährleistet. Generell sind nach Art. 30 und Art. 83 GG die Länder für den Vollzug der Bundesgesetze zuständig, sofern nichts anderes festgeschrieben ist [525-527]. Im AMG wurde davon abweichend in § 40 Abs. 1 die Bundesoberbehörde als zuständig definiert, um einen einheitlichen Vollzug und überall die gleiche Sicherheit zu gewährleisten [527]. Das MPG hingegen bestimmt keine andere Zuständigkeit als im GG vorgegeben ist.

- Das MPG enthält einige Angaben zu den Ethikkommissionen[a] und fordert deren Registrierung [456, 480], wohingegen das AMG auf das Landesrecht verweist [416, 420, 454, 458-459, 484, 513]. Die unterschiedlichen Regelungen zur Ethikkommission im Medizinprodukterecht und im Arzneimittelrecht müssen aus historischer Sicht betrachtet werden, um die Unterschiede zu verstehen: Das MPG hat schon vor dem AMG die Ethikkommission und ihre Bedeutung für die klinischen Prüfungen in seinem Gesetzestext beschrieben [457, 528]. Dabei sollte die Registrierung der Ethikkommissionen im MPG einen Versuch zur „Deregulierung staatlicher Leistungen durch Übertragung auf Private" darstellen [459]. Im AMG wurden dann mit dem 5. AMG-ÄndG die Anforderungen der damaligen Deklaration von Helsinki und die „Good Clinical Practice on Medicinal Products in the European Community" umgesetzt [132], nicht jedoch so wie es im MPG geregelt ist [528]. Auch die Entstehung der Gesetze (5. AMG-Novelle unter Mitwirkung des Vermittlungsausschusses [529-531] und MPG ohne Vermittlungsausschuss) spielte eine Rolle bei der unterschiedlichen Ausgestaltung der Ethikkommissionen [459, 531], denn die zunächst noch mit dem MPG identische Regelung hinsichtlich der Ethikkommission im AMG beruht auf dem Einfluss der Länder. Während des Gesetzgebungsverfahrens der 5. AMG-Novelle [528-529, 531] wurde der Bundesrat durch die Bundesärztekammer beeinflusst [529], die private Ethikkommissionen verhindern wollte [531]. Mit der Richtlinie 2001/20/EG wurden keine europäischen Anforderungen an die gesetzliche Verankerung der Ethikkommissionen bei Arzneimittelstudien vorgegeben, so dass sich dadurch keine Änderung ergab. Zwar haben sich inzwischen viele

---

[a] U. a. wird im MPG festgelegt, worüber die Ethikkommission zu beraten hat. Vgl. Anhalt, E. und Dieners, P. (Hrsg.): "Handbuch des Medizinprodukterechts. Grundlagen und Praxis". München: Verlag C.H. Beck; 2003. ISBN 3 406 487629. S. 168 Rz. 67. Dies kann mit § 42 Abs. 1 AMG verglichen werden, in dem die Versagungsgründe für ein Votum durch die Ethikkommission aufgeführt sind. Denn aufgrund der Vorgaben müssen die in § 42 Abs. 1 AMG gelisteten Punkte von der Ethikkommission besprochen werden.

Ethikkommissionen nach AMG auch beim BfArM registrieren lassen [420, 532] und können nun auch bei klinischen Prüfungen von Medizinprodukten tätig werden. Es ist jedoch weder notwendig noch sinnvoll[a], verschiedenartige Ansprüche im MPG und AMG an die Ethikkommissionen zu definieren [456, 458, 513, 533-534]. Bei verschiedenen Ethikkommissionen und nicht mit dem Gesetzesdetail vertrauten (z. B. ausländischen) Sponsoren führen die unterschiedlichen Regelungen im MPG und AMG zwangsläufig zu Verstößen gegen das Gesetz [443]. Außerdem wird die Meinung vertreten, dass die deutsche Regelung nicht mit dem EU-Recht in Art. 15 der Richtlinie 93/42/EWG übereinstimmt[b]. Deshalb wird eine Harmonisierung der Vorschriften über die Ethikkommissionen im MPG und AMG gefordert [454, 456, 458, 480, 484, 513, 533].

Das AMG enthält noch folgende zusätzliche Bestimmungen für klinische Prüfungen an minderjährigen Personen:

(1) die angemessene Information des Minderjährigen ist erforderlich [218, 476, 492, 535],
(2) ein Beratungsgespräch für den Minderjährigen muss möglich sein [218, 464, 466, 472, 476],
(3) die Betonung, dass der erkennbare Wille des Minderjährigen ausschlaggebend für eine Teilnahme an der klinischen Prüfung ist [464, 466, 472-473, 476, 482, 492, 496, 536-538],
(4) die Belastung und das Risiko sind minimal zu halten [218, 464, 472, 476, 492, 538] und fortwährend zu kontrollieren [218, 464, 538, 539] und
(5) der explizite Ausschluss einer mehr als angemessenen Entschädigung als Gegenleistung für die Teilnahme an der klinischen Studie [464, 472-473, 476, 538, 492].

Dabei sind die Punkte (1) und (3)-(5) auf die europäischen Vorgaben in der Richtlinie 2001/20/EG zurückzuführen [511]. Bei den Medizinprodukten ist in DIN EN ISO 14155-1:2003 eine vergleichbare Formulierung wie in Punkt (5) enthalten, die eine unangemessene Entschädigung verbietet. Das zusätzliche Beratungsgespräch soll (wie bei erwachsenen Studienteilnehmern) der ausführlicheren Information über die Durchführung der Studie dienen [511]. Die bessere Aufklärung kann zu einem problemloseren Ablauf und zu einem valideren Ergebnis der Studie führen und sollte deshalb auch im MPG verankert werden. Das Beratungsgespräch kann z. B. im Rahmen der vorgeschriebenen Aufklärung stattfinden und würde somit kaum mehr Zeit benötigen. Selbst bei einem separaten Gespräch würde sich der zusätzliche Aufwand durch eine bessere Compliance des Patienten auszahlen. Dies gilt auch für eine angemessene Aufklärung des Minderjährigen, die je nach Alter des Minderjährigen auch bei Prüfungen nach dem MPG selbstverständlich sein sollten. Der Wille des Minderjährigen wird zwar im MPG nicht explizit angesprochen, doch aufgrund der erforderlichen Einwilligung durch den Minderjährigen wird damit auch der Wille des Minderjährigen berücksichtigt. Bei kleineren, noch nicht einwilligungsfähigen Kindern ist es sowohl nach der Formulierung im AMG als auch im MPG schwierig, aus ihrem Verhalten Rückschlüsse auf ihren persönlichen Willen zu ziehen.

---

[a] Zumindest kann keine einleuchtende Erklärung dafür gefunden werden. Vgl. Deutsch, E.: "Klinische Prüfung von Arzneimitteln: eine Europäische Richtlinie setzt Standards und vereinheitlicht Verfahren". Neue Juristische Wochenschrift. 2001; 46: 3361-3366. S. 3366.

[b] Mit der „betreffende[n] Ethikkommission" sei nicht eine registrierte Ethikkommission, sondern die räumlich und fachlich zuständige Ethikkommission gemeint. Vgl. Deutsch, E. und Spickhoff, A.: "Medizinrecht. Arztrecht, Arzneimittelrecht, Medizinprodukterecht und Transfusionsrecht". 5. Aufl. Berlin: Springer-Verlag; 2003. ISBN 3-540-00048-8. S. 767 Rz. 1229.

Das Risiko für den Minderjährigen muss sowohl nach dem MPG als auch nach dem AMG ärztlich vertretbar sein und ggf. laufend überprüft werden. Die Einschreitschwelle für Prüfungen mit Minderjährigen ist im MPG jedoch aufgrund des bereits genannten Unterschiedes in Punkt (4) nicht so niedrig gesetzt wie im AMG. Zum Schutze des minderjährigen Prüfungsteilnehmers wäre deshalb zu überlegen, ob die Formulierung aus dem AMG in das MPG übernommen werden sollte. Dies würde den Schutz des Minderjährigen erhöhen, so dass ggf. mehr Menschen bereit wären, an klinischen Studien teilzunehmen, wodurch die Ergebnisse der Studie wiederum anderen Minderjährigen zu Gute kommen würden.

Weitere allgemeine Punkte im Arzneimittelrecht sind die Folgenden, welche der Übersichtlichkeit wegen im Anschluss an die Aufzählung diskutiert werden:

- das AMG fordert sachkundige Prüfer[a] und einen geeigneten Durchführungsort [218, 476, 483, 488],
- das AMG schreibt vor, dass für den Teilnehmer an der klinischen Prüfung ein Beratungsgespräch möglich sein muss [218, 466, 472, 476, 535],
- es muss eine Informationsstelle für die Teilnehmer an der klinischen Studie eingerichtet werden [157, 218, 466, 472, 475-476, 489][b],
- die Auflistung der konkreten Versagungsgründe durch die Ethikkommission und der Bundesbehörde (§ 42 AMG),
- die Angaben zur erlaubten Datenspeicherung und Weitergabe [458], auch nach dem Ausscheiden des Teilnehmers, macht einen Widerruf hinsichtlich der Datenverwendung unmöglich [464, 466, 472, 476, 492],
- mit der Rücknahme der Einwilligung zur Teilnahme an der klinischen Prüfung darf lt. AMG kein Nachteil für den ausgeschiedenen Teilnehmer verbunden sein [540][c],
- das AMG bezieht sich auf den Sponsor, wohingegen der Begriff des Sponsors im MPG nicht verwendet wird,
- eine Verordnung (GCP-V) erläutert die genaue Vorgehensweise bei klinischen Prüfungen,
- nach § 7 GCP-V müssen bei multizentrischen Studien Kopien der Antragsunterlagen für die Ethikkommission nach § 42 Abs. 1 AMG an alle weiteren Ethikkommissionen versendet

---

[a] Die Prüfer bedürfen nicht ausschließlich der Qualifikation des Arztes. Vgl. Franken, A., Gawrich, S. und Kroth, E.: "Die wichtigsten Änderungen des Arzneimittelgesetzes im Rahmen der 12. AMG-Novelle. Teil 2: Neuregelungen im Bereich Klinische Prüfung und sonstige Regelungen". Die Pharmazeutische Industrie. 2004; 8: 987-992. S. 990; Osieka, T.O.: "Das Recht der Humanforschung". Medizinrecht in Forschung und Praxis. Band 5. Hamburg: Verlag Dr. Kovac; 2006. ISBN 978-3-8300-2510-8. S. 216-219. Jedoch sieht § 4 Abs. 25 AMG in der Regel einen Arzt als Prüfer vor, Ausnahmen davon müssen begründet werden. Vgl. Geisler, I., Hofmann, H.-P. und Nickel, L.: "Angleichung der regulatorischen Anforderungen für die klinische Prüfung von Arzneimitteln am Menschen in der EU". Bundesgesundheitsblatt - Gesundheitsforschung - Gesundheitsschutz. 2005; 2: 141-146. S. 143-144.
[b] Die Patientenkontaktstelle ist beim BfArM/PEI eingerichtet. Die Kontaktdaten sind im Internet unter http://www.bfarm.de/cln_030/nn_1198552/DE/Arzneimittel/1__vorDerZul/klinPr/klinprnode.html__nnn=true (30.11.2008) bzw. http://www.pei.de/cln_108/nn_163024/DE/infos/patienten/ klin-pruef-pat/klin-pruef-pat-node.html?__nnn=true (30.11.2008) verfügbar.
[c] Diese Tatsache wird auch für Medizinprodukte in der Literatur beschrieben. Vgl. Schwarz, J.A.: "Regulatorische Anforderungen an klinische Prüfungen mit Medizinprodukten und Leistungsbewertungsprüfungen mit In-vitro-Diagnostika". Bundesgesundheitsblatt - Gesundheitsforschung - Gesundheitsschutz. 2005; 5: 556-561. S. 559; Wachenhausen, H.: "Medizinprodukte. Rechtliche Voraussetzungen für klinische Prüfungen". Medizinprodukte Journal. 2002; 3: 80-86. S. 83.

werden, in deren Zuständigkeitsbereich die klinische Prüfung durchgeführt werden soll [541],
- nach § 12 Abs. 1 GCP-V hat eine Anzeige mit den in § 12 Abs. 1 GCP-V genannten Unterlagen bei jeder zuständigen Behörde durch den jeweiligen Prüfer (oder nach § 12 Abs. 3 GCP-V auch durch den Sponsor möglich) zu erfolgen [541] sowie
- nach § 67 Abs. 1 AMG ist die Anzeige durch die zu prüfende Einrichtung bei der Landes- und Bundesbehörde vorgeschrieben [157, 159, 541] und
- eine EudraCT-Nummer ist bei der EMA vor dem Antrag bei der Bundesoberbehörde und der Ethikkommission anzufordern [159, 500, 541, 542].

Die Forderung nach angemessenen Räumlichkeiten im AMG ist auf die Umsetzung des Art. 6 Abs. 3 lit. f der Richtlinie 2001/20/EG zurückzuführen [511], ebenso beruht die Formulierung des Ausschlusses von Nachteilen bei einer Beendigung der Studie durch den Teilnehmer auf den Vorgaben dieser Richtlinie (Art. 3 Abs. 2 lit. e). Beides sollte auch im MPG der Fall sein. Zur Gleichbehandlung der Studienteilnehmer bedarf es deshalb einer entsprechenden Formulierung im MPG. Meine Forderung wird durch den Entwurf eines Gesetzes zur Änderung medizinprodukterechtlicher Vorschriften bestätigt, da dieser ebenfalls eine „geeignete[n]" Einrichtung für eine klinische Prüfung voraussetzt [356].

Auch dass die klinische Prüfung nur von sachkundigen Prüfern durchgeführt wird, sollte sowohl bei Studien mit Arzneimitteln als auch mit Medizinprodukten selbstverständlich sein. Schriftlich niedergelegt ist diese Anforderung in der Deklaration von Helsinki[a], die nach DIN EN ISO 14155-1:2003, Anhang 7 der Richtlinie 90/385/EWG und Anhang X der Richtlinie 93/42/EWG auch bei klinischen Prüfungen von Medizinprodukten anzuwenden ist. Somit ist die Forderung nach qualifizierten Prüfern für Prüfungen von Medizinprodukten verbindlich. Außerdem wird in DIN EN ISO 14155-1:2003 ebenfalls eine angemessene Qualifikation aller Beteiligten gefordert. Somit bedarf diese Forderung keiner zusätzlichen Erwähnung im Gesetzestext selbst. Trotzdem werden im Entwurf eines Gesetzes zur Änderung medizinprodukterechtlicher Vorschriften sachkundige Prüfer gefordert, da in der Definition des Prüfers dessen Qualifikation betont wird und ein „angemessen qualifizierte[r] Prüfer" für klinische Prüfungen nach § 20 MPG vorausgesetzt wird [356-357].

Die Einrichtung der Informationsstelle dient ebenso wie das Beratungsangebot der Aufklärung und Sicherheit der Probanden. Eine vergleichbare Einrichtung ist im MPG bislang nicht vorhanden, wäre zur Förderung der Compliance der Probanden jedoch empfehlenswert. Alternativ sollte der informierte Arzt/Prüfer dem Studienteilnehmer jederzeit bei Fragen zur Verfügung stehen.

Die Auflistung der konkreten, ausschließlichen Ablehnungsgründe [496] durch die Ethikkommission oder die Bundesbehörde in § 42 AMG ist ein Vorteil des AMG gegenüber dem MPG. Denn die Nennung der Ablehnungsgründe führt bei allen beteiligten Personen zur Rechtssicherheit, da damit indirekt der Prüfungsumfang der Ethikkommission und der Bundesbehörde festgelegt wird [500]. Somit werden willkürliche Handlungen unterbunden, weil der Antragsteller bei der Ablehnung seines Antrages die Möglichkeit hat, auf dem Rechtsweg Widerspruch gegen den Verwaltungsakt [497] einzulegen [159, 466, 495, 543]. Eine derartige Konkretisierung der Versagungsgründe wäre

---

[a] Abgedruckt in: Schwarz, J.A.: "Leitfaden klinische Prüfung von Arzneimitteln und Medizinprodukten". 3. Aufl. Aulendorf: Edito Cantor Verlag; 2005. ISBN 3-87193-254-X. S. 119-122.

im MPG durchaus sinnvoll. Dann wäre die Rechtssicherheit auch für die klinische Prüfung von Medizinprodukten gegeben. Zum Prüfungsumfang der Ethikkommission werden bereits in § 20 Abs. 8 MPG Angaben gemacht, wohingegen der Prüfungsumfang der zuständigen Behörde im Medizinprodukterecht bislang nicht festgelegt ist.

Darüber hinaus erhält der Antragsteller aus der GCP-V die Information, welche Unterlagen er für eine klinische Prüfung von Arzneimitteln bei der Behörde und bei der Ethikkommission vorzulegen hat [473, 502]. Im Medizinprodukterecht hingegen ist in § 20 Abs. 8 MPG nur die Rede von dem „Prüfplan mit den erforderlichen Unterlagen". Diese unpräzise Formulierung dient nicht der Förderung einer zügigen Studienplanung, da im Laufe des Verfahrens weitere Unterlagen nachgefordert werden können[a].

Um die Nachprüfbarkeit der Studiendaten zu gewährleisten und den datenschutzrechtlichen Anforderungen zu entsprechen, wurden in § 40 Abs. 2a AMG die dazu notwendigen gesetzlichen Grundlagen geschaffen [544]. Weiterhin dient diese Regelung dazu, einen bereits ausgeschiedenen Probanden wieder kontaktieren zu können, sofern neue Nebenwirkungen auftreten [544]. Im Prinzip bestehen bei Studien mit Medizinprodukten die gleichen datenrechtlichen Probleme z. B. beim Monitoring[b,c] oder der Kontaktaufnahme zu einem ehemaligen Studienteilnehmer. Der Unterschied in den Gesetzestexten hinsichtlich der Nutzung der Gesundheitsdaten beruht wohl darauf, dass vergessen wurde, diese Formulierung in das MPG mit aufzunehmen [492]. Da die Verwendung und damit auch die Weitergabe der erhobenen Daten für die klinische Bewertung nach § 19 MPG jedoch notwendig ist [492], sollte m. E. eine entsprechende Formulierung hinsichtlich der Verwendung der erhobenen Daten (über die Aufzeichnung und die Einsichtnahme hinausgehend) - ggf. auch nach einer Beendigung der Teilnahme an der klinischen Prüfung - Eingang in das MPG finden. Schließlich ist der Sinn einer klinischen Prüfung nicht allein die Aufzeichnung und Überprüfung der Aufzeichnungen, sondern vielmehr der Nachweis der Eignung des Medizinprodukts, welches einer Auswertung (z. B. durch einen Statistiker) und Interpretation (z. B. durch einen Sachverständigen oder eine Benannte Stelle) zum Zweck des Inverkehrbringens bedarf. Deshalb plädiere ich für die Übernahme der Formulierung des AMG in das MPG, wobei formelle Anpassungen hinsichtlich des Sponsors und der Zulassung notwendig sind. Auch empfehle ich im Hinblick auf den Patientenschutz die Formulierung „kann jederzeit [...] widerrufen werden, ohne dass der betroffenen Person dadurch Nachteile entstehen dürfen" von § 40 Abs. 2 Satz 3 AMG in das MPG zu übernehmen. Denn diese gesetzliche Regelung stärkt den Probanden in seiner Selbstbestimmung, indem sie ihm seine Entscheidung, die Studie zu beenden, erleichtert. Auch diese Maßnahme kann dazu führen, dass sich Probanden möglicherweise leichter für Studien mit Medizinprodukten rekrutieren lassen, weil ein Ausstieg aus der Studie jederzeit, ohne Nachteile befürchten zu müssen, möglich ist. Zwar ist eine vergleichbare Regelung in DIN EN ISO 14155-1:2003 6.7.4 c) enthalten, die „Sanktionen

---

[a] Die Möglichkeit der Nachforderung besteht zwar im Arzneimittelrecht auch, doch sind die möglichen Unterlagen bereits formuliert, so dass theoretisch auch ein Antrag ohne zusätzliche Nachlieferung möglich ist.
[b] Zur Problematik z. B. des Monitorings während des Studienverlaufs. Vgl. Helle, J.: "Schweigepflicht und Datenschutz in der medizinschen Forschung". Medizinrecht. 1996; 1: 13-18. S. 14.
[c] Doch beinhaltet die Einwilligung gemäß MPG zur „Einsichtnahme" die Möglichkeit des Monitorings. Vgl. Wachenhausen, H.: "Medizinprodukte. Rechtliche Voraussetzungen für klinische Prüfungen". Medizinprodukte Journal. 2002; 3: 80-86. S. 83. Das Hauptproblem, das nicht mit der Einwilligung abgedeckt ist, stellt im Medizinprodukterecht eher die Weitergabe der Daten dar.

gegen die Versuchsperson" bei einem Rücktritt von der klinischen Prüfung ausschließen, doch wird in 6.7.4 d) der genannten Norm eine „Erklärung über mögliche Folgen eines Rücktrittes" in die Einverständniserklärung aufgenommen. Die Formulierung in 6.7.4 d) bedeutet m. E., dass durchaus Nachteile mit dem Austritt für die betroffene Person verbunden sein können und entspricht deshalb m. E. nicht dem Sinn und Zweck in § 40 Abs. 2 Satz 3 AMG.

Das AMG überträgt die gesamte Verantwortung für die klinische Studie einem Sponsor [155, 159, 472, 488, 520, 524, 536-537, 542, 545-546]. Gerade bei nichtkommerziellen Studien kann die umfangreiche Verantwortung zu (z. B. finanziellen) Problemen führen [546, 547]. Denn der mit klinischen Studien verbundene Aufwand[a] kann dazu führen, dass es für Kliniken häufig unmöglich ist, unabhängige klinische Prüfungen durchzuführen [474, 547-549][b,c]. Folglich werden in Zukunft „weniger, aber größere[n] Studien" [550] mit einem höheren finanziellen Aufwand durchgeführt [536]. Zum Teil liegt der erhöhte Aufwand an der zu strengen, nationalen Legaldefinition einer klinischen Prüfung von Arzneimitteln [551] sowie an den Vorgaben durch die Richtlinie 2001/20/EG [474]. Der Gesetzgeber war sich dessen bewusst und hat trotzdem absichtlich die Gleichstellung aller klinischen Prüfungen zum Schutz des Patienten festgelegt [474, 544]. Die Regelung bezüglich des Sponsors führt aufgrund der Erschwerung der klinischen Forschung zu einer Verhinderung des Fortschrittes. Deshalb sollte sie m. E. nicht in das MPG übernommen werden. Allerdings wurde die Regelung hinsichtlich des Sponsors aus dem Arzneimittelrecht bereits in die Norm DIN EN ISO 14155-1:2003 übernommen, so dass bislang nur noch keine Legaldefinition im MPG enthalten ist. Doch ist in dem Entwurf eines Gesetzes zur Änderung medizinprodukterechtlicher Vorschriften ebenfalls die Definition des Begriffes Sponsor einschließlich seiner Voraussetzung für klinische Prüfungen enthalten [356-357].

Viele Angaben zu klinischen Prüfungen sind im Arzneimittelrecht in der GCP-V festgehalten. Zwar sind für den Bereich der Medizinprodukte in der Leitlinie MEDDEV 2.7.1 und in der DIN EN ISO 14155-1:2003 und DIN EN ISO 14155-2:2003 Angaben zu der klinischen Bewertung, den allgemeinen Anforderungen, der Dokumentation, dem Sponsor, dem Monitor, dem Prüfer, dem Abschlussbericht, den Unterlagen für die Ethikkommission und dem Prüfplan enthalten. Doch fehlen im Medizinprodukterecht Bestimmungen über die Herstellung, die Kennzeichnung und Vernichtung von Prüfprodukten und ggf. das Vorgehen bei einer Entblindung (abgesehen von Abschnitt 6.8 in DIN EN ISO 14155-1:2003 zum vorzeitigen Abbruch einer Studie). Ferner mangelt es an Angaben über die vorzulegenden Unterlagen bei der Behörde, den Umgang mit Studienänderungen, Schutz-

---

[a] Es wird v. a. der hohe administrative Aufwand kritisiert. Vgl. Diener, H.-C.: "Neues Arzneimittelgesetz". Aktuelle Neurologie. 2004: 475-476. S. 475-476; Rossion, I.: "Auswirkungen der 12. AMG-Novelle auf die Durchführung von nichtkommerziellen klinischen Studien". Der Urologe. 2005; *12*: 1444-1448. S. 1444; Sewing, K.-F.: "Klinische Prüfung von Arzneimitteln novelliert". chefarzt aktuell. 2005; *2*: 32-34. S. 34. Somit wird sowohl auf der Seite des Antragstellers als auch der Behörde mehr Personal und Ausstattung benötigt. Vgl. Rossion, I.: "Auswirkungen der 12. AMG-Novelle auf die Durchführung von nichtkommerziellen klinischen Studien". Der Urologe. 2005; *12*: 1444-1448. S. 1447.

[b] Rückgang der nicht-kommerziellen Prüfungen um ca. 50%. Vgl. Ambrosius, M. und Wachenhausen, H.: "7. DGRA-Jahreskongress in Bonn: Umsetzung des Review und Erfahrungen mit der 12. AMG-Novelle". Die Pharmazeutische Industrie. 2005; *7*: 788-792. S. 791.

[c] Doch gibt es auch Stimmen, die davon ausgehen, dass weiterhin industrieunabhängig klinische Forschung durchgeführt werden kann. Vgl. Paulus, U.: "Therapieoptimierungsstudien und die Novelle des Arzneimittelgesetzes". Der Onkologe. 2006; *4*: 325-330. S. 329-330.

maßnahmen, Meldepflichten und Behördeninspektionen. Diese Daten könnten in die DIN EN ISO 14155-1:2003 mit aufgenommen werden. Alternativ könnte eine Harmonisierung der Begriffe durchgeführt werden, so dass das Medizinprodukterecht auf die GCP-V verweisen kann.

Insgesamt sind im Arzneimittelrecht deutlich mehr Anzeigepflichten vorhanden (alle Ethikkommissionen sowie die Bundesbehörde und die jeweiligen Länderbehörden) als im Medizinprodukterecht (nur eine Ethikkommission und nur eine Landesbehörde). Durch die vielen Meldepflichten im Arzneimittelrecht erhöht sich der administrative Aufwand, wodurch sich die Attraktivität der klinischen Prüfungen von Arzneimitteln reduziert. Für eine Entbürokratisierung des Arzneimittelrechts wäre m. E. ein Meldesystem wie bei den Medizinprodukten (eine Meldung über eine Datenbank bei der Bundesoberbehörde, welche die Meldung an die Landesbehörden weiterleitet oder ihnen zur Verfügung stellt) denkbar. Im Unterschied zum Medizinprodukterecht müsste die Funktion der Bundesoberbehörde jedoch über die reine „Verteilerfunktion" hinausgehen. Dies ist notwendig, um die Bundesoberbehörde ebenfalls über die laufenden klinischen Studien zu informieren, wie dies bislang der Fall ist. Schon jetzt gibt es im Arzneimittelbereich eine europäische Datenbank für klinische Studien (EudraCT) [155, 495, 522, 537, 552-553], welche die Grundlage für ein nationales Informationssystem bilden könnte, da sie bereits mit den grundlegenden Informationen für eine klinische Studie gespeist werden muss.

4.7.3 Besondere Voraussetzungen zur klinischen Prüfung

In beiden Gesetzen (MPG und AMG) wird die klinische Prüfung an kranken Menschen separat behandelt [442, 454, 458, 554][a]. Dabei soll sowohl im MPG als auch im AMG das allgemeine Ziel einer klinischen Studie mit kranken Menschen sein, eine Verbesserung des gesundheitlichen Zustandes des Patienten herbeizuführen oder sein Sterben zu verhindern [458, 464, 473, 555-559].

Dabei ist die klinische Prüfung an kranken Menschen im MPG den Vorschriften im AMG a. F.[b] stark nachempfunden (z. B. bei der Patientenaufklärung) [533, 456, 560]. Im § 21 MPG finden sich die Angaben zu nicht zustimmungsfähigen Patienten aus dem § 41 AMG a. F. wieder – allerdings in kürzerer und eindeutigerer Formulierung [561]. Trotzdem entstehen die gleichen Probleme im Medizinprodukterecht wie im Arzneimittelrecht [560] (vor der 12. AMG-Novelle). So wurde auch die Übernahme der Systematik des Verweises von § 21 MPG auf § 20 MPG aus dem AMG a. F. in das MPG übernommen [458]. Dadurch wird das MPG nicht leichter verständlich, da leider bei der Formulierung des MPG die bisherigen Erkenntnisse aus dem Arzneimittelrecht nicht umgesetzt wurden [458].

Übereinstimmend wird in beiden Gesetzen die Aufklärung [560, 562] und Zustimmung [464, 466, 473, 558-559] des gesetzlichen Vertreters bzw. des Patienten gefordert bzw. ist diese in Notfallsituationen nicht erforderlich [218, 464, 473, 488, 492, 499, 554-559, 561-562]. Im MPG gilt diese

---

[a] Bzw. es erfolgt mit § 41 AMG eine Änderung und Ergänzung der allgemeinen Voraussetzungen nach § 40 AMG. Vgl. Caasen, B.S.: "Die "klinische Prüfung" im Arzneimittelrecht". Kiel: Dissertation; 1985. S. 16; Deutsch, E. und Spickhoff, A.: "Medizinrecht. Arztrecht, Arzneimittelrecht, Medizinprodukterecht und Transfusionsrecht". 5. Aufl. Berlin: Springer-Verlag; 2003. ISBN 3-540-00048-8. S. 605 Rz. 937; Feiden, K.: "Die Neuordnung des Arzneimittelrechts". Frankfurt/Main: Govi-Verlag GmbH. Pharmazeutischer Verlag; 1983. ISBN 37741 9810 1. S. 40; Pabel, H.J.: "Arzneimittelgesetz". 12. Aufl. Stuttgart: Deutscher Apotheker Verlag; 2007. ISBN 978-3-7692-4466-3. S. 204-205.
[b] Mit der alten Fassung des AMG ist die Fassung des AMG vor der 12. AMG-Novelle gemeint.

Notfall-Regelung allerdings nur für geschäftsunfähige oder in der Geschäftsfähigkeit beschränkte Patienten (die Tatsache ist aus der Formulierung „Einwilligung des gesetzlichen Vertreters" in § 21 Nr. 3 MPG abzuleiten), wohingegen das AMG die Ausnahme von der Einwilligung nur für voll geschäftsfähige, volljährige Patienten vorsieht. Dieser Unterschied hinsichtlich der Einwilligung in Notfällen (gesetzlicher Vertreter im MPG versus Patient im AMG) beruht auf der teilweise wörtlichen Übernahme der Formulierung im AMG in das MPG und der fehlenden Angleichung des MPG nach der 12. AMG-Novelle. Diese Interpretation des MPG dürfte m. E. nicht ganz so gewollt sein, da sich § 41 Nr. 5 Satz 3 AMG a. F. auf alle kranken Personen bezog, die wie in § 41 Nr. 4 AMG a. F. beschrieben war, nicht mehr selbst über ihre Behandlung entscheiden können. Da jedoch § 41 Nr. 4 AMG a. F. nicht in das MPG übernommen wurde, fehlt der Bezug zwischen dem gesetzlichen Vertreter und dem einwilligungsunfähigen Menschen. Die Tatsache, dass die Notfall-Regelung (Nr. 3) nach der Bestimmung über (beschränkt) geschäftsfähige Menschen (Nr. 2) kommt, legt den Schluss nahe, dass mit dem gesetzlichen Vertreter in § 21 Nr. 3 MPG der gesetzliche Vertreter aus § 21 Nr. 2 MPG gemeint ist. Somit bedarf es einer Klarstellung des „gesetzlichen Vertreters" im MPG – ggf. könnte die neue Formulierung des § 41 AMG herangezogen werden, da diese Einteilung die verschiedenen Personengruppen klar trennt und die jeweils wichtigen Eigenheiten berücksichtigt [554].

Auch kann nach dem MPG in speziellen Ausnahmefällen die Aufklärung und Zustimmung des Patienten oder seines gesetzlichen Vertreters entfallen, wenn dadurch der Behandlungserfolg bedroht sein könnte [456, 458, 492, 555-557, 561]. Dies stammt ebenfalls aus § 41 AMG a. F. [560], ebenso wie auch die Möglichkeit, die Einwilligung zur Teilnahme an der klinischen Prüfung mündlich in der Anwesenheit von Zeugen zu erteilen (§ 41 Nr. 6 AMG a. F.) [561]. Die Regelung der mündlichen Zustimmung im MPG hat den Vorteil, dass die mündliche Einwilligung mit weniger Aufwand verbunden ist und somit zu einer schnelleren und möglicherweise lebensrettenden Versorgung des Patienten beitragen kann. Auch in Art. 3 Abs. 2 lit. d) der Richtlinie 2001/20/EG ist festgelegt, dass eine mündliche Einwilligung bei Schreibunfähigkeit möglich ist, doch ist diese Möglichkeit mit der 12. AMG-Novelle aus dem Gesetzestext des AMG gestrichen worden. Dafür sieht die Definition „Einwilligung nach Aufklärung" gemäß GCP-V in § 3 Abs. 2b bei einzelnen Ausnahmen auch die mündliche Einwilligung unter Zeugen vor, wenn eine schriftliche Einwilligung nicht möglich ist [488, 492]. Somit besteht der Unterschied zwischen dem MPG und dem AMG hinsichtlich der mündlichen Zustimmung nur in den unterschiedlichen Quellen (Gesetz versus Verordnung).

Außer dass diese beiden Formulierungen zum Wegfall der Aufklärung und der mündlichen Einwilligung fast wortgleich vom AMG a. F. übernommen wurden und noch nicht an die neue Fassung des AMG angepasst wurden, beziehen die beiden Regelungen im MPG (im Gegensatz zum AMG a. F.) neben dem Patienten auch alternativ den gesetzlichen Vertreter mit ein.

Das AMG schreibt auch vor, dass die Einwilligung nachgeholt werden muss, soweit der Patient dazu in der Lage ist [464, 473, 488, 492, 554, 558-559]. Dies ist im MPG nicht explizit vorgesehen, da es auch im AMG a. F. nicht enthalten war. Der Grund für die gesetzlich festgeschriebene, nachträgliche Einholung der Zustimmung zur Teilnahme an der klinischen Prüfung im AMG ist nicht bekannt. Sie dient vermutlich zur rechtlichen Absicherung des durchführenden Personals, um Klagen wegen Körperverletzung zu vermeiden. Außerdem impliziert das Recht auf Selbstbestimmung des Patienten [493] und das Persönlichkeitsrecht [504, 563], dass er über seine Behandlung informiert wird, um ggf. die weitere Behandlung in der klinischen Prüfung verhindern zu können. Deshalb wird auch bei klinischen Prüfungen von Medizinprodukten empfohlen, die Einwilligung des Patienten ggf. noch nachträglich einzuholen [492].

Generell ist die Aufklärungs- und Zustimmungspflicht im MPG geringer als im AMG (vgl. Ausnahmen bei Notfällen und bei speziellen Fällen, in denen der Heilungserfolg beeinträchtigt werden könnte). Wegen der oben genannten Gründe für die nachträgliche Einwilligungserfordernis im AMG (rechtliche Absicherung, Selbstbestimmungsrecht), sollte eine ähnliche oder die gleiche Formulierung meiner Ansicht nach auch in das MPG aufgenommen werden. Dann ist dies gesetzlich verankert und wird hoffentlich in Zukunft zum Routinevorgehen bei klinischen Prüfungen von Medizinprodukten gehören.

Weiterhin findet § 21 MPG nur auf Produkte zur Behandlung einer Krankheit Anwendung, wodurch sämtliche Diagnostika von § 21 MPG ausgenommen sind [564]. Dies ist im Bereich der Medizinprodukte problematisch, da viele der Diagnostik dienen. So stellt sich die Frage, ob demnach keine klinischen Studien von Medizinprodukten zur Diagnose von kranken Menschen (ausgenommen Kinder, Schwangere und Stillende) durchgeführt werden dürfen? Es bliebe nur die Prüfung nach § 20 MPG. Dafür spricht die Auslegung, dass zunächst von einem gesunden Menschen ausgegangen wird, bei dem erst nach der Anwendung von diagnostischen Methoden entschieden werden kann, ob eine Krankheit vorliegt oder nicht [565]. Doch bei offensichtlich gesunden Menschen ist eine Diagnose weder möglich noch notwendig. Auch im AMG findet § 41 AMG nur auf kranke Personen Anwendung. Da jedoch auch In-vitro-Diagnostika vom MPG und In-vivo-Diagnostika vom AMG geregelt werden, sollten diese Fälle im Gesetz berücksichtigt werden. Denn schließlich werden diese Produkte auch bei bereits erkrankten Personen angewendet, um genauere Einzelheiten über die Krankheit zu erlangen (z. B. bei Blutzuckermessgeräten, Fieberthermometern, Röntgenkontrastmitteln).

Andererseits gibt es zur Problematik der Diagnostika bereits verschiedene Auslegungsversuche, die den Begriff „Behebung" der Krankheit [473] bzw. den Begriff „Krankheit" an sich sehr weit auslegen [564], so dass davon auch die Diagnostika erfasst werden. Außerdem wird auf die amtliche Begründung des Gesetzes zur Neuordnung des Arzneimittelrechts[a] verwiesen, in der es heißt, das Prüfpräparat müsse „dem Patienten in seiner Lage zum Vorteil gereichen", worunter auch die Diagnostik falle [566].

Das AMG enthält die folgenden zusätzlichen Vorgaben für eine klinische Prüfung an minderjährigen Patienten:
- der Gruppennutzen ist möglich [567-568],
- die Studie muss unbedingt erforderlich sein [568],
- die Studie muss sich konkret auf die Krankheit des Minderjährigen beziehen [568] und
- die Studie darf nur zu sehr geringen Belastungen und sehr geringen Risiken führen [218, 464, 466, 473, 492, 524, 536-537, 554, 559, 558].

---

[a] Abgedruckt in: Sander, A.: "Arzneimittelrecht Kommentar". Teil C, AMG-Kommentar. Stuttgart: Verlag W. Kohlhammer GmbH; 2008. Stand: November 2007 (45. Lieferung). ISBN 978-3-17-017937-0. § 41 S. 2.

Der große Unterschied zwischen den klinischen Prüfungen an kranken, minderjährigen und volljährigen Personen besteht im Rechtfertigungsgrund des AMG, welches im Gegensatz zum MPG den Gruppennutzen zulässt [218, 464, 554]. Vermutlich aus historischen Gründen (z. B. Missbrauch während der nationalsozialistischen Zeit[a]) ist die Forschung mit Arzneimitteln an nicht einwilligungsfähigen Menschen nur erlaubt, wenn der Patient einen individuellen Vorteil von der Teilnahme an der klinischen Prüfung hat [559]. Eine „quantitative Differenzierung von Menschenleben" [569] soll auf keinen Fall stattfinden [569].

Der Gruppennutzen im AMG (vor allem bei Kindern [488]) wird kontrovers diskutiert [570]. Der Grund für die Einführung des Gruppennutzens bei minderjährigen Patienten liegt in dem Fehlen der klinisch notwendigen Daten von Kindern [571-572][b]. Außerdem müssen die europäischen Vorgaben der Richtlinie 2001/20/EG umgesetzt werden, welche den Gruppennutzen bei minderjährigen Patienten vorsehen [532]. Um die Sicherheit von Kindern in klinischen Studien und durch die Erhebung von klinischen Daten zu gewährleisten, werden die Anforderungen sehr hoch gesetzt [488, 511] (kumulative Anwendung aller Unterpunkte a) bis d) in § 41 Abs. 2 AMG). Die jetzigen Regelungen im AMG zur klinischen Prüfung mit Kindern verbessern somit die medizinische Versorgung von Kindern [536]. Auch im Medizinprodukterecht besteht das Problem, dass Medizinprodukte oft nicht an die Bedürfnisse von Kindern angepasst und für sie „zugelassen" sind [573]. Bei Medizinprodukten wird die Wirkung nicht wie bei Arzneimitteln durch die vom Erwachsenen unterschiedliche Pharmakokinetik eines Kindes [574] beeinflusst, da Medizinprodukte nicht pharmakologisch wirken. Jedoch handelt es sich bei Kinderanfertigungen z. B. um speziell notwendige kleinere Größen oder um Anpassungen an das noch stattfindende Wachstum und die Weiterentwicklung [573, 575]. Deshalb sollte auch im Medizinprodukterecht der Gruppennutzen für Kinder und Erwachsene in Erwägung gezogen werden, um Studien mit diesen Produkten zu erleichtern und mit den neuen Erkenntnissen die Anwendungssicherheit zu erhöhen. Auch durch die Tatsache, dass ein Vergleich von zwei verschiedenen (diagnostischen) Medizinprodukten hinsichtlich der diagnostischen Genauigkeit aufgrund der aktuellen Gesetzeslage nicht bzw. nur sehr schwer durchführbar ist, wird der technische Fortschritt möglicherweise gehemmt [564]. Aufgrund der teleologischen Reduktion (Gesetzeszweck: Patientenschutz vor nicht vertretbaren Risiken) wurde bereits vor der 12. AMG-Novelle die klinische Prüfung von Arzneimitteln und Medizinprodukten, die keinen individuellen Nutzen für den Patienten darstellen, aber nahezu ohne Risiken sind, als gesetzeskonform angesehen [576]. Diese Gesetzesauslegung entspricht einem Gruppennutzen. Wenn der Gruppennutzen jedoch

---

[a] Als Beispiel sei die Euthanasie-Aktion während dem Dritten Reich von 1939 - 1945 genannt. Vgl. z. B. Platen-Hallermung, A.: "Die Tötung Geisteskranker in Deutschland". 4. Aufl. Bonn: Psychiatrie-Verlag; 2001. ISBN 3-88414-149-X. S. 58-80.
[b] In speziellen Kindergebieten sowie auf der Intensivstation der Neugeborenen werden 90% der Arzneimittel „off-label" oder „unlicensed" eingesetzt. Vgl. Gensthaler, M.: "Arzneimittel für Kinder. AMG-Novelle erleichtert Studien". Pharmazeutische Zeitung. 2004; 40: http://www.pharmazeutische-zeitung.de/index.php?id =27104 (01.03.2006). In der ambulanten Behandlung beträgt die „off-label"-Anwendung ca. 10-20%. Vgl. Gensthaler, M.: "Arzneimittel für Kinder. AMG-Novelle erleichtert Studien". Pharmazeutische Zeitung. 2004; 40: http://www.pharmazeutische-zeitung.de/index.php?id=27104 (01.03.2006). Andere Quellen sprechen sogar von einem Anteil von ca. 50% „off-label" der regelmäßig verwendeten Arzneimittel bei Kindern. Vgl. Dörries, A., Klingebiel, T., Landzettel, H.-J. et al.: "Forschung an Kindern für Kinder". Monatsschrift Kinderheilkunde. 2004; 10: 1127-1129 www.dgkj.de/584.98.html (13.07.2008).

bereits im Gesetzeszweck impliziert wäre, wäre eine Gesetzesänderung überflüssig gewesen. Deshalb bedarf es m. E. auch einer Änderung des MPG. Doch wird der Gruppennutzen vermutlich in nächster Zeit noch keinen Eingang in das MPG finden [565].

Auch die Bestimmungen zur Prüfung von Arzneimitteln an volljährigen, nicht entscheidungsfähigen Patienten sind im AMG mit den folgenden zusätzlichen Anforderungen verbunden:
- die Behandlung muss sich auf einen akut kritischen Zustand des Patienten beziehen [492, 524, 537, 559],
- die klinische Prüfung darf mit nur geringen Belastungen und geringen Risiken verbunden sein [218, 464, 466, 492, 524, 554, 558-559],
- der Prüfplan muss die Grenzen der Belastung und des Risikos definieren, welche laufend zu überprüfen sind [218, 466, 524, 558-559],
- das Nutzen-Risiko-Verhältnis muss positiv sein [466, 524, 558-559],
- die Studie muss unbedingt erforderlich sein [466, 492, 554, 558-559] und
- die Studie darf nicht mit (finanziellen) Vorteilen verbunden sein [464, 524, 554, 558-559].

Die zusätzlichen Anforderungen des AMG an klinische Prüfungen mit minderjährigen und nicht einwilligungsfähigen Patienten beruhen auf der Umsetzung der europäischen Vorgaben (Art. 4 und 5 der Richtlinie 2001/20/EG [511]). Diese neuen europäischen Regelungen haben noch keinen Eingang in das MPG gefunden, das z. Z. noch die „alten", nationalen Formulierungen des AMG a. F. enthält.

4.7.4 Durchführung der klinischen Prüfung

Zusätzlich zu den nationalen Vorgaben in § 20 und § 21 MPG sind nach § 22 MPG die europäischen Vorgaben in Anhang 7 Nr. 2.3 der Richtlinie 90/385 EWG bzw. Anhang X Nr. 2.3 der Richtlinie 93/42/EWG bei der Durchführung von klinischen Prüfungen zu berücksichtigen. Auch im Arzneimittelrecht (§ 40 Abs. 1 Satz 1 AMG) wird auf europäische Vorgaben - die gute klinische Praxis in der Richtlinie 2001/20/EG – verwiesen [475].

Während die Angaben zur klinischen Prüfung in Anhang 7 Nr. 2.3 der Richtlinie 90/385EWG bzw. Anhang X Nr. 2.3 der Richtlinie 93/42/EWG direkte Anwendung finden [420], wurde die Richtlinie 2001/20/EG mit der GCP-V in nationales Recht überführt. Somit dient § 22 MPG als Verbindung zwischen dem nationalen und dem europäischen Recht [577], die der Gesetzgeber mit Rückverweisen auf das europäische Recht auf eine für ihn unkomplizierte Art und Weise genutzt hat [443]. Dagegen werden vom Arzneimittelrecht die europäischen Vorgaben in eine nationale Verordnung übernommen. Hierbei erweist es sich als nachteilig, dass die nationale Verordnung bei jeder Änderung der europäischen Richtlinie 2001/20/EG ebenfalls einer Änderung bedarf und dies somit einen erhöhten administrativen Aufwand darstellt. Im Medizinprodukterecht bedarf eine Änderung des europäischen Rechts keiner Folgeänderung im MPG, sofern die Fundstellen im europäischen Recht unverändert bleiben.

Die europäischen Vorgaben in der Richtlinie 2001/20/EG für Arzneimittel sind ausführlicher und konkreter als die Angaben in Anhang 7 Nr. 2.3 der Richtlinie 90/385EWG bzw. Anhang X Nr. 2.3 der Richtlinie 93/42/EWG für Medizinprodukte. Die Angaben in Anhang 7 Nr. 2.3 der Richtlinie 90/385EWG bzw. Anhang X Nr. 2.3 der Richtlinie 93/42/EWG sind nämlich recht allgemein gefasst und beinhalten grundsätzliche Aspekte der klinischen Prüfung. Diese grundsätzlichen Aspekte in den Anhängen der Medizinprodukterichtlinien werden bei klinischen Studien von Arzneimitteln ebenfalls vorausgesetzt. So fordert die GCP-V in § 7 Abs. 2 Nr. 3 einen Prüfplan, und diverse Guidelines (z. B. ICH E9 [578] und ICH E1 [579]) geben Hilfestellung zur Anzahl der notwendigen Studienteilnehmer. ICH E9 fordert z. B. wie in den genannten Anhängen der Medizinprodukterichtlinien eine angemessene Anzahl an Prüfungsteilnehmern [557, 578, 580].

So ist auch die Forderung von Punkt 2.3.6 in Anhang 7 der Richtlinie 90/385/EWG bzw. in Anhang X der Richtlinie 93/42/EWG nach einem Prüfungsleiter in § 20 Abs. 1 Nr. 4 MPG enthalten [580]. Während die EG-Richtlinien „nur" einen Zugriff der zuständigen Person auf die technischen und medizinischen Daten fordern, geht das MPG in § 20 Abs. 1 Nr. 7 darüber hinaus und fordert eine aktive Information über die erfolgten Prüfungen [580]. Auch § 40 Abs. 1 Nr. 5 AMG enthält eine vergleichbare Formulierung, die wie das europäische Medizinprodukterecht geeignete Räumlichkeiten vorschreibt [580]. Somit ist nur die Forderung nach einem adäquaten Umfeld für klinische Prüfungen im Medizinprodukterecht durch den Verweis von § 22 MPG hinzugekommen.

Die generelle Forderung, dass der Prüfleiter Zugang zu den Produktdaten besitzt, existiert im Arzneimittelrecht nicht, doch ist im Arzneimittelrecht eine Prüferinformation (oder Fachinformation) vorgeschrieben, die alle Daten zur Chemie, Qualität, Pharmakologie, Toxikologie, Prüfungsergebnissen und Nebenwirkungen enthält [490, 581]. Eine derartige Prüferinformation bzw. ein Prüferhandbuch wird auch von der DIN EN ISO 14155:2003 für Medizinprodukte gefordert. Die Anforderungen in den Abschnitten 2.3 des Anhangs 7 der Richtlinie 90/385/EWG und des Anhangs X der Richtlinie 93/42/EWG entsprechen den Anforderungen der DIN EN ISO 14155:2003[a]. Dabei ist die Norm DIN EN ISO 14155:2003 ausführlicher als die Vorgaben der europäischen Richtlinien[b]. Somit ist die Möglichkeit der Einsicht des Prüfungsleiters in die Rohdaten m. E. nicht zwingend notwendig, da bereits alle Informationen in der Prüferinformation bzw. im Prüferhandbuch enthalten sein müssen. Der Zugang zu allen relevanten Daten über das Medizinprodukt ist wie auch bei Arzneimitteln für die Person, welche die Prüferinformation erstellt, von entscheidender Bedeutung. Alle weiteren an der Studie beteiligten Personen (z. B. Ärzte) können die gesammelten Informationen aus der Prüferinformation entnehmen und benötigen m. E. keinen Zugang zu den Originaldaten.

Während die oben genannten Anhänge in Nr. 2.3.7 der Medizinprodukterichtlinien nur einen unterschriebenen Bericht mit der kritischen Bewertung aller gewonnenen Informationen verlangen [557], wird im AMG selbst nirgends ein Bericht verlangt. Doch fordert § 13 Abs. 9 GCP-V die Vorlage einer Zusammenfassung des Abschlussberichtes bei der Bundesoberbehörde und der zuständigen Ethikkommission. In der ICH E 3 [582] wird ausführlich beschrieben, was der die ganze Studie betreffende Abschlussbericht bei Arzneimitteln enthalten muss: u. a. auch eine Berücksichtigung der Ergebnisse der Studienabbrecher, der Laborparameter und sonstiger Beobachtungen [582]. So-

---

[a] Böckmann, R.-D., Frankenberger, H. und Will, H.G.: "Durchführungshilfen zum Medizinproduktegesetz". Köln: TÜV Media GmbH; 2008. Stand: November 2008. ISBN 978-3-8249-0227-9. Kapitel 30.22 S. 6. Böckmann et al. beziehen sich zwar auf die abgelöste Norm DIN EN 540, doch trifft deren Aussage auch auf die Nachfolgenorm DIN EN ISO 14155:2003 zu.

[b] Böckmann, R.-D., Frankenberger, H. und Will, H.G.: "Durchführungshilfen zum Medizinproduktegesetz". Köln: TÜV Media GmbH; 2008. Stand: November 2008. ISBN 978-3-8249-0227-9. Kapitel 30.22 S. 7. Böckmann et al. beziehen sich zwar auf die abgelöste Norm DIN EN 540, doch trifft deren Aussage auch auf die Nachfolgenorm DIN EN ISO 14155:2003 zu.

mit wird auch im Arzneimittelrecht eine umfassende Bewertung im Abschlussbericht gefordert. Der Abschlussbericht kann im Arzneimittelrecht von dem Leiter der klinischen Prüfung oder dem Sponsor unterzeichnet werden [582-583]. Während nach Nr. 2.3.6 der oben genannten Medizinprodukterichtlinien ausschließlich der Prüfleiter den Abschlußbericht unterschreiben muss [580], schreibt hingegen die DIN EN ISO 14155:2003 vor, dass der Abschlussbericht bei klinischen Studien mit Medizinprodukten sowohl vom Sponsor als auch von den zuständigen Leitern der verschiedenen Prüfzentren zu unterzeichnen ist [584][a]. Die Norm DIN EN ISO 14155:2003 enthält zusätzlich zu den Angaben in den oben genannten Anhängen der Medizinprodukterichtlinien weitere Informationen darüber, was ein Abschlussbericht für Medizinprodukte enthalten muss.

Die Anforderungen an den Abschlussbericht im Medizinprodukterecht und im Arzneimittelrecht sind durchaus vergleichbar. Die geringfügige Abweichung im Unterschriftenblock ist m. E. nicht von Bedeutung, da der Sponsor in jedem Fall die gesamte Verantwortung, also auch die für den korrekten Abschlussbericht trägt, unabhängig davon, ob die Prüfärzte unterschreiben oder nicht. Die Richtigkeit der Daten soll vielmehr bereits während der klinischen Prüfung durch Schulungen, Audits, Arbeitsanweisungen etc. sichergestellt werden [581-582].

Meiner Meinung nach geht aus den Angaben in den oben genannten Anhängen der Medizinprodukterichtlinien nicht eindeutig hervor, ob damit der Abschlussbericht über die gesamte Studie oder ein Bericht von dem jeweiligen Zentrum gemeint ist. Nach meinem Verständnis beschreibt Nr. 2.3.7 der oben genannten Anhänge der Medizinprodukterichtlinien einen übergeordneten Abschlussbericht, da in Nr. 2.3.6 der genannten Anhänge die Rede davon ist, dass die Prüfungen (=Plural) „unter der Verantwortung eines [...] Arztes oder [...] befugten Person" durchzuführen sind. Punkt 2.3.7 bezieht sich nun auf die in Nr. 2.3.6 genannte Person (=Singular), so dass damit ein übergreifender Abschlussbericht gemeint ist. Dies wird durch die Tatsache unterstützt, dass in keinem anderen Kontext (z. B. MPG, DIN EN ISO 14155:2003) ein „Zentrumsbericht" erwähnt wird. Auch die Literatur spricht von dem einen Prüfleiter, der einen Abschlussbericht erstellen muss [557]. Somit handelt es sich bei dem Bericht nach Nr. 2.3.7 vermutlich um den Abschlussbericht der gesamten Studie. Aufgrund der nicht eindeutigen Zuordnung sollte diese europäische Formulierung in Zukunft konkretisiert werde, um für Klarheit und somit für Rechtssicherheit zu sorgen.

Die weiteren Punkte, die in den oben genannten Anhängen der Medizinprodukterichtlinien gefordert werden (Vorgehensweise, Anwendungsbedingungen, geprüfte Parameter), hängen im Arzneimittelrecht von der Art der Studie ab. Denn im Arzneimittelbereich werden die Phasen I bis IV der klinischen Forschung unterschieden [585-589]. Von der klinischen Phase hängt ab, an welchen Studienteilnehmern (gesunden oder erkrankten Menschen) das Präparat geprüft wird und welche Parameter geprüft werden:

---

[a] Andere Ansicht: Der Abschlussbericht muss von allen Prüfern unterzeichnet werden. Vgl. Böckmann, R.-D., Frankenberger, H. und Will, H.G.: "Durchführungshilfen zum Medizinproduktegesetz". Köln: TÜV Media GmbH; 2008. Stand: November 2008. ISBN 978-3-8249-0227-9. Kapitel 30.22 S. 9.

Phase	Studienteilnehmer	Hauptparameter
I	Gesunde Studienteilnehmer*	Unbedenklichkeit, Verträglichkeit Pharmakokinetik ggf. Pharmakodynamik
II	Kranke Studienteilnehmer	Wirksamkeit Unbedenklichkeit, Verträglichkeit Dosierung, Anwendungsdauer
III	Kranke Studienteilnehmer	Wirksamkeit Verträglichkeit, Interaktionen
IV	Kranke Studienteilnehmer	Nebenwirkungen Wirksamkeit

*bestimmte risikobehaftete Präparate wie z. B. Zytostatika, Antiarrhythmika, gentechnologische Produkte oder Arzneimittel aus Proteinen/Peptiden sowie bei bestimmten kinetischen Untersuchungen z. B. hinsichtlich der Elimination oder bei psychischen Erkrankungen werden diese Präparate auch in der Phase I an erkrankten Studienteilnehmern geprüft [444, 478, 589, 590].

Tab. 7: Phasen klinischer Arzneimittelstudien [273, 444, 458, 471-472, 476-478, 534, 546, 585-589]

Dabei soll das Arzneimittel bereits in der Phase II in der für die Vermarktung vorgesehenen Darreichungsform angewendet werden [444]. In der Phase III erfolgt dann der Einsatz des Arzneimittels unter Alltagsbedingungen [478]. Dies entspricht der Forderung im Medizinprodukterecht nach Nr. 2.3.3 in Anhang 7 der Richtlinie 90/385EWG bzw. in Anhang X der Richtlinie 93/42/EWG. Darin heißt es, dass die Medizinprodukte unter gewöhnlichen Alltagsbedingungen geprüft werden sollen [557, 580]. Phase IV beinhaltet Studien mit bereits zugelassenen Arzneimitteln [273, 444, 471, 476-478, 534, 546, 588, 591], die ebenfalls unter den zugelassenen Bedingungen des Alltags angewendet werden.

Generell, vor allem in den frühen Phasen der klinischen Prüfung von Arzneimitteln wird die Betrachtung einzelner Parameter als sachgerecht empfunden [587], was im Gegensatz zu der Forderung bei Medizinprodukten nach Nr. 2.3.4 in Anhang 7 der Richtlinie 90/385EWG bzw. in Anhang X der Richtlinie 93/42/EWG steht, die eine umfassende Betrachtung *aller* Charakteristika des Medizinproduktes verlangt [557, 580]. Doch spätestens in der klinischen Phase III tritt die Gesamtheit der Auswirkungen des Arzneimittels auf die Krankheit des Patienten in den Vordergrund [587]. Somit sind die späteren klinischen Phasen von Arzneimitteln durchaus mit der klinischen Prüfung von Medizinprodukten vergleichbar.

Insgesamt gesehen werden aber auch bei den Arzneimitteln alle Besonderheiten des Produktes berücksichtigt, selbst wenn dies nicht explizit genannt wird. Denn die Ethikkommission und die Bundesoberbehörde haben die Möglichkeit, die Zustimmung zur klinischen Prüfung nach § 42 Abs. 1 bzw. Abs. 2 AMG zu verweigern, wenn „die klinische Prüfung ungeeignet ist, den Nachweis der Unbedenklichkeit oder Wirksamkeit [...] zu erbringen". Daraus ergibt sich indirekt, dass das Arzneimittel für die klinische Prüfung unter Berücksichtigung aller seiner Eigenarten für die klinische Prüfung entsprechend geeignet sein muss. Dies entspricht dem Punkt 2.3.2 in Anhang 7 der Richtlinie 90/385EWG bzw. in Anhang X der Richtlinie 93/42/EWG, die ein angemessenes Prüfungsdesign in Abhängigkeit von dem Prüfprodukt fordern [580].

Somit sind die Methoden bei klinischen Prüfungen im Medizinprodukterecht und im Arzneimittelrecht m. E. relativ ähnlich. Darüber hinaus werden im Arzneimittelrecht zum Zwecke der Transparenz, der wissenschaftlichen Vergleichbarkeit, der rechtlichen Zuordnung (§ 40 bis § 42a AMG) und für eine Bezugnahme (z. B. bei der Kostenberechnung), wie bereits beschrieben, die klinischen Prüfungen in vier verschiedene Phasen eingeteilt (ICH E 8) [472]. Die Einteilung wird kontrovers diskutiert [586], stellt aber grobe Anhaltspunkte für die klinische Entwicklung dar. Während diese Einteilung die Phasen I-IV enthält, ist alternativ eine Untergliederung der Studien in humane Pharmakologie, therapeutische Forschung, Bestätigung der therapeutischen Wirksamkeit und dem therapeutischen Gebrauch möglich [586].

Die phasische Einteilung ist vermutlich auf die längere Entwicklungsdauer von durchschnittlich 12 Jahren bei Arzneimitteln [592] zurückzuführen, während bei Medizinprodukten von einer kürzeren Zeitspanne mit ca. 1 bis 7 Jahren (z. B. bei einer Herzklappe mit klinischer Studie und klinischer Bewertung [593]) ausgegangen wird[a]. Dieser überschaubarere Zeitraum erfordert für Medizinprodukte keine spezielle Einteilung. Trotzdem kann die Entwicklung und klinische Prüfung von Medizinprodukten den Phasen der Arzneimittelprüfung zugeordnet werden [458]. Um eine Vergleichbarkeit von Arzneimitteln und Arzneimittelstudien zu schaffen, wäre deshalb aufgrund der ähnlichen klinischen Prüfung die Übernahme der klinischen Phasen (oder eines alternativen Einteilungssystems) in das Medizinprodukterecht sinnvoll. Dies würde (wie im Arzneimittelrecht) auch die Vergleichbarkeit der klinischen Studien von Medizinprodukten untereinander fördern.

Sowohl im Medizinprodukterecht (Nr. 2.3.5 in Anhang 7 der Richtlinie 90/385EWG bzw. in Anhang X der Richtlinie 93/42/EWG) als auch im Arzneimittelrecht (§ 13 GCP-V) müssen für den Studienteilnehmer ungünstige Ereignisse aufgezeichnet und an die zuständige Stelle gemeldet werden[b,c]. Dabei macht das Arzneimittelrecht in der GCP-V z. B. hinsichtlich der Meldefristen konkrete Vorgaben zu den unterschiedlichen Ereignissen (Unterscheidung nach unerwünschten Ereignissen, schwerwiegenden unerwarteten Nebenwirkungen mit möglicher oder keiner Todesfolge sowie die weiteren Vorkommnisse nach § 13 Abs. 4 Nr. 1-4 GCP-V). Dagegen wird im europäischen Medizinprodukterecht nicht weiter nach der Art des Vorfalls differenziert. Hier müssen *alle* schwerwiegenden unerwünschten Ereignisse während der klinischen Prüfung der jeweiligen Behörde gemeldet werden. Doch in der DIN EN ISO 14155-1:2003 wird ebenfalls nach unerwünschter Wirkung, unerwünschtem Ereignis, schwerer unerwünschter Wirkung und schwerem unerwünschtem Ereignis unterschieden. Außerdem ist es nach DIN EN ISO 14155-1:2003 die Aufgabe des Sponsors, dass alle schweren unerwünschten Ereignisse und schweren unerwünschten Wirkungen der (den) zuständigen Behörde(n) und der (den) Ethikkommission(en) gemeldet werden. Die unerwünschten Ereignisse und die unerwünschten Wirkungen müssen ausschließlich vom Prüfer dem Sponsor

---

[a] Etwa ein Drittel der Medizinprodukte der Hersteller in Deutschland sind weniger als 3 Jahre alt. Vgl. BVMed (Hrsg.): "BVMed-Pressemitteilung Nr. 35/09 vom 27. April 2009". Verfügbar unter: http://www.bvmed.de/presse.php?11141 (27.04.2009).
[b] Böckmann, R.-D., Frankenberger, H. und Will, H.G.: "Durchführungshilfen zum Medizinproduktegesetz". Köln: TÜV Media GmbH; 2008. Stand: November 2008. ISBN 978-3-8249-0227-9. Kapitel 30.22 S. 8. Böckmann et al. beziehen sich noch auf die alte Fassung der Richtlinien, doch fordern auch die durch die Richtlinie 2007/47/EG geänderten Richtlinien die Meldung (neu: an alle betroffenen Behörden).
[c] Dabei muss die Nebenwirkung lt. §§ 12 und 13 GCP-V sowohl an die Behörden als auch an die Ethikkommission gemeldet werden. Hingegen sehen die europäischen Richtlinien 90/385/EWG und 93/42/EWG nur die Meldung an die Behörden vor. Vgl. Ininger, G. und Kaiser, R.H.: "Betrieb, klinische Prüfungen und Sicherheit von Medizinprodukten und die Meldung von Vorkommnissen aus ärztlicher Sicht". <u>Der Radiologe</u>. 2003; *1*: 84-95. S. 87.

gemeldet und mit ihm diskutiert werden. Die nationale MPSV spricht wiederum von Vorkommnissen, doch ist diese Verordnung nach § 1 MPSV bei klinischen Prüfungen und Leistungsbewertungsprüfungen nicht anzuwenden. Die unterschiedliche Terminologie in den verschiedenen Vorschriften erschwert die Erfüllung der korrekten Meldepflicht. Auch die durch unterschiedliche Bezeichnung erscheinende Diskrepanz in den vorgeschriebenen Anzeigepflichten zwischen der europäischen Norm und den europäischen Richtlinien ist verwirrend. Doch ist ausschließlich das MPG und mit seinen Verweisen auch die entsprechende Stelle in den europäischen Richtlinien verpflichtend. Zusätzlich kann m. E. die DIN EN ISO 14155-1:2003 mit ihrer Definition eines „schwere[n] unerwünschte[n] Ereignis[ses]" als Hilfestellung dienen. Darüber hinaus plädiere ich für eine einheitliche Terminologie sowohl im Arzneimittelrecht als auch im Medizinprodukterecht. Mit einer einheitlichen Terminologie werden die Anforderungen verständlicher, besser durchführbar und besser überwachbar, wovon wiederum die Patienten durch eine erhöhte Produktsicherheit profitieren.

Durch die Verweise auf die europäischen Vorgaben im MPG ergeben sich, wie dargestellt, teilweise Überschneidungen und nur wenige Ergänzungen zum nationalen MPG hinsichtlich der Voraussetzungen für klinische Prüfungen. Teilweise werden, wie erwähnt, in den nationalen und europäischen Vorgaben keine einheitlichen Bezeichnungen verwendet (vgl. auch „Leiter der klinischen Prüfung" in § 29 Abs. 1 Nr. 7 MPG versus „dem verantwortlichen Arzt oder der befugten Person" in Anhang X Nr. 2.3.7 der Richtlinie 93/42/EWG). Somit führen die Verweise auf die (wenig konkreten) europäischen Vorgaben m. E. eher zu Missverständnissen und Verwirrung, als dass dadurch die Sicherheit in klinischen Studien mit Medizinprodukten erhöht wird. Lediglich in Verbindung mit § 23 MPG erhält die Einbeziehung der europäischen Vorgaben in das MPG einen Sinn, denn damit wird auch bei Studien mit Medizinprodukten, die bereits ein CE-Zeichen tragen können, ein gewisses Sicherheitsniveau gewährleistet[a].

Aufgrund der ähnlichen Verfahrensweise in klinischen Studien mit Medizinprodukten und Arzneimitteln ist deshalb mein Vorschlag, in einen Unterabschnitt der GCP-V die Medizinproduktespezifischen Regelungen aufzunehmen. Für Medizinprodukte mit CE-Kennzeichnung könnte ein separater Verweis auf die Richtlinienanhänge direkt in § 23 MPG erfolgen. Dann gäbe es in klinischen Studien wirklich fast identische Vorgaben für Medizinprodukte und Arzneimittel sowie Kombinationen aus beiden. Außer dem oben genannten Nachteil, dass europäische Änderungen eine Änderung in der nationalen Gesetzgebung nach sich ziehen, würde damit die Sicherheit bei klinischen Studien mit Medizinprodukten und Arzneimitteln erhöht.

4.7.5 Ausnahmen bei der klinischen Prüfung

Da CE-gekennzeichnete Medizinprodukte (und kennzeichnungsfähige Medizinprodukte) bereits in einem Konformitätsbewertungsverfahren einer Risikoprüfung unterzogen wurden, werden gemäß § 23 MPG für diese Medizinprodukte in einer erneuten klinischen Studie weniger strenge Schutzbestimmungen als notwendig erachtet [429, 456, 513, 594]. Allerdings sind als Folge davon, dass

---

[a] Siehe die Erläuterungen zu den europäischen Anforderungen nach § 22 MPG, wenn nach § 23 MPG § 20 und § 21 MPG nicht anzuwenden sind. Vgl. Böckmann, R.-D., Frankenberger, H. und Will, H.G.: "Durchführungshilfen zum Medizinproduktegesetz". Köln: TÜV Media GmbH; 2008. Stand: November 2008. ISBN 978-3-8249-0227-9. Kapitel 30.23 S. 4-7.

nach § 23 MPG die §§ 20 und 21 MPG nicht zur Geltung kommen, die Vorschriften der MPBetreibV zu berücksichtigen [595].

Die Formulierung in § 23 MPG ähnelt der Formulierung des ursprünglichen § 42 AMG a. F. [420, 458, 513][a]. Dies ergibt sich daraus, dass der § 23 MPG (ehemals § 19 MPG) durch die Übertragung der ursprünglichen Fassung des § 42 AMG a. F. entstanden ist [458].

Mit der 4. AMG-Novelle wurde jedoch § 42 AMG a. F. so geändert, dass nur noch geringfügige Erleichterungen für wenige zugelassene Arzneimittel galten [596] (Vorlage der pharmakologisch-toxikologischen Prüfergebnisse, eines Prüfplans und des Votums der Ethikkommission bei der Bundesoberbehörde [597] und bei In-vitro-Diagnostika für Tiere waren § 40 und § 41 AMG nicht anzuwenden [465])[b,c].

Aufgrund der europäischen Bestimmungen in der Richtlinie 2001/20/EG waren auch die geänderten Ausnahmen aus dem Anwendungsbereich nicht mehr vertretbar und wurden deshalb im AMG gestrichen [495]. Somit bestehen seit der 12. AMG-Novelle keine Erleichterungen mehr für zugelassene Arzneimittel in klinischen Studien nach § 42 AMG.

Die Nichtigkeit der Ausnahme nach § 23 MPG bei einer anderen Zweckbestimmung war in § 42 AMG a. F. im Gegensatz zu § 23 MPG nicht explizit festgeschrieben, da das MPG die europäischen Anforderungen von Art. 15 Abs. 8 der Richtlinie 93/42/EWG umsetzt [429, 456, 595, 598]. Die Ausnahmeregelung nach § 42 AMG a. F. galt ebenfalls nur für Arzneimittel innerhalb der zugelassenen Indikation [458, 465, 599]. Eine Änderung der Hilfsstoffe oder der Dosierung war unter § 42 AMG a. F. noch möglich, wohingegen der Austausch der Wirkstoffe oder die Änderung der Darreichungsform zu einem Ausschluss der Anwendung von § 42 AMG a. F. führte [465]. Eine derartige Zwischenregelung wie sie der § 42 AMG a. F. beinhaltete, gibt es im MPG nicht [600]. Entweder unterliegt ein Medizinprodukt § 20 oder § 21 MPG oder keinem der beiden Paragraphen.

Zusätzlich zu § 42 AMG a. F. nimmt das MPG ausdrücklich die Abweichung von der Zweckbestimmung sowie weitere invasive oder belastende Untersuchungen von der Ausnahme nach § 23 MPG aus [420, 429, 458, 487, 600-604]. Die zusätzliche nationale Regelung zu invasiven oder belastenden Untersuchungen im MPG [595] erscheint notwendig, da eine klinische Prüfung ansonsten eine Straftat gegen die körperliche Unversehrtheit nach StGB darstellt, und die klinische Prüfung deshalb u. a. die Zustimmung des Patienten bedarf [600, 605].

In der aktuellen Fassung des AMG sind Ausnahmen von § 40 und § 41 AMG nach dem Wortlaut des Gesetzes nicht mehr vorgesehen. Ausschließlich über die Definition der „klinischen Prüfung" in § 4 Abs. 23 Satz 1 AMG und deren Abgrenzung zu „nichtinterventionellen Prüfungen" nach § 4

---

[a] Gemeint ist die Fassung vor der 4. AMG-Novelle.
[b] Hinsichtlich der Arzneimittelgruppe, die von den Bestimmungen der §§ 40 und 41 AMG ausgenommen sind, ist eine Aktualisierung durch die Verfasserin im Vergleich zu Caasen erfolgt.
[c] Caasen, B.S.: "Die "klinische Prüfung" im Arzneimittelrecht". Kiel: Dissertation; 1985. S. 18; Kloesel, A. und Cyran, W.: "Arzneimittelrecht Kommentar". 108. Ergänzungslieferung, 3. Aufl. Stuttgart: Deutscher Apotheker Verlag; 2008. Stand: Oktober 2007. ISBN 978-3-7692-4615-5. § 42 Nr. 1. Anmerkung der Verfasserin: Es erfolgte seit der vierten AMG-Novelle nicht mehr wie von Kloesel, Cyran und Caasen beschrieben eine vollständige Freistellung zugelassener Arzneimittel von den §§ 40 und 41 AMG. Zugelassene Arzneimittel und von der Zulassungspflicht freigestellte Arzneimittel werden nur noch § 40 Abs. 1 Nr. 5, 6 ausgenommen.

Abs. 23 Satz 2 und 3 AMG ist jetzt die erforderliche Anwendung von § 40 und § 41 AMG bestimmbar [459].

Da im Medizinprodukterecht eine Definition der klinischen Prüfung fehlt [457] (wenn man von der Definition von DIN EN ISO 14155:2003 absieht), ist fraglich, ob die Ausnahmen in § 23 MPG nur für klinische Prüfungen oder auch für Anwendungsbeobachtungen im Sinne des Arzneimittelrechtes gelten, da in § 23 MPG die Rede von „klinische(r) Prüfung" ist [458]. Nach der Definition in § 4 Abs. 23 AMG stellen Anwendungsbeobachtungen als nichtinterventionelle Prüfungen keine klinische Prüfung dar. Doch wird aufgrund der Anforderungen an Anwendungsbeobachtungen und der großen Anzahl an Anwendungsbeobachtungen in der Literatur davon ausgegangen, dass auch diese in den Bereich des § 23 MPG fallen [458, 604][a]. Um dies zu untermauern, wird in der Literatur eine exakte Beschreibung des in § 23 MPG verwendeten Begriffs der „klinische[n] Prüfung[en]" vorgeschlagen [458]. Auch um die Abgrenzungsprobleme hinsichtlich der unterschiedlichen Studienarten und die daraus folgenden Anwendungsprobleme zu vermeiden [604], wäre eine Definition, was im MPG unter einer „klinischen Studie" zu verstehen ist, wünschenswert.

Somit unterliegen auch Phase IV-Studien den Bestimmungen von §§ 40 und 41 AMG [476]. Allerdings bestehen nach § 5 Abs. 8 GCP-V für zugelassene Arzneimittel gewisse Vereinfachungen in der Kennzeichnungspflicht [159, 476, 521, 546]. Außerdem ergeben sich bei Phase IV-Studien Erleichterungen durch die Vorlage der Fachinformation anstelle eines IMPD [159, 474, 542, 606] sowie bei der Herstellung und der Einfuhr zugelassener Arzneimittel [159]. Generell ist nach dem AMG nicht relevant, ob das vorliegende Prüfpräparat in der zu prüfenden Dosis und seiner Indikation zugelassen ist [563]. Jedoch bedingt eine von der Zulassung abweichende Dosierung, Darreichungsform oder Indikation die Vorlage zusätzlicher Unterlagen bei der Ethikkommission [606].

Klinische Studien mit CE-gekennzeichneten Medizinprodukten (und kennzeichnungsfähigen Medizinprodukten) sollen zu einem zusätzlichen Erkenntnisgewinn [456, 557], zur Bestätigung von Erkenntnissen [600] oder zur Verbesserung des Produkts führen [458, 596]. Dies kann z. B. durch die Beobachtung der Anwendung [458, 601], des Produkts [487], des Markts [601-602] oder des Langzeitbenefits [429, 458, 602] erfolgen. Die klinischen Studien mit CE-gekennzeichneten Medizinprodukten (und kennzeichnungsfähigen Medizinprodukten) sind somit hinsichtlich ihrer Bedeutung und ihrer zeitlichen Durchführung (nach der Zulassung bzw. dem Konformitätsbewertungsverfahren) mit den Phase IV-Studien bei Arzneimitteln vergleichbar [456, 458, 533].

Zwar kann nach § 23 MPG die Anwendung von § 20 und § 21 MPG entfallen, doch gelten auch für Medizinprodukte mit CE-Kennzeichnung die Vorschriften nach § 22 MPG. Aufgrund von § 22 MPG und Art. 15 Abs. 8 Satz 2 der Richtlinie 93/42/EWG erfolgt die Anwendung der sonstigen Bestimmungen in Anhang X der Richtlinie 93/42/EWG[b]. Dies hat für die klinische Prüfung zur Folge, dass folgende Bedingungen auch bei CE-gekennzeichneten Medizinprodukten (und kennzeichnungsfähigen Medizinprodukten) erfüllt werden müssen:

---

[a] Andere Ansicht: Nicht von den Regeln der klinischen Prüfung betroffen sieht Kage die Anwendungsbeobachtung. Vgl. Kage, U.: "Das Medizinproduktegesetz". Staatliche Risikosteuerung unter dem Einfluß europäischer Harmonisierung. Berlin: Springer Verlag; 2005. ISBN 3-540-21932-3. S. 296.
[b] Nöthlichs, M. und Schmatz, H.: "Sicherheitstechnik digital". Modul Medizinprodukte. Erläuterungen zum Medizinproduktegesetz. Berlin: Erich Schmidt Verlag; 2008. Stand: Oktober 2008. ISBN 3 503 07876 2. § 23 S. 1. Nöthlichs, Schmatz folgern dies fälschlicherweise aus Art. 15 Abs. 6.

- das Vorliegen eines Prüfplans,
- das Vorhandensein eines angemessenen Leiters der klinischen Prüfung,
- die Berücksichtigung der Deklaration von Helsinki [600],
- die sachgerechte Anpassung der Prüfung an die Fragestellung,
- die Pflicht zur Meldung von Ereignissen und
- das Erstellen eines Abschlussberichts [429, 602].

Damit ist auch für Medizinprodukte mit CE-Kennzeichnung ein nicht zu unterschätzender Aufwand verbunden, der durchaus mit den Aufwendungen für eine Phase IV-Studie mit Arzneimitteln vergleichbar ist.

Sowohl aufgrund des unterschiedlichen Risikos als auch aufgrund der unterschiedlichen rechtlichen Anforderungen wird eine unterschiedliche Bezeichnung für klinische Prüfungen vor und nach dem Konformitätsbewertungsverfahren gefordert [602]. Diesbezüglich wird die Bezeichnung „klinische Studie" oder „Anwendungsbeobachtung" für bereits CE-gekennzeichnete Medizinprodukte (und kennzeichnungsfähige Medizinprodukte) im Gegensatz zu den „klinischen Prüfungen" von Medizinprodukten ohne CE-Kennzeichnung vorgeschlagen [602].

Insgesamt werden die unterschiedlichen Ausnahmeregelungen von den allgemeinen und den besonderen Voraussetzungen zur klinischen Prüfung für verkehrsfähige Produkte im MPG und AMG als nicht sinnvoll angesehen [513]. Deshalb sollte eine einheitliche Ausnahmeregelung im MPG und AMG geschaffen werden.

4.7.6 Leistungsbewertungsprüfung

Während § 24 MPG konkrete Vorgaben für die Leistungsbewertungsprüfung von In-vitro-Diagnostika zur Anwendung am Menschen macht, müssten die In-vitro-Diagnostika zur Anwendung bei Tieren nach den Vorschriften in § 59 AMG geprüft werden [607]. Denn im AMG ist die klinische Prüfung wie bereits zitiert nach § 4 Abs. 23 AMG als Prüfung *am Menschen* definiert, womit § 40 AMG für die klinische Prüfung nicht bei Tieren angewendet werden kann [607, 440]. Jedoch ist § 59 AMG nur bei Tieren anzuwenden, die der Lebensmittelgewinnung dienen [607]. Es soll mit § 59 AMG verhindert werden, dass Lebensmittel mit Arzneimittelrückständen nach einer klinischen Prüfung an Tieren in den Verkehr gelangen [607]. Da die In-*vitro*-Diagnostika nach § 2 Abs. 2 Nr. 4 AMG aber nicht *am* oder *im* tierischen Körper angewendet werden, besteht nicht die Gefahr, dass Rückstände der In-vitro-Diagnostika im Tierkörper verbleiben und dadurch eine Gefahr für den Menschen darstellen. Deshalb ist m. E. § 59 AMG für die Kontrolle von In-vitro-Diagnostika zur Anwendung bei Tieren nicht geeignet und somit nicht anzuwenden. Dies bedeutet, dass es keine Entsprechung zu § 24 MPG im AMG gibt. Zwar wird in der Literatur auf das TierSchG verwiesen [607], doch besteht der Zweck des TierSchG nach § 1 TierSchG im Schutz des Tieres, und nicht wie § 24 MPG in der Regelung von Leistungsbewertungsprüfungen der In-vitro-Diagnostika. Prüfungen nach § 7 TierSchG und § 24 MPG unterscheiden sich weiter darin, dass für Versuche mit Wirbeltieren eine behördliche Genehmigung nach § 8 TierSchG erforderlich ist, während § 24 Abs. 2 Satz 1 MPG lediglich in bestimmten Fällen eine Anzeige bei der Behörde vorschreibt [608-612].

Auch die Zustimmung des Teilnehmers (bzw. Tierhalters) bei zusätzlicher, invasiver oder belastender Probenahme bzw. beim Fehlen einer Vergleichsdiagnostik nach § 24 MPG [442, 445, 608-609,

611] ist im TierSchG nicht vorgesehen, da kein Persönlichkeitsrecht bei Tieren existiert und verletzt werden kann.

Somit bestehen unterschiedliche Anforderungsprofile an die Prüfung von In-vitro-Diagnostika in Abhängigkeit davon, ob sie am Menschen oder am Tier geprüft werden. Daran wird deutlich, dass es notwendig ist, für In-vitro-Diagnostika zur Anwendung bei Tieren im AMG eine passende Regelung zu schaffen (z. B. nach dem Vorbild des MPG) oder die In-vitro-Diagnostika zur Anwendung bei Tieren dem MPG oder einem anderen Gesetz zu unterstellen (Diskussion zur Widersinnigkeit der getrennten gesetzlichen Regelung der Medizinprodukte zur Anwendung am Menschen bzw. am Tier siehe Gesetzeszweck/Begriffsbestimmungen).

4.7.7 Resümee zur klinischen Prüfung

Da das AMG dem MPG in vielen Teilen der klinischen Prüfung als Vorbild diente [457, 461, 479] und das MPG entsprechend dem AMG formuliert worden ist [458, 480], können viele Erfahrungen aus dem Arzneimittelrecht auf das Medizinprodukterecht übertragen werden [420]. Dies wurde im MPG jedoch noch nicht praktisch umgesetzt [458].

Generell ist die klinische Prüfung im MPG der klinischen Prüfung im AMG in großen Teilen nachgebildet [457-458, 461, 479-480, 503, 613]. Deshalb finden sich im Gesetzestext des MPG viele Elemente und Formulierungen der klinischen Prüfung mit Arzneimitteln wieder [278, 614]. Viele der neueren Entwicklungen im AMG (v. a. durch die 12. AMG-Novelle) wurden allerdings noch nicht ins MPG übernommen. Entsprechende Änderungen wurden im MPG bislang noch nicht vollzogen, sollten aber angepasst werden, weil sich sonst unterschiedliche Anforderungen für klinische Studien mit Medizinprodukten und mit Arzneimitteln ergeben. Allerdings müssen einige Regelungen aus dem AMG, die in das MPG übernommen werden, an die Eigenarten der Medizinprodukte entsprechend angepasst werden [416]. Somit ist im Medizinprodukterecht der Änderungsbedarf auf europäischer und nationaler Ebene relativ hoch. Nur durch Änderungen der bestehenden Regelungen sind wieder (fast) identische Bedingungen für die klinische Prüfung im MPG und AMG zu erhalten.

Einheitliche gesetzliche Vorgaben würden die Abläufe für Hersteller von Kombinationsprodukten (bestehend aus Medizinprodukten und Arzneimitteln) erleichtern und die Vergleichbarkeit der klinischen Studien mit Medizinprodukten und mit Arzneimitteln verbessern. Zwar enthält die DIN EN ISO 14155:2003 bereits viele Elemente der ICH-GCP Leitlinie [581] für Arzneimittel [503, 445, 615-617][a], doch wird in der Einleitung erläutert, dass spezifische Regelungen den nationalen bzw. regionalen Regularien überlassen bleiben [617]. Zusätzlich erschwert die Tatsache, dass die DIN EN ISO 14155:2003 nicht frei verfügbar ist, deren Anwendung und Verbreitung [615, 616].

---

[a] Der Inhalt von ICH-GCP und DIN EN ISO 14155:2003 ist vergleichbar. Vgl. Anhalt, E. und Dieners, P. (Hrsg.): "Handbuch des Medizinprodukterechts. Grundlagen und Praxis". München: Verlag C.H. Beck; 2003. ISBN 3 406 487629. S. 177 Rz. 97. Allerdings bestehen auch Unterschiede, die nicht Medizinprodukte-spezifisch sind. Vgl. Blume, H., Ludwig, F., Mathias, G. et al.: "Klinische Studien. GCP-Standards in klinischen Studien mit Medizinprodukten: Chance oder Hindernis?" Medizinprodukte Journal. 2008; 3: 148-155. S. 154.

Auch die Patienten würden von einheitlichen Regelungen profitieren, da es dadurch zu weniger Unsicherheit bei an klinischen Prüfungen teilnehmenden Personen kommt, wodurch die Patientensicherheit erhöht wird.

Weiterhin fehlen noch bindende, rechtliche Grundlagen für klinische Prüfungen von Medizinprodukten auf europäischer Ebene [416], so dass zuerst die europäischen Vorgaben entsprechend geändert werden müssen, um ein Auseinanderstreben des Medizinprodukterechts und des Arzneimittelrechts in den verschiedenen Mitgliedsstaaten zu vermeiden. Im Anschluss sollten nationale Regelungen getroffen werden.

Insgesamt gesehen halte ich die bisherigen Vorgaben für eine klinische Prüfung in beiden Gesetzen für eine sachgerechte Basis, die zur Sicherheit von Probanden und Patienten in klinischen Prüfungen beiträgt. Darüber hinaus bestehen v. a. für das MPG die aufgezeigten Möglichkeiten, um die Sicherheit bei einer klinischen Prüfung weiter zu erhöhen.

Die folgende Grafik zeigt abschließend auf, dass in Deutschland im Vergleich zu Arzneimittelstudien zwar weniger klinische Studien mit Medizinprodukten durchgeführt werden (ca. 1:3). Die Gesamtzahl an klinischen Studien mit Medizinprodukten ist jedoch nicht zu vernachlässigen, wie im Tortendiagramm zu ersehen ist.

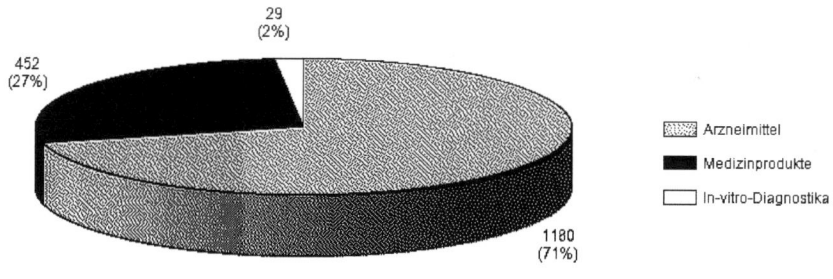

Abb. 5: Anzahl (absolut und in Prozent) der klinischen Prüfungen in Deutschland von Arzneimitteln, Medizinprodukten und In-vitro-Diagnostika im Jahr 2007 [618]

4.8 Überwachung und Schutz vor Risiken

4.8.1 Allgemeine Anzeigepflicht

In den beiden Rechtsbereichen des MPG und des AMG dienen die Anzeigevorschriften dazu, eine möglichst effektive Überwachung durch die Behörden zu ermöglichen [619]. Speziell dann, wenn das Produkt keine CE-Kennzeichnung mit der Angabe einer Benannten Stelle oder keine individuelle Zulassungsnummer zur eindeutigen Identifizierung aufweist (z. B. bei Medizinprodukten der Klasse I, bei zusammengesetzten Medizinprodukten und bei Standardzulassungen), ist die Anzeige notwendig [620]. Mit Hilfe der Anzeigen wird die zuständige Behörde über die jeweiligen Betriebe und Einrichtungen samt ihren Tätigkeiten und den damit in Verbindung stehenden Produkten informiert [621-622]. Die somit vorhandene „erforderliche Transparenz" [623] aufgrund der zentralen Erfassung im Medizinprodukterecht [624] ermöglicht schließlich eine effektive, europaweite Überwachung der Betriebe [623, 625-626][a].

Somit ist sowohl nach dem MPG als auch nach dem AMG vor dem Beginn bestimmter Tätigkeiten eine Anzeige notwendig [619, 622, 625-629]. Die Anzeige muss vor dem Beginn gestellt werden, damit die Überwachung zeitnah erfolgen kann [525, 629-630]. Außerdem ist in beiden Rechtsbereichen eine Änderungsmeldung erforderlich, wenn sich die Gegebenheiten ändern [525, 608, 620-621, 626, 628-631]. Allerdings werden bei Medizinprodukten in Abstimmung mit der Benannten Stelle nur die signifikanten Änderungen angezeigt [608], die weiteren Änderungen werden gelistet und in regelmäßigen Abständen bei der Benannten Stelle vorgelegt [620]. Im Medizinprodukterecht wird auch verlangt, das Einstellen des Inverkehrbringens zu melden [608, 621, 626, 628]. Dagegen stellt im AMG das Ende einer angezeigten Handlung keinen Anzeigegrund dar [619]. Die Anzeige über das Einstellen der Handlung entspricht nicht dem präventiven Zweck der Überwachung, wie die Bußgeldbestimmung in § 45 Abs. 2 Nr. 12 MPG a. F. zeigte[b]. Die Anzeige über das Einstellen einer Tätigkeit dient vielmehr der Information der Behörde, deren Überwachung damit endet [626] und somit die Abmeldung zu einem übersichtlichen und aktuellen Datenbestand führt [621]. Meines Erachtens ist somit der vorliegende Unterschied im MPG und im AMG nicht von großer Bedeutung, da eine Überwachung in jedem Fall möglich ist.

Der § 25 MPG ist den arzneimittelrechtlichen Bestimmungen in § 67 AMG nachgebildet [626] bzw. enthält Teile davon [620]. Doch erfolgte eine Umstrukturierung und Kürzung mit dem 2. MPG-ÄndG [621], die einige Unterschiede im Vergleich zum AMG mit sich brachten.

---

[a] Auch § 67 AMG dient der verbesserten Überwachung des (nationalen) Arzneimittelverkehrs. Vgl. Amtliche Begründung zum AMG. Abgedruckt in: Sander, A.: "Arzneimittelrecht Kommentar". Teil C, AMG-Kommentar. Stuttgart: Verlag W. Kohlhammer GmbH; 2008. Stand: November 2007 (45. Lieferung). ISBN 978-3-17-017937-0. § 67 S. 1.
[b] Rehmann, W.A. und Wagner, S.: "MPG Medizinproduktegesetz Kommentar". München: Verlag C. H. Beck; 2005. ISBN 3 406 52150 9. S. 216 Rz. 5. Anmerkung der Verfasserin: Rehmann, Wagner beziehen sich noch auf MPG a. F. (vor dem 2. MPG-ÄndG), als das Einstellen der Tätigkeiten noch nicht vorgeschrieben und damit nach § 45 Abs. 2 Nr. 12 MPG ein Verstoß dagegen auch noch nicht mit Bußgeld belegt war. Heute schreibt der nach § 42 Abs. 2 Nr. 11 MPG mit Bußgeld belegte Verstoß gegen § 25 Abs. 4 MPG auch die Anzeige am Ende der Tätigkeit vor.

Mit dieser Änderung entfielen die zuvor im MPG geforderten Anzeigen beim Herstellen, beim weiteren Inverkehrbringen, bei Sonderanfertigungen und bei klinischen Prüfungen [620-621]. Dafür wurden die Verpflichtungen bei In-vitro-Diagnostika und bei Wiederaufbereitungen [620-621] mit dem 2. MPG-ÄndG in den Gesetzestext aufgenommen.

Die entfallenen Anzeigepflichten sind jedoch mit den bereits vorhandenen Anzeigepflichten bereits abgedeckt bzw. sind lt. europäischen Vorgaben nicht notwendig:
- Herstellen: Das Herstellen ist aufgrund der Definition des Inverkehrbringens (jede Abgabe an andere) durch die Anzeige beim erstmaligen Inverkehrbringen abgedeckt [620]. Denn jeder Hersteller wird automatisch durch den Verkauf oder die Abgabe seines neuen Produkts zum erstmaligen Inverkehrbringer und muss dies deshalb anzeigen.
- Weiteres Inverkehrbringen: aufgrund der europäischen Definition des Inverkehrbringens als „erstmaliges Inverkehrbringen" ist die deutsche Regelung, nur das erstmalige Inverkehrbringen anzuzeigen, ausreichend. Auf die Anzeige des weiteren Inverkehrbringens kann deshalb verzichtet werden.
- Klinisches Prüfen: Aufgrund der bereits bestehenden Anzeigepflichten nach § 20 Abs. 6 MPG wird die Behörde bereits informiert [279, 620, 628].

Einzig der Wegfall der Anzeigepflicht für das Inverkehrbringen von Sonderanfertigungen widerspricht dem europäischen Recht (Art. 14 der Richtlinie 93/42/EWG) [525, 620, 622]. Doch entstand durch die Anzeige von Sonderanfertigungen überproportional viel Arbeit bei den deutschen Behörden, so dass diese Regelung abgeschafft wurde [620], da sich die Behörden auch über andere Wege (z. B. Innungen, Verbände) die notwendigen Informationen beschaffen können [525, 622].

Weiterhin wurde für Medizinprodukte ein elektronisches Online-Erfassungssystem beim DIMDI eingerichtet [620], welches die zuständigen Stellen benachrichtigt [525, 621]. Die zuständigen Behörden prüfen die Einträge und geben sie nach erfolgreicher Prüfung für das DIMDI frei [525, 621, 628]. Hingegen ist nach dem AMG eine formlose Meldung ausreichend [629]. Der Verweis von § 25 Abs. 6 MPG über § 37 Abs. 8 MPG auf die DIMDIV ermöglicht die Sammlung der Daten in einer Datenbank [624-625]. Die Online-Meldung gemäß DIMDIV beinhaltet einige Vorteile: zum einen können Fehler durch Automatisierungen und Kontrollprogramme vermieden werden [632], außerdem ermöglicht die Datenbank einen zentralen Zugriff [632]. Zwar werden die Anfragen der anderen europäischen Länder abnehmen, da die Datenbank EUDAMED eingerichtet werden soll, auf welche die entsprechenden Länder zugreifen können [626]. Doch die standardisierten Eingaben erlauben eine leichtere und schnellere Datenverarbeitung. Ein ähnliches System wäre für Arzneimittel überlegenswert und aufgrund der beschriebenen Vorteile m. E. sinnvoll.

Während bei Medizinprodukten in der Anzeige neben der Adresse des Inverkehrbringers auch eine Beschreibung (bei den In-vitro-Diagnostika gruppenweise [608, 620-621, 627]) der Produkte anzugeben ist [620, 626], fordert das AMG die Angabe der Tätigkeit und der Betriebsstätte [619, 629-631]. Durch die gruppenweise Anzeige der In-vitro-Diagnostika können viele einzelne Anzeigen zusammengefasst werden, dies trägt zur Kosteneinsparung bei. In der Anzeige nach § 25 MPG werden lt. Anlage 1 und 2 der DIMDIV wie nach dem AMG auch die Tätigkeit und der Hersteller bzw. der Anzeigende genannt. Somit besteht kein inhaltlicher Unterschied der Anzeige nach dem MPG und nach dem AMG.

Für spezielle Arzneimittel, bei denen keine Herstellungserlaubnis benötigt wird und ggf. bei Standardzulassungen, verlangt das AMG die Angabe der Zusammensetzung [629-631] (Ausnahme: Hausapotheke von Tierärzten [629-631]). Dabei dient die Anzeige der Standardzulassungen einer verbesserten Marktübersicht, so dass im Falle einer Gefahr (z. B. einer neuen Nebenwirkung) besser reagiert werden kann [630]. Derart genaue Anforderungen hinsichtlich der Zusammensetzung finden sich in der Anzeige nach § 25 MPG nicht. In der Anzeige nach § 25 MPG werden lt. Anlage 1 und 2 der DIMDIV neben der Klasse, der Nomenklatur, ggf. eine Kurzbeschreibung [621] sowie ggf. die Risikogruppe und weitere Angaben für In-vitro-Diagnostika verlangt. Lediglich bei Klasse III-Produkten wird nach der Herstellung gefragt, wenn tierische Bestandteile beteiligt sind. Somit ist die Behörde nicht über die genaue Zusammensetzung der Medizinprodukte informiert. Das bedeutet, dass die Behörde etwa bei dem Chargenrückruf eines bestimmten Stoffes nicht direkt einschreiten kann. Diese Aufgabe obliegt im Medizinprodukterecht der Benannten Stelle, die aus dem Konformitätsbewertungsverfahren die Einzelheiten der Zusammensetzung kennt.

Hingegen verlangt das MPG bei In-vitro-Diagnostika (Gruppe 1-3) weitere Anlagen zur Anzeige (Identifizierungsmöglichkeiten, Leistungsparameter [633], Ergebnisse der Leistungsbewertung, Bescheinigungen [608, 620-621, 627]). Generell enthält das MPG weitere Meldepflichten für In-vitro-Diagnostika (z. B. die Angabe, dass es sich um ein neues In-vitro-Diagnostika handelt [608, 620-621, 627, 633]). Diese zusätzlichen Anzeigepflichten bei In-vitro-Diagnostika beruhen auf den Vorgaben von Artikel 10 Abs. 1 und 4 der Richtlinie 98/79/EG [279, 626].

Im Gegensatz zum MPG sind im AMG alle Handelsstufen anzeigepflichtig. Das MPG fordert dagegen die Anzeige nur beim erstmaligen Inverkehrbringen und nur bei kritischen Herstellungsschritten auch nach dem erstmaligen Inverkehrbringen. Dies ermöglicht eine umfassendere Überwachungsmöglichkeit nach dem AMG, wodurch die Behörde v. a. neuartige Arzneimittel beurteilen kann, da sie über alle Entwicklungsschritte informiert ist. Auch kann die Behörde in der Arzneimittelentwicklungsphase früher einschreiten, sobald sie eine Gefahr erkennt. Dies gereicht dem pharmazeutischen Unternehmer zum Vorteil, da sich dieser beim frühzeitigen Einschreiten der Behörde alle folgenden Kosten sparen kann (z. B. für die Weiterentwicklung und für Rückrufe). Im Medizinprodukterecht wird hingegen die Entwicklungsphase vom Konformitätsbewertungsverfahren abgedeckt und bedarf somit keiner zweiten (staatlichen) Kontrolle.

Allerdings sind nach dem AMG Betriebe mit einer Herstellungserlaubnis, einer Großhandelserlaubnis oder einer Einfuhrerlaubnis sowie Apotheken von den Anzeigepflichten ausgenommen [619, 629-631], denn die Behörde ist bereits über eine andere Anzeigenart über die Handlung informiert (z. B. Betriebserlaubnis) [619]. Die wiederholte Meldung einer Information, die der Behörde bereits vorliegt, soll damit vermieden werden. Diese Ausnahmen sind im Medizinprodukterecht nicht vorgesehen, dort ist nur die Sonderanfertigung von der Anzeigepflicht befreit. Somit sind im Medizinprodukterecht alle Medizinprodukte (mit Ausnahme der Sonderanfertigungen [622, 628]) [632] von der Anzeigepflicht betroffen, unabhängig davon, wer sie erstmalig in den Verkehr bringt.

Das AMG enthält noch spezielle Regelungen hinsichtlich der Anzeigepflichten für Anwendungsbeobachtungen, die im MPG nicht vorhanden sind. Medizinprodukte für die klinische Prüfung fallen nach der Definition des Inverkehrbringens in § 3 Nr. 11 MPG nicht unter den Begriff des Inverkehrbringens. Da im MPG eine Abgrenzung der Anwendungsbeobachtungen von klinischen Prüfungen fehlt, sind somit auch die Anwendungsbeobachtungen von den Meldepflichten nach § 25 MPG ausgenommen. Damit ist meiner Ansicht nach die Frage, ob die Durchführung von Anwendungsbeobachtungen anzeigepflichtig sein sollte, im MPG gut gelöst. Sollte sich aus einer Definition der Klinischen Prüfung ein anderer Sachverhalt ergeben, könnte ggf. die Regelung aus dem AMG übernommen werden.

Sonstige im Vergleich zum MPG zusätzliche Anzeigen des AMG betreffen:
- das Herstellen,
- das klinische Prüfen bzw. die Rückstandsprüfungen,
- das Prüfen,
- das Lagern,
- das Verpacken,
- ggf. das Entwickeln und
- ggf. das Sammeln von Arzneimitteln,
- das in den Verkehr bringen von Arzneimitteln, von Wirk- [630-631] oder Hilfsstoffen sowie
- das Handeln mit Arzneimitteln, Wirk- [630-631] oder Hilfsstoffen.

Die Anzeigevorschriften des Prüfens, Lagerns, Verpackens von Wirkstoffen, Hilfsstoffen und Arzneimitteln ist in den Vorschriften der AMWHV begründet [630], deren Überwachung damit ermöglicht werden soll. Für das Entwickeln und Sammeln sind keine Regelungen in der AMWHV nach § 54 AMG enthalten, so dass für die beiden Tätigkeiten keine nationale, verbindliche Durchführungsvorschrift besteht. Zusätzlich ist im AMG auch das Anzeigen des Inverkehrbringens und des Handelns gefordert. Die Kontrolle des Inverkehrbringens umfaßt auch alle Betriebe und Personen, welche die vorangehenden Schritte (z. B. Entwicklung, Herstellung, Verpackung) nicht selbst vorgenommen haben und damit nicht unter die vorgelagerten Anzeigepflichten fallen. Weiterhin ist die Anzeige des Handelns notwendig, um die Großhandelsverordnung vollziehen zu können.

Im Medizinprodukterecht gibt es keine Betriebs- oder Handelsverordnungen, in Folge dessen deren Überwachung entfällt. Außerdem ist nach § 25 MPG der Verantwortliche nach § 5 MPG (= Hersteller nach dem MPG) für die Anzeigepflicht zuständig[a]. Die Überwachung der Herstellung (z. B. bei einem Lohnhersteller) fällt also in den Verantwortungsbereich des Verantwortlichen nach § 5 MPG und nicht unter die Überwachungspflicht der Behörde. Da nach § 26 MPG das Sammeln von Medizinprodukten überwacht werden soll, wäre ähnlich wie im AMG eine Anzeigepflicht (z. B. in § 25 MPG) sinnvoll, damit die Behörde von der Tätigkeit Kenntnis erhält.

Die zusätzlichen Meldeverpflichtungen für In-vitro-Diagnostika ergeben sich aus den europäischen Vorgaben (Art. 10 Abs. 1, 4) der Richtlinie 98/79/EG [622, 628]. Die Angabe, ob es sich dabei um ein neues In-vitro-Diagnostika handelt, ist wichtig für die Verpflichtung der Erstellung eines Erfahrungsberichtes [608, 633].

Insgesamt verlangt das AMG umfassendere Meldepflichten über die Tätigkeiten (vom Entwickeln bis zum Handeln), wohingegen das MPG nicht die Tätigkeiten, sondern den Kreis der Produkte

---

[a] Lohnhersteller unterliegen nicht der Anzeigepflicht nach § 25 MPG, sofern sie nicht im Auftrag die Medizinprodukte sterilisieren. Vgl. Böckmann, R.-D., Frankenberger, H. und Will, H.G.: "Durchführungshilfen zum Medizinproduktegesetz". Köln: TÜV Media GmbH; 2008. Stand: November 2008. ISBN 978-3-8249-0227-9. Kapitel 30.25 S. 10, 19.

umfasst, die einer Meldepflicht unterliegen (von den „normalen" Medizinprodukten über die Systeme bis zu den In-vitro-Diagnostika). Aufgrund der Anzeigepflicht für alle Medizinprodukte mit bestimmten Ausnahmen ist der Umfang der Anzeigepflicht für Medizinprodukte größer. Dadurch wird in beiden Rechtsgebieten ein vergleichbares Sicherheitsniveau erreicht. Dieser Bezug auf die Tätigkeit bzw. das Produkt spiegelt sich auch in dem Inhalt der Anzeige wider (AMG: Tätigkeit; MPG: Produkt).

4.8.2 Durchführung der Überwachung

Sowohl im MPG als im AMG gibt es Vorschriften zur Überwachung durch die Behörde, denn aufgrund von Art. 2 der Richtlinien 90/385/EWG, 93/42/EWG und 98/97/EG sind die Behörden nach dem Medizinprodukterecht zu einer Überwachung verpflichtet [634-635]. Dazu wurde die Überwachung im MPG ähnlich wie im AMG gestaltet [636-637], da im Arzneimittelrecht bereits positive Erfahrungen mit diesem Verfahren vorhanden waren [638]. Deshalb wurde § 26 MPG nach dem Vorbild von § 64 AMG erstellt [635]. Als Folge sind § 26 Abs. 3 und 4 MPG fast identisch mit § 64 Abs. 4 AMG [635, 639] bzw. § 66 AMG [640].

Die behördliche Überwachung dient jeweils dem Schutz der Gesundheit sowie der Sicherheit von Patienten, Anwendern und Dritten [640]. Denn die behördliche Überwachung ist wichtig für das erfolgreiche Anwenden der Neuen Konzeption des MPG [640]. Dabei ist die behördliche Überwachung streng von den Aufgaben der Benannten Stelle abzugrenzen [640]. Weiterhin dient die gesetzliche Regelung der Überwachung dazu, die Einschränkung gesetzlicher Grundrechte zu legitimieren [526].

Trotzdem besteht weiterhin nach beiden Gesetzen das Recht, die Antwort auf Fragen der Überwachungsbehörde zu verweigern, wenn damit bestimmte rechtliche Folgen für den Antwortenden oder seine nahe Verwandtschaft vermieden werden [526, 624, 635, 637, 639-643].

Die Auflistung aller potenziellen Überwachungstätigkeiten im MPG soll den gesamten Bereich der Medizinprodukte und somit alle Risiken erfassen [624]. Auch das AMG beschreibt durch Aufzählungen einen allumfassenden Überwachungsbereich [643].

In beiden Gesetzen muss die Behörde die Einhaltung der rechtlichen Vorschriften überwachen. Zu diesem Zweck müssen in Abhängigkeit vom Risiko, das vom jeweiligen Produkt ausgeht, regelmäßig Kontrollen durchgeführt werden. Der Zusatz „regelmäßig" und eine Zeitangabe ist im MPG im Gegensatz zum AMG nicht enthalten. Doch rein aus teleologischen Gründen bedarf die Überprüfung nach dem MPG einer Regelmäßigkeit, die über die stichprobenartige Überwachung vor dem 2. MPG-ÄndG hinausgeht [526, 639, 644]. Außerdem wurde eine stichprobenartige Überwachung als nicht intensiv genug angesehen [526]. Konkrete zeitliche Vorschriften sind im MPG jedoch nicht festgelegt. Die Überwachung soll deshalb aufgrund der risikobasierten Einschätzung durch die Behörde erfolgen [279, 639, 644][a].

---

[a] Vergleiche auch das Konzept der obersten zuständigen Landesbehörden aus Nordrhein-Westfalen und Niedersachsen: Festlegung der Überwachungsintervalle auf zwei bis zehn Jahre, je nach Risikopotenzial des Medizinprodukts. Vgl. Anhalt, E. und Dieners, P. (Hrsg.): "Handbuch des Medizinprodukterechts. Grundlagen und Praxis". München: Verlag C.H. Beck; 2003. ISBN 3 406 487629. S. 309-310 Rz. 108-110.

Im MPG bezieht die Überwachungsvorschrift nur die in Deutschland ansässigen Firmen und Institutionen mit ein [526, 645]. Das AMG hingegen schränkt den Anwendungsbereich nicht explizit ein. Generell gelten die Vorschriften nach §§ 64 - 66 AMG ebenfalls nur in Deutschland. Dies geht aus § 64 Abs. 6 AMG hervor, denn für die Überwachung von Firmen im Ausland bedarf es einer separaten Rechtsverordnung [643].

Die zu überwachenden Tätigkeiten stimmen im MPG und AMG weitgehend überein. Während das MPG zusätzlich das Ausstellen, Errichten, Betreiben, Anwenden und Aufbereiten von Medizinprodukten nennt, bezieht sich das AMG zusätzlich auf das Entwickeln, Prüfen, Lagern, Verpacken, Erwerben und Inverkehrbringen bestimmter Arzneimittel. Die zusätzlichen Tätigkeiten im MPG entsprechen den spezifischen Gegebenheiten von Medizinprodukten und lassen sich nicht auf Arzneimittel übertragen (z. B. das Aufbereiten, Errichten, Betreiben).

Das AMG enthält, wie bereits diskutiert, die dem Inverkehrbringen vorgelagerten Schritte. Doch beinhaltet aufgrund der Definition nach § 4 Abs. 14 AMG das „Herstellen" auch das „Abpacken", so dass in der Aufzählung nach § 64 AMG das „Verpacken" entfallen könnte. Die weiteren im AMG genannten Tätigkeiten beruhen auf deren Anwendungsbereich (z. B. für Tiere, zum Schwangerschaftsabbruch) und sollen den Verkehr mit besonders kritischen Produkten kontrollieren.

In beiden Gesetzen umfasst die Überwachung auch die entsprechenden Personen [526, 635, 639, 642] und Sammlungen für andere [526-527, 635, 642, 644-645]. Zusätzlich werden im AMG auch Personen der Überwachung unterstellt, die Arzneimittel in größerem Maße transportieren [218, 527]. Außerdem bezieht das AMG die Überwachung auch auf Wirkstoffe und andere bestimmte Stoffe [642]. Zu den besonders kontrollbedürftigen Stoffen im AMG werden auch Wirkstoffe und bestimmte Hilfsstoffe gezählt. Mit der weiten personen- und sachbezogenen Überwachung [642] der Bereiche Entwicklung, Herstellung und Vertrieb soll vom AMG vor allem die Tendenz berücksichtigt werden, dass eine zunehmende Konzentrierung in der pharmazeutischen (Groß-) Industrie erfolgt [642] und trotzdem eine allumfassende Sicherheit erhalten bleibt.

Sowohl im MPG als auch im AMG besteht die Möglichkeit, dass bei kritischen Produkten und Situationen sachverständige Personen hinzugezogen werden [526, 533, 627, 635, 639, 643-644, 646]. Dies ist aufgrund des oft notwendigen Spezialwissens m. E. durchaus sinnvoll. Deshalb fordert das MPG eine angemessene Qualifikation der Sachverständigen [526, 533, 627, 635, 639, 644, 646]. Das AMG hingegen enthält nur in § 65 Abs. 4 AMG Anforderungen an einen privaten Gegensachverständigen (Anforderungen nach § 15 AMG, Zuverlässigkeit, entsprechende Einrichtungen). Doch handelt es sich bei dem Sachverständigen nach § 65 Abs. 4 AMG um den privaten Sachverständigen, der ggf. die Analyse einer beim pharmazeutischen Unternehmer zurückgelassenen Gegenprobe vornimmt [642]. Für die Überwachungspersonen bestehen nach AMG keine besonderen Anforderungen [643], deshalb besteht diesbezüglich noch Regelungsbedarf im AMG. Allerdings sollte man bei einem Sachverständigen die jeweilige Qualifikation voraussetzen können, so dass lediglich der richtige Sachverständige eingesetzt werden muss.

Die Überwachung der öffentlichen Apotheken wird nur im AMG explizit erwähnt und dürfte aufgrund der heutigen Tätigkeiten in den Apotheken (v. a. Abgabe von Fertigarzneimitteln einschließlich Beratung, weniger eigene Arzneimittelherstellung) gerechtfertigt sein. Mit der Überwachung der Apotheken durch Sachverständige nach dem AMG wird auch das Inverkehrbringen von Medizinprodukten erfasst, so dass keine separate Vorschrift dazu im MPG notwendig ist. Das MPG hingegen sieht einen Sachverständigen nur für die Überprüfung eines fehlerhaft CE-gekennzeichneten oder eines gefährlichen Medizinproduktes vor. Dies ist m. E. aufgrund der vielfältigen und oft hochkomplizierten Medizinprodukte sinnvoll, um die Lage richtig beurteilen zu können. Die ausschließliche Überwachung durch behördenfremde Personen wird im MPG nicht genannt, so dass dies im Gegensatz zum AMG nicht vorgesehen ist. Aufgrund der ausschließlich staatlichen Überwachung (einschließlich ggf. eines externen Sachverständigen) wird dadurch im MPG die staatliche Kontrolle des Verkehrs von Medizinprodukten gestärkt. Weiterhin überträgt das AMG die Betretungsbefugnis explizit auch auf ausländische, begleitende Auditoren [527, 643]. Dies ist im MPG bislang nicht vorgesehen, doch enthält seine Formulierung der Überprüfung durch einen Sachverständigen keine Einschränkung hinsichtlich der Nationalität, so dass m. E. keine zusätzliche Formulierung notwendig ist.

§ 26 Abs. 4 MPG und § 66 AMG sind hinsichtlich der Duldungs- und Mitwirkungspflicht [218, 526, 624, 635, 639, 641-644, 646-648] nahezu identisch. Jedoch gibt es einige Abweichungen in den Formulierungen. So spricht das MPG zusätzlich zu den „tätigen Personen" auch noch von „beauftragten Personen". Der Unterschied zwischen „beauftragter Person" und „in der Überwachung tätigen Person" ergibt sich im MPG daraus, dass ggf. auch ein Sachverständiger als „Beauftragter" tätig sein kann. Da der Sachverständige nicht notwendigerweise der Überwachungsbehörde angehören muss, ist diese Differenzierung m. E. sinnvoll.

Außerdem fordert § 26 Abs. 4 MPG, Prüfungen zu genehmigen sowie Personal und Materialien bereitzustellen. Statt der Formulierung „Medizinprodukte zugänglich zu machen" verlangt das AMG in § 66 AMG „Räume und Beförderungsmittel zu bezeichnen, Räume, Behälter und Behältnisse zu öffnen". Zusätzlich ist im AMG die Rede von „Proben zu ermöglichen". Während das MPG nur allgemein von „Mitarbeiter" spricht, nennt das AMG in § 66 AMG explizit, welche Personen zur Mithilfe verpflichtet sind. Somit erübrigen sich für das AMG die Überlegungen des Medizinprodukterechts, welche Personen der Mitwirkungs- und Auskunftspflicht unterliegen [526]. Es wird die Norm dahingehend ausgelegt, dass die Formulierung des MPG alle Mitarbeiter eines Betriebes in die Auskunftspflicht mit einbezieht [637, 639][a].

Auch die Maßnahmen und Berechtigungen der Überwachungspersonen in § 26 Abs. 3 MPG und § 64 Abs. 4 AMG sind größtenteils identisch. Doch gibt es folgende kleine Unterschiede:

Das AMG erwähnt explizit, dass personenbezogene Daten bei der Überwachung nicht vervielfältigt werden dürfen [527, 642]. Damit soll die Privatsphäre der Teilnehmer einer klinischen Prüfung geschützt werden. Da die Verarbeitung von Daten in klinischen Prüfungen mit Medizinprodukten nicht so ausführlich geregelt ist wie bei Arzneimitteln, wäre die Aufnahme der Formulierung aus § 64 Abs. 4 Nr. 2a AMG in das MPG m. E. sinnvoll.

---

[a] Andere Ansicht: Es ist nicht jeder Mitarbeiter zur Auskunft verpflichtet. Allein die Personen sind auskunftsverpflichtet, die durch das Gesetz oder seine Verordnungen spezielle Aufgaben haben. Vgl. Nöthlichs, M. und Schmatz, H.: "Sicherheitstechnik digital". Modul Medizinprodukte. Erläuterungen zum Medizinproduktegesetz. Berlin: Erich Schmidt Verlag; 2008. Stand: Oktober 2008. ISBN 3 503 07876 2. § 26 S. 16-19.

Außerdem erwähnt das AMG die Deckungsvorsorge nach § 94 AMG, die eingesehen werden darf [527, 642]. Eine Deckungsvorsorge wie im AMG erwähnt, gibt es im MPG nicht (siehe Haftung nach § 4 MPG) und bedarf deshalb auch keiner Erwähnung im MPG.

Die Möglichkeit, Abschriften der Dokumente zu erstellen, ist im AMG auf Ausdrucke und elektronische Kopien erweitert [642-643]. Aufgrund der heutigen, vornehmlich elektronischen Datenspeicherung wäre es folgerichtig, die Formulierung des AMG hinsichtlich der elektronischen Kopie und des Datenausdruckes in das MPG aufzunehmen. Alternativ könnte anstelle des Wortes „Ablichtung" das Wort „Kopie" verwendet werden, das sowohl die elektronische als auch die Papierkopie umfasst. Der Ausdruck „Abschrift" ist inzwischen veraltet und wird in seiner ursprünglichen Bedeutung nicht mehr verwendet. Deshalb ist die Formulierung des AMG vorzuziehen.

Auch ermöglicht das AMG nach § 64 Abs. 4 Nr. 4 in diesem Zusammenhang erste, vorläufige Maßnahmen einzuleiten [642, 527, 643]. Mögliche Maßnahmen nach dem MPG werden u. a. in § 28 Abs. 2 beschrieben und ermöglichen wie das AMG die Schließung eines Betriebes oder einer Einrichtung (siehe Verfahren zum Schutz vor Risiken).

Dagegen sieht das MPG die Überprüfung von Medizinprodukten vor und gestattet es, Proben zu ziehen [526, 624, 627, 635, 639, 644, 646, 649]. Der Probenzug wird im § 65 AMG ebenfalls ermöglicht und erfordert wie das MPG ggf. eine Entschädigung [650-651]. Die Option, Medizinprodukte zu überprüfen und ggf. in Betrieb zu nehmen [526, 624, 627, 635, 639, 644, 646, 649], beruht auf der Tatsache, dass es sich bei Medizinprodukten oft um Geräte handelt, an denen ein Probezug allein nicht möglich oder nicht ausreichend ist. Die unterschiedlichen Formulierungen im MPG und AMG hinsichtlich des Zugangs zu Räumlichkeiten und Materialien bzw. dem Medizinprodukt, sind meines Erachtens nicht von Bedeutung. Allerdings ist im AMG die Mitwirkungspflicht größer ausgestaltet, so dass sich die Behörde ein generelles Bild von der Situation machen kann, während die Überwachung nach MPG sich auf das spezielle Medizinprodukt beschränkt. Jedoch kann man aus der allgemeinen Auskunfts- und Mitwirkungspflicht schließen, dass sich der Überwachende nach dem MPG den gleichen Anforderungen gegenüber sieht wie der Überwachende nach dem AMG.

Mit Hilfe der Erfahrungsberichte von In-vitro Diagnostika soll die Überwachung bestimmter Produkte intensiviert und verbessert werden [526]. Dabei sind die Erfahrungsberichte von In-vitro-Diagnostika mit den periodischen Berichten (PSUR) nach § 63b Abs. 5 AMG vergleichbar. Danach werden für Arzneimittel nach festgelegten Intervallen Berichte über die Unbedenklichkeit jeweils einschließlich einer Nutzen-Risiko-Bewertung gefordert [652]. Die Berichtsintervalle sind, sofern die Behörde keine anderen Vorgaben macht:

Zeitpunkt	Berichtsintervall
Zwischen der Zulassung und dem Inverkehrbringen	6 Monate
Die ersten zwei Jahre nach dem Inverkehrbringen	6 Monate
Zwischen zwei und vier Jahren nach dem Inverkehrbringen	12 Monate
Ab den ersten vier Jahren nach dem Inverkehrbringen	36 Monate

Tab. 8: PSUR-Intervalle [652, 653-656]

Abschließend ermöglicht § 26 MPG die Weitergabe von Informationen aus der Überwachung. Die Regelungen über Mitteilungs- und Unterrichtspflichten gegenüber anderen deutschen und europäischen Behörden sind im § 68 AMG ebenfalls geregelt. Diese Regelungen bezüglich der Weitergabe von Ergebnissen sind aufgrund der heutigen dezentralen Verteilung der Zuständigkeiten und des europaweiten Marktes eine wichtige Festlegung zur Förderung des Informationsflusses innerhalb Deutschlands und Europas [526].

4.8.3 Medizinprodukteberater

Beide Gesetze enthalten Regelungen über die Personen, die beruflich Informationen zu einem Produkt weitergeben. Sowohl im MPG als auch im AMG wird auch die fernmündliche Auskunft in die Vorschrift mit eingeschlossen [657-662]. Dabei existieren Medizinprodukteberater europaweit nur im deutschen [657-659] und darüber hinaus im österreichischen Recht [659, 663].

Die Regelungen über den Medizinprodukteberater sind größtenteils vergleichbar mit dem Äquivalent des AMG [278, 624, 664-665] und der früheren MedGV [278, 307, 666-667][a]. Dies ist nicht verwunderlich, denn der Pharmaberater nach § 75 AMG diente als Vorbild für den Medizinprodukteberater nach § 31 MPG [668-671]. Der Medizinprodukteberater ist ein ebenso wichtiger Bestandteil des Systems zur Ermittlung von Risiken [218, 307, 567-659, 666-667, 672], wie auch der Pharmaberater entscheidend bei der Risikoerfassung mitwirkt [673].

Beiden Gesetzen gemeinsam ist die Aufgabe des Medizinprodukte- bzw. Pharmaberaters, Informationen zu Risiken schriftlich aufzunehmen und an die zuständigen Personen weiterzuleiten [107, 175, 303, 359, 624, 627, 633, 649, 658-569, 657, 660, 665, 668-683]. Unterschiede zwischen MPG und AMG bestehen dabei in folgenden Details:

	§ 31 Abs. 4 MPG	§ 76 AMG
Beispielhaft genannte Risiken	unerwünschte Wirkungen Wechselwirkungen fehlerhafte Funktionen technische Mängel Kontraindikationen Fälschungen	unerwünschte Wirkungen Kontraindikationen
Geschwindigkeit der Informationsweitergabe	unverzüglich	-

Tab. 9: Meldeverpflichtungen des Medizinprodukteberaters und des Pharmaberaters
[175, 359, 624, 627, 649, 657-659, 669-670, 673, 675, 679, 660, 682-684]

Die unterschiedliche Auflistung der beispielhaften Risiken, die der Berater aufzunehmen und zu melden hat, beruht teilweise wieder auf den technischen Eigenschaften der Medizinprodukte im Gegensatz zu den Arzneimitteln. Da allerdings in beiden Gesetzen die Worte „oder sonstige Risiken" aufzeigen, dass die Aufzählung nicht abschließend ist, sind die Unterschiede m. E. nicht relevant.

Die Weitergabe der Information über Risiken muss bei Arzneimitteln ebenso wie bei Medizinprodukten ohne Verzögerung erfolgen [175, 303, 359, 533, 624, 627, 649, 657-660, 665, 668-672, 674-679, 683], auch wenn dies nicht ausdrücklich im AMG steht. Die zügigev Weiterleitung ergibt sich

---

[a] Andere Ansicht: Die MedGV enthielt keinen Medizinprodukteberater. Vgl. Künzel, I.: "Anforderungen des MPG. Der Medizinprodukteberater - eine neue Aufgabe für die Hersteller". Medizinprodukte Journal. 1995; 2: 18-19. S. 19. Allerdings war nach § 10 Abs. 1 MedGV wie für den heutigen Medizinprodukteberater Sachkenntnis und Erfahrung vorgeschrieben.

aus dem Sinn und Zweck, bei schwerwiegenden Auswirkungen des Arzneimittels baldmöglichst Gegenmaßnahmen ergreifen zu können.

Weitere grundsätzliche Unterschiede sind wie folgt tabellarisch dargestellt:

	§ 31 Abs. 1 MPG	§ 75 Abs. 1 AMG
Informationsadressat	Fachkreise	Heilberufe
Verantwortlicher	Medizinprodukteberater	Pharmazeutischer Unternehmer
Art der Ausübung	beruflich	hauptberuflich
Tätigkeit	informieren und einweisen	informieren
Beratungsgegenstand	alle Medizinprodukte	Arzneimittel nach § 2 Abs. 1 und § 2 Abs. 2 Nr. 1 AMG
Voraussetzung	Sachkenntnis und Erfahrung in der Informationsweitergabe und ggf. Einweisung	Sachkenntnis

Tab. 10: Allgemeine Anforderungen an den Medizinprodukteberater und den Pharmaberater [175, 624, 627, 649, 657, 659, 661, 667, 670-671, 673, 679, 682, 684-686]

Bis zum 2. MPG-ÄndG war § 32 Abs. 1 Satz 1 MPG a. F. an den Inverkehrbringer gerichtet. Jetzt ist die Norm an den Medizinprodukteberater selbst gerichtet, da die Tätigkeit als Medizinprodukteberater häufig freiberuflich stattfindet [279, 657, 659, 660, 667, 679]. Nun besteht keine gesetzliche Verpflichtung mehr, dass der Hersteller von Medizinprodukten einen Medizinprodukteberater anstellen muss [624, 660]. Doch wird weiterhin der Medizinproduktehersteller in den meisten Fällen einen Medizinprodukteberater beauftragen und folglich nach § 31 Abs. 3 Satz 3 schulen [624]. Im Arzneimittelrecht ist immer noch der pharmazeutische Unternehmer für die Sachkenntnis des Pharmaberaters verantwortlich. Im Rahmen der fortschreitenden Verlagerung von Aufgaben auf externe Personen, sollte im AMG zumindest die alternative Möglichkeit eröffnet werden, dass der Pharmaberater selbst, und nicht mehr der pharmazeutische Unternehmer, für seine Qualifikation verantwortlich ist.

Während ein Medizinprodukteberater für die in § 31 MPG beschriebenen Tätigkeiten für alle Arten von Medizinprodukten vorgeschrieben ist, grenzt das AMG den Anwendungsbereich des Pharmaberaters auf bestimmte Arzneimittel ein [551, 661-662, 684]. Zu den ausschließlich in der Tiermedizin verwendeten Arzneimitteln bedarf es laut Gesetzgeber keinerlei Information durch einen Pharmaberater. Diese Arzneimittel werden generell als nicht so risikoreich angesehen, da sie geringfügigere Auswirkungen auf den (tierischen) Körper haben [687].

Die Unterschiede in § 31 Abs. 1 MPG und § 75 Abs. 1 AMG beruhen zum größten Teil auf den verschiedenen Eigenschaften von Medizinprodukten und Arzneimitteln:

Die „Fachkreise" nach § 3 Nr. 17 MPG umfassen im Gegensatz zu den „Heilberufe[n]" im AMG neben den Angehörigen der Heilberufe auch das technische Personal. Dieses ist beruflich für das Herstellen, das Prüfen, das Inbetriebnehmen oder das Betreiben von technischen Geräten zuständig [659, 679].

Sowohl die Tätigkeit der Einweisung als auch die Erfahrung in der Einweisung als Voraussetzung für den Medizinproduktebeauftragten ist medizinproduktespezifisch, da Medizinprodukte aufgrund ihrer oftmals sehr komplexen Natur eine Einweisung gemäß § 5 MPBetreibV erfordern. Die Erfahrung in der Informationsweitergabe wäre jedoch ebenso für Pharmaberater von Vorteil, so dass dieser Punkt als Anforderung an Pharmaberater in § 75 Abs. 1 Satz 1 AMG aufgenommen werden könnte.

Die Bezeichnung „beruflich" (MPG) oder „hauptberuflich" (AMG) stellt m. E. keinen großen Unterschied dar, da auch unter „beruflich" eine hauptberufliche Arbeit verstanden wird [657, 659].

Die Einführung des Medizinprodukteberaters beruht auf der Tatsache, dass fast zwei Drittel der Vorfälle mit Medizinprodukten auf Anwendungsfehler zurückgehen [688]. Mit Hilfe der Anforderungen an die Sachkunde des Medizinprodukteberaters versucht der Gesetzgeber diese Vorfälle zu minimieren [307, 624, 660, 669, 686]. Dabei ergeben sich folgende Unterschiede zwischen MPG und AMG in der Definition der Sachkunde:

Die Möglichkeiten, die Qualifikation nach dem MPG zu erhalten, sind ohne die Nennung eines genauen Berufsbildes [278, 686] allgemeiner gefasst als im AMG [671], welches die konkreten Berufsbezeichnungen und Studienfächer nennt. Ein Hochschulstudium wird nach dem MPG nicht verlangt [659, 660, 679, 686], dagegen fehlt im MPG die Möglichkeit der Anerkennung einer nicht aufgeführten Ausbildung oder Prüfung. Außerdem kennt das MPG keinen „Medizinproduktereferenten". Dies ist im Folgenden vergleichend dargestellt:

Alternativen	§ 31 Abs. 2 MPG	§ 75 Abs. 2 und 3 AMG
1	-	Apotheker, Studium der Pharmazie, Chemie, Biologie, Human- oder Veterinärmedizin
2	naturwissenschaftliche, medizinische oder technische Berufsausbildung mit Schulung am Produkt	Ausbildung als PTA, CTA, BTA, MTA, VTA
3	einjährige (oder kürzere) Erfahrung mit dem Produkt sowie in der Weitergabe von Informationen und der Erklärung der Anwendung	Pharmareferent
4	-	Anerkennung einer Prüfung oder einer gleichwerten Ausbildung von der Behörde

Tab. 11: Nachweis der Sachkenntnis des Medizinprodukteberaters bzw. des Pharmaberaters
[470, 624, 627, 649, 657-660, 662, 670-671, 675, 679, 680, 682, 686]

Zwar beschreibt das MPG nur zwei Möglichkeiten, die Sachkenntnis eines Medizinprodukteberaters zu erlangen. Diese Optionen sind jedoch so weit gefasst, dass Medizinprodukteberater aus einer viel größeren Spanne an Berufen kommen können als Pharmaberater. Deswegen besteht auch keine Notwendigkeit, im MPG eine Anerkennungsregelung wie in § 75 Abs. 3 AMG einzufügen.

Aufgrund der Vielzahl an verschiedenen Medizinprodukten [565, 615, 689] kann im Gegensatz zum AMG keine einheitliche Ausbildung gefordert werden [278, 307, 660, 664, 666-667, 671, 679]. Die bisherige Anwendung des MPG hat gezeigt, dass kein Bedarf an einer Konkretisierung der Qualifikation des Medizinprodukteberaters besteht [279, 659, 667, 690]. Die große Vielfalt an Medizinprodukten ist auch ein Grund, warum eine allgemeine Ausbildung zum „Medizinproduktereferenten" schwierig ist, da immer medizinproduktspezifische, praktische Kenntnisse notwendig sind.

Wie man an der Gegenüberstellung der geforderten Qualifikation von § 31 Abs. 2 MPG und § 75 Abs. 2 und 3 AMG sieht, legt das MPG einen Schwerpunkt auf den praktischen Umgang mit dem Produkt, weshalb zumindest eine medizinproduktspezifische Schulung gefordert wird [624, 627, 649, 657-659, 670-671, 675, 679, 686]. Die Praxisrelevanz kommt dadurch zum Ausdruck, dass auf die Anforderung eines Hochschulstudiums verzichtet wird und einem Medizinprodukteberater auch bei ausschließlich praktischer Erfahrung die entsprechende Sachkenntnis zugestanden wird [624, 627, 649, 657-660, 670-671, 675, 686].

Der Hinweis in § 75 Abs. 1 Satz 3 AMG, wer nicht als Pharmaberater tätig sein darf, ist m. E. wie beim Stufenplanbeauftragten nach § 63a Abs. 1 Satz 5 AMG überflüssig, da ein Verstoß gegen § 75 Abs. 1 Satz 1 AMG mit Bußgeld belegt ist. Im MPG war eine ähnliche Formulierung in § 32 Abs. 4 MPG a. F. vorhanden, die mit dem 2. MPG-ÄndG entfallen ist. Um das AMG an den aktuellen Stand des MPG anzupassen, sollte § 75 Abs. 1 Satz 3 AMG gestrichen werden.

Weiterhin betont das AMG zwar explizit, dass nur Personen mit der genannten Sachkenntnis befugt sind, als Pharmaberater zu arbeiten [470, 551, 661-662, 684]. Jedoch fehlen im AMG Angaben über die Fortbildung und Schulung der Pharmaberater. Da sich nicht nur im Medizinproduktebereich, sondern auch im Arzneimittelsektor die Erkenntnisse sehr schnell weiterentwickeln, wäre m. E. eine Verpflichtung zur Fortbildung im AMG wie im MPG sinnvoll. Ob dafür der Pharmaberater oder sein Arbeitgeber verantwortlich ist, kann im Arbeitsvertrag definiert werden. Aber auch ohne eine derartige gesetzliche Verpflichtung, sollte die Fortbildung für den Pharmaberater selbstverständlich sein.

Außerdem ist in § 76 AMG als weitere Pflicht des Pharmaberaters die Vorlage der Fachinformation [218, 662, 673, 683-684] sowie die Musterabgabe einschließlich deren Dokumentation [107, 682-683] festgelegt. Fachinformationen und Muster gibt es lt. MPG für Medizinproduke nicht. Teilweise besteht bei Großgeräten (z. B. Röntgenapparaten) gar nicht die Möglichkeit, diese in Form von „Mustern" den Anwendern zu überlassen. Deshalb gelten die arzneimittelspezifischen Vorschriften des Pharmaberaters hinsichtlich der Fachinformation und der Abgabe von Mustern für Medizinprodukteberater nicht.

4.8.4 Sicherheitsbeauftragter

§ 30 MPG ist § 63a AMG nachempfunden, der sich bewährt hat [307, 691-692]. Deshalb entspricht der Sicherheitsbeauftragte nach MPG dem Stufenplanbeauftragten nach AMG [183, 366, 693]. In beiden Fällen handelt es sich um eine typische Schutzvorschrift[a], denn der Sicherheitsbeauftragte bzw. der Stufenplanbeauftragte ist ein wichtiger Bestandteil des Systems zur Erfassung von Risiken [281, 676, 694]. Der jeweilige Beauftragte dient als zentraler Ansprechpartner für Behörden [665, 695] und bei Krankenhäusern [676] als „Anknüpfungspunkt beim pharmazeutischen Unternehmer" [696-697]. Somit können Risiken möglichst schnell ermittelt werden [698]. Dies führt zu einer kontinuierlichen Verbesserung des Produktes und dadurch zur Erhöhung der Sicherheit [685].

Der Aufgabenbereich des Sicherheitsbeauftragten nach MPG ist identisch mit dem des Stufenplanbeauftragten nach AMG. Auch die (Teil-)Sätze im MPG und AMG sind abgesehen von den unterschiedlichen Produkten und Bezeichnungen im MPG und AMG identisch. Jedoch ist als zusätzliche Aufgabe in § 63a Abs. 1 Satz 4 AMG das Vorlegen und Bewerten von Unterlagen über das Nutzen-Risiko-Verhältnis nach Aufforderung durch die Behörde beschrieben [653, 695]. Doch die Aufgabe, dass der Sicherheitsplanbeauftragte für die Vorlage entsprechender Unterlagen zuständig ist, ist

---

[a] Beschrieben für das MPG. Vgl. Kage, U.: "Das Medizinproduktegesetz". Staatliche Risikosteuerung unter dem Einfluß europäischer Harmonisierung. Berlin: Springer Verlag; 2005. ISBN 3-540-21932-3. S. 388.

auch in § 11 MPSV vorhanden, denn nach § 10 MPSV erfolgt die Bewertung der Risiken in Zusammenarbeit der Behörde mit dem Hersteller. Deshalb hat nach § 11 MPSV der Hersteller der Behörde alle dazu notwendigen Unterlagen zu übermitteln. Somit ist der Aufgabenbereich des Sicherheitsbeauftragten und des Stufenplanbeauftragten vergleichbar.

Weiterhin schreibt das MPG vor, dass der Hersteller unmittelbar nach Beginn seiner Tätigkeit (z. B. dem Inverkehrbringen eines Medizinprodukts) einen Sicherheitsbeauftragten ernennen muss [691, 699-700]. Das AMG schreibt dagegen in § 22 Abs. 2 Nr. 6 AMG vor, dass bereits mit den Zulassungsunterlagen der Nachweis eines Stufenplanbeauftragten vorgelegt werden muss [701]. Somit ist der Stufenplanbeauftragte bereits vor dem Inverkehrbringen zu benennen. Damit unterscheiden sich das MPG und das AMG im Zeitpunkt der Anzeige (MPG: nach seiner Arbeitsaufnahme, AMG: vor der Aufnahme seiner Arbeit). Die Benennung des Stufenplanbeauftragten vor dem Inverkehrbringen eröffnet die Möglichkeit, bis zum Inverkehrbringen des Arzneimittels einen gut eingearbeiteten Stufenplanbeauftragten vor Ort zu haben. Deshalb wäre auch bei den Medizinprodukten zu überlegen, ob die Ernennung eines Sicherheitsbeauftragten bereits während oder mit dem Konformitätsbewertungsverfahren erfolgt, also bevor das Produkt in den Verkehr gelangt. Denn wird erst mit oder nach dem Inverkehrbringen ein Sicherheitsbeauftragter ernannt, verzögert dies u. U. das Funktionieren des Erfassungssystems und somit die Möglichkeit, jeden Zwischenfall zu registrieren und darauf schnell reagieren zu können.

Ob der Sicherheitsbeauftragte kurz nach seinem Arbeitsbeginn oder der Stufenplanbeauftragte vor seinem Arbeitsbeginn der Behörde gemeldet wird, gibt den Behörden nur geringfügig mehr Zeit, um zu kontrollieren, ob die Anforderungen erfüllt werden und um ggf. einzuschreiten. Ich sehe deshalb diesen Unterschied als nicht schwerwiegend an, da es sich meistens nur um wenige Tage handelt. Dies wird dadurch bestätigt, dass bei einem nicht vorhersehbaren Wechsel des Stufenplanbeauftragten eine unmittelbare Anzeige danach möglich ist [695, 702-704].

Hinsichtlich der generellen Anforderungen der Sachkenntnis und der Zuverlässigkeit stimmen das MPG und das AMG ebenfalls grob überein. Die Formulierung ist in beiden Gesetzen sehr ähnlich, doch betont das AMG die zusätzlich mögliche Qualifikation des Stufenplanbeauftragten als „Sachkundige Person" [705-706]. Eine „Sachkundige Person" gibt es im MPG nicht, so dass auch eine Personalunion mit einer „Sachkundigen Person" entfällt. M. E. ist § 63a Abs. 1 Satz 6 AMG überflüssig, da mit den Anforderungen in § 63a Abs. 2 AMG und den Bußgeldbestimmungen in § 97 Abs. 2 Nr. 24d AMG (§ 97 Abs. 2 Nr. 24d AMG bezieht sich fehlerhaft auf § 63a Abs. 1 Satz 5 AMG anstelle von Satz 6) deutlich gemacht wird, dass nur die in § 63a Abs. 2 AMG genannten Personen die Aufgaben eines Stufenplanbeauftragten wahrnehmen dürfen.

Weiterhin fordert das MPG eine „zur Ausübung der Tätigkeit erforderliche[n] Sachkenntnis" wohingegen das AMG diese Formulierung im Zusammenhang mit der Zuverlässigkeit verwendet und eine „erforderliche[n] Sachkenntnis" verlangt.

Die ausbildungsspezifischen Anforderungen unterscheiden sich allerdings im MPG und AMG. Das MPG schreibt nur allgemein die Art der Hochschulausbildung vor und ermöglicht auch alternativ eine nicht akademische Ausbildung [627, 641, 649, 665, 686, 691, 699-670, 700, 707-708]. Das AMG hingegen legt genau fest, welcher Studiengang bzw. über den Hinweis auf § 15 AMG welche Fächer belegt worden sein müssen. Beide Gesetze verlangen zusätzlich eine zweijährige Berufserfahrung [627, 641, 649, 665, 686, 670, 691, 699-700, 705, 707-709]. Die Qualifikation auch nach § 15 AMG anzuerkennen[a], hat zur Folge, dass Erfahrungen in der Arzneimittelprüfung und nicht im Bereich der Pharmakovigilanz vorhanden sind. Die Möglichkeit der Personalunion des Sicherheitsbeauftragten und einer weiteren gesetzlich vorgeschriebenen Aufgabe ist wie bereits erwähnt im MPG nicht vorhanden. Das AMG bestimmt dagegen nachdrücklich, dass nur Personen mit der entsprechenden Qualifikation die Aufgaben des Stufenplanbeauftragten ausführen dürfen.

Mit der Formulierung im AMG hinsichtlich der Qualifikation, der Sachkunde und der Zuverlässigkeit wird deutlich, dass aufgrund des komplexen Sachverhalts und des umfangreichen medizinischen Sachverhalts [695, 703] die Sachkunde als sehr wichtig eingestuft wird. Die Zuverlässigkeit hingegen wird als weniger kritisch angesehen. Allerdings ist es m. E. durch die Forderung nach der „erforderlichen Sachkenntnis und der [...] Zuverlässigkeit" unnötig, die Person zusätzlich als „qualifiziert" zu beschreiben, da sie dies aufgrund ihres Wissens und ihrer Eigenschaften zwangsläufig sein sollte. Sind jedoch zusätzliche „soft-skills" wie z. B. Durchsetzungs- oder Entscheidungsvermögen damit gemeint, so würde dies den Zusatz „qualifiziert" rechtfertigen.

Im MPG hingegen wird nach § 30 Abs. 1 die Zuverlässigkeit mindestens so hoch angesetzt wie die theoretische Sachkenntnis. Diese Tatsache ebenso wie die Möglichkeit, die Aufgaben des Sicherheitsbeauftragten z. B. auch nach einer Ausbildung als Gesundheitshandwerker ausführen zu können [307, 686, 692, 699][b], beruht vermutlich auf der großen Vielfalt an Medizinprodukten und unterschiedlichen Herstellern [307, 707]. So ist z. B., um die Sicherheit eines einfachen Holzspatels oder eines einfachen Pflasters beurteilen zu können, kein Studium notwendig [707], vielmehr ist die Erfahrung mit dem Produkt an sich bedeutsam. Aufgrund der unterschiedlichen Anforderungen je nach Medizinprodukt [709] können im MPG auch keine so genauen Vorgaben zum Studienfach oder Studieninhalt gemacht werden, da z. B. für einen Computertomographen und ein Nasenspray sehr unterschiedliches Wissen notwendig ist. Arzneimittel dagegen beruhen überwiegend auf einem einheitlichen, physiologischen und pharmakologischen Hintergrund, so dass die Anforderungen an den Stufenplanbeauftragten auf die Fächer begrenzt werden können, die hierzu das notwendige Wissen vermitteln.

Auch sieht das AMG die Vorlage des Sachkunde- und Erfahrungsnachweises generell vor [702, 704, 706][c]. Dagegen fordert das MPG „nur" den Nachweis der Sachkunde [627, 641, 649, 672, 685,

---

[a] Hohm, K.-H.: "Der Stufenplanbeauftragte nach dem neuen AMG - eine vorläufige Standortbestimmung". Medizinrecht. 1988; *1*: 15-19. S. 16; Kloesel, A. und Cyran, W.: "Arzneimittelrecht Kommentar". 108. Ergänzungslieferung, 3. Aufl. Stuttgart: Deutscher Apotheker Verlag; 2008. Stand: Oktober 2007. ISBN 978-3-7692-4615-5. § 63a Nr. 16; Mandry, T.: "Die Beauftragten im Pharmarecht". Die Profile der Leiter und Beauftragten im Arzneimittelgesetz und des Betäubungsmittelverantwortlichen. Stuttgart: Wissenschaftliche Verlagsgesellschaft mbH; 2004. ISBN 3-8047-2143-5. S. 57-59. Die Autoren beziehen sich noch auf die alte Fassung des AMG, welches vom Herstellungs- und Kontrollleiter spricht. Die Qualifikation entspricht bis auf die Möglichkeit, die Erfahrung in der Arzneimittelherstellung anzuerkennen, den heutigen Anforderungen an die „Sachkundige Person".
[b] Die nicht-akademische Ausbildung soll aber auf Ausnahmen begrenzt bleiben. Vgl. Nöthlichs, M. und Schmatz, H.: "Sicherheitstechnik digital". Modul Medizinprodukte. Erläuterungen zum Medizinproduktegesetz. Berlin: Erich Schmidt Verlag; 2008. Stand: Oktober 2008. ISBN 3 503 07876 2. § 30 S. 5.
[c] Teilweise wird in der Literatur auch verlangt, den Nachweis der Zuverlässigkeit der Behörde zu übermitteln. Vgl. Mandry, T.: "Die Beauftragten im Pharmarecht". Die Profile der Leiter und Beauftragten im Arz-

691, 699-700, 707, 709] (der m. E. aber auch den Erfahrungsnachweis einschließt[a,b]) und das ausschließlich auf Nachfrage der Behörde. Doch spielt die Frage, ob der Nachweis der Sachkenntnis der Behörde routinemäßig vorgelegt wird oder erst auf Anforderung, m. E. keine große Rolle. Wichtig ist, dass der Sicherheitsbeauftragte/ Stufenplanbeauftragte tatsächlich geeignet ist, was sich nur auf dem Papier schlecht darstellen lässt. Deshalb ist meiner Meinung nach auch der Zeitpunkt, an dem die Daten erfasst werden, nicht entscheidend. Viel wichtiger ist, dass der Behörde der jeweilige Ansprechpartner bekannt ist.

Die Ausnahmeregelungen hinsichtlich der Benennung eines Sicherheitsbeauftragten unterscheiden sich im MPG und AMG. Dabei betrifft die Ausnahme für Sonderanfertigungen nach dem MPG nur die Anzeigepflicht und nicht die Benennung. Nach dem AMG ist gar kein Stufenplanbeauftragter notwendig, wenn die angegebenen Bedingungen vorliegen (Arzneimittel nach § 2 Abs. 2 Nr. 2-4 AMG [703] und Arzneimittel, die nicht durch einen pharmazeutischen Unternehmer in den Verkehr gebracht werden wie bei öffentlichen Apotheken, Krankenhausapotheken, tierärztlichen Hausapotheken und bestimmten Einzelhändlern, sofern sie keine Herstellungserlaubnis benötigen [705, 695, 702, 704, 706])[c,d,e]. Die Ausnahmeregelung für Sonderanfertigungen entspricht im weitesten Sinn

---

neimittelgesetz und des Betäubungsmittelverantwortlichen. Stuttgart: Wissenschaftliche Verlagsgesellschaft mbH; 2004. ISBN 3-8047-2143-5. S. 33-34, 46. Dies ist jedoch nicht mit den Anforderungen in § 63a Abs. 3 AMG vereinbar, welcher auf Abs. 2 (Sachkenntnis und Berufserfahrung) verweist. Vgl. Sander, A.: "Arzneimittelrecht Kommentar". Teil C, AMG-Kommentar. Stuttgart: Verlag W. Kohlhammer GmbH; 2008. Stand: November 2007 (45. Lieferung). ISBN 978-3-17-017937-0. § 63a S. 12a-13 Nr. 7. Allerdings besteht die Möglichkeit, dass die Behörde einen Nachweis über die Zuverlässigkeit fordert. Vgl. Kloesel, A. und Cyran, W.: "Arzneimittelrecht Kommentar". 108. Ergänzungslieferung, 3. Aufl. Stuttgart: Deutscher Apotheker Verlag; 2008. Stand: Oktober 2007. ISBN 978-3-7692-4615-5. § 63a Nr. 17.
[a] Diese Ansicht wird aufgrund der Formulierung in § 30 Abs. 3 „Nachweis der Sachkenntnis [...] wird erbracht durch 1. das Zeugnis [...] oder 2. eine andere Ausbildung [...] und eine mindestens zweijährige Berufserfahrung", auch von der Verfasserin vertreten. Damit wird m. E. der Begriff „Sachkenntnis" als Oberbegriff für die Ausbildung und die Erfahrung verwendet. Somit ist ggf. auch beides der Behörde nachzuweisen. Vgl. Rehmann, W.A. und Wagner, S.: "MPG Medizinproduktegesetz Kommentar". München: Verlag C. H. Beck; 2005. ISBN 3 406 52150 9. S. 253 Rz. 4.
[b] Andere Ansicht: Die Berufserfahrung muss nicht nachgewiesen werden. Vgl. Hill, R. und Schmitt, J.M.: "WiKo Medizinprodukterecht, Kommentar". Kapitel II 1. Köln: Verlag Dr. Otto Schmidt KG; 2008. Stand: Juli 2008. ISBN 3-504-04002-5. § 30 S. 9 Rz. 11.
[c] Da der Großhandel Arzneimittel nicht direkt an den Endverbraucher in den Verkehr bringt und somit keine Fertigarzneimittel im Sinne von § 4 Abs. 1 AMG herstellt, wird er ebenfalls von der Verpflichtung befreit, einen Stufenplanbeauftragten zu ernennen. Vgl. Kloesel, A. und Cyran, W.: "Arzneimittelrecht Kommentar". 108. Ergänzungslieferung, 3. Aufl. Stuttgart: Deutscher Apotheker Verlag; 2008. Stand: Oktober 2007. ISBN 978-3-7692-4615-5. § 63a Nr. 3, 14; Rehmann, W.A.: "AMG Arzneimittelgesetz". München: Verlag C. H. Beck; 2008. ISBN 978-3-406-57053-7. S. 355 Rz. 1; Sander, A.: "Arzneimittelrecht Kommentar". Teil C, AMG-Kommentar. Stuttgart: Verlag W. Kohlhammer GmbH; 2008. Stand: November 2007 (45. Lieferung). ISBN 978-3-17-017937-0. § 63a S. 4a Nr. 2.
[d] Andere Ansicht: Großhändler sind hinsichtlich des Umpackens, Verpackens oder Kennzeichnens nicht in der Ausnahmeregelung eingeschlossen. Vgl. Deutsch, E. und Lippert, H.-D.: "Kommentar zum Arzneimittelgesetz". 2. Aufl. Berlin: Springer-Verlag; 2007. ISBN 978-3-540-33949-6. S. 565-566 Rz. 1.
[e] Der Meinung von Deutsch, Lippert schließt sich die Verfasserin an, da in § 4 Abs. 17 AMG allgemein die Abgabe an andere als Inverkehrbringen definiert wird. Weiterhin fordert zwar § 4 Abs. 1 AMG die Abgabe von Fertigarzneimitteln an den Verbraucher, doch besteht nicht die Forderung einer direkten Abgabe an den Patienten, da er § 47 AMG unterliegt. Außerdem ist der Großhandel nicht als Ausnahme in § 63a Abs. 1 Satz 2 AMG genannt. Somit ist von § 63a AMG auch der Großhandel in den genannten Fällen des Umfüllens,

der Rezepturherstellung in Apotheken (siehe Begriffsbestimmungen des MPG). Die Apotheken sind allerdings bereits aufgrund ihrer Berufsordnung zum Erfassen und Melden von Vorkommnissen verpflichtet. Die weiteren Ausnahmeregelungen, die im AMG angegeben sind, können m. E. nicht ohne weiteres auf das MPG übertragen werden. Aufgrund der Definition des Inverkehrbringens nach § 3 Nr. 11 MPG bringt ein Krankenhaus, das ein Medizinprodukt zusammenbaut und verwendet, dieses nicht in den Verkehr und ist somit auch nicht zur Benennung eines Sicherheitsbeauftragten verpflichtet (die MPBetreibV bleibt unberührt). In Apotheken, bei Tierärzten und im Einzelhandel wird m. E. selten ein Medizinprodukt hergestellt und somit selten erstmals in den Verkehr gebracht, so dass diese Fälle nicht in Betracht gezogen werden müssen.

Zunächst bezieht sich die Forderung nach einem Sicherheitsbeauftragten im MPG im Gegensatz zum AMG nur auf Verantwortliche mit einem Sitz in Deutschland [665]. Das AMG hingegen macht keine Angaben zum Sitz des pharmazeutischen Unternehmers. Damit kann der Sitz eines pharmazeutischen Unternehmers auch im Ausland sein und das Arzneimittel kann z. B. über ein europäisches Zulassungsverfahren in Deutschland in den Verkehr gebracht worden sein [695]. Dafür ermöglicht das AMG ausdrücklich, einen Stufenplanbeauftragten aus der EU zu beauftragen [654, 704, 706][a].

Dies lässt sich folgendermaßen erklären: mit § 30 MPG wird das Ziel nach Art. 10 der Richtlinie 93/42/EWG verfolgt, die Risiken zentral zu erfassen und auszuwerten [307, 692]. Wobei der Sicherheitsbeauftragte im MPG eine nationale Regelung ist [10, 692-693], die darüberhinaus in Europa nur noch in Österreich existiert [663, 693]. Hingegen dient § 63a AMG der Umsetzung von Artikel 103 der Richtlinie 2001/83/EG („Person ist in der Gemeinschaft ansässig") [169], welcher vorgibt, dass die zuständige Person (Stufenplanbeauftragter) ihren Sitz in der EG haben muss. Deshalb gelten die Vorschriften des MPG - im Gegensatz zum AMG - nur für den Hersteller und für den Sicherheitsbeauftragten in Deutschland. Für europaweit agierende Arzneimittelhersteller ermöglicht und erleichtert die Regelung nach § 63a AMG die Erfüllung der Vorschriften an deren Hauptsitz für alle EU-Staaten. Bei Medizinprodukteimporteuren muss der Importeur einen Sicherheitsbeauftragten nur bestimmen, wenn er aus einem Nicht-EWR-Land das Produkt einführt und seinen Sitz in Deutschland hat [699]. Dies hat zur Folge, dass viele Importeure ihren Sitz nicht nach Deutschland verlegen, um sich die Aufwendungen für einen Sicherheitsbeauftragten zu ersparen, woraufhin der Zugriff der deutschen Behörden auf den Importeur erschwert wird. Deshalb könnte die Vorschrift dahingehend geändert werden, dass die Ernennung eines Sicherheitsbeauftragten nicht mehr vom Sitz in Deutschland abhängt, sondern generell für alle Hersteller/Importeure gilt, die in Deutschland ein Medizinprodukt in den Verkehr bringen wollen. Einen Stufenplanbeauftragten in der EU zu erlauben, wird z. Z. nicht möglich sein, da die anderen Länder diese deutsche Eigenart bisher nicht in ihrem nationalen Recht festgeschrieben haben.

Abpackens oder Kennzeichnens betroffen, unabhängig davon, dass der Großhandel die Arzneimittel nicht an die Patienten direkt abgibt.

[a] Bei einem Stufenplanbeauftragten im europäischen Ausland muss sichergestellt sein, dass dieser seine Aufgaben nach dem AMG erfüllen kann. Vgl. Kloesel, A. und Cyran, W.: "Arzneimittelrecht Kommentar". 108. Ergänzungslieferung, 3. Aufl. Stuttgart: Deutscher Apotheker Verlag; 2008. Stand: Oktober 2007. ISBN 978-3-7692-4615-5. § 63a Nr. 3c; Sander, A.: "Arzneimittelrecht Kommentar". Teil C, AMG-Kommentar. Stuttgart: Verlag W. Kohlhammer GmbH; 2008. Stand: November 2007 (45. Lieferung). ISBN 978-3-17-017937-0. § 63a S. 4b Nr. 2a.

Eine Einspeisung der Angaben über den Sicherheitsbeauftragten in das Informationssystem des DIMDI wie im MPG gefordert [700][a], sieht das AMG nicht vor. Die Informationen über Nebenwirkungen können jedoch in das „Informationsnetz des Stufenplans" [710] des Arzneimittelrechts eingegeben werden.

Ein Benachteiligungsverbot, wie es im MPG vorliegt [691-692, 694, 699-700, 707, 709], ist im AMG ebenfalls nicht vorhanden. Ein § 30 Abs. 5 MPG nachempfundenes Benachteiligungsverbot würde für Rechtssicherheit bei den betroffenen Personen sorgen und sollte deshalb m. E. in das AMG mit aufgenommen werden.

Dafür enthält das AMG in § 63 Abs. 1 Satz 4 einen Hinweis auf die AMWHV. Selbst wenn das MPG nicht direkt darauf verweist, existiert auch im Medizinprodukterecht eine separate Verordnung (MPSV) zu den Verpflichtungen im Bereich der Pharmakovigilanz.

4.8.5 Verfahren bei unrechtmäßiger und unzulässiger Anbringung der CE-Kennzeichnung

Das MPG enthält Vorschriften für die Behörde für die Fälle, dass die CE-Kennzeichnung auf einem Medizinprodukt angebracht wird, ohne dass alle notwendigen Voraussetzungen nach § 6, § 9 oder § 10 MPG erfüllt sind [711-712][b]. Dann hat die Behörde den Verantwortlichen verbindlich anzuweisen, diesen Sachverhalt zu ändern [624, 646, 711-714]. Werden die Anforderungen der Behörde nicht erfüllt, hat die Behörde das Recht, die Verkehrsfähigkeit einzuschränken [711], die Verkehrsfähigkeit mit Auflagen zu versehen [646], das Inverkehrbringen zu unterbinden [366, 646] oder einen Rückruf zu veranlassen [366, 624, 646, 712-715][c].

Außerdem muss die zuständige Behörde die weiteren deutschen Behörden (einschließlich des BMG [624]) über diese Maßnahmen informieren [712-713]. Das BMG leitet die Information an die EG-Kommission [624] und die Mitgliedsstaaten der EWR weiter [712-713, 716].

Sofern ein Nicht-Medizinprodukt eine CE-Kennzeichnung trägt, besitzt die Behörde dieselben Möglichkeiten zum Einschreiten wie bei einer unrechtmäßigen CE-Kennzeichnung [712-714][d]. Auch hierüber erfolgt die Information an die oben genannten Stellen [712].

---

[a] Die Meldung erfolgt inzwischen direkt und elektronisch beim DIMDI, von wo aus es automatisiert an die jeweilige Behörde weitergeleitet wird. Vgl. Böckmann, R.-D., Frankenberger, H. und Will, H.G.: "Durchführungshilfen zum Medizinproduktegesetz". Köln: TÜV Media GmbH; 2008. Stand: November 2008. ISBN 978-3-8249-0227-9. Kapitel 30.30 S. 11-12; Hill, R. und Schmitt, J.M.: "WiKo Medizinprodukterecht, Kommentar". Kapitel II 1. Köln: Verlag Dr. Otto Schmidt KG; 2008. Stand: Juli 2008. ISBN 3-504-04002-5. § 30 S. 7 Rz. 8; Rehmann, W.A. und Wagner, S.: "MPG Medizinproduktegesetz Kommentar". München: Verlag C. H. Beck; 2005. ISBN 3 406 52150 9. S. 253 Rz. 3.

[b] Dies gilt auch, wenn das Produkt nicht mit einer CE-Kennzeichnung versehen werden darf (z. B. tigung, In-Haus-Herstellung und Sonderzulassungen nach § 11 Abs. 1 MPG). Vgl. Nöthlichs, M. und Schmatz, H.: "Sicherheitstechnik digital". Modul Medizinprodukte. Erläuterungen zum Medizinproduktegesetz. Berlin: Erich Schmidt Verlag; 2008. Stand: Oktober 2008. ISBN 3 503 07876 2. § 27 S. 1.

[c] Die kumulative Anwendung mehrerer Maßnahmen ist ebenfalls möglich. Vgl. Böckmann, R.-D., Frankenberger, H. und Will, H.G.: "Durchführungshilfen zum Medizinproduktegesetz". Köln: TÜV Media GmbH; 2008. Stand: November 2008. ISBN 978-3-8249-0227-9. Kapitel 30.27 S. 4.

[d] In der Praxis sind nur das Verkehrsverbot und die Entfernung aus dem Markt relevant. Vgl. Böckmann, R.-D., Frankenberger, H. und Will, H.G.: "Durchführungshilfen zum Medizinproduktegesetz". Köln: TÜV Media GmbH; 2008. Stand: November 2008. ISBN 978-3-8249-0227-9. Kapitel 30.27 S. 6; Nöthlichs, M.

Derartige Eingriffsmöglichkeiten für den Fall, dass ein Arzneimittel nicht mit einer Registrierungs- oder Zulassungsnummer oder zu Unrecht mit einer Registrierungs- oder Zulassungsnummer gekennzeichnet ist, sind im AMG nicht vorhanden. Das AMG droht nach § 96 Nr. 5 bzw. 5a AMG (bei vorsätzlicher Handlung als Straftat [717]) bzw. § 97 Abs. 1 AMG (fahrlässig als Ordnungswidrigkeit [717]) [718-719] dagegen mit Freiheitsstrafen bis zu einem Jahr oder einer Geldstrafe bzw. nur einer Geldbuße, wenn das Arzneimittel ohne Zulassung in den Verkehr gebracht wird [720].

Fehlt eine nach § 10 AMG vorgeschriebene Kennzeichnung (z. B. die Zulassungsnummer), so besteht nach § 97 Abs. 2 Nr. 4 AMG eine Ordnungswidrigkeit [266, 721], die mit einem Bußgeld geahndet wird.

Dabei stellen die Straf- und Bußgeldvorschriften nach § 96 und § 97 AMG die stärkeren staatlichen Eingriffe im Vergleich zu den Möglichkeiten der Behörde nach § 27 MPG dar. Doch haben diese Straf- und Bußgeldvorschriften keinen direkten Einfluss auf die Sicherheit der Produkte wie z. B. ein Rückruf von Medizinprodukten nach § 27 MPG. Sie stellen damit keine Eingreifermächtigung für den konkreten Notfall dar. Vielmehr sollen die Straf- und Bußgeldvorschriften eine abschreckende und damit präventive Wirkung entfalten. Während die Ordnungswidrigkeiten direkt durch die zuständige Behörde geahndet werden können, bedarf die Straftat beim vorsätzlichen Inverkehrbringen eines Arzneimittels ohne Zulassung der Einschaltung der Staatsanwaltschaft, so dass nicht immer ein rasches Einschreiten möglich ist. Ein rasches Handeln durch die Behörde kann sich jedoch auf § 69 Abs. 1 Satz 1 AMG stützen, wenn Gesetzesverstöße vorliegen (siehe nächstes Kapitel).

Auch besteht nach § 98 AMG die Möglichkeit, dass nicht zugelassene oder Arzneimittel ohne Zulassungsnummer bzw. ohne Zulassungsnummer auf der Umverpackung nach § 74 ff. StGB aus dem Verkehr gezogen werden können [719, 722-723]. Doch muss das Verfahren der Einziehung nach § 98 AMG gerichtlich angeordnet werden [722, 724], so dass es langwieriger und weniger geeignet ist, um auf akute Gefahren zu reagieren.

Nicht geregelt und nicht mit einer Strafe belegt ist im AMG der Fall, wenn eine falsche Zulassungsnummer auf einem zugelassenen Arzneimittel vorhanden ist. Zwar wird für diesen Fall auf § 96 Nr. 6 AMG hinsichtlich der Strafe verwiesen, wobei dies jedoch strittig ist [725]. Die Möglichkeit einer Änderungsanzeige oder die Verpflichtung zu einer Neuzulassung nach § 29 Abs. 2a und Abs. 3 AMG wird zur möglichen Unterscheidung angeführt, ob es sich bei dem geänderten Produkt um ein neues Produkt handelt [625]. Auch wird bei von der Zulassung abweichenden Angaben auf § 97 Abs. 4 AMG (Kennzeichnung) und § 97 Abs. 5 AMG (Packungsbeilage) verwiesen [625]. Doch erscheinen mir diese Verweise nicht genug, denn m. E. ist § 96 AMG nur anzuwenden, wenn ein Arzneimittel ohne gültige Zulassung in den Verkehr gebracht wird (s.o.) - also z. B. ohne Zulassungsnummer, weil das Produkt keine Zulassungsnummer besitzt. Hingegen ist § 97 Abs. 4 AMG bzw. § 97 Abs. 5 AMG m. E. anzuwenden, wenn nicht wie vorgeschrieben eine Zulassungsnummer auf dem Produkt vorhanden ist. Damit ist jedoch nicht geklärt, welchen Strafen eine falsche Zulassungsnummer auf dem Produkt unterliegt. Auch wenn Rückrufe meist unter der Angabe der PZN erfolgen, kann eine falsche Zulassungsnummer bewirken, dass bei einem Rückruf ein ein-

---

und Schmatz, H.: "Sicherheitstechnik digital". Modul Medizinprodukte. Erläuterungen zum Medizinproduktegesetz. Berlin: Erich Schmidt Verlag; 2008. Stand: Oktober 2008. ISBN 3 503 07876 2. § 27 S. 3.

wandfreies Arzneimittel aus dem Verkehr gezogen wird, wohingegen das bedenkliche Arzneimittel weiterhin abgegeben und verwendet wird. Die PZN dient ausschließlich der Abrechnung mit den Krankenkassen und ersetzt nicht die Zulassungs-/Registrierungsnummer und gibt keine zuverlässige Auskunft über den Verkehrsstatus des Arzneimittels [726].

Deshalb sollte m. E. dies durchaus auch im AMG berücksichtigt werden, damit der pharmazeutische Unternehmer in dieser Hinsicht mehr Sorgfalt walten lässt.

4.8.6 Verfahren zum Schutz vor Risiken

Während § 27 MPG zutrifft, wenn gegen das MPG verstoßen wird, ohne dass damit Risiken verbunden sind, ist § 28 MPG anzuwenden, wenn die Gesetzesverstöße mit Risiken verbunden sind [713]. Das AMG weist diese Unterscheidung nicht auf und enthält alle Maßnahmenermächtigungen in § 69 AMG vereint. Sowohl im MPG als auch im AMG dienen die Vorschriften dazu, die Medizinprodukte- und Arzneimittelsicherheit durch Überwachung zu erhöhen [680, 727]. Aufgrund der gesetzlichen Befugnisse sollen die Behörden schnell und effektiv reagieren können [728].

Zunächst ist § 28 MPG und § 69 AMG gemeinsam, dass die zuständige Behörde die Möglichkeit hat, alle erdenklichen Mittel zu ergreifen (Befugnisnorm [729]). Unterschiede stecken in der Formulierung der beiden Gesetze: Als Zweck dieser Mittel ist im MPG der „Schutz der Gesundheit und zur Sicherheit" genannt, wohingegen das AMG auf Gesetzesverstöße abzielt. Die Unterscheidung in der Wortwahl hinsichtlich der Gesetzesverstöße bzw. des Schutzgedankens beruht darauf, dass im MPG zwischen dem Risiko in § 28 MPG und keinem Risiko in § 27 MPG unterschieden wird. Diese Tatsache wird durch die im MPG gewählte Formulierung unterstützt. Das AMG hingegen deckt mit seiner Formulierung alle Gesetzesverstöße ab, unabhängig, ob sich dahinter ein konkretes Risiko verbirgt. Außerdem schließt die allgemeine Form des AMG auch die Gesetzesverstöße gegen das HWG mit ein.

Weiter bezeichnet das MPG die „Anordnungen" des AMG als „Maßnahmen". Die formellen Unterschiede zwischen „Anordnungen" und „Maßnahmen" haben m. E. jedoch keine Bedeutung, da der Zweck der Vorschrift jeweils der Gleiche ist. Allerdings entsteht durch die Bezeichnung der Möglichkeiten der Behörde als „Maßnahmen" in § 27 Abs. 2 MPG ein Unterschied zu den möglichen „Anordnungen" der Behörde nach § 28 Abs. 2 MPG. Dies wird mit § 28 Abs. 1 MPG jedoch wieder angeglichen, da nach § 28 Abs. 1 MPG die Behörde auch zu „Maßnahmen" befugt ist. Da das AMG hinsichtlich des Risikos nicht unterscheidet, ist im AMG auch hierbei kein Formulierungsunterschied notwendig.

§ 28 Abs. 2 Satz 1 MPG ist ab dem Wort „Anordnungen" fast identisch mit der Formulierung in § 64 Abs. 4 Nr. 4 AMG [727]. Der einzige Unterschied besteht in der Beschreibung der Einschreitungsschwelle als „drohende[r] Gefahr" im MPG anstelle von „dringender Gefahren" im AMG. In § 64 Abs. 4 Nr. 4 AMG wird mit der gewählten Formulierung der Ausnahmefall der Vorschrift betont [727]. Außerdem wird dabei die Vorläufigkeit der Maßnahmen deutlich [727-728].

Auch ist in beiden Gesetzen eine Ermächtigung zur Information der Öffentlichkeit gegeben. Allerdings bezieht sich dieses Recht im MPG auf die Landesbehörde [727, 730-732] und im AMG auf die Bundesoberbehörde [218, 717, 725, 733-734][a]. Im MPG ist weiterhin noch zusätzlich vorgeschrieben, unter welchen Voraussetzungen die Information der Öffentlichkeit erlaubt ist. Das AMG enthält keine derartigen Bedingungen. Aufgrund der Überwachungstätigkeit ist die zuständige Landesbehörde nach dem MPG mit den jeweiligen Produkten besser vertraut und kann somit das vorliegende Risiko genauer einschätzen. Die Handlungen der Bundesoberbehörden haben deshalb bei Medizinprodukten mehr informativen Charakter [730], wobei Informationen durch die Bundesoberbehörden im Medizinprodukterecht als ergänzende Maßnahmen möglich sind [730]. Im AMG erhalten dagegen die Landesbehörden keine hoheitlichen Rechte, sondern die Bundesoberbehörde ist explizit dafür bestimmt. Dies liegt daran, dass die Bundesoberbehörde im Arzneimittelrecht aufgrund der Zulassung mehr Informationen vorliegen hat und über eine größere Handlungsbreite als nach dem Medizinprodukterecht verfügt. Somit ist es m. E. sinnvoll und zweckmäßig, im AMG auch das Veröffentlichungsrecht der Bundesoberbehörde zu übertragen.

Sowohl im MPG als auch im AMG werden beispielhaft mögliche Maßnahmen durch die Behörde aufgeführt [730, 732, 735-736][b,c]. Allerdings hat das AMG den zuständigen Behörden nur die Möglichkeit eröffnet, das Inverkehrbringen zu untersagen bzw. einen Rückruf oder die Sicherstellung anzuordnen. Im MPG bestehen mehrere Möglichkeiten u. a. auch die medizinproduktespezifischen Tätigkeiten der Inbetriebnahme, des Betriebs und der Anwendung sowie das Inverkehrbringen zu verbieten, einzuschränken oder mit Auflagen zu versehen [627, 730-732, 737]. Außerdem ermöglicht das MPG das Einschreiten vor oder während einer klinischen Prüfung bzw. Leistungsbewertungsprüfung [646, 730]. Doch sind die Unterschiede in den Aufzählungen von § 28 Abs. 2 MPG und § 69 Abs. 1 Satz 2 AMG meines Erachtens nicht von Bedeutung, da es jeweils nur eine beispielhafte und keine abschließende Aufzählung ist. Somit legt das MPG zwar mehr Optionen dar, diese sind je nach Risikoeinstufung lt. AMG aber ebenfalls möglich. Außerdem hat die Bundesoberbehörde nach dem Arzneimittelrecht im Rahmen der Arzneimittelzulassung ebenfalls verschiedene Befugnisse, z. B. kann sie mit Hilfe von § 28 AMG die Zulassung mit Auflagen verbinden. Somit kann sie ähnlich wie die Überwachungsbehörde im MPG auch Einfluss auf das im Verkehr befindliche Produkt nehmen.

Die Option des Rückrufes und der Sicherstellung ist in beiden Gesetzen enthalten [218, 624, 627, 727, 730-733, 735, 737-739]. Der Rückruf kann gemäß AMG - im Gegensatz zum MPG - auch zusätzlich von der Bundesoberbehörde durchgeführt werden [740]. Die Möglichkeit, einen Rückruf durch die Bundesoberbehörde vornehmen zu lassen, besteht nach dem MPG nicht. Die direkte Übernahme der Vorschrift aus dem AMG ist auch nicht möglich, da die Anwendung der Vorschrift im Rahmen der Zulassungstätigkeit erfolgen muss. Da allerdings nach beiden Gesetzen (§ 29 MPG

---

[a] Andere Ansicht: Auch die „zuständigen Aufsichtsbehörden", d. h. die Länderbehörden können die Öffentlichkeit informieren. Der Bundesoberbehörde ist nur eine Stellungnahme erlaubt. Vgl. Jeannot, N.: "Durchführung des Arzneimittelrechts - Risikomanagement der Länder bei Arzneimittelzwischenfällen. Informationswege und Maßnahmen bei Arzneimittelzwischenfällen". Bundesgesundheitsblatt. 1998; 7: 293-296. S. 295.

[b] Der Begriff „insbesondere" beziehe sich auf die aufgezählten Punkte 1-7, womit die Aufzählung der Anlässe nicht abschließend ist. Vgl. Sander, A.: "Arzneimittelrecht Kommentar". Teil C, AMG-Kommentar. Stuttgart: Verlag W. Kohlhammer GmbH; 2008. Stand: November 2007 (45. Lieferung). ISBN 978-3-17-017937-0. § 69 S. 8 Nr. 4.

[c] Andere Ansicht: die in § 69 Abs. 1 Satz 1 AMG genannten Maßnahmen sind abschließend. Vgl. Rehmann, W.A.: "AMG Arzneimittelgesetz". München: Verlag C. H. Beck; 2008. ISBN 978-3-406-57053-7. S. 379 Rz. 2.

bzw. § 63b und § 63c AMG) die Meldung von Nebenwirkungen an die Bundesoberbehörde zu erfolgen hat, besitzt die Bundesoberbehörde den besten Überblick über die Sicherheit des Produkts. Somit wäre es m. E. angebracht, dieser Behörde im Zusammenhang mit dem Sammeln und Bewerten dieser Meldungen das Recht zu erteilen, einen Rückruf von Medizinprodukten einleiten zu können. Dies müsste allerdings auf diese Möglichkeit beschränkt bleiben, da das BfArM bereits nach § 3 MPV in der Fassung vom 17.12.1997 einen gewissen Handlungsspielraum hatte. Dieser wurde jedoch abgeschafft, weil die Möglichkeiten des BfArM nicht ausreichend umgesetzt werden konnten [730]. Auch müssten die zuständigen Landesbehörden die Bundesoberbehörde beim Rückruf unterstützen, um diesen durchführen zu können.

Weiterhin beschreibt das AMG abschließend, wann die vorgeschlagenen Maßnahmen anzuwenden sind [734]. Dadurch wird die Rechtssicherheit der Behörden erhöht, welche durch zügiges Handeln der Behörde wiederum der Arzneimittelsicherheit zu Gute kommt. Das MPG hingegen konkretisiert nicht, wann diese Maßnahmen möglich sind. Eine Konkretisierung der Bedingungen im MPG, wann eine Behörde einschreiten muss, war nicht die Absicht des Gesetzgebers [279, 732]. Vielmehr erhält die Behörde ein „Entschließungsermessen" [741]. Besteht ein „begründeter Verdacht"[a], dass aufgrund eines Fehlers an einem Medizinprodukt eine Gefahr besteht, so ist die Behörde zum Handeln verpflichtet [279, 732]. Das kann m. E. trotz des Einschreitens bereits bei einem Verdacht, zu einer verzögerten Reaktion der Behörde führen, da diese zunächst intern klären muss, ob in dem jeweiligen Fall Risiken vorliegen. Deshalb wäre m. E. eine konkretere, beispielhafte Beschreibung im MPG sinnvoll, die darlegt, wann die Behörde einschreiten muss.

Dafür beschreibt das MPG in diesem Zusammenhang den vorgeschriebenen Informationsfluss, wobei auch in § 68 Abs. 1 AMG eine allgemeine Informations- und Unterstützungspflicht für den Fall von Gesetzesverstößen vorgesehen ist.

Auch enthält das AMG Regelungen, aufgrund deren das Sammeln von Arzneimitteln unterbunden werden kann [733, 738]. Aufgrund des Überwachungsauftrages von § 26 Abs. 1 MPG bei Medizinproduktesammlungen benötigt die Behörde Instrumente zur Durchsetzung ihrer Aufgaben. Das MPG enthält zwar keine expliziten Handlungsbefugnisse hinsichtlich des Sammelns von Medizinprodukten, doch aufgrund der generellen Ermächtigung nach § 28 Abs. 1 Satz 1 bestehen auch hier Möglichkeiten, um ggf. einzuschreiten.

Außerdem ermächtigt das AMG unter bestimmten Bedingungen gesammelte Arzneimittel, Arzneimittel für Tiere [734] und Werbematerial sicherzustellen [733, 738-739]. Diese Vollmacht beruht auf dem Anwendungsbereich des AMG (Tierarzneimittel werden vom AMG geregelt) und den Behördenzuständigkeiten (sie schließen die Überwachung nach den HWG mit ein [742]). Somit kann dies nicht auf das MPG übertragen werden.

Dagegen ist ein expliziter Ausschluss der Zuständigkeit der Behörden, wie es im MPG vorhanden ist (z. B. wenn das AtG greift [727, 730-732, 743]), im AMG nicht gegeben. Das AMG gibt im Allgemeinen in § 81 AMG nur die Auskunft, dass das AMG keinen Einfluss auf das Atomrecht hat. Somit wird verdeutlicht, dass das AtG weiterhin neben dem AMG gültig ist. Eine klare Aussage zu

---

[a] Aufgrund der Vorschrift in § 4 MPG genügt ein „begründeter Verdacht". Vgl. Böckmann, R.-D., Frankenberger, H. und Will, H.G.: "Durchführungshilfen zum Medizinproduktegesetz". Köln: TÜV Media GmbH; 2008. Stand: November 2008. ISBN 978-3-8249-0227-9. Kapitel 30.28 S. 6.

den Zuständigkeiten der Behörden fehlt jedoch. In § 81 AMG sollte dazu eine Klarstellung aufgenommen werden (z. B. nach dem Vorbild des MPG), um doppelte Überwachungsarbeit zu vermeiden.

Ein Schutzklauselverfahren wie in § 28 Abs. 3 MPG ist im AMG ebenfalls nicht vorhanden. Das Schutzklauselverfahren bedeutet, dass die Behörde das Produkt aus dem Verkehr ziehen, das Inverkehrbringen sowie das Inbetriebnehmen unterbinden oder beschränken kann [624, 730-732], wenn ein CE-gekennzeichnetes Medizinprodukt oder eine Sonderanfertigung [727, 730-731, 743][a] auch bei fachgerechter Installation, Instandhaltung und bestimmungsgemäßer Anwendung eine Gefahr für alle betroffenen Personen oder deren Besitz darstellt. Somit kann mit dem Schutzklauselverfahren in § 28 Abs. 3 MPG die Konformitätsvermutung beseitigt werden [731]. Dieses Verfahren beruht auf der europäischen Neuen Konzeption [744]. Danach sind nationale Einschränkungen des freien Warenverkehrs möglich, wenn Gefahr von rechtmäßig CE-gekennzeichneten Produkten ausgeht [727, 744]. Während des Verfahrens überprüft die Europäische Kommission die vorgenommenen Maßnahmen und beurteilt, ob die Maßnahmen sinnvoll sind [727, 730, 744]. Sieht die Kommission eine potenzielle Gefahr, werden alle Mitgliedstaaten informiert [727, 744]. Somit wird europaweit ein einheitlicher Schutz erreicht [727, 744]. Dieses Verfahren ist aufgrund der andersartigen Konzeption des AMG nicht möglich und auch nicht notwendig, da das AMG über andere Mittel (z. B. hinsichtlich der Zulassung) verfügt, um ein derartiges Schutzniveau zu erreichen.

Als besondere Überwachungsmöglichkeit enthält das MPG (nicht jedoch das AMG) die Möglichkeit, spezielle Produkte mit Hilfe einer Rechtsverordnung zu verbieten oder ihr Inverkehrbringen zu beschränken [730-732]. § 28 Abs. 5 MPG dient der Umsetzung der europäischen Vorgaben von Art. 14b der Richtlinie 93/42/EWG und Artikel 13 der Richtlinie 98/79/EG [730, 732]. Mit Hilfe einer möglichen „Verbotsvorschrift" sollen präventive Maßnahmen möglich sein [730, 732]. Allerdings handelt es sich bei dieser Möglichkeit zur Gefahrenabwehr um ein politisches Mittel, da die Verordnung vom entsprechenden Ministerium beschlossen werden muss [730] und somit einen größeren zeitlichen Rahmen umfasst.

4.8.7 Beobachtungs- und Meldesystem

§ 29 Abs. 1 Satz 1 MPG ist § 62 AMG nachempfunden. In beiden Normen wird die Bundesoberbehörde verpflichtet, die auftretenden Vorfälle zu erfassen, auszuwerten und daraus folgende Maßnahmen einzuleiten [745-753][b,c]. Die zentrale Erfassung der Risiken nach § 29 MPG ist aufgrund der europäischen Vorgaben (Art. 8 der Richtlinie 90/385/EWG, Art. 10 der Richtlinie 93/42/EWG,

---

[a] Nach den europäischen Vorgaben unterliegen nur die Sonderanfertigungen aufgrund der Richtlinie 90/385/EWG und 93/42/EWG dem Schutzklauselverfahren.
[b] Dabei bezieht sich die Koordination der Maßnahmen auf das Erfassen, Auswerten und Bewerten. Vgl. Böckmann, R.-D., Frankenberger, H. und Will, H.G.: "Durchführungshilfen zum Medizinproduktegesetz". Köln: TÜV Media GmbH; 2008. Stand: November 2008. ISBN 978-3-8249-0227-9. Kapitel 30.29 S. 14.
[c] Andere Ansicht: Die Tätigkeit der Koordination bezieht sich auch auf die Koordination der erforderlichen Maßnahmen. Vgl. Hill, R. und Schmitt, J.M.: "WiKo Medizinprodukterecht, Kommentar". Kapitel II 1. Köln: Verlag Dr. Otto Schmidt KG; 2008. Stand: Juli 2008. ISBN 3-504-04002-5. § 29 S. 11 Rz. 12; Nöthlichs, M. und Schmatz, H.: "Sicherheitstechnik digital". Modul Medizinprodukte. Erläuterungen zum Medizinproduktegesetz. Berlin: Erich Schmidt Verlag; 2008. Stand: Oktober 2008. ISBN 3 503 07876 2. § 29 S. 2; Rehmann, W.A. und Wagner, S.: "MPG Medizinproduktegesetz Kommentar". München: Verlag C. H. Beck; 2005. ISBN 3 406 52150 9. S. 248 Rz. 6.

Art. 11 der Richtlinie 98/79/EG) entstanden [745, 748]. Aufgrund der positiven Erfahrungen im Arzneimittelrecht hat sich der Gesetzgeber des MPG am System von § 62 AMG orientiert [307, 754]. Dabei erscheint die Koordination auf Bundesebene angesichts der vielen Landesbehörden als sinnvoll [307, 748, 754]. Auch hinsichtlich der Kombinationen aus Medizinprodukt und Arzneimittel ist eine einheitliche Zuständigkeit zweckmäßig [754]. Denn die Überwachung soll ergänzend zum Konformitätsbewertungsverfahren die Sicherheit von Medizinprodukten (und somit auch von Kombinationsprodukten) weiter erhöhen, indem alle Risiken erfasst und entschärft werden [745, 755]. Auch bei den Arzneimitteln ist die Risikoerfassung neben der Zulassung eine wichtige Säule für die Arzneimittelsicherheit [680], insbesondere bei registrierten oder von der Zulassung freigestellten Arzneimitteln [752].

Die Bundesoberbehörde arbeitet mit anderen Behörden und Stellen zusammen, die ebenfalls die Risiken von Medizinprodukten registrieren [745-746]. Auch kooperiert die Bundesoberbehörde mit anderen nationalen und internationalen Behörden und Einrichtungen, die ebenfalls Arzneimittelrisiken registrieren [107, 734, 750-753]. Dabei werden sowohl im MPG als auch im AMG die verschiedenen Kooperationsstellen genannt. Gemeinsamer Partner für beide Rechtsbereiche ist die WHO. Ansonsten bestehen die folgenden (z. T. nur formulierungsbedingten) Unterschiede:

§ 29 Abs. 3 MPG	§ 62 AMG
Stellen im EWR	Zulassungsbehörden anderer Länder
Europäische Kommission	EMA
Ausländische Behörden für Gesundheits- und Arbeitsschutz	-
Landesbehörden für die Gesundheit, den Arbeitsschutz, den Strahlenschutz, das Mess- und Eichwesen	Landesbehörden für die Gesundheit und Veterinärmedizin
Zuständige Bundesoberbehörden	-
Deutsche Benannte Stellen	Ausländische Arzneimittelbehörden
Träger der gesetzlichen Unfallversicherung	-
Medizinischer Dienst der Spitzenverbände der Krankenkassen	-
Fachgesellschaften	Arzneimittelkommissionen der Heilberufskammern
Hersteller, Vertreiber	-
Weitere Stellen, die bei der Risikoerfassung mitwirken	Nationale Pharmakovigilanzstellen und andere Stellen, die Risiken erfassen.
Regulierungsbehörde für Post und Telekommunikation	

Tab. 12: Gegenüberstellung der Kooperationsstellen nach § 29 MPG und § 62 AMG [745, 750]

Die unterschiedlichen Kooperationspartner im MPG und AMG beruhen z.T. auf der unterschiedlichen Art des Produktes. So ist z. B. die Regulierungsbehörde für Post und Telekommunikation[a] mit einzubinden, wenn es Hinweise gibt, dass das Vorkommnis aufgrund einer elektromagnetischen Beeinflussung durch ein Nicht-Medizinprodukt entstanden ist [745, 748]. Auch werden z. B. Arbeitsschutzbehörden, Unfallversicherungsträger aufgrund der vorwiegend technischen Eigenschaf-

---

[a] Ehemals: Bundesamt für Post und Telekommunikation. Vgl. Böckmann, R.-D., Frankenberger, H. und Will, H.G.: "Durchführungshilfen zum Medizinproduktegesetz". Köln: TÜV Media GmbH; 2008. Stand: November 2008. ISBN 978-3-8249-0227-9. Kapitel 30.29 S. 35.

ten von Medizinprodukten und ihrer häufigen technischen Anwendung im Rahmen eines Arbeitsverhältnisses vom MPG genannt. Die Veterinärbehörden dagegen sind die Ansprechpartner des AMG, da Tierarzneimittel dem AMG unterliegen. Andererseits spiegeln die Kooperationsstellen das Zulassungsverfahren (z. B. Zulassungsbehörden, EMA) wider. Allerdings sind in beiden Gesetzeswerken „andere[n] Stellen" genannt, so dass hier durchaus weitere Überschneidungen stattfinden können und sollen.

Auch bestehen nach § 67a AMG ebenfalls wie nach dem MPG Datenbanken beim DIMDI [756], die bei der Überwachung behilflich sein sollen. Die Datenbank für Arzneimittel beim DIMDI ist die „AMIS für die Bundesländer" und enthält z. B. Informationen zu den Stufenplänen der einzelnen Arzneimittel [757].

Allerdings gibt es einige Unterschiede in der Formulierung von § 29 Abs. 1 MPG und § 62 Satz 1 AMG:

- Das MPG nimmt Behörden, die dem Vollzug nach dem AtG dienen, aus dem Anwendungsbereich aus [745, 754]. Das AMG formuliert dies nicht explizit (siehe Verfahren zum Schutz vor Risiken).
- Im MPG lautet die Vorschrift der Vermeidung von einer „Gefährdung der Gesundheit oder der Sicherheit von Patienten, Anwendern oder Dritten", während das AMG von einer „unmittelbaren oder mittelbaren Gefährdung der Gesundheit von Mensch und Tier" spricht. Diese Formulierungen sind jedoch m. E. durchaus vergleichbar, denn durch die Wortwahl im AMG wird jede irgendwie vorhandene Gefahr abgedeckt. Auch die Einbeziehung von „Mensch oder Tier" im AMG ist ziemlich allumfassend und ist mit der Zielpopulation des MPG vergleichbar. Auch wenn das AMG anders als das MPG Tierarzneimittel mit einschließt (siehe 4.1 Gesetzeszweck).
- Das MPG umschließt (im Gegensatz zum AMG) zusätzlich zu den Risiken bei der Anwendung auch die Risiken bei der Verwendung. Das AMG hingegen regelt nur den Verkehr von Arzneimitteln und nicht die Arzneimittelverwendung [735], weshalb sich auch die Überwachung der Behörde ausschließlich auf den Arzneimittelverkehr und nicht auf deren Verwendung bezieht. Da jedoch der Verkehr direkte Auswirkungen auf die Anwendung von Produkten hat, ist die Anwendung sowohl im MPG als auch im AMG enthalten. Das MPG umfasst, weil es sich bei Medizinprodukten oft um Geräte handelt, bei der Überwachung zusätzlich die Verwendung (z. B. eines Röntgenapparates), was keine Entsprechung im AMG besitzt.
- Das MPG differenziert bei den Wechselwirkungen zwischen „anderen Stoffen und Produkten", während das AMG nur von „anderen Mitteln" spricht. Dies ist m. E. auf die unterschiedliche Art der Produkte zurückzuführen, die von den beiden Gesetzen geregelt werden. Von der Begrifflichkeit her werden unter den Begriffen der „Stoffe[n] oder Produkte[n]" des MPG m. E. *Stoffe* wie z. B. Arznei*stoffe* oder andere Produkte nach § 3 AMG sowie Medizin*produkte* und andere gegenständliche Dinge subsumiert. Das AMG hingegen schließt bei den Wechselwirkungen auch Nicht-Arzneimittel mit ein [752]. Allerdings ist dabei zu berücksichtigen, dass Wechselwirkungen bei Arzneimitteln meist auf pharmakodynamischem und pharmakokinetischem Wege erfolgen [758]. Da neben Arznei*mitteln* auch Lebens*mittel* die Pharmakokinetik eines Arzneimittels beeinflussen können [758], kommen deshalb bei

den Wechselwirkungen mit Arzneimitteln m. E. vor allem andere Arzneimittel oder Lebensmittel in Betracht. Wechselwirkungen von Arzneimitteln mit Medizinprodukten sind m. E. relativ selten und können nur indirekt auftreten. Beispielsweise können Strahlenschäden durch ein Medizinprodukt aufgrund einer vorausgehenden Photosensibilisierung (z. B. durch Johanniskraut- oder Doxycyclin-Präparate [758]) eintreten. Bei derartigen Konstellationen oder bei Wechselwirkungen von zwei oder mehreren Medizinprodukten (z. B. ein Herzschrittmacher mit einem Kernspintomographen) ist es wichtig, dass der Anwender des Medizinproduktes über mögliche Risiken informiert ist. Somit ist die unterschiedliche Wortwahl im MPG und AMG aus meiner Sicht gerechtfertigt und sinnvoll.

- Das MPG nennt als Beispiele für Risiken neben den unerwünschten Wirkungen die Wechselwirkungen und die Verfälschungen [745-748], die auch im AMG genannt werden [107, 749, 750, 752-753]. Darüber hinaus führt das MPG an: Kontraindikationen, falsche und fehlerhafte Funktionen und Fehler in der Technik [745-748]. Bis zur 12. AMG-Novelle beinhalten das AMG wie das MPG den Begriff der „Gegenanzeigen" als mögliche Risiken. Kontraindikationen sind allerdings nicht als Risiken zu sehen, sondern sollen vor den Gefahren warnen [511]. Außerdem wurden aufgrund von europäischen Vorgaben (Art. 73 der Richtlinie 2001/82/EG) z. B. die Auswirkungen von Tierarzneimitteln auf die Umwelt und den Menschen in das AMG aufgenommen [511]. Für das MPG bestehen derartige europäische Vorgaben nicht und die Streichung der „Gegenanzeigen" wurde bislang nicht vorgenommen. Eine derartige Änderung des MPG hinsichtlich der Kontraindikationen wäre überlegenswert.

- Bezüglich der Tätigkeiten der Bundesoberbehörde schreibt das MPG zusätzlich noch das „Bewerten" der Risiken vor. Aufgrund der Verpflichtung der Bundesoberbehörde, jeden in § 29 Abs. 1 MPG genannten Fall zu bewerten, hat die Behörde zwar einen größeren Arbeitsaufwand als nach dem Stufenplan von § 63 AMG, doch erhält die Behörde dadurch ein umfassenderes Bild der aktuellen Lage, wodurch die Entscheidungen der Behörde erleichtert werden. Im Arzneimittelrecht wird die Aufgabe, das Vorkommnis zu bewerten, dem Zulassungsinhaber auferlegt (§ 63b Abs. 4 AMG). Dadurch wird die Behörde entlastet und eine staatliche Bewertung kann ggf. entfallen.

- Nach dem MPG hat die Behörde ggf. „insoweit die zu ergreifenden Maßnahmen" einzuleiten und zu überwachen, während diese Formulierung im AMG „die nach diesem Gesetz zu ergreifenden Maßnahmen" lautet. Diese unterschiedlichen Formulierungen stellen m. E. keinen signifikanten Unterschied dar, denn, da für die Bundesoberbehörde im MPG keine expliziten Eingriffsmöglichkeiten beschrieben sind, ist die gewählte Formulierung m. E. angemessen und beinhaltet einen gewissen Handlungsspielraum für die Bundesoberbehörde. Das AMG hingegen verweist mit dieser Formulierung auf die zulassungsrelevanten Möglichkeiten der Bundesoberbehörde.

- Anschließend wird im MPG (jedoch nicht im AMG) beispielhaft aufgeführt, wann die Bundesoberbehörde in den Verkehr mit Medizinprodukten eingreifen muss. Eine beispielhafte Darstellung für das Arzneimittelrecht, wann die Behörde handeln muss, gibt es im AMG nicht. Dafür wird in § 63b AMG in Kombination mit § 4 Abs. 13 AMG für den Zulassungsinhaber die Meldepflicht definiert (vgl. MPSV). An den Vorgaben für den Zulassungsinhaber kann sich die Arzneimittelbehörde orientieren.

Während das MPG bezüglich der Einzelheiten zur Überwachung auf die MPSV verweist, ermächtigt § 63 AMG den Gesetzgeber zur Erstellung eines Stufenplans [704, 759]. Im Stufenplan wird je nach Gefahr das Vorgehen der Behörden abgestuft und nach den unterschiedlichen Risikograden festgelegt (Gefahrenstufe I und II) [107, 652, 703-704, 740, 749, 751, 760]. Sowohl bei Medizinprodukten als auch bei Arzneimitteln werden die Produkte vor dem Inverkehrbringen nur an einer verhältnismäßig kleinen Anzahl an Patienten geprüft. Daraus resultiert, dass sehr seltene, aber schwerwiegende unerwünschte Wirkungen noch nicht bekannt sind [107, 752]. Deshalb sollen mit Hilfe des Stufenplans bzw. der MPSV noch unerkannte Nebenwirkungen identifiziert werden [752]. Die Ähnlichkeit von der MPSV und dem Stufenplan wird auch anhand der Bezeichnung der MPSV als „Sicherheitsplan" deutlich, welche sich an den arzneimittelrechtlichen „Stufenplan" anlehnt [55]. Die MPSV und der Stufenplan unterscheiden sich allerdings aufgrund ihrer rechtlichen Form (Verordnung versus Verwaltungsvorschrift), was sich auf den Adressaten und somit auch auf den Inhalt auswirkt. Während § 29 MPG die behördliche Seite regelt [745], beinhaltet die MPSV weitere Informationen für den Inverkehrbringer, Anwender und Betreiber. Der Stufenplan hingegen wendet sich ausschließlich an die Behörden. Um den unterschiedlichen rechtlichen Status (Verordnung versus Verwaltungsvorschrift) deutlich zu machen, wurde bewusst eine etwas abweichende Namensgebung vorgenommen [755].

Dabei besteht der Unterschied bei den Medizinprodukten gegenüber den Arzneimitteln allerdings darin, dass nach § 29 MPG die Behörde immer das Vorkommnis bzw. den Rückruf zu untersuchen und zu bewerten hat (siehe oben) [756]. Nach Art. 1 Abs. 5 des Stufenplans (BAnz. vom 15.02.2005, S. 2383[a]) sind nur Vorfälle, die eine direkte oder indirekte Gefahr darstellen, durch die Behörde weiter zu verfolgen. Doch werden in routinemäßigen Besprechungen nach Art. 1 Abs. 8 des Stufenplans (BAnz. vom 15.02.2005, S. 2383[a]) auch Informationen über nicht die Stufe II betreffenden Arzneimittelrisiken ausgetauscht [704], wodurch die Behörden einen guten Überblick über die aktuelle Lage erhalten. Weiterhin bestehen neben den Vorschriften in § 62 - § 63a AMG weitere nationale und internationale Vorschriften, die zu einer umfassenden Risikoermittlung beitragen [752].

Eine § 29 Abs. 1 Satz 2 MPG entsprechende Regelung (Beauftragung eines Sachverständigen zur Überprüfung [744, 748]) gibt es im AMG hingegen nicht. Auch hinsichtlich der Verarbeitung von personenbezogenen Daten (§ 29 Abs. 2 MPG) enthält das AMG keine konkreten Vorgaben, doch können in der Verordnung nach § 67a Abs. 3 Satz 1 AMG Details zu den zu übertragenden Daten festgelegt werden. Damit würde der Datenschutz im Arzneimittelrecht verstärkt werden, was im elektronischen Zeitalter mit bereits diversen erfolgten Datenmissbräuchen als vorteilhaft angesehen wird.

Dafür enthält § 62 Satz 3 AMG die Möglichkeit, dass die Bundesoberbehörde die Öffentlichkeit über die Risiken und geplante Interventionen unterrichten kann [704, 750, 752]. Die Warnung ist im MPG durch die Option der zuständigen Behörden in § 28 Abs. 4 MPG bereits abgedeckt und benö-

---

[a] Abgedruckt in: Deutsch, E. und Lippert, H.-D.: "Kommentar zum Arzneimittelgesetz". 2. Aufl. Berlin: Springer-Verlag; 2007. ISBN 978-3-540-33949-6. S. 559-563.

tigt dadurch keine zusätzliche Ermächtigungsgrundlage (siehe 4.8.6 Verfahren zum Schutz vor Risiken).

4.9 Benannte Stellen und Bescheinigungen

4.9.1 Geltungsdauer von „Zulassungen"

Bei den Medizinprodukten und bei den Arzneimitteln ist identisch, dass die Genehmigungen der Benannten Stelle[a] bzw. der Behörde für das Inverkehrbringen nach fünf Jahren erneuert werden müssen [178, 212, 364, 761-769].

Ebenfalls in beiden Rechtsgebieten muss für die Verlängerung ein aktualisierter Bericht über die Produkteigenschaften, einschließlich aller Änderungen (z. B. hinsichtlich der Wirkung und Nebenwirkungen) vorgelegt werden [212, 364, 761-765, 769-770]. Da jedoch sowohl bei den Medizinprodukten als auch bei den Arzneimitteln die Benannte Stelle bzw. die zuständige Behörde über jede relevante Änderung zu unterrichten ist [218], hat der zusammenfassende Bericht im Rahmen der Verlängerung nur ergänzenden und unterstützenden Charakter [761]. Der Bericht dient deshalb in beiden Rechtsbereichen vielmehr dazu, der Benannten Stelle bzw. der Behörde einen besseren und schnelleren Überblick zu verschaffen. Außerdem muss bei den Arzneimitteln eine aktualisierte Version des Zulassungsdossiers vorgelegt werden [212, 767, 769].

In beiden Rechtsbereichen ist der Antrag auf Verlängerung sechs Monate vor dem Ablauf zu stellen [364, 751-763, 765]. Doch bei den Medizinprodukten gilt die Frist von sechs Monaten nicht ausschließlich, denn es kann in Absprache mit der Benannten Stelle eine abweichende Frist festgelegt werden [364, 761-763, 765]. Die Frist bzw. die Gültigkeit der Bescheinigung der Benannten Stelle kann auch nachträglich verlängert werden [761, 764]. Bei den Arzneimitteln hingegen ist eine Verlängerung nach Ablauf der fünfjährigen Zulassungsdauer nur noch in Ausnahmefällen möglich (z. B. bei „höhere[r] Gewalt", „treuwidriges Verhalten der Behörde") [771], ansonsten ist eine Neuzulassung notwendig [769]. Eine Verlängerung nach Erlöschen der Zulassung ist nicht möglich [767-769, 772-774][b]. Erfolgt der Antrag auf Verlängerung der Zulassung zwar nach Fristablauf, aber noch während die Zulassung gültig ist und mit dem Nachweis, dass der Zulassungsinhaber unter den gegebenen Bedingungen die ihn verpflichtende „Sorgfalt hat walten lassen" [771], so besteht noch die Möglichkeit einer Zulassungsverlängerung [771]. Deshalb wird die Verlängerung fristgemäß sechs Monate vor dem Ablauf der Zulassung gefordert, um noch eine „Notfrist" [768-769] als letzte Reserve zu haben. Die Fristfestlegung im MPG ist nicht unbedingt notwendig, da andere Absprachen getroffen werden können, und die Fristen auch im Nachhinein verändert werden

---

[a] Im Rahmen einer Konformitätsbewertung nach Anhang 2 oder 3 der Richtlinie 90/385/EWG, Anhang II oder III der Richtlinie 93/42/EWG oder Anhang III, IV oder V der Richtlinie 98/79/EG. Vgl. Böckmann, R.-D., Frankenberger, H. und Will, H.G.: "Durchführungshilfen zum Medizinproduktegesetz". Köln: TÜV Media GmbH; 2008. Stand: November 2008. ISBN 978-3-8249-0227-9. Kapitel 30.17 S. 3-5; Hill, R. und Schmitt, J.M.: "WiKo Medizinprodukterecht, Kommentar". Kapitel II 1. Köln: Verlag Dr. Otto Schmidt KG; 2008. Stand: Juli 2008. ISBN 3-504-04002-5. § 17 S. 4-5 Rz. 5; Nöthlichs, M. und Schmatz, H.: "Sicherheitstechnik digital". Modul Medizinprodukte. Erläuterungen zum Medizinproduktegesetz. Berlin: Erich Schmidt Verlag; 2008. Stand: Oktober 2008. ISBN 3 503 07876 2. § 17 S. 1.

[b] Andere Ansicht: Eine Verlängerung ist auch nach Ablauf der Fünfjahres-Periode möglich. Vgl. Denninger, E.: "Wiedereinsetzung in den vorherigen Stand bei Versäumung der Antragsfrist zur Verlängerung der Arzneimittelzulassung". Die Pharmazeutische Industrie. 1991; 2: 150-151. S. 151; Sander, A.: "Arzneimittelrecht Kommentar". Teil C, AMG-Kommentar. Stuttgart: Verlag W. Kohlhammer GmbH; 2008. Stand: November 2007 (45. Lieferung). ISBN 978-3-17-017937-0. § 31 S. 12 Nr. 6.

können. Als grundsätzliche Orientierung scheint die Sechsmonatsfrist jedoch angemessen zu sein. Auch die Harmonisierung mit der Antragsfrist bei Arzneimitteln ist für pharmazeutische Unternehmer mit Medizinprodukten im Portofolio sinnvoll.

Dabei ist der Begriff „Antrag" auf Verlängerung im Medizinprodukterecht nicht ganz korrekt, da es sich bei der Benannten Stelle um keine hoheitlich tätige Stelle handelt. Treffender wäre der Ausdruck „Auftrag" [765].

Aufgrund des strikt festgelegten Verfahrens bei der Arzneimittelzulassung ist im Bereich der Arzneimittel eine optimale Organisation der Fristen von herausragender Bedeutung [770]. Denn schließlich hat der Verlust einer Zulassung finanzielle Konsequenzen (Kosten für einen Neuantrag oder ggf. das Gerichtsverfahren). Doch ist auch die gute Organisation im Bereich der Medizinprodukte nicht zu unterschätzen, da hier keine Abverkaufsmöglichkeit besteht, was ebenfalls zu finanziellen Einbußen führt.

Die Bescheinigung der Benannten Stelle muss nicht befristet sein [761, 764]. Für sonstige Medizinprodukte nach der Richtlinie 93/42/EWG ist z. B. eine begrenzte Gültigkeit der Bescheinigungen nach Anhang IV (EG-Prüfung), Anhang V (Qualitätssicherungssystem Produktion) und Anhang VI (Qualitätssicherungssystem Produkt) nicht erforderlich [761]. Es hängt bei den Medizinprodukten von der Klasse und dem gewählten Konformitätsbewertungsverfahren ab, was für eine Art von Bescheinigung ausgestellt wird. Der Medizinproduktehersteller hat somit z. B. bei der Klasse IIa die Wahl, ob er eine befristete Bescheinigung erhält oder nicht. Entscheidet er sich für das vollständige Qualitätssicherungssystem (Anhang II der EG-Richtlinie 93/42/EWG), so ist die Bescheinigung der Benannten Stelle befristet, wählt der Hersteller hingegen die EG-Konformitätserklärung nach Anhang VII der EG-Richtlinie 93/42/EWG in Kombination mit der Qualitätssicherung Produktion (Anhang V der EG-Richtlinie 93/42/EWG) oder in Kombination mit der Qualitätssicherung Produkt (Anhang VI der EG-Richtlinie 93/42/EWG), so ist eine unbefristete Bescheinigung der Benannten Stelle möglich [761]. Dies hat finanzielle Folgen für den Medizinproduktehersteller, da die Benannte Stelle berechtigt ist, Gebühren zu verlangen. Hingegen hat der Arzneimittelhersteller keine Wahlmöglichkeit, denn die Pflicht zur Verlängerung betrifft alle der Zulassung unterworfenen Arzneimittel sowie auch die homöopathischen Arzneimittel nach § 39 Abs. 2b AMG [218].

Auch kann die erste Bescheinigung der Benannten Stelle bei Medizinprodukten eine Laufzeit von weniger als fünf Jahre haben [178]. Jede weitere Verlängerung beträgt jedoch – wie im Arzneimittelrecht – fünf Jahre [761, 765][a]. Der Grund für eine befristete „Zulassung" ist sowohl bei den Medizinprodukten als auch bei den Arzneimitteln die Notwendigkeit, das Produkt unter den neuen, aktuellen Erkenntnissen der Wissenschaft zu beurteilen [770].

---

[a] Andere Ansicht: Auch der Verlängerungszeitraum kann weniger als 5 Jahre umfassen, um die Entscheidung zu vereinfachen. Vgl. Böckmann, R.-D., Frankenberger, H. und Will, H.G.: "Durchführungshilfen zum Medizinproduktegesetz". Köln: TÜV Media GmbH; 2008. Stand: November 2008. ISBN 978-3-8249-0227-9. Kapitel 30.17 S. 7. Diese Ansicht wird durch den Entwurf eines Gesetzes zur Änderung medizinprodukterechtlicher Vorschriften gestärkt, da die Bescheinigung danach um „höchstens" fünf Jahre verlängert werden kann. Vgl. Deutscher Bundesrat, Drucksache 172/09. "Gesetzentwurf der Bundesregierung: Entwurf eines Gesetzes zur Änderung medizinprodukterechtlicher Vorschriften" vom 20.02.2009. S. 6; Deutscher Bundestag, Drucksache 16/12258. "Gesetzentwurf der Bundesregierung: Entwurf eines Gesetzes zur Änderung medizinprodukterechtlicher Vorschriften" vom 16.03.2009. S. 6.

Die Verlängerungsverfahren bei Medizinprodukten und Arzneimitteln unterscheiden sich darin, dass bei Arzneimitteln die Zulassung nach der erstmaligen Verlängerung nicht erneut verlängert werden muss (sofern von der Behörde nicht noch ein zweites Verlängerungsverfahren angeordnet wird) [212, 767, 769]. Im Arzneimittelrecht wird grundsätzlich gemäß EG-Richtlinie 2001/83/EG Art. 24 Abs. 3 nur eine einmalige Verlängerung gefordert. Das erstmalige Verlängerungsverfahren dient vor allem bei neuen Wirkstoffen dem Erkenntnisgewinn [169, 218]. Eine weitere Überprüfung im Rahmen eines Verlängerungsverfahrens wird generell nicht für notwendig erachtet, bzw. nur in speziellen Fällen individuell angeordnet. Dieses Verfahren könnte m. E. auch im Medizinproduktebereich angewendet werden, da hier ebenfalls das Verlängerungsverfahren der Überprüfung des Produkts hinsichtlich des aktuellen Wissensstandes der Grundlegenden Anforderungen dient [178].

Weiterhin hat der Arzneimittelhersteller ein einklagbares Recht auf die Zulassungsverlängerung, wenn er alle gesetzlich vorgeschriebenen Anforderungen einhält [768, 770]. Weitere als die in § 31 Abs. 3 AMG beschriebenen Anforderungen an das Arzneimittel dürfen nicht gestellt werden [767]. Dagegen wird im MPG nicht festgelegt, dass dem Medizinproduktehersteller die Verlängerung der jeweiligen Bescheinigung erteilt werden muss, wenn er festgelegte Bedingungen erfüllt [761, 764]. Die Benannte Stelle ist in ihrem Handeln hinsichtlich der Annahme des Antrags und bei ihrer Entscheidung über die Verlängerung frei [761][a]. Der Medizinproduktehersteller hat somit auf der Grundlage des MPG keinen Rechtsanspruch auf die Verlängerung. Auch eine zivilrechtliche Klage gegen die Entscheidung der Benannten Stelle ist nicht unbedingt aussichtsreich, wenn keine schriftlichen Absprachen vorliegen [761]. Deshalb empfiehlt es sich, in einem Vertrag zwischen der Benannten Stelle und dem Medizinproduktehersteller die Details der Verlängerung (Frist, Durchführung, Kosten) genau festzulegen [761].

Im Gegensatz zu den Arzneimitteln gibt es bei den Medizinprodukten keine Vorgaben, dass das Medizinprodukt nach einem Verzicht auf die Verlängerung weiterhin erstmalig in den Verkehr gebracht werden kann („Abverkaufsrecht")[b]. Vielmehr darf nach dem Ende der Gültigkeit einer EG-Baumusterprüfbescheinigung der Medizinproduktehersteller sich in keinem Konformitätsbewertungsverfahren mehr darauf beziehen und somit auf diese Art und Weise keine Produkte mehr neu mit einer CE-Kennzeichnung versehen und erstmalig in den Verkehr bringen [761]. Das weitere Inverkehrbringen ist jedoch möglich, sofern die Bescheinigung von der Benannten Stelle nicht vor Ablauf ihrer Gültigkeit aufgrund von Mängeln zurückgezogen oder ausgesetzt wird [761]. Dies entspricht dem Arzneimittelrecht, in dem das Abverkaufsrecht bei Rücknahme oder Widerruf nicht gilt. Allerdings wird in § 30 Abs. 4 AMG festgelegt, dass bei einer Rücknahme, einem Widerruf

---

[a] Andere Ansicht: Die Benannte Stelle hat dem Antrag stattzugeben, wenn die Anforderungen an eine Verlängerung erfüllt sind. Vgl. Deutsch, E., Lippert, H.-D. und Ratzel, R.: "Medizinproduktegesetz (MPG)". Köln: Carl Heymanns Verlag KG; 2002. ISBN 3-452-25264-7. S. 213 Rz. 2.

[b] Nach dem Erlöschen der Arzneimittelzulassung darf das Arzneimitteln noch zwei Jahre nach Bekanntmachung im Handel sein, sofern das Erlöschen der Zulassung nicht auf einen Widerruf oder eine Rücknahme der Zulassung zurückgeht. Vgl. Deutsch, E. und Lippert, H.-D.: "Kommentar zum Arzneimittelgesetz". 2. Aufl. Berlin: Springer-Verlag; 2007. ISBN 978-3-540-33949-6. S. 287 Rz. 13; Kloesel, A. und Cyran, W.: "Arzneimittelrecht Kommentar". 108. Ergänzungslieferung, 3. Aufl. Stuttgart: Deutscher Apotheker Verlag; 2008. Stand: Oktober 2007. ISBN 978-3-7692-4615-5. § 31 Nr. 10-11; Rehmann, W.A.: "AMG Arzneimittelgesetz". München: Verlag C. H. Beck; 2008. ISBN 978-3-406-57053-7. S. 242-243 Rz. 12.

oder dem Ruhen der Zulassung das Arzneimittel nicht mehr in den Verkehr gebracht [767, 768] und nicht mehr nach Deutschland eingeführt werden darf [775].

Die „Sunset-clause" [767-769, 776] (Erlöschen der Zulassung bei Nichtverwendung [768, 777]) dient der Entbürokratisierung und soll „den Verwaltungsaufwand der Behörden [zu] vermindern" [767, 769, 776, 778]. Eine ähnliche Regelung fehlt im Medizinprodukterecht und würde auch hier den Arbeitsaufwand sowohl beim Hersteller als auch bei der Benannten Stelle reduzieren. Allerdings würde sich bei den Medizinprodukten wie bei den Arzneimitteln das Problem der Ermittlung der genauen Daten des Inverkehrbringens bzw. des Nicht-Inverkehrbringens ergeben.

4.9.2 Einschränkung, Aussetzung und Zurückziehen von Bescheinigungen, Unterrichtspflichten

Sowohl im Medizinprodukterecht als auch im Arzneimittelrecht wird als Konsequenz aus § 18 MPG wie auch aus § 28 bzw. § 30 AMG das (erstmalige) Inverkehrbringen unterbunden oder beeinflusst [765, 767-768, 775, 779]. Die Ähnlichkeit der Paragraphen § 18 MPG und § 30 AMG ergibt sich daraus, dass § 18 MPG nach dem Vorbild des § 30 AMG entstanden ist [765].

In beiden Rechtsgebieten muss dem Medizinproduktehersteller bzw. dem pharmazeutischen Unternehmer die Gelegenheit einer Stellungnahme eingeräumt werden [780], wenn die Zeitverzögerung aus Sicherheitsgründen vertretbar ist [762, 767-768, 779, 781-782]. Bei einem negativen Nutzen-Risiko-Verhältnis ist § 30 AMG jedoch unverzüglich anzuwenden [768].

Die Benannte Stelle hat die Möglichkeit, ihre Bescheinigung, die sie im Rahmen eines Konformitätsbewertungsverfahrens ausgestellt hat, einzuschränken, auszusetzen oder zurückzuziehen [762, 765, 779-782]. Dagegen kann die Zulassungsbehörde von Arzneimitteln ihre Zulassung mit Auflagen versehen [212, 775], das Ruhen anordnen sowie die Zulassung zurücknehmen oder widerrufen [767-768]. Im Endeffekt handelt es sich dabei um die gleichen Maßnahmen unter der Verwendung einer anderen Terminologie. Im MPG wird die Bezeichnung „Zurückziehung" anstelle von „Rücknahme" [780] oder „Widerruf" und „Aussetzung" anstelle von „Ruhen" verwendet. Zusätzlich ermöglicht das MPG die (teilweise) Einschränkung der Bescheinigung durch die Benannte Stelle, was einem partiellen Widerruf bzw. einer partiellen Rücknahme oder einer Auflage nach § 28 AMG[a] im Arzneimittelrecht entspricht. Die Ursache für diese unterschiedliche Terminologie in § 18 MPG und § 30 AMG beruht auf der unterschiedlichen rechtlichen Stellung der Benannten Stelle im Gegensatz zur Arzneimittelzulassungsbehörde. Die Benannte Stelle ist privatrechtlich [269, 779-780, 783-784][b] und „nicht hoheitlich tätig" [765, 785-786]. Um die Zuordnung der Handlungen der Benannten Stelle zum öffentlichen Recht zu vermeiden, wird nicht der Begriff „Widerruf", sondern „Zu-

---

[a] Auflagen nach § 30 AMG sind z. B. bei Vorliegen von öffentlichen Interessen an der Vermarktung eines voraussichtlich therapeutisch wertvollen Produktes möglich. Vgl. Kloesel, A. und Cyran, W.: "Arzneimittelrecht Kommentar". 108. Ergänzungslieferung, 3. Aufl. Stuttgart: Deutscher Apotheker Verlag; 2008. Stand: Oktober 2007. ISBN 978-3-7692-4615-5. § 28 Nr. 24, § 30 Nr. 12.
[b] Andere Ansicht: Die Benannten Stellen hätten „hoheitliche Befugnisse in Form der Beleihung". Vgl. Kage, U.: "Das Medizinproduktegesetz". Staatliche Risikosteuerung unter dem Einfluß europäischer Harmonisierung. Berlin: Springer Verlag; 2005. ISBN 3-540-21932-3. S. 181; Scheel, K.-C.: ""Benannte Stellen": Beliehene als Instrument für die Verwirklichung des Binnenmarktes". Deutsches Verwaltungsblatt. 1999: 442-448. S. 442, 447-448.

rückziehung" verwendet [765, 779, 781-782, 787-788]. Damit sollen Fehldeutungen hinsichtlich der Art der Tätigkeit der Benannten Stelle umgangen werden [779].

Doch gerade aufgrund des privatrechtlichen Charakters der Entscheidung der Benannten Stelle benötigt sie ein Instrumentarium, um unabhängig vom Hersteller auf Änderungen reagieren zu können [784]. Diese Möglichkeit zum Handeln hat die Benannte Stelle mit § 18 MPG erhalten.

In § 18 MPG wird nur allgemein formuliert, dass eine Einschränkung, ein Aussetzen oder ein Zurückziehen der Bescheinigung durchgeführt wird, wenn „die Voraussetzungen zur Ausstellung einer Bescheinigung vom Hersteller nicht oder nicht mehr erfüllt werden oder die Bescheinigung nicht hätte ausgestellt werden dürfen". Dagegen werden in § 30 AMG die Gründe für die Rücknahme, den Widerruf oder das Ruhen der Zulassung genau aufgeschlüsselt. Die in § 30 AMG genannten Gründe sind somit die einzigen, bei denen die Zulassung zurückgenommen, widerrufen oder ruhen kann [767]. Die Behörde steht weiterhin in der Nachweispflicht der in § 30 AMG aufgeführten Gründe [367]. Damit bietet das AMG dem pharmazeutischen Unternehmer Rechtssicherheit vor willkürlichen Handlungen durch die Behörde. Hingegen ist mit den allgemein gehaltenen Aussagen im MPG die Möglichkeit gegeben, § 18 MPG bei der Vielfalt der Medizinprodukte anzuwenden. Weiter lassen sich die Unterschiede im Detaillierungsgrad von MPG und AMG auf die Neue Konzeption des MPG und die Alte Konzeption des AMG zurückführen.

Anhand der Formulierungen im Gesetz wird deutlich, dass Unterschiede hinsichtlich der Handlungsverpflichtung bestehen: Im Medizinprodukterecht hat die Benannte Stelle beim Vorliegen der Tatsachen nach § 18 Abs. 1 MPG keinen Ermessensfreiraum, ob sie ihre Bescheinigung einschränkt, aussetzt, zurückzieht – oder nicht handelt („schränkt sie [...] ein"). Dagegen ist zwar mit § 30 Abs. 1 Satz 1 und 2 AMG ein Handeln der Bundesoberbehörde zwingend vorgeschrieben („sie ist zu widerrufen"/"ist ferner zurückzunehmen oder zu widerrufen") [768, 775], dabei kann die Behörde nur zwischen der Rücknahme und dem Widerruf wählen [768]. Bei den Tatbeständen in § 30 Abs. 1 Satz 4 AMG und in § 30 Abs. 2 AMG ist jedoch ein Handlungsspielraum der Behörde vorhanden („kann") [768, 775]. Wird die Behörde tätig, hat sie bei ihrer Entscheidung im Hinblick auf die Arzneimittelsicherheit nach dem Grundsatz der Verhältnismäßigkeit die für den pharmazeutischen Unternehmer am wenigsten belastende Vorgehensweise zu wählen [767, 775].

In § 18 Abs. 3 und 4 MPG wird weiterhin festgelegt, wie die Informationswege über eine Einschränkung, Aussetzung und Zurückziehung von Bescheinigungen innerhalb Deutschlands und Europas aussehen. In § 30 AMG sind hingegen keinerlei Informationen über die Unterrichtspflichten enthalten. Doch wird in § 34 Abs. 1 AMG festgelegt, dass u. a. die Rücknahme, der Widerruf oder das Ruhen der Zulassung im Bundesanzeiger zu veröffentlichen ist [218, 789]. Auch mit dem datenbankgestützten System des DIMDI nach § 67a Abs. 1 AMG [790-791] („AMIS für die Bundesländer") ist eine Information über die Verkehrsfähigkeit der Arzneimittel von Seiten der Behörden möglich [757]. Ferner ist in § 69 Abs. 1a AMG festgelegt, dass die zuständige Behörde bei europäisch zugelassenen Arzneimitteln auch den europäischen Ausschuss für Arzneimittel [729, 738], die Europäische Kommission und die weiteren Mitgliedstaaten informiert [734]. Bei einem zentral zugelassenen Arzneimittel wird gemäß § 69 Abs. 1a AMG zusätzlich zu der Europäischen Kommission die EMA benachrichtigt [734].

Das Ziel des im MPG vorgegebenen Datenaustausches ist es, einen transparenten Überblick über die im Verkehr befindlichen Medizinprodukte zu erhalten [632, 779]. Es sollen alle europäischen Benannten Stellen über erloschene, zurückgenommene, widerrufene oder ruhende Bescheinigungen informiert werden, um somit einen Wechsel des Medizinprodukteherstellers von einer Benannten Stelle zur nächsten Benannten Stelle („Hopping") zu vermeiden [779]. Deshalb werden die Informationen von den zuständigen Behörden benötigt, um eine ordnungsgemäße Überwachung durchzuführen [779] und um ggf. Maßnahmen einleiten zu können [765]. Die Weitergabe von Informationen trägt dadurch zur Sicherheit bei der Anwendung von Medizinprodukten bei. Auch die öffentliche Bekanntmachung im Bundesanzeiger soll zum einen zur Transparenz des Arzneimittelverkehrs beitragen [789, 792]. Andererseits dient die Veröffentlichung der Rechtsakte der Rücknahme, des Widerrufs und des Ruhens der Zulassung im Bundesanzeiger der Arzneimittelsicherheit [789, 793]. Durch die Veröffentlichung im Bundesanzeiger erfolgt eine allgemeinere und breitere Information, als es beim gezielten Informationsfluss im Bereich der Medizinprodukte der Fall ist. Außerdem bedarf die Informationsweitergabe im Bereich des Arzneimittelrechts der aktiven Mitarbeit der beteiligten Kreise durch eigenständiges Informieren. Die Information wird durch die Veröffentlichung im Bundesanzeiger der breiten Masse zugänglich gemacht. Durch die Veröffentlichung im Bundesanzeiger (auf welche in der Fachpresse meist verwiesen wird [789] oder die sogar von der Fachpresse übernommen wird [792]) ist die Information für alle Betroffenen und Interessierten (z. B. Apotheken, Großhändler, Patienten) zugänglich [792]. Dies ist notwendig, denn das Verkehrsverbot betrifft alle, die am Arzneimittelverkehr beteiligt sind [768, 775], d. h. auch Handeltreibende und Anwender [267]. Damit kann jeder am Arzneimittelverkehr Beteiligte ggf. Gegenmaßnahmen ergreifen, um die Sicherheit des Arzneimittelverkehrs zu erhöhen.

Auch der interessierte Arzt oder Apotheker oder Patient kann (bzw. muss[a]) sich informieren, denn der Patient soll vor möglichen Konsequenzen des Arzneimittels geschützt werden [792]. Damit ist die Information näher am Patienten, so dass die Anwendung bzw. Verwendung eines bestimmten Arzneimittels frühzeitig durch den Arzt oder Apotheker unterbunden werden kann [792]. Der Weg der Information ist einfacher, es setzt nur eine Aktion voraus: Die Anzeige im Bundesanzeiger. Sie benötigt somit weniger Verwaltungskapazitäten, die statt für die Informationsweitergabe besser für die Überwachung und Erfüllung aller Sicherheitsvorkehrungen verwendet werden können. Der einzige Nachteil an der Veröffentlichung im Bundesanzeiger besteht darin, dass seine Informationswirkung national beschränkt ist. Mit § 69 AMG ist allerdings zusätzlich sichergestellt, dass bei europäischen Verfahren alle betroffenen Länder informiert werden.

4.9.3 Benennung und Überwachung der Stellen und Prüflaboratorien

Als ein Spezifikum des Medizinprodukterechts wird in § 15 MPG die Benennung und Überwachung der Benannten Stellen geregelt. Hinsichtlich der Benannten Stellen gibt es im Arzneimittelrecht keine Entsprechung, da die staatliche Arzneimittelzulassung von Behörden vorgenommen wird.

---

[a] Pflicht der Apotheker sich zu informieren. Vgl. Kloesel, A. und Cyran, W.: "Arzneimittelrecht Kommentar". 108. Ergänzungslieferung, 3. Aufl. Stuttgart: Deutscher Apotheker Verlag; 2008. Stand: Oktober 2007. ISBN 978-3-7692-4615-5. § 34 Nr. 7.

Um als Benannte Stelle nach dem MPG tätig werden zu können, muss die Organisation durch die zuständige Behörde in einem entsprechenden Verfahren akkreditiert werden[a]. Dabei kann die Akkreditierung Auflagen beinhalten, und sie ist befristet [786, 794-796]. Anschließend werden die Angaben zu der Benannten Stelle vom Bundesministerium für Wirtschaft und Arbeit[b] an die Europäische Kommission und weitere Vertragsstaaten des EWR gemeldet [786, 795-798][c]. Somit erfolgt eine gezielte, europaweite Information an die zuständigen Stellen. Zusätzlich erfolgt auf den Internetseiten der zuständigen Behörden die Bekanntmachung der akkreditierten Benannten Stellen mit Kennnummern und Aufgabenbereichen [786].

Während ihrer Tätigkeit werden die Benannten Stellen von den zuständigen Behörden des jeweiligen Landes fortwährend überwacht [786, 794-797]. Dabei sind die Benannten Stellen zur Mithilfe bei der Überwachung durch die Behörden verpflichtet [786, 795-796]. Werden von der Benannten Stelle Subunternehmer (z. B. Labore) beauftragt, so ist die Benannte Stelle für deren Eignung verantwortlich [794, 796-797, 799]. Jedoch haben auch Labore die Möglichkeit, ihre Erfüllung der gesetzlichen Anforderungen in einem Akkreditierungsverfahren überprüfen zu lassen [786, 795-797, 799].

Auch Benannte Stellen, die von einem anderen EWR-Staat (und der Schweiz) notifiziert worden sind, sind den deutschen Benannten Stellen gleichwertig [795, 797, 799]. Die freie Wahlmöglichkeit einer Benannten Stelle innerhalb von Europa, kann mit der freien Wahl des RMS bei der Arzneimittelzulassung im MRP bzw. DCP verglichen werden. In beiden Rechtsgebieten wird die jeweilige Benannte Stelle bzw. Behörde nach ihrer Leistung (Schnelligkeit, Komplikationsrate) und den damit verbundenen finanziellen Kosten ausgesucht. Weiterhin spielt auch die jeweilige Landessprache und die damit verbundene Kommunikationsmöglichkeit eine nicht zu unterschätzende Rolle in der Wahl der Benannten Stelle bzw. des RMS. Dies bedeutet, dass sowohl im Medizinprodukterecht

---

[a] Zuständige Behörden für die Ernennung und Überwachung sind die ZLG für die nicht aktiven Medizinprodukte, die ZLS für die aktiven Medizinprodukte. Vgl. Böckmann, R.-D., Frankenberger, H. und Will, H.G.: "Durchführungshilfen zum Medizinproduktegesetz". Köln: TÜV Media GmbH; 2008. Stand: November 2008. ISBN 978-3-8249-0227-9. Kapitel 30.15 S. 4, 8, 10-11, 28; Deutsch, E. und Spickhoff, A.: "Medizinrecht. Arztrecht, Arzneimittelrecht, Medizinprodukterecht und Transfusionsrecht". 5. Aufl. Berlin: Springer-Verlag; 2003. ISBN 3-540-00048-8. S. 762 Rz. 1221; Hill, R. und Schmitt, J.M.: "WiKo Medizinprodukterecht, Kommentar". Kapitel II 1. Köln: Verlag Dr. Otto Schmidt KG; 2008. Stand: Juli 2008. ISBN 3-504-04002-5. § 3 S. 74 Rz. 92, § 15 S. 5 Rz. 4; Kindler, M. und Menke, W.: "Medizinprodukterecht - MPG. Kommentierte Ausgabe mit Arbeitshilfen und Materialien". Landsberg: Ecomed Verlagsgesellschaft; 1998. ISBN 3-609-64133-9. S. 34; Meyer-Lüerßen, D. und Will, H.-G.: "Das Medizinproduktegesetz und seine Auswirkungen. Kommentierung, Gesetzestext und Anschriften der benannten Prüfstellen". Frankfurt/Main: pmi Verlagsgruppe GmbH; 1995. ISBN 3-89119-331-9. S. 11; Rattke, P.: "Die Pflichten aus dem Medizinproduktegesetz und der Medizinprodukte-Betreiberverordnung für Hersteller, Betreiber und Anwender ". Arzt und Krankenhaus. 2000; 6: 193-197. S. 194; Rehmann, W.A. und Wagner, S.: "MPG Medizinproduktegesetz Kommentar". München: Verlag C. H. Beck; 2005. ISBN 3 406 52150 9. S. 168 Rz. 2, S. 170 Rz. 6; Schorn, G.H.: "Medizinprodukte-Recht". Kommentar. Kapitel M. 24. Aktualisierungslieferung. Band 3. Stuttgart: Wissenschaftliche Verlagsgesellschaft mbH; 2009. Stand: Januar 2009. ISBN 978-3-8047-2556-0. § 15 Rz. 12, 14.

[b] Ehemals Bundesministerium für Wirtschaft und Technologie. Vgl. Schorn, G.H.: "Medizinprodukte-Recht". Kommentar. Kapitel M. 24. Aktualisierungslieferung. Band 3. Stuttgart: Wissenschaftliche Verlagsgesellschaft mbH; 2009. Stand: Januar 2009. ISBN 978-3-8047-2556-0. § 15 Rz. 2, 16.

[c] Nach Ansicht von Schorn sind auch die Mitgliedstaaten der EG zu benachrichtigen. Vgl. Schorn, G.H.: "Medizinprodukte-Recht". Kommentar. Kapitel M. 24. Aktualisierungslieferung. Band 3. Stuttgart: Wissenschaftliche Verlagsgesellschaft mbH; 2009. Stand: Januar 2009. ISBN 978-3-8047-2556-0. § 15 Rz. 2.

als auch im Arzneimittelrecht eine europaweite Wahlmöglichkeit mit allen seinen Vor- und Nachteilen besteht. Dabei gehören zu den Vorteilen hauptsächlich finanzielle und zeitliche Unterschiede. Als Nachteil sehe ich die unterschiedliche Vorgehensweise und Beurteilung der Institutionen der verschiedenen Länder. Dabei können sowohl sozialkulturelle Faktoren [800] als auch die politische Vergangenheit (z. B. Kommunismus) die nationalen Vorschriften und die unterschiedlichen Handlungsweisen prägen. Deshalb ist eine weitere Harmonisierung innerhalb Europas von außerordentlicher Bedeutung.

4.9.4 Erlöschen, Rücknahme, Widerruf und Ruhen der Akkreditierung und Benennung

Kann oder möchte eine Benannte Stelle nicht mehr als Benannte Stelle nach dem MPG tätig sein, so muss die für die Benennung zuständige Behörde baldmöglichst davon unterrichtet werden [178, 794, 796, 801-803]. Somit erhält die Behörde einen aktuellen Überblick über die aktiven Benannten Stellen, die zu überwachen sind.

Die Tatsache des Erlöschens, der Rücknahme oder des Widerrufs einer Benennung/Akkreditierung einer Benannten Stelle wird von der zuständigen Behörde an das zuständige Bundesministerium für Gesundheit gemeldet, so dass die Europäische Kommission und die anderen betroffenen Staaten darüber informiert werden können [794, 796, 801-802]. Zusätzlich wird die Information über den Wegfall einer Benannten Stelle im Internet veröffentlicht. Diese Informationsmaßnahmen dienen auf der Basis von Transparenz dem „Schutz vor Risiken" [804].

Die Behörde hat aufgrund von § 16 MPG die Möglichkeit, die Akkreditierung und Benennung einer Institution als Benannte Stelle zu widerrufen, zurückzunehmen [794] oder auszusetzen [636, 796, 801-803, 805]. Damit verfügt die zuständige Behörde über die gleichen Instrumente hinsichtlich der Überwachung der Benannten Stellen wie die Bundesoberbehörde in Bezug auf die Arzneimittelzulassung. Zwar erfolgt die Überwachung bei den Medizinprodukten über die Zwischenstation der Benannten Stellen, doch sind die Auswirkungen auf den Medizinprodukteverkehr vergleichbar. Denn stellt eine Behörde fest, dass eine Benannte Stelle ihren gesetzlichen Verpflichtungen nicht ausreichend nachkommt, wird ihr die Benennung und Akkreditierung entzogen. Da dies aufgrund von § 16 MPG ausdrücklich geregelt ist, ist dies den Benannten Stellen bewusst, so dass sie ihre Aufgaben ordentlich und verantwortungsvoll wahrnehmen. Deshalb kann man m. E. ebenfalls von einer (indirekten) staatlichen Überwachung des Medizinprodukteverkehrs reden.

Auch die Kontinuität in der Medizinprodukteüberwachung ist aufgrund von § 16 MPG gegeben, denn kann oder darf eine Benannte Stelle ihre Aufgabe gegenüber dem Medizinproduktehersteller nicht mehr erfüllen, so muss sie der nachfolgenden Benannten Stelle alle vorhandenen Daten und Dokumente weitergeben [178, 794, 801-802][a].

---

[a] Andere Ansicht: Die Unterlagen müssen von der Benannten Stelle dem Medizinproduktehersteller übergeben werden. Vgl. Nöthlichs, M. und Schmatz, H.: "Sicherheitstechnik digital". Modul Medizinprodukte. Erläuterungen zum Medizinproduktegesetz. Berlin: Erich Schmidt Verlag; 2008. Stand: Oktober 2008. ISBN 3 503 07876 2. § 16 S. 2-3. Dies ist m. E. mit dem Gesetzestext in § 16 Abs. 3 MPG nicht vereinbar. Es ist statt des Herstellers die nachfolgende Benannte Stelle gemeint.

4.10 Voraussetzungen für das Inverkehrbringen und Inbetriebnehmen

4.10.1 Sonderanfertigungen, Eigenherstellung, Prüfprodukte und Ausstellen

Sowohl für Sonderanfertigungen als auch für in der Apotheke hergestellte Rezepturen gelten weniger strenge Vorschriften als für die reguläre Herstellung der jeweiligen Produkte. Allerdings wird mit der Bestimmung, dass die Produkte die Grundlegenden Anforderungen erfüllen und das vereinfachte Konformitätsbewertungsverfahren durchlaufen müssen [806-809] bzw. die Herstellung und Prüfung gemäß den „anerkannten pharmazeutischen Regeln" [810] zu erfolgen hat, jeweils der aktuelle Stand der Technik bzw. der Wissenschaft bei der Herstellung des Produktes beachtet.

Hingegen wird eine Auflistung der Rezepturen im Arzneimittelbereich im Gegensatz zum MPG [807-809, 811] nicht gefordert. Eine Auflistung der durchgeführten Rezepturen wäre in den Apotheken kontraproduktiv und wird nicht gefordert, da die Regelung über Rezepturen u. a. eine Vereinfachung im Apothekenalltag darstellen soll. Eine Liste zu erstellen, würde zusätzlichen Aufwand bedeuten, der vermieden werden kann. Die geforderte Liste der Sonderanfertigungen im MPG ergibt sich aus dem früheren § 14 Abs. 2 MPG in der Fassung von 1994 und geht auf Art. 11 Abs. 6 der Richtlinie 93/42/EWG zurück. Diese Regelung dient der besseren Nachvollziehbarkeit durch die Behörden, damit kontrolliert werden kann, ob für jede Sonderanfertigung die gesetzlichen Bestimmungen (z. B. Ausstellen der diesbezüglichen Bescheinigungen) eingehalten wurden.

Sowohl für Medizinprodukte ohne CE-Kennzeichnung [811] als auch für Arzneimittel ohne Zulassungsnummer gibt es Vorgaben. Allerdings sind die Angaben beim Arzneimittelrecht nicht wie beim MPG im Gesetzestext des AMG selbst, sondern in verschiedenen Verordnungen (AMWHV, ApBetrO, GCP-V) zu finden. Dies ist m. E. von untergeordneter Bedeutung.

Zu den Produkten ohne CE-Kennzeichnung bzw. ohne Zulassungsnummer gehören auch die Produkte für die klinische Prüfung. Dabei sind die Empfänger von klinischen Prüfmustern nach § 12 Abs. 2 und Abs. 3 MPG und § 47 Abs. 1 Nr. 2 lit. g) AMG im Prinzip identisch, denn während das MPG von qualifizierten Personen wie „Ärzte[n], Zahnärzte[n] oder sonstige[n] Personen" spricht [806-808], benennt das AMG als Empfänger „Krankenhäuser und Ärzte". Dabei ist gemäß der Definition in § 4 Abs. 25 AMG der Begriff des Prüfers sehr offen definiert und kann in „begründeten Ausnahmefällen eine andere Person" wie z. B. ein Zahnarzt sein [476].

In § 12 MPG wird die Abgabe der Prüfprodukte weiterhin an das Vorhandensein einer entsprechenden Dokumentation geknüpft [807, 809, 811]. Dabei ist in beiden Rechtsgebieten jeweils eine Dokumentation über den Prüfungsgegenstand (Medizinprodukt bzw. Arzneimittel) der klinischen Prüfung zu erstellen [490, 807, 809, 811]. Im Arzneimittelrecht dient die Dokumentation aber hauptsächlich der Vorlage bei der Bundesoberbehörde. Dies liegt an den unterschiedlichen Regelungen zur klinischen Prüfung. Als Inhalt des Dossiers für die klinische Prüfung ist jeweils vorgeschrieben:

Medizinprodukt (93/42/EWG A. VIII Nr. 3.2)	Arzneimittel (IMPD § 7 Abs. 4 Nr. 1 GCP-V)
Produktbeschreibung	Qualitätsangaben
Konstruktionszeichnungen, Herstellungsverfahren, Zeichnungen von einzelnen Teilen, verschiedenen Gruppen etc.	
Beschreibungen und Erklärungen zu den Bauplänen und Zeichnungen	
Gefahrenanalysen mit einer Liste der verwendeten Normen, bzw. einer Begründung, warum sie nicht zur Anwendung kamen	Nutzen-Risiko-Bewertung
Ergebnisse von Prüfungen, Tests, Berechnungen etc.	Pharmakologisch-toxikologische Prüfung
	Klinische Prüfung
	Kennzeichnung
	Herstellungserlaubnis/Einfuhrerlaubnis

Tab. 13: Dossier für die klinische Prüfung

Die Prüfproduktdossiers sind somit inhaltlich durchaus vergleichbar. Im Arzneimittelrecht werden noch zusätzlich die Angaben zur Kennzeichnung und die Herstellungserlaubnis gefordert. Im Medizinproduktebereich wird die Kennzeichnung mit den Grundlegenden Anforderungen abgedeckt, die für die Prüfpräparate in § 12 Abs. 2 und 3 MPG zwar nicht gefordert werden, aber mit der Erklärung nach § 20 Abs. 6 MPG erforderlich sind. Die Herstellungserlaubnis ist nach § 13 AMG die Voraussetzung, Arzneimittel herstellen zu dürfen. Eine derartige Regelung gibt es im Medizinprodukterecht nicht und folglich kann eine derartige Genehmigung vom Medizinproduktehersteller nicht verlangt werden.

Die Übereinstimmung des Prüfprodukts mit der Dokumentation muss sowohl bei den Medizinprodukten [806-807, 809, 811] als auch bei den Arzneimitteln gegeben sein. Dazu erlaubt der Hersteller von sonstigen Medizinprodukten Audits und die Bewertung seiner Maßnahmen [806-807, 809, 811]. Im Arzneimittelrecht wird dies im Zuge der Freigabe nach § 16 AMWHV bestätigt[a]. Im Medizinprodukterecht gibt es kein explizites Freigabeverfahren, die Übereinstimmung des Produkts mit der Dokumentation soll vielmehr durch ein Qualitätssicherungssystem sichergestellt werden [806]. Da bei den Arzneimittelherstellern aufgrund von § 3 AMWHV ebenfalls ein Qualitätsmanagementsystem vorgeschrieben ist, stellt das Freigabeverfahren bei klinischen Prüfmustern eine zusätzliche Kontrolle dar. Diese weitere Überprüfung des Produktes fehlt im MPG je nach Art des Konformitätsbewertungsverfahrens bei Medizinprodukten für das Inverkehrbringen. Bei Medizinprodukten für die klinische Prüfung findet kein Konformitätsbewertungsverfahren statt, so dass auch der Kontrollmechanismus des Konformitätsbewertungsverfahrens fehlt. Als Abschlusskontrolle wäre deshalb m. E. eine Freigabeprüfung bei jedem derartigen Medizinprodukt (bzw. stichprobenartig je Charge) sinnvoll, um die Sicherheit des Patienten in der klinischen Prüfung zusätzlich zu erhöhen.

Auch die Aufbewahrungsfristen für die Dokumentation der Prüfprodukte sind im Medizinprodukterecht und im Arzneimittelrecht vergleichbar: für alle „normalen" Produkte und In-vitro-Diagnostika zur Leistungsbewertung mindestens bis fünf Jahre nach Abschluss der Studie [806-

---

[a] Schwarz, J.A.: "Leitfaden klinische Prüfung von Arzneimitteln und Medizinprodukten". 3. Aufl. Aulendorf: Edito Cantor Verlag; 2005. ISBN 3-87193-254-X. S. 202. Schwarz bezieht sich noch auf § 7 PharmBetrV, die inzwischen abgelöst wurde und auf die Substanz.

807, 809, 811-812][a]. Für die kritischen Produkte wird eine längere Aufbewahrungsdauer vorgeschrieben: 10 Jahre bei aktiven implantierbaren Medizinprodukten [806-807, 809, 811] und nach § 20 Abs. 3 AMWHV 30 Jahre bei Arzneimitteln aus Blut, Sera oder Gewebe. Die lange Aufbewahrungsdauer bei Arzneimitteln aus Blut, Sera oder Gewebe kann mit der langen Inkubationszeit begründet werden (z. B. bei AIDS), so dass die Rückverfolgbarkeit der Produkte über einen langen Zeitraum gegeben sein muss. Aktive implantierbare Medizinprodukte sind ebenfalls sehr kritisch zu sehen, doch ist die Lebenszeit von elektronisch betriebenen Produkten begrenzt (u. a. aufgrund der begrenzten Energiereserve), so dass eine Aufbewahrungsdauer von 10 Jahren angemessen scheint. Gemäß des Gesetzesentwurfs zur Änderung medizinprodukterechtlicher Vorschriften soll allerdings die Aufbewahrungsfrist für aktive und nicht-aktive, implantierbare Medizinprodukte auf 15 Jahre ausgedehnt werden, um die Aufbewahrungsdauer an die Vorgaben der Richtlinie 2007/47/EG anzupassen [356-357].

Vorgaben zum Ausstellen oder Vorführen von Arzneimitteln gibt es im Arzneimittelrecht nicht (siehe 4.2 Begriffsbestimmungen). Werbung ist allerdings für nicht zugelassene Arzneimittel nach § 3a HWG nicht erlaubt [809]. Die Möglichkeit des Ausstellens und des Vorführens noch nicht „zugelassener" Medizinprodukte stellt damit einen Wettbewerbsvorteil der Medizinprodukte gegenüber den Arzneimitteln dar. Somit können Innovationen früher der Öffentlichkeit vorgestellt werden, so dass die Vorteile der neuen Produkte den Patienten schneller zugutekommen. Diese Möglichkeit zur Vorstellung der Medizinprodukte ist aber nur sinnvoll, solange es sich bei den betreffenden Medizinprodukten um potenziell harmlosere Gegenstände handelt als bei Arzneimitteln. Zwar gibt es durchaus kritische Medizinprodukte, doch kann der Laie meist wenig mit einem solchen Medizinprodukt anfangen (z. B. Implantat), da nur das Fachpersonal damit arbeitet bzw. umgeht [811, 813]. Bei Medizinprodukten in Form von Großgeräten bewirken auch die Größe und der Preis, dass ein Missbrauch unwahrscheinlich ist. Deshalb ist die Gefahr des Missbrauchs bei Medizinprodukten geringer als bei Arzneimitteln, die oft relativ leicht über die Apotheke zu erhalten sind und manche davon potenziell für Suizid oder für anderen Missbrauch verwendet werden können.

Auch für Medizinprodukte zur Eigenanwendung gibt es keine Entsprechung im Arzneimittelbereich. Eigenherstellungen gibt es im Arzneimittelrecht nicht, da das Inverkehrbringen lt. § 3 Abs. 17 AMG bereits mit dem „Vorrätighalten [...] zu sonstiger Abgabe" beginnt und die „Abgabe an andere" beinhaltet. Somit stellt auch z. B. die Abgabe von Medikamenten der Krankenhausapotheke an die Station im gleichen Krankenhaus ein Inverkehrbringen dar, wodurch definitionsgemäß keine „Eigenherstellung" im Sinne des MPG möglich ist.

Weiter sind für klinische Prüfmuster in § 18 Abs. 3 AMWHV Rückstellmuster der Arzneimittel vorgeschrieben, was für Medizinprodukte nicht vorgesehen ist, da bei Medizinprodukten noch keine Rückstellmuster der klinischen Muster gefordert werden. Zur Überprüfung und als Vergleich bei Reklamationen sollten Rückstellmuster in Zukunft auch bei Medizinprodukten vorgeschrieben werden. Je nach Art des Produkts (Gerät oder aufbrauchbare Substanz) ist zu differenzieren. Bei einem auch nach der klinischen Prüfung noch (ziemlich unverändert vorliegenden) Gerät würde ein Rück-

---

[a] Schwarz, J.A.: "Leitfaden klinische Prüfung von Arzneimitteln und Medizinprodukten". 3. Aufl. Aulendorf: Edito Cantor Verlag; 2005. ISBN 3-87193-254-X. S. 45. Schwarz bezieht sich noch auf § 15 PharmBetrV, die inzwischen abgelöst wurde. Jetzt: § 20 Abs. 2 AMWHV.

stellmuster meiner Ansicht nach genügen bzw. ist überhaupt kein Rückstellmuster notwendig. Hingegen sind bei Produkten, die nach der Prüfung in einer veränderten Form oder gar nicht mehr vorhanden sind, weitaus mehr Rückstellmuster notwendig. Dies ist bei Arzneimitteln der Fall. Sie sind nach der Anwendung zumindest teilweise aufgebraucht, weshalb Rückstellmuster erforderlich sind, um später ggf. Mängel am Produkt nachvollziehen zu können.

4.10.2 Sondervorschriften für das Inverkehrbringen und die Inbetriebnahme

Sowohl das MPG als auch das AMG enthalten in § 11 MPG bzw. § 43 - § 48 und § 54 AMG Angaben oder Ermächtigungen zum Erlass einer Rechtsverordnung bezüglich des Vertriebsweges [218, 814-816], der Verschreibungspflicht [218, 336, 807, 809, 816-819] oder einer Betriebsverordnung [338, 809, 816-819]. Eine Betriebsverordnung wurde jedoch - im Unterschied zum Arzneimittelrecht - im Medizinprodukterecht bislang nicht erlassen [809, 817-818]. Während jedoch das AMG zunächst in § 43 AMG von einer generellen Apothekenpflicht ausgeht und in den folgenden Paragraphen §§ 44-45 AMG die Ausnahmen beschreibt [218, 814-815], ist es beim MPG genau anders herum [813]: Das MPG geht von einer prinzipiellen Freiverkäuflichkeit aus und benennt in der MPVertrV die apothekenpflichtigen Produkte [813]. Die Verordnung über die Verschreibungspflicht stellt sowohl bei den Medizinprodukten als auch bei den Arzneimitteln eine Positivliste der verschreibungspflichtigen Produkte dar. Dies liegt daran, dass die Vorgaben des MPG über den Vertriebsweg und die Verschreibungspflicht gemäß dem AMG angelegt wurden [818][a]. Doch aufgrund der Beschaffenheit und der physikalischen Wirkung der Medizinprodukte gehen von ihnen weniger Gefahren aus [813, 818]. Auch Medizinprodukte mit einer Arzneimittelkomponente sind unkritisch, da der Arzneimittelanteil nur eine unterstützende Wirkung entfalten darf [818]. Somit bedürfen die MPVertrV und die MPVerschrV einer Überarbeitung, da nicht alle darin aufgeführten Produkte die jeweilige Kontrolle benötigen (z. B. Hämodialysekonzentrat in der Anlage der MPVertrV, Epidermisschicht der Schweinehaut - zur Anwendung als biologischer Verband in der Anlage der MPVerschrV). Die Apothekenpflicht bzw. Verschreibungspflicht ist m. E. nur notwendig, wenn das Produkt durch den Patienten selbst angewendet wird und die Anwendung des Produkts einer Beratung oder der Kontrolle durch den Arzt bedarf. Weiterhin wäre eine Apothekenpflicht für speziell zu lagernde oder herzustellende Medizinprodukte sinnvoll.

Weiter sieht der Gesetzgeber für Medizinprodukte und für Arzneimittel eine Regelung vor, damit dringend benötigte Produkte dem Patienten ohne zeitliche Verzögerung baldmöglichst zur Verfügung stehen [820-821]. Bei den Medizinprodukten wurde dazu die Ausnahme der „(staatlichen) Zulassung" [822] geschaffen [364, 807, 809, 816-818, 823], wohingegen bei Arzneimitteln theoretisch die Möglichkeit des „compassionate use" [824-828] besteht[b] oder aufgrund der Auflagenbe-

---

[a] Andere Ansicht: Die Ausgestaltung zum Vertriebsweg sind in MPG und AMG entgegengesetzt. Vgl. Anhalt, E. und Dieners, P. (Hrsg.): "Handbuch des Medizinprodukterechts. Grundlagen und Praxis". München: Verlag C.H. Beck; 2003. ISBN 3 406 487629. S. 418 Rz. 4.

[b] Mit dem Stand vom 30.11.2008 ist noch keine Rechtsverordnung gem. § 80 AMG erlassen worden. Vgl. BfArM (Hrsg.): "Hinweise zu "Compassionate Use"-Programmen". 2006. Verfügbar unter: http://www.bfarm.de/nn_424278/DE/Arzneimittel/klinPr/compUse/compUse-node.html (12.01.2008); Kloesel, A. und Cyran, W.: "Arzneimittelrecht Kommentar". 108. Ergänzungslieferung, 3. Aufl. Stuttgart: Deutscher Apotheker Verlag; 2008. Stand: Oktober 2007. ISBN 978-3-7692-4615-5. § 21 Nr. 50; Kraft, D.:

4. Vergleich von MPG und AMG

fugnis nach der Zulassung die Durchführung von weiteren Untersuchungen erzwungen werden kann [218, 820, 829].

In § 21 Abs. 2 Nr. 6 AMG wird auf Art. 83 der Verordnung (EG) Nr. 726/2004 verwiesen, wonach der Arzt im Rahmen seiner Therapiefreiheit bei einer lebensbedrohlichen Erkrankung auch ein neues, noch nicht (zentral-[a]) zugelassenes Arzneimittel am Patienten anwenden kann („compassionate use") [168, 218, 830]. In Deutschland ist ein „compassionate use" allerdings nur in klinischen Studien möglich [830][b,c]. Die Substanz sollte mindestens die klinische Phase II erreicht haben [830][d], außerdem wird eine Nutzen-Risiko-Bewertung im Hinblick auf den Patienten vor dem Hintergrund der bereits vorhandenen Informationen über die Substanz empfohlen [830].

Dabei wird in beiden Gesetzesbereichen (Sonderzulassung nach § 11 MPG bzw. Auflagen nach § 28 Abs. 3 AMG) verlangt, die (soweit vorhandenen) vollständigen Zulassungsunterlagen (Nachweis über die Grundlegenden Anforderungen [809] bzw. zur Qualität, Toxikologie und Klinik) der Behörde vorzulegen [817, 821, 831]. Der Medizinproduktehersteller muss zusätzlich darlegen, dass das Produkt sicher ist, und somit keine Gefahr von ihm ausgeht [807, 823], und er muss seinen Zulassungsantrag begründen [807, 809, 816-817]. Weiterhin muss nach der Sonderzulassung eines Medizinprodukts ein adäquates Konformitätsbewertungsverfahren baldmöglichst erfolgen [817].

Ein Unterschied in dem Vorgehen des § 11 MPG und des § 28 Abs. 3 AMG besteht in dem Initiator des Vorganges. Beim MPG hat z. B. der Hersteller[e] einen Antrag zu stellen [807, 809, 816-817, 823], wohingegen beim AMG die Behörde über die Auflagen entscheidet. Zwar entscheidet letzt-

---

"Der Anwendungsbereich des "Compassionate Use" von Arzneimitteln". <u>Arzneimittel & Recht</u>. 2007; 6: 252-254. S. 252; Rehmann, W.A.: "AMG Arzneimittelgesetz". München: Verlag C. H. Beck; 2008. ISBN 978-3-406-57053-7. S. 162 Rz. 11.
[a] Die Regelung nach § 21 Abs. 2 Nr. 6 AMG bezieht sich jedoch nicht ausschließlich auf zentral zugelassene Arzneimittel. Vgl. Kraft, D.: "Der Anwendungsbereich des "Compassionate Use" von Arzneimitteln". <u>Arzneimittel & Recht</u>. 2007; 6: 252-254. S. 252-254.
[b] Bzw. für das Arzneimittel muss ein Zulassungsantrag gestellt sein, oder es sollte in einer klinischen Studie angewendet werden. Vgl. Kloesel, A. und Cyran, W.: "Arzneimittelrecht Kommentar". 108. Ergänzungslieferung, 3. Aufl. Stuttgart: Deutscher Apotheker Verlag; 2008. Stand: Oktober 2007. ISBN 978-3-7692-4615-5. § 21 Nr. 50; Kraft, D.: "Der Anwendungsbereich des "Compassionate Use" von Arzneimitteln". <u>Arzneimittel & Recht</u>. 2007; 6: 252-254. S. 253; Rehmann, W.A.: "AMG Arzneimittelgesetz". München: Verlag C. H. Beck; 2008. ISBN 978-3-406-57053-7. S. 162 Rz. 11; Remmele, C.: "Arzneimittel für seltene Leiden ("Orphan Drugs") im EG- und US-Recht". Gassner, U.M. und Forschungsstelle für Medizinprodukterecht der Universität Augsburg (Hrsg.). Augsburger Schriften zum Arzneimittel- und Medizinprodukterecht. Aachen: Shaker Verlag GmbH; 2007. S. 85.
[c] Andere Ansicht: Das Arzneimittel muss nicht Bestandteil einer laufenden Studie sein. Vgl. Deutscher Bundestag, <u>Drucksache 15/5316.</u> "Gesetzentwurf der Fraktion SPD und BÜNDNIS 90/DIE GRÜNEN: Entwurf eines Vierzehnten Gesetzes zur Änderung des Arzneimittelgesetzes" vom 19.04.2005. S. 36; Kraft, D.: "Der Anwendungsbereich des "Compassionate Use" von Arzneimitteln". <u>Arzneimittel & Recht</u>. 2007; 6: 252-254. S. 252.
[d] Andere Ansicht: Es sollten zumindest Erkenntnisse über die Wirksamkeit, Sicherheit und Qualität des Arzneimittels vorhanden sein. Vgl. Deutscher Bundestag, <u>Drucksache 15/5316.</u> "Gesetzentwurf der Fraktion SPD und BÜNDNIS 90/DIE GRÜNEN: Entwurf eines Vierzehnten Gesetzes zur Änderung des Arzneimittelgesetzes" vom 19.04.2005. S. 37; Rehmann, W.A.: "AMG Arzneimittelgesetz". München: Verlag C. H. Beck; 2008. ISBN 978-3-406-57053-7. S. 162 Rz. 11.
[e] Der Initiator wird im MPG nicht explizit genannt, doch ist lt. § 5 MPG der Hersteller oder sein Bevollmächtigter bzw. sein Importeur verantwortlich. Die Interessen der genannten Personen sind identisch und beziehen sich jeweils auf das korrekte erstmalige Inverkehrbringen. Deshalb wird im Hinblick auf die staatliche Zulassung von Medizinprodukten nach § 11 MPG ausschließlich vom Hersteller gesprochen.

endlich beim MPG auch die Behörde über den Antrag, doch kann die Behörde bei Arzneimitteln auch ohne den Wunsch des pharmazeutischen Unternehmers z. B. klinische Studien für eine erweiterte Indikation fordern, sofern die Behörde dies als sinnvoll und notwendig erachtet. Dabei liegen je nach Initiator unterschiedliche Beweggründe vor. Zwar sollte es jeweils im Interesse des Patienten sein, doch wird der Hersteller von Medizinprodukten vorrangig an die finanzielle Seite denken. Der Medizinproduktehersteller hat den doppelten Aufwand und die doppelten Kosten, wenn er zunächst eine staatliche Zulassung und anschließend noch ein Konformitätsbewertungsverfahren durchzuführen hat.

Dabei besteht für die Behörde kein Handlungszwang, die Ausnahmezulassung für Medizinprodukte zu erteilen, wenn sie es als nicht angebracht sieht [809]. Dies steht im Gegensatz zu § 25 Abs. 2 und 3 AMG, wo konkrete Versagungsgründe für eine Zulassung aufgeführt sind [218]. Liegen die im AMG genannten Versagungsgründe bei einer Arzneimittelzulassung nicht vor, so muss die Zulassung erteilt werden [832]. Nun eröffnet sich auch für die Medizinproduktehersteller mit dem Verwaltungsakt der (staatlichen) Zulassung der verwaltungsrechtliche Rechtsweg gegen unerwünschte Entscheidungen der Behörde [816].

Ein Medizinprodukt, das aufgrund der Sonderzulassung von § 11 Abs. 1 MPG in den Verkehr gebracht wird, darf keine CE-Kennzeichnung tragen [817, 823]. Davon unterscheidet sich das Arzneimittel, welches mit Auflagen nach § 28 Abs. 3 AMG zugelassen wurde: Es trägt eine normale Zulassungsnummer, da es zugelassen ist. Dieser Unterschied kann zur Verunsicherung beim Anwender führen.

Für die Kennzeichnung von Medizinprodukten und deren Gebrauchsanweisungen werden gemäß DIN EN 980 Symbole [809, 818, 823] und gemäß § 11 MPG anwenderspezifische Sprachen in der Kennzeichnung und Gebrauchsanweisung ermöglicht [809, 817-818, 833][a]. Darin unterscheidet das AMG, welches gemäß § 10 und § 11 AMG nur die deutsche Sprache zulässt [266, 721, 834-836]. Die Einführung von Symbolen gemäß DIN EN 980 in das nationale Recht hätte auch für Arzneimittel folgende Vorteile:

- Es könnten dem Hersteller keine Fehler mehr bezüglich der Beschriftung für verschiedene Länder unterlaufen, so dass die Entsorgung fehlerhafter Verpackungen vermieden werden kann.
- Der Patient, ganz gleich welcher Nation und in welchem Land, sieht auf den ersten Blick, worum es sich handelt.

Dazu müssten allerdings die Symbole wirklich eindeutig sein, so dass keine Missdeutung möglich ist. Denn z. B. bei Medikamenten mit dem Wirkstoff Thalidomid kam es bereits zu verheerenden Missverständnissen des aufgedruckten Symbols (durchgestrichene schwangere Frau) [837]. Auch die Entscheidung, kein Symbol für Kinderarzneimittel gemäß der Verordnung 1901/2006/EG festzulegen, beruht auf dem Risiko der Fehlinterpretation [838]. Somit ist zu überlegen, ob die Symbole nur auf die OTC-Präparate angewendet werden sollen, da hier das Gefahrenpotenzial z.T. geringer ist. Auf europäischer Ebene ist es mit Artikel 62 der Richtlinie 2001/82/EG bereits möglich, eindeu-

---

[a] Für In-vitro-Diagnostika zur Eigenanwendung sind nach Anhang I Nr. 8.1 der Richtlinie 98/79/EG die Angaben in der Gebrauchsinformation und Kennzeichnung auf deutsch notwendig. Vgl. Rehmann, W.A. und Wagner, S.: "MPG Medizinproduktegesetz Kommentar". München: Verlag C. H. Beck; 2005. ISBN 3 406 52150 9. S. 148 Rz. 21.

tige Zeichen oder Piktogramme auf der Verpackung oder in der Packungsbeilage zu verwenden [358, 726]. Art. 62 der Richtlinie 2001/82/EG erlaubt Zeichen und Piktogramme ausschließlich für Informationen, die für den Patienten wichtig sind [358, 726].

Die Sonderzulassungen nach § 11 Abs. 1 MPG sind für Medizinprodukte befristet [809, 823]. Eine konkrete Zeitangabe über die Zulassungsfrist gibt es im MPG nicht [823]. Die zeitliche Befristung ist im AMG nicht explizit unter § 28 Abs. 3 aufgeführt, aber neue Arzneimittelzulassungen sind nach § 31 Abs. 1 Nr. 3 auf 5 Jahre befristet [218]. Damit wird jeweils eine Überprüfung der neuen Erkenntnisse festgeschrieben, um ggf. die entsprechenden Konsequenzen daraus ziehen zu können.

Mit § 11 Abs. 1 MPG wird für Medizinprodukte die staatliche Zulassung eingeführt [818]. Diese Zulassung garantiert allerdings eine deutlich geringere Sicherheit als ein normalerweise durchgeführtes Konformitätsbewertungsverfahren [817]. Außerdem dauert eine staatliche Zulassung von Medizinprodukten angeblich länger als ein reguläres Konformitätsbewertungsverfahren [818], da fast die gleichen Anforderungen wie bei einem Konformitätsbewertungsverfahren an das Produkt gestellt werden und zusätzlich die Genehmigung durch die Behörde erforderlich ist. Auch bleibt die Verkehrsfähigkeit des Medizinproduktes nach der staatlichen Zulassung auf Deutschland beschränkt [807, 809, 816, 823]. Somit sind keine wirklichen Vorteile aus der staatlichen Zulassung abzuleiten, was sich auch daran zeigt, dass bislang erst zwei staatliche Zulassungen aufgrund von § 11 Abs. 1 MPG ausgesprochen wurden [839][a]. Ob damit tatsächlich dem Gesundheitsschutz der Bevölkerung gedient ist, bleibt deshalb fraglich.

Doch auch die Regelung für Arzneimittel nach § 28 Abs. 3 AMG scheint nur in wenigen Fällen umgesetzt zu werden [840].

Aufgrund der geschilderten, bisherigen Gegebenheiten bei einer „Sonderzulassung" von Medizinprodukten, schlage ich als Eilverfahren für die Zulassung von bedeutsamen Medizinprodukten folgende Vorgehensweise vor, bei der die „Sonderzulassung" für Medizinprodukte parallel zu den Auflagen im AMG gestaltet wird:

1. Alle bereits vorliegenden Daten werden der zuständigen Benannten Stelle zur Verfügung gestellt.
2. Es wird ein beschleunigtes Konformitätsbewertungsverfahren durchgeführt, das dem regulären Verfahren entspricht und nur zeitlich etwas schneller erfolgt.
3. Die Benannte Stelle stellt ggf. nach Rücksprache mit der Behörde eine vorläufige Konformitätsbescheinigung aus.
4. Das Medizinprodukt erhält die CE-Kennzeichnung und ist damit in ganz Europa verkehrsfähig.
5. Nach dem Vorliegen der noch ausstehenden Prüfungen wird die vorläufige Konformitätsbescheinigung in eine endgültige Bescheinigung umgewandelt.

Als Vorteile des vorgeschlagenen Verfahrens sind zu nennen:
- Doppelte Kosten und doppelte Arbeit werden vermieden.
- Der Anwender und Betreiber erhält wie gewohnt ein CE-gekennzeichnetes Produkt.

---

[a] In der Zeit vom 1994-2003 wurden gar keine Sonderzulassungen in Anspruch genommen. Vgl. Hill, R. und Schmitt, J.M.: "WiKo Medizinprodukterecht, Kommentar". Kapitel II 1. Köln: Verlag Dr. Otto Schmidt KG; 2008. Stand: Juli 2008. ISBN 3-504-04002-5. § 11 S. 3 Rz. 1.

- Der Medizinproduktehersteller und die Benannte Stelle sind mit dem Konformitätsbewertungsverfahren vertraut, so dass dies zügig durchgeführt werden kann.
- Bereits in den Verkehr gebrachte Produkte sind auch nach der vorläufigen Zulassung verkehrsfähig, da sie bereits die CE-Kennzeichnung aufweisen.
- Die EU-weite Verkehrsfähigkeit ermöglicht das Sammeln einer größeren Anzahl an Beobachtungen, die in die Weiterentwicklung des Produkts einfließen können. Außerdem ist EU-weit ein größerer Markt mit mehr Potenzial vorhanden, so dass dies einen Anreiz für den Medizinproduktehersteller darstellt, das Produkt auf den Markt zu bringen.

Die genannten Vorteile für den Medizinproduktehersteller verringern seine Hemmschwelle, eine vorläufige „Zulassung" zu beantragen, sie dienen somit dem Wohle des Patienten, da innovativere Medizinprodukte für seine Behandlung zur Verfügung stehen.

Als Nachteile werden von mir erkannt:
- Die behördliche Kontrolle kann u. U. entfallen. Die fehlende Information der Behörde hat zur Folge, dass die Behörde keinen Überblick über die nach vorläufigen „Zulassungsverfahren" im Markt befindlichen Medizinprodukte hat. Dadurch wird die Marktüberwachung für die Behörde erschwert.
- Das Produkt kann in größerem Umfang europaweit vertrieben und eingesetzt werden, so dass mögliche unerkannte Risiken öfters auftreten können.

Dabei entsprechen die genannten Nachteile den Nachteilen eines gewöhnlichen Konformitätsbewertungsverfahrens, bei dem diese Nachteile akzeptiert werden. Deshalb kann man m. E. diese Nachteile bei einer ausreichenden Datenlage auch für das von mir vorgeschlagene Eilverfahren in Kauf nehmen.

4.10.3 Harmonisierte Normen und Gemeinsame Technische Spezifikationen

In beiden Gesetzeswerken sind Ausführungserläuterungen vorgesehen, wie die von den Gesetzen angestrebten Ziele erreicht werden sollen [841-842]:

Im Medizinprodukterecht wird dies über die harmonisierten Normen, Monografien und Gemeinsamen Technischen Spezifikationen bewerkstelligt. Im Arzneimittelrecht dienen diesem Zweck die Arzneimittelprüfrichtlinien.

Während die Arzneimittelprüfrichtlinien ausschließlich Informationen hinsichtlich der Zulassungsunterlagen enthalten, gibt es harmonisierte Normen außer für die Grundlegenden Anforderungen auch für die Bereiche der klinischen Prüfung, der Qualitätssicherungssysteme [364, 943-845], der Prüfmethoden[a], der Reagenzien[b] und zu der Nomenklatur von Medizinprodukten[c]. Dabei sind die harmonisierten Normen teilweise sehr produktspezifisch (z. B. DIN EN ISO

---

[a] Z. B. EN ISO 13328-1:2008 und EN ISO 13328-2:2008 zur Prüfung von Filtern, EN 13726:2002 über Prüfverfahren für primäre Verbandstoffe, EN 13727:2004 zum quantitativen Suspensionsversuch zur Prüfung der bakteriziden Wirkung chemischer Desinfektionsmittel und EN ISO 10993-1:2003 über die biologische Prüfung.
[b] Z. B. DIN EN 13640:2002, DIN EN 13641:2002 über Reagenzien für In-vitro-Diagnostika.
[c] Z. B. EN ISO 15225:2000 über das Nomenklatursystem der Medizinprodukte zwecks Datenaustausches.

4074:2002 über Kondome, DIN EN ISO 5840:2006 über Herzklappenprothesen und DIN EN ISO 14534:2002 über Kontaktlinsen und Kontaktlinsenpflegemittel).

In beiden Rechtsgebieten gehen die konkreten Angaben über die Produktanforderungen auf europäische Vorgaben zurück [279, 307, 846-848]. Das Ziel der europäischen Vorgaben beider Rechtsgebiete ist nämlich jeweils identisch: einen harmonisierten Binnenmarkt zu schaffen [199, 849].

Die harmonisierten Normen stellen eine Erleichterung für die Hersteller dar [175, 186, 268, 638, 843, 850-852] und nicht nur für den Vertrieb in Europa. Auch international sind viele der EN-Normen anerkannt und ermöglichen damit die internationale Akzeptanz der Zertifizierung [852]. Ebenso fördern die Arzneimittelprüfrichtlinien die internationale Anerkennung, da sie sich von internationalen Vorschriften (z. B. den Vorgaben der WHO, Deklaration von Helsinki, FIP-Dokumente, PIC-Dokument) ableiten [853-854]. Doch sowohl bei den Arzneimitteln als auch bei den Medizinprodukten gibt es weitere Leitlinien (z. B. MEDDEV-Dokumente bei den Medizinprodukten und ICH-Guidelines bei den Arzneimitteln), die zwar Hilfestellungen leisten, aber nicht rechtsverbindlich sind. Auch geht von diesen Leitlinien keinerlei Konformitätsvermutung aus.

Somit gibt es über die harmonisierten Normen, das Europäische Arzneibuch, die Gemeinsamen Technischen Spezifikationen und die Arzneimittelprüfrichtlinien hinausgehende Anforderungen an Medizinprodukte und Arzneimittel. Dies ist im Folgenden dargestellt:

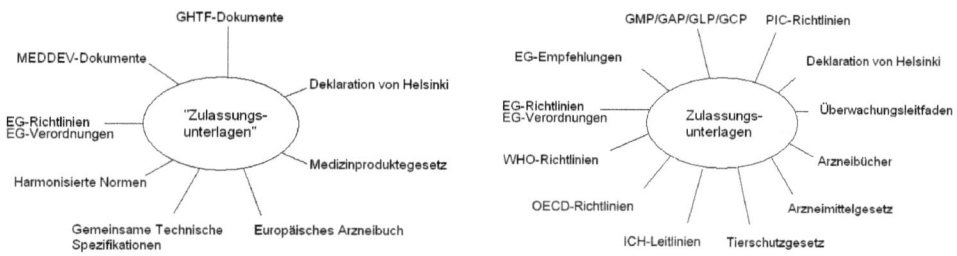

Abb. 6: Anforderungen an die Zulassungsunterlagen nach MPG (links) und AMG (rechts)[a]

Auch hier lassen sich Unterschiede feststellen, die teilweise einer Angleichung bedürfen. Spezielle medizinproduktespezifische oder arzneimittelspezifische Dokumente wie z. B. die MEDDEV- oder GHTF-Dokumente für die Medizinprodukte geben spezielle Hilfestellungen, können aber bei Medizinprodukten und Arzneimitteln nicht vereinheitlicht werden.

---

[a] Modifiziert und erweitert nach Deutsch, E. und Lippert, H.-D.: "Kommentar zum Arzneimittelgesetz". 2. Aufl. Berlin: Springer-Verlag; 2007. ISBN 978-3-540-33949-6. S. 252 Rz. 1; Feiden, K.: "Arzneimittelprüfrichtlinien. Sammlung nationaler und internationaler Richtlinien". Band 1. Stuttgart: Wissenschaftliche Verlagsgesellschaft mbH; 2007. ISBN 978-3-8047-2378-8. S. 3.

Dabei beziehen sich das Medizinprodukterecht wie auch das Arzneimittelrecht auf den gesicherten Stand der Erkenntnisse. Dies wird im MPG als „allgemein anerkannte[r] Stand[es] der Technik" [841, 852, 855-856][a] bezeichnet, wogegen das AMG in § 26 von dem „jeweils gesicherten Stand der wissenschaftlichen Erkenntnisse" spricht [814, 857-859]. Der „Stand der Technik" im MPG beschreibt den von der Mehrheit der Fachleute anerkannten Stand der Entwicklung [860] und entspricht damit der Bedeutung des äquivalenten Ausdrucks im AMG.

Damit die Produkte dem gesicherten Stand der Technik entsprechen und dieser fortlaufend weiterentwickelt werden kann, werden die Anforderungen an die Produkte in flexiblere Dokumente (z. B. Normen, Leitlinien) ausgelagert. So wird die Aktualität der Gesetzestexte garantiert. Denn die Festlegung des Standes der Technik im Gesetzestext würde die Weiterentwickelung der Produktsicherheit behindern und den Fortschritt lähmen [861]. Das Verfahren der Normung ermöglicht es, flexibel auf Änderungen in der Wissenschaft und Technik zu reagieren [172, 862]. Für die Gemeinsamen Technischen Spezifikationen ist ein mögliches Änderungsverfahren sogar noch schneller als für harmonisierte Normen [34, 863]. Gleichzeitig wird ein hohes Niveau für den Schutz der Menschen gewährleistet [862]. Deshalb ist die Niederlegung des „Standes der Technik" in harmonisierten Normen, Gemeinsamen Technischen Spezifikationen und den Arzneimittelprüfrichtlinien zu begrüßen.

§ 8 Abs. 1 MPG richtet sich zunächst an die Behörden [843] bzw. die Benannten Stellen [850]. Auch § 26 AMG richtet sich zunächst noch vor allem an die zuständigen Behörden [864-865], denn es wird derweil auf die bisherige Verwaltungsvorschrift [865, 866] zurückgegriffen. Zwar sollen die Arzneimittelprüfrichtlinien in Form einer Rechtsverordnung die Anforderungen an die Zulassungsunterlagen beschreiben [848], doch wurde die Verordnung bislang noch nicht erlassen [854], und es ist z. Z. auch noch nicht abzusehen, bis wann die Verordnung vorliegen wird [867]. Die aus § 8 MPG bzw. § 26 AMG folgenden Normen bzw. Arzneimittelprüfrichtlinien sind in beiden Rechtsbereichen vom Hersteller [856] bzw. Antragsteller zu berücksichtigen.

Dabei werden Arzneimittelprüfrichtlinien genauso wie die Gemeinsamen Technischen Spezifikationen vom Staat erlassen bzw. vorgeschrieben[b] [843], wohingegen die harmonisierten Normen von privatrechtlichen Organisationen [868] wie CEN, CENELEC und ETSI erstellt werden [175, 364, 843, 869-870] und von dem Deutschen Institut für Normung e.V. oder der Deutschen Elektrotechnischen Kommission in deutsche Normen transferiert werden [861]. Doch werden jeweils fachkundige Personen hinzugezogen, denn auch bei den Normungsgremien handelt es sich um kompetente Fachleute [871]. Sowohl die harmonisierten Normen als auch die Arzneimittelprüfrichtlinien werden von Experten und/oder nach Anhörung von Fachleuten [843, 864] erstellt. Somit ist die Gefahr sehr gering, dass bei der sachgerechten Anwendung der harmonisierten Normen oder der Arzneimittelprüfrichtlinien Sicherheitslücken entstehen.

---

[a] Bzw. „jeweiligen Stand von Wissenschaft und Technik". Vgl. Kage, U.: "Das Medizinproduktegesetz". Staatliche Risikosteuerung unter dem Einfluß europäischer Harmonisierung. Berlin: Springer Verlag; 2005. ISBN 3-540-21932-3. S. 92.
[b] Z. B. Zweite Allgemeine Verwaltungsvorschrift zur Änderung der Allgemeinen Verwaltungsvorschrift zur Anwendung der Arzneimittelprüfrichtlinien vom Bundesministerium für Gesundheit und Soziale Sicherung (BAnz. S. 22037 vom 11.10.2004).

Auch unterliegen die harmonisierten Normen einer gewissen staatlichen Kontrolle, da der Gesetzgeber (Bundesministerium für Gesundheit sowie die EU-Kommission) entscheiden kann, ob die Norm veröffentlicht wird [861]. Denn sowohl die harmonisierten Normen bzw. deren Fundstellen, die Gemeinsamen Technischen Spezifikationen als auch die Arzneimittelprüfrichtlinien werden im Bundesanzeiger bekannt gemacht [280, 843-844, 858, 861]. Die öffentliche Bekanntmachung der Arzneimittelprüfrichtlinien soll dem Antragsteller die Behördenanforderungen darlegen und somit eine Abschätzung der behördlichen Entscheidung sowie einheitliche behördliche Entscheidungen ermöglichen [859]. Während die Bekanntmachung der harmonisierten Normen durch das Bundesinstitut für Arzneimittel und Medizinprodukte erfolgt [861], bedürfen die Arzneimittelprüfrichtlinien der Zustimmung des Bundesrates [864-865, 857]. Obwohl unterschiedliche nationale Institutionen (Bundesministerium für Gesundheit bzw. der Bundesrat) darüber entscheiden, ob die harmonisierten Normen bzw. die Arzneimittelprüfrichtlinien veröffentlich werden, stellen beide eine Kontrollinstanz dar.

Man kann sagen, dass die harmonisierten Normen, die vom Bundesministerium für Gesundheit veröffentlicht werden, einer größeren fachlichen Kompetenz unterstehen, als dies bei den Arzneimittelprüfrichtlinien durch Bundesrat der Fall ist. Die Tatsache ist meines Erachtens durchaus von Bedeutung, da die Medizinproduktehersteller, die sich auf die harmonisierten Normen berufen, eine größere Eigenverantwortung tragen. Aufgrund der fachlichen Kontrolle durch das Bundesministerium für Gesundheit wird damit bereits vor der Anwendung der Normen durch den Medizinproduktehersteller deren Sicherheit bewertet. Dadurch kann der Gesetzgeber die Vorgaben für ein Konformitätsbewertungsverfahren bzw. eine Zulassung steuern. Ziel ist es, einen bestimmten Sicherheitsstandard vorzugeben und zu erreichen.

Während die Anwendung von harmonisierten Normen freiwillig ist [9, 186, 278, 664, 843, 872], ist die Anwendung der Arzneimittelprüfrichtlinien vorgeschrieben. Durch die freiwillige Anwendungsmöglichkeit von harmonisierten Normen wird der Hersteller in seiner unternehmerischen Freiheit weniger eingeschränkt und bleibt ausreichend variabel [872], um bei innovativen Produkten, auf die keine Norm zutrifft, in der Lage zu sein, die Grundlegenden Anforderungen zu erfüllen [364]. Auch können jeweils die individuellen Aspekte der Medizinprodukte bei der Wahl der Methoden angemessen berücksichtigt werden.

Die Einhaltung der Gemeinsamen Technischen Spezifikationen ist erwünscht [175, 299, 873]. Ein Abweichen ist (v. a. für Hochrisikoprodukte der Liste A in Anhang II der Richtlinie 98/79/EG) nicht vorgesehen [843, 861, 873][a]. Somit stellen die Gemeinsamen Technischen Spezifikationen

---

[a] Weicht der Medizinproduktehersteller in begründeten Ausnahmefällen dennoch von den Gemeinsamen Technischen Spezifikationen ab, so muss die Leistung und die Sicherheit der alternativen Methode mindestens so hoch sein wie bei der Gemeinsamen Technischen Spezifikation. Vgl. Anhalt, E. und Dieners, P. (Hrsg.): "Handbuch des Medizinprodukterechts. Grundlagen und Praxis". München: Verlag C.H. Beck; 2003. ISBN 3 406 487629. S. 18 Rz. 52; Böckmann, R.-D., Frankenberger, H. und Will, H.G.: "Durchführungshilfen zum Medizinproduktegesetz". Köln: TÜV Media GmbH; 2008. Stand: November 2008. ISBN 978-3-8249-0227-9. Kapitel 3.8 S. 16-17; Brandenburg, S., Kollecker, S. und Rütenik, C.: "Medizinprodukterecht". 2. Aufl. Medizinproduktegesetz mit umfassender Einleitung und Auszügen aus benachbarten Rechtsvorschriften. Heidelberg: Economica Verlag; 2003. ISBN 3-87081-239-7. S. 6 Rz. 12; Deutsch, E., Lippert, H.-D. und Ratzel, R.: "Medizinproduktegesetz (MPG)". Köln: Carl Heymanns Verlag KG; 2002. ISBN 3-452-25264-7. S. 120 Rz. 7; Deutscher Bundestag, Drucksache 14/6281. "Gesetzentwurf der Bundesregierung: Entwurf eines Zweiten Gesetzes zur Änderung des Medizinproduktegesetzes

eine besondere Art eines harmonisierten Dokumentes dar, wodurch sie ein hohes Maß an Sicherheit bei den kritischen In-vitro-Diagnostika ermöglichen sollen [279, 846, 870]. Deshalb können bei den sehr risikoreichen In-vitro-Diagnostika die Gemeinsamen Technischen Spezifikationen obligatorisch vorgeschrieben werden [861]. Damit stellen die Gemeinsamen Technischen Spezifikationen dahingehend eine Abweichung vom „Neuen Konzept" dar, indem sie konkrete Vorgaben von Seiten der Behörde machen [269, 280, 843]. Die verpflichtende Anwendung der Gemeinsamen Technischen Spezifikationen stellt schon fast eine staatliche Zulassung dar, da teilweise die ehemaligen Zulassungsanforderungen in den Gemeinsamen Technischen Spezifikationen festgehalten wurden [873]. Der Unterschied der Gemeinsamen Technischen Spezifikationen zur früheren Zulassung der In-vitro-Diagnostika besteht nur darin, dass die Angaben nicht mehr vom Staat, sondern von einer privaten oder öffentlichen Institution (Benannte Stelle) überprüft werden [269]. Deshalb werden die Gemeinsamen Technischen Spezifikationen auch als „Supernorm[en]" [873] beschrieben. Die Ursache für die speziellen Vorgaben für risikoreiche In-vitro-Diagnostika liegen in dem Misstrauen gegenüber der Harmonisierung gemäß dem Weißbuch aus dem Jahre 1985 [269, 873].

Die „Konformitätsvermutung" [172, 364, 844-845, 873] der Normen ist widerlegbar [278, 843, 846, 861, 870, 874], d. h. die Benannte Stelle kann beweisen, dass die harmonisierte Norm nicht geeignet ist, die Grundlegenden Anforderungen zu erfüllen und kann somit die daraus folgende Konformitätsvermutung ablehnen [843, 861]. Eine Konformitätsvermutung wie bei den Medizinprodukten ist im Arzneimittelbereich nicht vorgesehen, da es dort kein Konformitätsbewertungsverfahren gibt. Die Arzneimittelprüfrichtlinien gelten hingegen als "antizipierte Sachverständigengutachten" [875-878][a], d. h. sie können aufgrund ihres Inhaltes und aufgrund ihrer Entstehung unter Mitwirkung von Experten als Beweis vor Gericht verwendet werden [876]. Sie haben "die Bedeutung eines Anscheinsbeweises" [878], d. h. erst bei begründetem Zweifel wird der Inhalt der Arzneimittelprüfrichtlinien überprüft [878]. Somit ist die Beweiskraft der Arzneimittelprüfrichtlinien mit der Konformitätsvermutung der harmonisierten Normen vergleichbar.

Die harmonisierten Normen für Medizinprodukte weichen z. B. für Isolatoren zur Sterilherstellung teilweise von den Vorschriften für Arzneimittel ab [879]. Somit ist m. E. vor allem für arzneimittelnahe Medizinprodukte eine Harmonisierung mit den Vorschriften für Arzneimittel notwendig, denn der Patient erwartet eine einwandfreie Qualität – unabhängig davon, ob es sich um ein Medizinprodukt oder ein Arzneimittel handelt [879].

(2. MPG-ÄndG)" vom 15.06.2001. S. 30; Hill, R. und Schmitt, J.M.: "WiKo Medizinprodukterecht, Kommentar". Kapitel II 1. Köln: Verlag Dr. Otto Schmidt KG; 2008. Stand: Juli 2008. ISBN 3-504-04002-5. § 8 S. 6 Rz. 4; Nöthlichs, M. und Schmatz, H.: "Sicherheitstechnik digital". Modul Medizinprodukte. Erläuterungen zum Medizinproduktegesetz. Berlin: Erich Schmidt Verlag; 2008. Stand: Oktober 2008. ISBN 3 503 07876 2. § 3 S. 30-31, § 8 S. 4; Rehmann, W.A. und Wagner, S.: "MPG Medizinproduktegesetz Kommentar". München: Verlag C. H. Beck; 2005. ISBN 3 406 52150 9. S. 63 Rz. 25, S. 120 Rz. 12; Schorn, G.H.: "Medizinprodukte-Recht". Kommentar. Kapitel M. 24. Aktualisierungslieferung. Band 3. Stuttgart: Wissenschaftliche Verlagsgesellschaft mbH; 2009. Stand: Januar 2009. ISBN 978-3-8047-2556-0. § 8 Rz. 28.

[a] Bzw. als „vorgefertigte Sachverständigengutachten". Vgl. Plagemann, H.: "Der Wirksamkeitsnachweis nach dem Arzneimittelgesetz von 1976. Funktionen und Folgen eines unbestimmten Rechtsbegriffs". Baden-Baden: Nomos Verlagsgesellschaft; 1978. ISBN 3-7890-0430-8. S. 138.

4.10.4 Grundlegende Anforderungen bzw. Zulassungsanforderungen

In beiden Gesetzeswerken ist für das Inverkehrbringen der Nachweis über die Eigenschaften des Produktes vom Hersteller des Medizinproduktes [880] bzw. vom pharmazeutischen Unternehmer zu erbringen [751, 881].

Die Anforderungen werden im Medizinproduktrecht in den Grundlegenden Anforderungen beschrieben, die eine Auflistung nicht näher spezifizierter Vorgaben an Medizinprodukte darstellen („generalklauselartig" [882]) [299, 638, 883-886]. Das AMG hingegen listet in § 22 AMG (und § 24 AMG) alle Unterlagen auf, die für einen Zulassungsantrag notwendig sind [447, 450, 887].

Dabei dienen die „Zulassungsunterlagen" sowohl im MPG als auch im AMG einer Bewertung des Produkts bezüglich der Qualität, Wirksamkeit und Unbedenklichkeit. Für eine bessere und schnellere Bewertung der Unterlagen fordert das AMG „Sachverständigengutachten" [423, 478, 888], die im Medizinproduktebereich in dieser Form nicht erforderlich sind.

Die Methode, alle Ergebnisse in Sachverständigengutachten oder in Zusammenfassungen wiederzugeben und ggf. zu bewerten, vereinfacht die Bearbeitung und Überprüfung der Zulassungsunterlagen im Arzneimittelbereich. Eine derartige Vorgehensweise (z. B. durch die Übernahme der CTD-Struktur als „CTD für Medizinprodukte" in leicht variierter Form) für Medizinprodukte wäre zu überlegen und aus meiner Sicht wünschenswert. Denn mit der Übernahme der CTD-Struktur für Medizinprodukte ließe sich auch die Erstellung einer Dokumentation für Kombinationsprodukte aus einem Medizinprodukteanteil und einem Arzneimittelanteil einheitlicher und übersichtlicher gestalten.

Deutlich zu sehen ist der unterschiedliche Umfang, den die "Zulassungsunterlagen" in § 7 MPG und in § 22 AMG bzw. § 24 AMG einnehmen. Die verschiedenen ausführlichen Angaben beruhen auf den unterschiedlichen Konzepten der Gesetzeswerke (Neue Konzeption des MPG versus Alte Konzeption des AMG). Das AMG beschreibt genauestens die erforderlichen Unterlagen oder bezieht sich auf andere Stellen im AMG (z. B. § 10 AMG), während das MPG in § 7 MPG nur auf die Richtlinienanhänge verweist [365, 885]. Die umfassende Darlegung der Zulassungsunterlagen im AMG hat den Vorteil, dass von der Behörde keine zusätzlichen Daten verlangt werden dürfen [212, 447] (von Nachlieferungen aufgrund einer Mängelbehebung nach § 25 Abs. 4 AMG abgesehen [447]). Der pharmazeutische Unternehmer weiß genau, was er vorlegen muss. Die konkreten Vorgaben bescheren dem pharmazeutischen Unternehmen somit Sicherheit, denn der pharmazeutische Unternehmer hat nach Vorlage aller erforderlichen Unterlagen einen rechtlichen Anspruch auf die Erteilung der Zulassung [857, 889]. Die detaillierten Vorgaben bieten allerdings keinerlei Spielraum für individuelle Unterlagen. Es existieren z. B. für Arzneimittel je nach Antragsart die entsprechenden Antragsformulare, die exakt nach den behördlichen Vorgaben auszufüllen sind[a]. Au-

---

[a] Z. B. Zulassungsantrag der Notice to Applicants, Volume 2B, Application Form, May 2008, mit dem User guide for the application form, März 2005 (Antragsformular verfügbar unter: http://ec.europa.eu/enterprise/pharmaceuticals/eudralex/vol-2/b/update_200805/applicformrevised_rev9.pdf (05.04.2009) bzw. User guide verfügbar unter: http://ec.europa.eu/enterprise/pharmaceuticals/eudralex/vol-2/b/part1a_userguide_03-2005.pdf (05.04.2009)) oder die AMG-Einreichungsverordnung vom 29.12.2000 (BGBl. I S. 2036) mit den Erläuterungen zum Vollzug der Verordnung über die Einreichung von Unterlagen in Verfahren für die Zulassung und Verlängerung der Zulassung von Arzneimitteln (AMG-Einreichungsverordnung – AMG-EV) des BfArMs vom Juli 2007 (AMG-Einreichungsverordnung

ßerdem sind die Vorgaben des CTD sehr detailliert (z. B. wird sogar die Schriftart und Schriftgröße vorgeschrieben [890]).

Mit der größeren „Freiheit" des Medizinprodukteherstellers was die formelle Seite der „Zulassungsunterlagen" angeht, trägt der Hersteller eine größere Verantwortung für die Erfüllung aller gesetzlichen Anforderungen bezüglich seiner Medizinproduktedokumentation. Der Medizinproduktehersteller übernimmt im „Zulassungsverfahren" nicht nur in der Wahl und der Durchführung (einschließlich Klassifizierung [247]), sondern auch inhaltlich mehr Verantwortung verglichen mit einem pharmazeutischen Unternehmer.

Bei den Arzneimitteln handelt es sich bei der Zulassung ausschließlich um eine „Unterlagenprüfung" [100, 891]. Deshalb spielen der Umfang und die Qualität der Zulassungsunterlagen eine wichtige Rolle in der Entscheidung über die Arzneimittelzulassung. Bei den Medizinprodukten werden neben der technischen Dokumentation je nach Konformitätsbewertungsverfahren auch z. B. ein Baumuster und das Qualitätssicherungssystem überprüft. Somit ist bei den Medizinprodukten die technische Dokumentation („Zulassungsdokumentation") nur ein Aspekt neben anderen und nicht von alleiniger, ausschlaggebender Bedeutung. Diese Tatsache erklärt u. a. warum der Gesetzestext keine ganz konkreten Vorgaben über die „Zulassungsdokumentation" macht.

Mit Hilfe der Grundlegenden Anforderungen soll die Sicherheit des Produktes, der Schutz der Gesundheit des Verbrauchers und der Umwelt sichergestellt werden [685, 885]. Außerdem dienen die Grundlegenden Anforderungen dem Arbeitsschutz [885]. Sie enthalten viele Vorgaben zur Kennzeichnung der Produkte [175, 336, 364, 886]. Somit sind die Grundlegenden Anforderungen "als weitgefasste Schutzziele zu verstehen" [892-893]. So wird in den Grundlegenden Anforderungen gefordert, dass das Produkt nach den „Grundsätzen der integrierten Sicherheit" ausgelegt wird. Das heißt, dass nach Möglichkeit alle Risiken minimiert oder ganz beseitigt werden [893]. Ist die Beseitigung oder Minimierung der Risiken nicht möglich, sind entsprechende Schutzmaßnahmen und Alarmsysteme zu installieren [893]. Die letzte Stufe der integrierten Sicherheit besteht in der Information des Benutzers über die noch vorhandenen Risiken [893], wenn diese Risiken nicht eliminiert werden konnten. Im Prinzip kann dieses System auch für die Arzneimittel übernommen werden und findet seine Umsetzung z. B. in den Warnhinweisen der Packungsbeilage.

Im Folgenden werden am Beispiel der Kennzeichnung und der Packungsbeilage eines nicht gentechnisch hergestellten Medizinprodukts/Arzneimittels die Unterschiede in MPG und AMG dargestellt:

---

verfügbar unter: http://www.bfarm.de/cln_028/nn_1199130/SharedDocs/Publikationen/DE/Arzneimittel/ 2__zulassung/zulVerfahren/amg-ev/vo-amg-ev,templateId=raw,property=publicationFile.pdf/vo-amg-ev.pdf (05.04.2009) bzw. Erläuterungen zum Vollzug verfügbar unter: http://www.bfarm.de/cln_028/nn_1199116/SharedDocs/Publikationen/DE/Arzneimittel/2__zulassung/zulV erfahren/amg-ev/2007-07-01__Erl__V5-0,templateId=raw,property=publicationFile.pdf/2007-07-01_Erl_V5-0.pdf (05.04.2009)). Vgl. Friese, B., Jentges, B. und Muazzam, U.: "Guide to Drug Regulatory Affairs". Aulendorf: Edito-Canter-Verlag; 2007. ISBN 978-3-87193-324-0. S. 451-452, 485.

(a) Kennzeichnung

MPG	AMG
Anhang I Nr. 13.3 der Richtlinie 93/42/EWG	**§ 10 AMG Abs. 1**
a) Name und Anschrift des Herstellers/ Bevollmächtigten/ Importeurs b) Beschreibung des Produktes	1. Name und Anschrift des pharmazeutischen Unternehmers/ Vertreters 2. Bezeichnung des Produktes mit Stärke und Darreichungsform
c) Ggf. den Zusatz „Steril" - CE-Kennzeichnung gemäß § 9 MPG d) Chargennummer	3. Zulassungsnummer 4. Chargenbezeichnung 5. Darreichungsform 6. Inhaltsmenge 8. Qualitative und quantitative Angabe der Wirkstoffe, qualitative Angabe der Hilfsstoffe 8a. und ggf. Angabe der eingesetzten Mikroorganismen/Zelllinie
e) Verfalldatum f) Ggf. den Zusatz „nur zum einmaligen Gebrauch bestimmt."	9. Verfalldatum 10. Ggf. den Zusatz „verschreibungspflichtig"/ „apothekenpflichtig" 11. Ggf. den Zusatz „unverkäufliches Muster"
g) Ggf. den Zusatz „Sonderanfertigung" h) Ggf. den Zusatz „nur für klinische Prüfungen" i) Lagerungshinweise j) Anwendungshinweise k) Warnungen	7. Anwendungsart 12. Hinweis „Für Kinder unzugänglich aufzubewahren" 13. Ggf. Maßnahmen zur Entsorgung 14. Ggf. Verwendungszweck
l) Herstellungsdatum bei aktiven Medizinprodukten m) Ggf. Sterilisationsverfahren n) Ggf. Hinweis, dass das Produkt ein Derivat aus menschlichem Blut enthält	

Tab. 14: Gegenüberstellung Kennzeichnung

4. Vergleich von MPG und AMG

(b) Gebrauchsinformation/Packungsbeilage

MPG	AMG
Anhang I Nr. 13.3/13.6 der Richtlinie 93/42/EWG	**§ 11 AMG Abs. 1**
	Überschrift „Gebrauchsinformation"
a) Name und Anschrift des Herstellers/ Bevollmächtigten/ Importeurs	6. f) Name und Anschrift des pharmazeutischen Unternehmers/seines örtlichen Vertreters g) Hersteller/ Importeur und Freigebender
b) Beschreibung des Produkts	1. Arzneimittelbezeichnung, Stoffgruppe/ Indikationsgruppe oder Wirkungsweise 6. d) Qualitative und quantitative Angabe der Wirkstoffe, qualitative Angabe der Hilfsstoffe 6. e) Darreichungsform und Inhaltsmenge
c) Ggf. „Steril" f) Ggf. „nur zum einmaligen Gebrauch bestimmt" g) Ggf. „Sonderanfertigung" h) Ggf. „nur für klinische Prüfungen" i) Lagerungshinweise	6. b) spezielle Aufbewahrungshinweise und Angaben zur Anbruchstabilität
j) Anwendungshinweise	4. a) anzuwendende Dosis 4. b) Anwendungsart 4. c) Anwendungszeitpunkt 4. d) Behandlungsdauer 4. e) Maßnahmen bei Überdosierung
k) Warnungen	3. Kontraindikationen, Vorsichtsmaßnahmen, Warnhinweise 6. a) Warnhinweis, das Arzneimitteln nicht nach Ablauf des Verfalldatums zu verwenden 6. c) Warnung, das Arzneimittel bei bestimmten visuellen Merkmalen nicht mehr anzuwenden.
l) Herstellungsdatum bei aktiven Medizinprodukten m) Ggf. Sterilisationsverfahren n) Ggf. Hinweis, dass das Produkt ein Derivat aus menschlichem Blut enthält **Anhang I Nr. 13.6:** b) Leistungsdaten c) Alle Charakteristika für eine sichere Kombination mit anderen Produkten d) Angaben zur Überprüfung des Betriebszustandes, den Instandhaltungsmaßnahmen und den Kalibrierungsmaßnahmen e) Implantationshinweise	2. Indikation 3. a) Kontraindikationen
	4. f) Hinweis, bei Unklarheiten den Arzt oder Apotheker zu fragen
f) Wechselwirkungen	3. c) Interaktionen 5. Unerwünschte Wirkungen, ggf. die Angabe der Gegenmaßnahmen
g) Angaben zum Verhalten bei „Nichtsterilität"	
h) Beschreibung der Wiederaufbereitung bzw. Sterilisation i) Angaben einer Vorbereitung des Produktes j) Ggf. Art, Intensität und Verteilung der verwendeten Strahlung Ggf. weitere Angaben für das Personal: k) Maßnahmen bei Leistungsänderung l) Maßnahmen bei Aussetzung von magnetischen Feldern, Druck etc. m) Angaben und Bestandteile einer Arzneimittelkomponente n) Entsorgungshinweise o) Messgenauigkeit - CE-Kennzeichnung nach § 9 MPG	6. b) Aufbewahrungshinweis
	7. Angaben der Länder, in denen das Arzneimittel zugelassen ist. 8. Stand der Gebrauchsinformation mit Datum

Tab. 15: Gegenüberstellung Gebrauchsanweisung/Packungsbeilage

Diese Gegenüberstellungen zeigen, dass die Anforderungen an die Medizinprodukte denen von Arzneimitteln durchaus entsprechen. In den Gebrauchsanweisungen von Medizinprodukten sind sogar mehr Angaben als bei den Arzneimitteln vorgeschrieben.

Zusätzliche Angaben bei Medizinprodukten:

(a) in der Kennzeichnung:
- Ggf. Hinweise „steril"/"nur zum einmaligen Gebrauch"/"nur für klinische Prüfungen"
- CE-Zeichen, Lagerungshinweise
- Herstellungsdatum bei aktiven Medizinprodukten, ggf. Sterilisationsverfahren

(b) in der Gebrauchsinformation:
- Ggf. Hinweise „steril"/"nur zum einmaligen Gebrauch"/"Sonderanfertigung"/"nur für klinische Prüfungen"
- Herstellungsdatum bei aktiven Medizinprodukten
- ggf. Sterilisationsverfahren
- ggf. Hinweis auf Derivate aus menschlichem Blut
- Angaben zur Überprüfung des Betriebszustandes, zu den Instandhaltungsmaßnahmen und zu den Kalibriermaßnahmen
- Implantationshinweise
- Beschreibung der Wiederaufbereitung bzw. Sterilisation
- ggf. Art, Intensität und Verteilung der verwendeten Strahlung
- ggf. weitere Angaben für das Personal: Maßnahmen bei Leistungsänderung, Maßnahmen bei Aussetzung des Produktes in magnetischen Feldern, unter Druck etc., Angaben über die Bestandteile einer Arzneimittelkomponente, Entsorgungshinweise, Messgenauigkeit.

Zusätzliche Angaben bei Arzneimitteln:

(a) in der Kennzeichnung:
- Zulassungsnummer
- Darreichungsform
- Inhaltsmenge
- qualitative und quantitative Angaben über die Wirkstoffe sowie qualitative Angaben zu den Hilfsstoffen
- ggf. Maßnahmen zur Entsorgung und zum Verwendungszweck

(b) in der Packungsbeilage:
- Überschrift „Gebrauchsinformation"
- Unternehmen, welches die Freigabe für den Verkehr erteilt
- Anwendungsart
- Anwendungszeitpunkt, Behandlungsdauer
- Hinweis, bei Unklarheiten den Arzt oder Apotheker zu fragen
- unerwünschte Wirkungen
- ggf. Gegenmaßnahmen
- Angaben der Länder, in denen das Arzneimittel zugelassen ist
- Stand der Gebrauchsinformation

Bei der Kennzeichnung ergeben sich jeweils für Medizinprodukte und Arzneimittel zahlenmäßig gleich viele Punkte. Allerdings sind die Anforderungen produktspezifisch bei Medizinprodukten und Arzneimitteln unterschiedlich.

Wie man anhand dieses Beispiels sieht, werden in den Anhängen der Richtlinien zum MPG die Grundlegenden Anforderungen vergleichbar wie im AMG beschrieben. Die Grundlegenden Anforderungen sind - auch wenn sie sehr allgemein gehalten sind - v. a. bei der Gebrauchsanweisung teilweise eher noch etwas ausführlicher als die Ausführungen im AMG.

Allerdings ist eine Packungsbeilage nach AMG nur für zulassungspflichtige Fertigarzneimittel vorgeschrieben und kann nach § 11 Abs. 6 AMG entfallen, wenn alle Angaben auf der Verpackung vorhanden sind [358, 894-895]. Dagegen gelten die Grundlegenden Anforderungen, d. h. das Vorhandensein einer Gebrauchsinformation für alle Medizinprodukte. Nur wenn die sichere Anwendung ohne zusätzliche Gebrauchsinformation garantiert ist, kann bei Medizinprodukten der Klassen I oder IIa die Gebrauchsinformation entfallen [833, 896]. Damit besteht nach beiden Gesetzen bei wenig risikoreichen Produkten bzw. dem Vorhandensein aller Angaben auf der Verpackung die Möglichkeit, auf die Packungsbeilage zu verzichten. Dies erscheint mir aus ökonomischer Sicht sinnvoll. Bei Bedarf kann eine zusätzliche Beratung durch den Arzt oder Apotheker erfolgen, so dass die richtige Anwendung immer sichergestellt ist.

Zusätzlich muss bei Arzneimitteln die Bezeichnung des Arzneimittels nach § 10 Abs. 1 b AMG in Blindenschrift angegeben [721, 726] und nach § 11 Abs. 3 c AMG bei Bedarf die Gebrauchsanweisung in geeigneten Formaten für Blinde und Sehbehinderte zur Verfügung gestellt werden [358, 894]. Im AMG wird nicht wie im MPG eine Zweiteilung in allgemeine und produktspezifische Anforderungen für Humanarzneimittel vorgenommen. Als einzige Produktgruppe werden spezifische radioaktive Arzneimittel in § 22 Abs. 3b AMG näher betrachtet. Auch enthält das AMG in § 23 AMG spezielle Angaben für die Zulassungsunterlagen bei Tierarzneimitteln.

Hingegen erfolgt in den Grundlegenden Anforderungen oder § 7 MPG nicht die explizite Nennung wie in § 22 Abs. 3 AMG, dass auf pharmakologische und klinische Studien verzichtet werden kann [447, 857-858, 897]. Ebenso beziehen sich die Grundlegenden Anforderungen im Medizinprodukterecht im Gegensatz zu den Zulassungsunterlagen des AMG nur auf das Produkt an sich. Das MPG fordert deshalb keine Beschreibung des Pharmakovigilanzsystems und keine Herstellungserlaubnis oder Einfuhrerlaubnis. Dadurch, dass der Medizinproduktehersteller keine Beschreibung seines Pharmakovigilanzsystems bei der Produktdokumentation ablegen muss, spart er sich die Aktualisierung dieser Unterlagen bei Veränderungen des Systems.

Außerdem fordert das MPG nicht ausdrücklich einen Benutzertest für die Gebrauchsanweisung. Das MPG fordert über den Verweis von § 7 MPG auf die Grundlegenden Anforderungen einzig, dass die Gebrauchsanweisung eine sichere Verwendung des Produktes und die Identifizierung des Herstellers ermöglicht (Nr. 13.1 im Anhang I der Richtlinie 93/42/EWG). Die Gebrauchsanweisung kann somit ausschließlich durch den Hersteller bewertet und für geeignet empfunden werden. Mit der Eigenbewertung der Gebrauchsinformation spart der Medizinproduktehersteller einiges an Kosten ein.

Somit besteht für den Medizinproduktehersteller vor allem ein finanzieller Vorteil bei der Erstellung der „Zulassungsdokumentation".

4.10.5 Klassifizierung und Abgrenzung zu anderen Produkten

Alle Medizinprodukte nach einem einheitlichen, strengen Konformitätsbewertungsverfahren zu behandeln, erschien wirtschaftlich nicht sinnvoll zu sein [898-900]. Aufgrund der Vielfalt unterschiedlichster Produkte nach der Richtlinie 93/42/EWG [863, 899-900] ist auch eine umfassende Einteilung in Listen nicht möglich [863]. Deshalb wurde ein gefährdungsabhängiges Klassifizierungsverfahren geschaffen [899-900], das alle sonstigen Medizinprodukte nach der Richtlinie 93/42/EWG (also nicht die In-vitro-Diagnostika und die aktiven implantierbaren Medizinprodukte [901-905]) in Klassen einteilt [364, 900-901, 906].

Dabei nehmen mit steigender Klasse der Medizinprodukte nach der Richtlinie 93/42/EWG auch die Anforderungen an die Prüfung zu [176, 178]. Dies soll anhand der nachfolgenden Abbildung verdeutlicht werden:

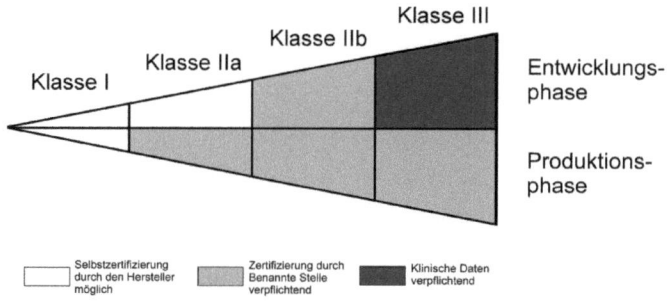

Abb. 7: Schematische Darstellung der Zertifizierungsmöglichkeiten[a]

Im AMG gibt es keine direkte Einteilung der Arzneimittel in verschiedene Risikoklassen. Trotzdem gibt es verschiedene Zulassungsverfahren. Indirekt wird somit unterschieden zwischen verschiedenen Zulassungsverfahren mit unterschiedlichen Anforderungen. Es gibt die folgenden, abgestuften Verfahren in Abhängigkeit der Art des Arzneimittels:
- Anzeige nach einer Standardzulassung (§ 36 AMG) [907],
- Registrierung für homöopathische Arzneimittel (§ 38 AMG) [212, 908],
- Registrierung für traditionelle pflanzliche Arzneimittel (§ 39a AMG) [212, 218],
- generische Arzneimittelzulassung (§ 24b AMG) [212, 909],
- bibliographische Arzneimittelzulassung (§ 22 Abs. 3 AMG) [213] bzw.
- „normale" Zulassung für Arzneimittel (§ 21 AMG).

---

[a] Modifiziert nach BVMed (Hrsg.): "Medizinprodukterecht. Konformitätsbewertungsverfahren für Medizinprodukte. Auf einen Blick." Berlin: Bundesverband Medizintechnologie e.V.; 2003. S. 6; Kammerhoff, U.: "Medizinprodukte-Recht. Die Richtlinie 93/42/EWG über Medizinprodukte. Das Medizinproduktegesetz und seine Verordnungen". Melsungen: Bibliomed - Medizinische Verlagsgesellschaft mbH; 1999. ISBN 3-89556-015-4. S. 179 Abb. 4.

Dabei nehmen die Anforderungen von oben nach unten zu. Dies lässt sich analog zu den Anforderungen an Medizinprodukte folgendermaßen darstellen:

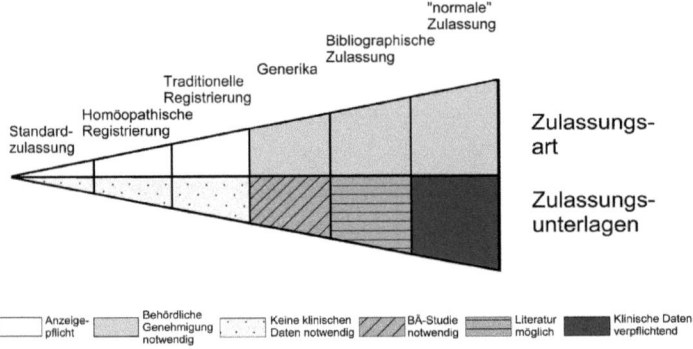

Abb. 8: Schematische Darstellung der Zulassungsmöglichkeiten

Somit bestehen in beiden Rechtsgebieten unterschiedliche Einteilungen, die sich jeweils auf die „Zulassungs"-Anforderungen auswirken.

Wie bei den Medizinprodukten die Klassifizierung und damit das Konformitätsbewertungsverfahren stark von der Zweckbestimmung abhängt [899-900], so ist auch das Zulassungsverfahren bei Arzneimitteln von der Indikation abhängig bzw. es legt die Indikation fest. Doch besteht der Unterschied, dass bei den Medizinprodukten aus der Zweckbestimmung die Klassifizierung und damit das Konformitätsbewertungsverfahren folgt. Bei den Arzneimitteln ist es genau anders herum: Aus dem Zulassungsverfahren folgt die Indikation. So ist bei homöopathischen Arzneimitteln gar keine Indikationsangabe zulässig [218, 910-912], bei traditionell pflanzlich registrierten Arzneimitteln lautet nach § 11 Abs. 3 b die Angabe der Indikation „Traditionelles pflanzliches Arzneimittel zur Anwendung bei [...] ausschließlich aufgrund von langjähriger Anwendung" [913]. Die Angabe der Indikation bei Arzneimitteln ist nicht direkt risikoabhängig wie die Klassifizierung bei den Medizinprodukten, sondern dient mehr dem Anwender zur Orientierung. Da die Zulassungsverfahren aber risikobezogen unterschieden werden, ist somit auch die Indikation indirekt risikoabhängig.

Allerdings gibt es im Arzneimittelrecht im Gegensatz zum Medizinprodukterecht keine starren Regeln für die Einteilung. Bei Arzneimitteln ist aufgrund ihrer Stoffeigenschaft eine Einteilung nach den Kriterien der Medizinprodukte in aktive, nicht-aktive, invasive, chirurgisch-invasive Produkte bzw. nach der Dauer und der Kontaktart etc. nicht möglich und auch nicht sinnvoll. Es könnte höchstens eine Einteilung nach Darreichungsformen und steril bzw. nicht steril erfolgen, wobei daraus nicht unbedingt eine Aussage über das Risiko ableitbar ist.

Es ist vielmehr dem Antragsteller überlassen, für welche Art der Zulassung er sich entscheidet. Die Art des Verfahrens kann sich allerdings wie beschrieben auf die Kennzeichnung und Werbung auswirken[a].

Da die Klassifizierung der Medizinprodukte die Richtung für das Konformitätsbewertungsverfahren vorgibt [667-668], spielt die korrekte Klassifizierung gemäß § 13 MPG eine wichtige Rolle [902]. Denn eine fehlerhafte Klassifizierung bewirkt ein fehlerhaftes Konformitätsbewertungsverfahren [905]. Daraus ergeben sich finanzielle Mehraufwendungen für den Hersteller und mögliche Einschränkung beim europaweiten Inverkehrbringen [905].

Die Einteilung in verschiedene Zulassungsverfahren bei den Arzneimitteln hat folgende Gründe: So soll z. B. die Standardzulassung zu Kosten- und Arbeitseinsparungen in der pharmazeutischen Industrie, in der Apotheke, in Drogerien/Reformhäusern und bei der Zulassungsbehörde führen [907, 914-915]. Ebenso dient die literarische Zulassung der Kosteneinsparung, weiterhin sollen Tierversuche und klinische Prüfungen reduziert werden [449]. Die Registrierung bei homöopathischen Arzneimitteln beruht hingegen auf den Eigenarten der Homöopathie (hohe Verdünnung, individuelle Anwendung durch den Arzt) [916].

Während bei den Medizinprodukten eine Art klinische Bewertung mit Hilfe von Literatur möglich ist, gibt es keinerlei Standardzulassungen für Medizinprodukte. Im Rahmen eines Qualitätssicherungsprogramms wäre zu überlegen, ob Standardzulassungen für bestimmte Medizinprodukte sinnvoll wären. Damit erhielten die Medizinproduktehersteller, die Apotheke und die Gesundheitshandwerker neben den Sonderanfertigungen ein weiteres Instrument, kostengünstig Medizinprodukte einheitlicher Qualität anzufertigen und in den Verkehr zu bringen. Die Vorgaben müssten durch eine staatliche Instanz erfolgen, so dass eine gewisse staatliche Kontrolle vorhanden ist. Diese ist zwar wie geschildert bei der Normengebung ebenfalls vorhanden, doch besteht bei der Anwendung von harmonisierten Normen die Möglichkeit, von den Normen abzuweichen. Im Unterschied zu den Sonderanfertigungen bedürften Standardzulassungen für Medizinprodukte keine(n) namentlich benannte(n) Patienten/ Patientin und könnten somit vergleichbar mit einer Defektur in größerem Rahmen im Voraus hergestellt werden. Zu beachten ist bei den Medizinprodukten jedoch, dass das System (im Gegensatz zu den Standardzulassungen bei Arzneimitteln) auf europäischer Ebene eingeführt werden müsste, um die europaweite uneingeschränkte Verkehrsfähigkeit der Medizinprodukte zu erhalten.

In beiden Rechtsgebieten ist eine staatliche Stellungnahme hinsichtlich der Klassifizierung/Abgrenzung und somit des „Zulassungs"-Verfahrens möglich[b]. Während bei den Medizinprodukten

---

[a] Z. B. bei traditionellen pflanzlichen Arzneimitteln nach § 39a AMG. Vgl. Deutsch, E. und Lippert, H.-D.: "Kommentar zum Arzneimittelgesetz". 2. Aufl. Berlin: Springer-Verlag; 2007. ISBN 978-3-540-33949-6. S. 337 Rz. 1.
[b] Handelt es sich um eine Frage hinsichtlich der Anwendung der Klassifizierungsregeln, besitzt die zuständige Behörde eine Entscheidungsbefugnis. Vgl. Anhalt, E. und Dieners, P. (Hrsg.): "Handbuch des Medizinprodukterechts. Grundlagen und Praxis". München: Verlag C.H. Beck; 2003. ISBN 3 406 487629. S. 88 Rz. 17; Böckmann, R.-D., Frankenberger, H. und Will, H.G.: "Durchführungshilfen zum Medizinproduktegesetz". Köln: TÜV Media GmbH; 2008. Stand: November 2008. ISBN 978-3-8249-0227-9. Kapitel 30.13 S. 9-10, 47-48; Deutsch, E., Lippert, H.-D. und Ratzel, R.: "Medizinproduktegesetz (MPG)". Köln: Carl Heymanns Verlag KG; 2002. ISBN 3-452-25264-7. S. 140 Rz. 4; Hill, R. und Schmitt, J.M.: "WiKo Medizinprodukterecht, Kommentar". Kapitel II 1. Köln: Verlag Dr. Otto Schmidt KG; 2008.

die Bundesoberbehörde indirekt und nicht obligatorisch[a] über die Anfrage bei der zuständigen Landesbehörde eingebunden ist [900, 903, 906][b], steht die deutsche Arzneimittelzulassungsbehörde dem Antragsteller - ebenso wie die Landesbehörden bei den Medizinprodukten - für „wissenschaftliche und verfahrenstechnische Beratung" direkt zur Verfügung [917]. Letztendlich entscheidet somit die Bundesoberbehörde über die Zulassung bzw. Registrierung des Arzneimittels nach einem bestimmten Verfahren. Wird die zuständige Behörde bei den Medizinprodukten als Schlichter bei der Klassifizierung oder Abgrenzung eingeschaltet, so wird der „privatrechtliche Charakter des Verfahrens verlassen" [918]. Dies bedeutet, dass sowohl bei den Arzneimitteln und eventuell auch bei den Medizinprodukten die Bundesoberbehörde über die Verfahrensart bzw. die Klassifizierung entscheidet. Damit nähert sich das Medizinprodukterecht dem Arzneimittelrecht wieder an, da nun die Behörde mit im Spiel ist und Vorgaben macht (ähnlich wie z. B. die Auflagen bei den Arzneimitteln).

Alle von der Behörde getroffenen Entscheidungen bzgl. der Klassifizierung und Abgrenzung werden an das DIMDI weitergeleitet und vom DIMDI in eine Datenbank eingespeist [903]. Das Arzneimittelrecht in Deutschland sieht im Unterschied zum MPG keine Datenbank zur Abgrenzung hinsichtlich anderer Rechtsbereiche vor. Da die Abgrenzungsdatenbank für Medizinprodukte noch keinerlei Informationen enthält, besteht vorerst kein Unterschied zu den Arzneimitteln, bei denen keine derartige Datenbank existiert [44].

Dabei existiert bereits die AMIS-Datenbank („AMIS-Öffentlicher Teil") als Arzneimitteldatenbank, in der Daten zum Arzneimittel (z. B. Name des Arzneimittels, Darreichungsform, Art der Zulassung, Eingangsnummer, Zulassungsnummer, Indikation/ATC-Code, pharmazeutischer Unternehmer, Hersteller, Zusammensetzung, Packungsgrößen etc.) festgehalten werden [919]. Die öffentlich zugängliche AMIS-Datenbank jedoch ist keine Entscheidungsdatenbank, sondern eine administrative Informationsdatenbank für den pharmazeutischen Unternehmer und weitere Interessenten [790]. Diese öffentliche Datenbank ist mit der „Klassifizierungsdatenbank" nach § 13 Abs. 4 MPG vergleichbar, da aus AMIS-Öffentlicher Teil die Art des Zulassungsverfahrens zu entnehmen ist.

Stand: Juli 2008. ISBN 3-504-04002-5. § 13 S. 15 Rz. 8; Meyer-Lüerßen, D. und Will, H.-G.: "Das Medizinproduktegesetz und seine Auswirkungen. Kommentierung, Gesetzestext und Anschriften der benannten Prüfstellen". Frankfurt/Main: pmi Verlagsgruppe GmbH; 1995. ISBN 3-89119-331-9. S. 8; Nöthlichs, M. und Schmatz, H.: "Sicherheitstechnik digital". Modul Medizinprodukte. Erläuterungen zum Medizinproduktegesetz. Berlin: Erich Schmidt Verlag; 2008. Stand: Oktober 2008. ISBN 3 503 07876 2. § 13 S. 2; Rehmann, W.A. und Wagner, S.: "MPG Medizinproduktegesetz Kommentar". München: Verlag C. H. Beck; 2005. ISBN 3 406 52150 9. S. 159 Rz. 13; Schorn, G.H.: "Medizinprodukte-Recht". Kommentar. Kapitel M. 24. Aktualisierungslieferung. Band 3. Stuttgart: Wissenschaftliche Verlagsgesellschaft mbH; 2009. Stand: Januar 2009. ISBN 978-3-8047-2556-0. § 13 Rz. 9.

[a] Andere Ansicht: Die Landesbehörde ist verpflichtet, bei Klassifizierungsfragen die Bundesoberbehörde einzubinden. Vgl. Hill, R. und Schmitt, J.M.: "WiKo Medizinprodukterecht, Kommentar". Kapitel II 1. Köln: Verlag Dr. Otto Schmidt KG; 2008. Stand: Juli 2008. ISBN 3-504-04002-5. § 13 S. 16 Rz. 8.

[b] Mit dem anstehenden MPG-ÄndG ist geplant, dass die Bundesoberbehörde direkt an den Entscheidungen zur Klassifizierung und Abgrenzung beteiligt ist. Vgl. Deutscher Bundesrat, Drucksache 172/09. "Gesetzentwurf der Bundesregierung: Entwurf eines Gesetzes zur Änderung medizinprodukterechtlicher Vorschriften" vom 20.02.2009. S. 4-5; Deutscher Bundestag, Drucksache 16/12258. "Gesetzentwurf der Bundesregierung: Entwurf eines Gesetzes zur Änderung medizinprodukterechtlicher Vorschriften" vom 16.03.2009. S. 4-5.

Die AMIS-Datenbank besitzt zusätzlich auch noch einen nicht öffentlichen Teil („AMIS für die Bundesländer"), die z. B. Angaben über die Verkehrsfähigkeit, Stufenpläne und Chargenprüfungen enthält [757]. Die nicht öffentliche AMIS-Datenbank weist auch Informationen auf, die ausschließlich den Behörden zur Unterstützung bei ihren Überwachungsfunktionen dienen sollen [791]. In diesem nicht öffentlich zugänglichen Bereich der AMIS-Datenbank könnten m. E. auch Rechtsentscheide abgelegt werden. Damit erhielte die Bundesoberbehörde für ihre Entscheidungen eine übersichtliche Grundlage bestehend aus der aktuellen Rechtssprechung.

Dieses Vorgehen, den nicht öffentlichen Teil der AMIS-Datenbank für die Verwaltung der Rechtssprechung zu nutzen, würde den Absichten des MPG entsprechen und sich aus deren Erfahrung ableiten. Denn der öffentliche Zugang zu der Medizinprodukte-Datenbank ist u. a. ein Grund dafür, dass sie noch nicht genutzt wurde [44]. Unterschiede in der Beurteilung eines gleichen bis ähnlichen Sachverhaltes durch verschiedene Behörden würden nämlich die Informationssuchenden verunsichern [44]. Deshalb wird die Medizinprodukte-Datenbank in Zukunft nicht mehr für die Öffentlichkeit zugänglich sein [44, 46]. Daran sieht man, dass die Tatsache, ob die Datenbank öffentlich oder nicht öffentlich zugänglich ist, an ihrem Inhalt und an den Adressaten liegt.

Allerdings sollten behördliche Entscheidungen durchaus von der Bevölkerung bzw. interessierten Personen eingesehen und nachverfolgt werden können, schließlich entscheiden Gerichte „im Namen des Volkes". Somit ergibt sich für mich die Frage, ob eine nicht öffentliche Entscheidungsdatenbank für die Transparenz sinnvoll ist. Besser wäre zweifelsfrei eine einheitliche Rechtssprechung, die jedoch aufgrund der Vielzahl an unabhängigen Behörden ohne einen entsprechenden Informationsaustausch schwierig sein dürfte. Doch besteht auch bei einer öffentlich zugänglichen Rechtssprechungsdatenbank die Möglichkeit, dass die jeweiligen Behörden sich vor ihrer Beurteilung sachgerecht informieren, um somit zu einer einheitlicheren Umsetzung des Rechts beizutragen. Unter Berücksichtigung des Datenschutzes (z. B. durch anonyme Daten) wird der Zugriff interessierter Kreise gewünscht und für realisierbar erachtet [903]. Alternativ wäre deshalb für Medizinprodukte eine Datenbank wie für Arzneimittel denkbar, die jeweils in einen öffentlichen und in einen nicht öffentlichen Bereich untergliedert ist.

4.10.6 CE-Kennzeichnung

Im AMG gibt es keinerlei Vorgaben zur CE-Kennzeichnung, da Arzneimittel aufgrund des anders gearteten Zulassungsverfahrens keine CE-Zeichen tragen. Als alternative Kennzeichnung wird deshalb die Zulassungsnummer bei Arzneimitteln betrachtet. Denn ebenso wie das CE-Zeichen bei Medizinprodukten bei jedem Inverkehrbringen auf dem Medizinprodukt angebracht sein muss [737], besteht auch bei Arzneimitteln die Verpflichtung, die Zulassungsnummer bei jedem Inverkehrbringen (z. B. bei der Abgabe des Herstellers an den Großhandel sowie bei der Abgabe vom Großhandel an die Apotheke und von der Apotheke an den Patienten) anzugeben [920]. Wie der Hersteller (oder sein Bevollmächtigter [299, 364, 744, 850, 921-922]) bei Medizinprodukten für die Anbringung der CE-Kennzeichnung zuständig ist [923-927], ist der pharmazeutische Unternehmer für das Vorhandensein der Zulassungsnummer in der Kennzeichnung verantwortlich.

Allerdings gibt es sowohl bei den Arzneimitteln Ausnahmen, bei denen keine Zulassungsnummer angegeben werden muss, da es nicht zulassungspflichtig ist (z. B. Rezepturen, Prüfpräparate), als auch bei den Medizinprodukten Ausnahmen von der CE-Kennzeichnungspflicht bestehen (Prüfpräparate, Sonderanfertigungen, In-Haus-Herstellungen und Produkte nach § 11 Abs. 1 MPG mit einer Sondergenehmigung für das Inverkehrbringen) [175, 394, 901, 922, 926].

Sowohl bei den Medizinprodukten als auch bei den Arzneimitteln wird die CE-Kennzeichnung und die Zulassungsnummer erst nach erfolgreich durchlaufenem Zulassungsverfahren auf dem Produkt angebracht [924, 928-929]. Bei Medizinprodukten ist die Kennziffer der Benannten Stelle zwar schon vor Beginn des Konformitätsbewertungsverfahrens bekannt, doch die Arzneimittelzulassungsnummer wird dem Antragsteller erst nach Abschluss des Zulassungsverfahrens übermittelt. Der Vorteil der bereits vorab bekannten CE-Kennzeichnung bei Medizinprodukten besteht darin, dass die Vorbereitungen für die Markteinführung schon parallel zum Konformitätsbewertungsverfahren betrieben werden und so mit dem Ende des Konformitätsbewertungsverfahrens abgeschlossen sein können. Diese Vorbereitungen betreffen vor allem die Beschriftung des Medizinproduktes sowie die Verpackung und die Gebrauchsanweisung. Diese Aufträge können somit frühzeitig vergeben werden, so dass dann pünktlich zum Abschluss des Konformitätsbewertungsverfahrens das fertige Produkt hergestellt ist und in den Verkauf gelangen kann.

Dabei bezieht sich die Kennzeichnungspflicht bei den Medizinprodukten auf das Produkt selbst, die Gebrauchsinformation und ggf. die Verpackung [299, 302, 364, 394, 685, 852, 896, 901, 922, 925, 930-931], während die Zulassungsnummer bei Arzneimitteln in der Kennzeichnung nach § 10 AMG (d. h. der Primär- und Sekundärverpackung) und in der Fachinformation nach § 11a AMG anzugeben ist.

§ 9 Abs. 3 MPG schreibt vor, dass die CE-Kennzeichnung „deutlich sichtbar, gut lesbar und dauerhaft" sein muss [364, 366, 685, 841, 852, 901, 922, 925-926, 930-931]. Eine ähnliche Formulierung gibt es in § 10 Abs. 1 AMG: Die Kennzeichnung (und damit auch die Zulassungsnummer) soll "in gut lesbarer Schrift, allgemeinverständlich in deutscher Sprache und auf dauerhafte Weise [...] angegeben" sein. „Gut lesbar" und „dauerhaft" bzw. „auf dauerhafte Weise" wird in beiden Rechtsbereichen gefordert. Der Ausdruck „dauerhaft" im MPG ist ähnlich wie im AMG „auf dauerhafte Weise" so zu verstehen, dass die Kennzeichnung nicht einfach zu entfernen, zu ändern oder zu verändern ist [726, 922]. Weiterhin fordert das MPG noch, dass die CE-Kennzeichnung gut gesehen wird, d. h. sie darf nicht aus dem Sichtfeld des Anwenders verschwinden, wenn das Medizinprodukt z. B. an einer Wand installiert ist [922][a]. Außerdem bezieht sich die Forderung des MPG, dass die CE-Kennzeichnung sichtbar und lesbar angebracht sein muss, auf den Einfluss von zusätzlichen Zeichen, die nicht vom MPG vorgeschrieben sind. Diese zusätzlichen Zeichen dürfen die CE-Kennzeichnung nicht weniger sichtbar oder schlechter lesbar erscheinen lassen [299, 364, 922, 928].

Auch bei Arzneimitteln dürfen nach § 10 Abs. 1 Satz 2 AMG weitere Angaben in der Kennzeichnung des Produktes erfolgen, sofern diese Information für den Patienten wichtig ist und den Angaben in der Fachinformation nicht widerspricht. Die Forderung des AMG, dass die Kennzeichnung in verständlichem Deutsch erfolgen muss, entfällt bei der CE-Kennzeichnung nach dem MPG, da es

---

[a] Andere Ansicht: Auch das Anbringen der CE-Kennzeichnung auf der Rückseite eines Gerätes ist erlaubt. Vgl. Nöthlichs, M. und Schmatz, H.: "Sicherheitstechnik digital". Modul Medizinprodukte. Erläuterungen zum Medizinproduktegesetz. Berlin: Erich Schmidt Verlag; 2008. Stand: Oktober 2008. ISBN 3 503 07876 2. § 9 S. 2.

sich bei der CE-Kennzeichnung nur um ein Symbol handelt [932]. Außerdem ist dieses Symbols für ganz Europa einheitlich, so dass sich nationale Übersetzungen erübrigen. Im AMG bezieht sich die Anforderung hinsichtlich der Lesbarkeit auf die gesamte Kennzeichnung und auf das Kürzel „Zul.-Nr.", wodurch sich nationale Änderungen ergeben (z. B. durch unterschiedliche Sprachen und unterschiedliche nationale Vorschriften).

Die CE-Kennzeichnung ist recht ungenau [852]. Sie lässt nicht erkennen, um welche Richtlinie es sich handelt [181] und welches Konformitätsbewertungsverfahren durchgeführt wurde [852]. Das ist aber auch nicht die Aufgabe der CE-Kennzeichnung. Die CE-Kennzeichnung stellt kein „Qualitäts-, Sicherheits- oder Umweltschutzzeichen" dar [852, 933-934][a]. Sie soll vielmehr als eine Art Handelszeichen in Form eines „Visum(s)" [935], eines „Reisepass(es)" [936-937], eines „Warenpasses" [938] oder eines „Freifahrtschein(s)" [939] bzw. „Freihandelszeichen(s)" [940-941] fungieren und somit die Verkehrsfähigkeit im EWR ermöglichen [175, 633, 852, 893]. Außerdem berechtigt die CE-Kennzeichnung zum Herstellen, Vertreiben und Anwenden des Medizinprodukts im EWR [931]. Deshalb ist die CE-Kennzeichnung ein Verwaltungszeichen [9, 299, 394, 685, 934, 932, 942] und richtet sich v. a. an die zuständigen Überwachungsbehörden [737, 852]. Den Behörden soll die Überwachung erleichtert werden [299, 852], da sie auf einen Blick erkennen können, ob das Produkt den gesetzlichen Anforderungen entspricht. Außerdem dient die CE-Kennzeichnung teilweise durch Anfügen einer vierstelligen Kennziffer der Identifizierung der Benannten Stelle, die an dem Konformitätsbewertungsverfahren beteiligt war [922-923].

Die Zulassungsnummer von Arzneimitteln ist sehr informativ und es kann indirekt an der Zulassungsnummer von Arzneimitteln gesehen werden, dass das Produkt aufgrund einer Zulassung verkehrsfähig ist. Doch besteht darin nicht der eigentliche Sinn und Zweck der Zulassungsnummer. Vielmehr ist die Zulassungsnummer der Arzneimittel das Ergebnis eines reinen Verwaltungsaktes [943], weshalb sich die Zulassung zusammen mit der Zulassungsnummer bildlich gesprochen „mit der Sammlung der Urkunden und Urkundennummern in einem Notariatsregister" vergleichen lässt [943].

Dabei existiert bei der Zulassungsnummer je nach den unterschiedlichen Stärken oder Darreichungsformen der Arzneimittel folgende Systematik:

- Nationale, deutsche Zulassung: achtstellige Zahlenfolge der Zulassungsnummer nach dem AMG in der Form „XXXX.XA.XB". Bei verschiedenen Stärken der gleichen Darreichungsform wird die Stelle A hochgezählt, bei verschiedenen Darreichungsformen wird die Ziffer B hochgezählt [944].
- Europäische, zentrale Zulassung: neunstellige Zahlenfolge in der Form EU 1.08.123.678 [266, 726]. Dabei steht die erste Ziffer für die Art der Zulassung (Humanarzneimittel = 1, Veterinärarzneimittel = 2), die nächsten zwei Ziffern stehen für das Jahr (hier: 2008) worauf je eine dreistellige Zahlenfolge das Arzneimittel identifiziert und eine weitere dreistellige Zahlenfolge die „Packungsgröße, Dosierung und Darreichungsform" [945] beschreibt.

---

[a] Allerdings kann die CE-Kennzeichnung indirekt als ein Sicherheitszeichen gedeutet werden, da in den Richtlinien ein hoher Schutz der Gesundheit gefordert wird. Vgl. Thalmayr, M.: "CE Conformite Europeene oder Confusion Everywhere? Die Bedeutung der CE-Kennzeichnung für Betreiber und Anwender". <u>Klinik Management Aktuell</u>. 1999; *Januar*: 56-57. S. 56.

Somit stellt die Zulassungsnummer für jedes Arzneimittel eine individuelle Zahlenfolge dar und soll die Identifizierung des Arzneimittels ermöglichen[a]. Angaben zur Behörde, die das Zulassungsverfahren durchgeführt hat, kann man daraus nicht entnehmen. Auch beim zentralen, europäischen Zulassungsverfahren erhält ein Arzneimittel in ganz Europa dieselbe Zulassungsnummer [726]. Nur bei Arzneimitteln, die durch das europäische Verfahren der gegenseitigen Anerkennung zugelassen wurden, gibt es in jedem Mitgliedsland andere Zulassungsnummern, da es sich jeweils um einzelne nationale Zulassungen handelt. Hingegen können bei Standardzulassungen die (gleichen) Präparate unterschiedlicher pharmazeutischer Unternehmer dieselbe Zulassungsnummer tragen. Da jedoch die Produkte an sich identisch sind, besteht keinerlei Verwechslungsgefahr aufgrund einer einheitlichen Zulassungsnummer. Auch die Tatsache, dass Standardzulassungen vor dem Inverkehrbringen bei der Bundesoberbehörde angezeigt werden müssen [907, 914-915], ermöglicht einen Überblick über die jeweiligen pharmazeutischen Unternehmer und damit die Rückverfolgbarkeit.

Obwohl in der Literatur die CE-Kennzeichnung der Medizinprodukte als vergleichbar mit der Zulassungsnummer der Arzneimittel gesehen wird [188-189], trifft dies meiner Ansicht nach nur formal zu: Beidesmal handelt es sich um eine Zahlenfolge mit einer Abkürzung davor. Inhaltlich sind die CE-Kennzeichnung der Medizinprodukte und die Zulassungsnummer der Arzneimittel aber unterschiedlich: Weder die Beziehung zum Produkt noch der Sinn dahinter stimmen im Medizinprodukterecht und im Arzneimittelrecht überein.

4.10.7 Kombinationsprodukte, Systeme und Behandlungseinheiten sowie das Sterilisieren von Medizinprodukten

Sowohl in § 10 MPG als auch in § 22 Abs. 3a AMG gibt es Regelungen, wie mit Kombinationsprodukten hinsichtlich des Inverkehrbringens zu verfahren ist. § 10 MPG beinhaltet zum einen Produkte, die gegenseitig in Wechselwirkung stehen (Systeme) und zum anderen wechselwirkungsfreie Kombinationen (Behandlungseinheiten) [946-947]. Dabei besteht bei den Systemen nur eine, für alle Komponenten identische Zweckbestimmung, während bei den Behandlungseinheiten jede Komponente eine eigene Zweckbestimmung aufweisen kann [946]. Gemeinsam ist den Systemen und Behandlungseinheiten, dass sie zusammen, d. h. an einem Ort in den Verkehr gebracht und in Betrieb genommen werden [946].

Auch bei der klassischen Arzneimittelkombination, die mehrere Arzneistoffe in einer Darreichungsform enthält, werden die verschiedenen Arzneistoffe zusammen in den Verkehr gebracht und gleichzeitig vom Patienten eingenommen oder angewendet. Ebenso besteht für Arzneimittelkombinationen ein gemeinsames Krankenbild, das durch die verschieden wirksamen Inhaltsstoffe behandelt werden soll [948]. Doch gibt es auch die Möglichkeit, mehrere Arzneimittel (z. B. in unterschiedlichen Darreichungsformen) zusammen in einer Packung als Arzneimittelkombination in den Verkehr zu bringen („Kombinationspackungen") [949-950]. In diesem Fall kann es gewünscht sein, die unterschiedlichen Arzneimittel nicht zum gleichen Zeitpunkt einzunehmen [950].

---

[a] Sowie die Funktion der Registrierungsnummer nach dem AMG 61 dem Zuordnen der Identität dient. Vgl. Miller, A.: "Die Bedeutung der Eintragung in das Arzneimittelspezialitätenregister, Ein Beitrag zur Frage der präventiven Überwachung des Verkehrs mit Arzneimitteln". Würzburg: Dissertation; 1973. S. 99.

Ob sich die verschiedenen Arzneistoffe innerhalb einer Kombination gegenseitig beeinflussen, wird für die Arzneimittelkombinationen bei den Zulassungsanforderungen nicht differenziert (vgl. Systeme versus Behandlungseinheit), zuvor aber doch untersucht [950]. Bei einzelnen Arzneimitteln müssen zwar (mit den Zulassungsunterlagen) in der Packungsbeilage die Wechselwirkungen genannt werden, dies ist aber nicht gleichbedeutend mit möglichen chemischen Interaktionen. Derartige chemische Interaktionen mit anderen Wirkstoffen, die von Bedeutung sind, wenn zwei verschiedene Arzneistoffe in einer Darreichungsform vereint werden, müssen in der Packungsbeilage nicht angegeben werden. Ohne weiteres Hintergrundwissen über die jeweiligen Stoffe kann deshalb daraus keine Kombination hergestellt werden. Es ist im Unterschied zu den Medizinprodukten nicht möglich, die Kompatibilität zu überprüfen und daraufhin die Arzneimittel ohne weiteres bzw. mit einem sehr vereinfachten Zulassungsverfahren in den Verkehr zu bringen. Sondern jede Kombination muss nochmals zugelassen werden, auch wenn die Wirkstoffe bereits einzeln auf dem Markt sind [949]. Da die Gefahr von Nebenwirkungen bei Arzneimittelkombinationen mit jedem weiteren Arzneistoff steigt [950], muss der Antragsteller außerdem die von ihm gewählte Kombination explizit begründen [212, 447, 897, 951].

Auch bei Arzneimitteln besteht die Möglichkeit, neue Arzneistoffe (und deshalb noch ohne Zulassung) gemeinsam mit bekannten Arzneimitteln in einem Kombinationspräparat zu entwickeln. Genau wie bei einer Kombination aus Medizinprodukten mit CE-Zeichen und Medizinprodukten ohne CE-Zeichen [364, 366, 807, 922, 947, 952-954] ist in diesem Fall ein neues Zulassungsverfahren notwendig. Folglich ist es weniger aufwendig, eine Kombination aus bereits CE-gekennzeichneten Medizinprodukten zu erstellen („vereinfachtes Konformitätsverfahren" [955]), als eine Kombination aus mehreren (bekannten) Arzneistoffen in den Verkehr zu bringen.

Die sterilen Arzneimittel (z. B. Augentropfen) werden bereits vom Hersteller steril hergestellt und in den Verkehr gebracht[a]. Es besteht nicht wie im Medizinprodukterecht die Option, dass das Arzneimittel erst vor der Anwendung vom Anwender sterilisiert wird, wie dies bei Medizinprodukten nach § 10 Abs. 3 MPG der Fall ist. Auch werden Arzneimittel nicht aufbereitet, so dass sich in beiden Fällen die Frage einer erneuten Zulassung erübrigt.

Obwohl aufgrund eines Schreibens des früheren Bundesministeriums für Gesundheit und soziale Sicherung[b] davon ausgegangen wird, dass § 10 MPG nicht für das Inverkehrbringen und die Inbetriebnahme von Medizinproduktekombinationen in Krankenhäusern und Arztpraxen gilt [956], wird das Zusammensetzen von Kombinationen mit CE-Kennzeichnung gemäß ihrer Zweckbestimmung durch § 10 MPG juristisch legitimiert. Denn in der Praxis werden aus finanziellen Gründen oft die Medizinprodukte von unterschiedlichen Herstellern kombiniert [952]. Auch sind bei Medizinprodukten gewisse Kombinationen notwendig, um die Produkte sinnvoll einsetzen zu können (z. B. Narkosegerät mit einer Narkosegasfortleitung [947]). Außerdem ist es für die Anwender von Vorteil, wenn bestimmte Kombinationen preisgünstiger erhältlich sind, weil keine aufwendigen zusätzlichen Verfahren notwendig sind. Weiter wurde die Aufbereitung oder Sterilisierung nicht durch Dritte zum Kosteneinsparen in den Gesetzestext eingefügt [957].

---

[a] Vgl. die Anforderungen des europäischen Arzneibuchs an die Darreichungsform Augentropfen.
[b] Abgedruckt in: Hill, R. und Schmitt, J.M.: "WiKo Medizinprodukterecht, Kommentar". Kapitel II 1. Köln: Verlag Dr. Otto Schmidt KG; 2008. Stand: Juli 2008. ISBN 3-504-04002-5. § 10 S. 11 Rz. 21.

Bei Arzneimittelkombinationen ist es oft so, dass die unterschiedlichen Arzneistoffe über sich unterscheidende Mechanismen wirken [958] (z. B. um Resistenzen zu vermeiden, um die Wirkung zu verstärken [959] oder um Nebenwirkungen zu lindern [958, 960]). Gibt es keine fixe Arzneimittelkombination, besteht immer noch die Möglichkeit, mehrere Arzneimittel parallel zu verabreichen. Dies hat für den Patienten sogar den Vorteil, dass die Dosis ganz individuell angepasst werden kann [950]. Auf der anderen Seite stellen die Arzneimittelkombinationen eine finanziell günstigere Lösung als die Therapie mit der Summe der einzelnen Präparate dar [948, 950][a]. Zusätzlich kann durch Arzneimittelkombinationen die Compliance der Patienten gestärkt werden [950-951, 960], da die Anzahl der einzunehmenden Arzneimittel geringer ist [958, 960]. Auch führen fixe Arzneimittelkombinationen zu einer Erhöhung der Arzneimittelsicherheit [951], da die Wechselwirkungen und Inkompatibilitäten vor der Zulassung überprüft wurden [958]. Somit besitzen fixe Arzneimittelkombinationen einige Vorteile, doch sind Arzneimittelkombinationen – im Gegensatz zu den Medizinprodukten - nicht zwingend notwendig, da der gewünschte Zweck (z. B. Heilung, Linderung) auch mit zwei oder mehreren getrennten Arzneimitteln erreicht werden kann.

Der Unterschied in den beiden Gesetzeswerken hat durchaus praktische Bedeutung für den Klinikalltag und ist m. E. deshalb angemessen. Betrachtet man die Kombination bzw. Sterilisation von Medizinprodukten nach § 10 MPG, so ergibt sich ein bedeutender wirtschaftlicher Vorteil bei den Medizinprodukten gegenüber den Arzneimitteln. Dieser Vorteil liegt in dem einfacheren Verfahren bei bereits CE-gekennzeichneten Medizinprodukten, mit dem Zeit und Geld gespart werden kann.

Mit der aktuellen individuellen Verblisterung der Arzneimittel für den Patienten wird im Prinzip nichts anderes gemacht, als aus bereits (zugelassenen) Fertigarzneimitteln die persönliche Zusammenstellung an Arzneimitteln für den einzelnen Patienten zu konfektionieren [961]. Dieser Vorgang stellt eine Umgehung der Zulassungspflicht einer Arzneimittelkombination dar[b] und ist deshalb mit der Zusammenstellung von Systemen und Behandlungseinheiten für Medizinprodukte vergleichbar. Hier kommt es bei den Arzneimitteln zu derselben fälschlichen Annahme wie bei den Medizinprodukten mit der Aussage „CE + CE = sichere Kombination" [281], da weitere Eigenschaften der Medizinprodukte bzw. der Arzneimittel zu berücksichtigen sind.

Doch im Gegensatz zum AMG wird das Problem der Kombinationen im MPG explizit geregelt und sorgt somit für Rechtssicherheit. Deshalb wäre im AMG eine adäquate Regelung bezüglich der patientenindividuellen Verblisterung wünschenswert. Der aktuelle Referentenentwurf zur 15. AMG-Novelle sieht diesbezüglich eine explizite Ausnahme von der Zulassungspflicht für patientenindividuelle Verblisterungen von unveränderten Fertigarzneimitteln in der Apotheke vor [962], so dass Rechtssicherheit entsteht.

---

[a] Auch für den Patienten ist die Therapie preislich günstiger, da er weniger Zuzahlungen zu leisten hat. Vgl. Kleinsorge, H.: "Kombinationspräparate sinnvoll oder nicht?" Bundesverband der Pharmazeutischen Industrie. pharma dialog Nr 55. 1978. S. 10-12.
[b] Es ist keine Arzneimittelzulassung bei der Verblisterung im Rahmen des normalen Apothekenbetriebs notwendig. Vgl. OVG Lüneburg: Urteil vom 16.05.2006. Aktenzeichen 11 LC 265/05. Verfügbar unter: Rechtssprechungsdatenbank des Niedersächsischen Oberverwaltungsgerichts: http://www.dbovg.niedersachsen.de/Entscheidung.asp?Ind=05000200500026511%20LC (08.01.2008).

4.10.8 Zulassungs-/Konformitätsbewertungsverfahren

Sowohl das MPG als auch das AMG schreiben eine Überprüfung der Produkte in einem „Zulassungsverfahren" vor, bevor das Produkt in Deutschland in den Verkehr gelangen darf. Das Verfahren spielt in beiden Bereichen eine wichtige Rolle zur „Vormarktkontrolle" [963] und soll ungenügende Produkte vom Markt fernhalten, innovativen Produkten aber einen raschen Marktzutritt ermöglichen [223, 891]. Generell darf sowohl von Medizinprodukten als auch von Arzneimitteln keine Gefährdung aufgrund der Qualität ausgehen, sie müssen wirksam sein und die Nebenwirkungen müssen vertretbar sein (Vgl. § 4 MPG bzw. § 5 AMG und § 8 AMG). Dabei wird die Kontrolle in beiden Gesetzeswerken durch ein "Verbot mit Erlaubnisvorbehalt" [964-966] geregelt [965].

Beide Gesetze sehen zum Schutz der Gesundheit der Bevölkerung in Notlagen das befristete Inverkehrbringen der Produkte auch ohne „Zulassung" vor [942, 967-968][a]. Weitere Ausnahmen von einer „Zulassungspflicht", die beide Gesetzesbereiche betreffen, sind die Sonderanfertigungen/Rezepturen [944] und klinische Prüfmuster [218, 718-719, 858, 944, 969-971] bzw. Medizinprodukte zur Leistungsbewertung [175, 341, 364, 394, 886, 942, 967-968, 972-974]. Produkte zur klinischen Prüfung sind jeweils von der „Zulassungspflicht" ausgenommen, weil klinische Prüfungen in der Regel vor der Zulassung durchgeführt werden. Sie sind als Wirksamkeitsnachweis eine Voraussetzung für die Zulassung [858, 970]. Zusätzliche Ausnahmen von der Arzneimittelzulassungspflicht stellen homöopathische Arzneimittel [718, 891], Defekturarzneimittel [718, 969-971][b], Standardzulassungen, spezielle Rezepturen z. B. autologe Köperbestandteile, Therapieallergene oder im Seuchenfall [718] und bestimmte Arzneimittel zur Anwendung bei Tieren dar [218, 719, 858, 944, 970]. Weiterhin befreit das MPG die Medizinprodukte aus Eigenanfertigungen von der Pflicht der CE-Kennzeichnung und damit von einem Konformitätsbewertungsverfahren [175, 886, 942, 967-968, 972, 974].

Für beide Gesetze sind die Anforderungen in den Anhängen europäischer Richtlinien niedergelegt. Während das MPG die Produktanforderungen in den „Grundlegenden Anforderungen" der europäischen Richtlinien für Medizinprodukte (90/385/EWG, 93/42/EWG und 98/79/EWG) vorgibt, sind sie für Arzneimittel im Anhang 1 der Richtlinie 2001/83/EG wiedergegeben. Der Ursprung der „Zulassung" vor dem Marktzutritt stammt somit im Medizinprodukterecht wie auch im Arzneimittelrecht aus europäischen Vorgaben und bezweckt einheitliche Verfahren in Europa[c]. Die Harmonisierung und Einführung der Zulassung begann bei den Arzneimitteln mit der ersten pharmazeutischen Richtlinie 65/65/EWG [223, 970, 975] und wurde in den neueren Richtlinien weitergeführt.

---

[a] Compassionate use nach Art. 83 der Verordnung (EG) Nr. 726/2004. Vgl. Deutsch, E. und Lippert, H.-D.: "Kommentar zum Arzneimittelgesetz". 2. Aufl. Berlin: Springer-Verlag; 2007. ISBN 978-3-540-33949-6. S. 187 Rz. 21; Pabel, H.J.: "Arzneimittelgesetz". 12. Aufl. Stuttgart: Deutscher Apotheker Verlag; 2007. ISBN 978-3-7692-4466-3. S. 186; Rehmann, W.A.: "AMG Arzneimittelgesetz". München: Verlag C. H. Beck; 2008. ISBN 978-3-406-57053-7. S. 153 Rz. 35.
[b] Nicht von der Zulassungspflicht befreit sind radioaktive Arzneimittel im Apothekenbetrieb. Vgl. Sander, A.: "Arzneimittelrecht Kommentar". Teil C, AMG-Kommentar. Stuttgart: Verlag W. Kohlhammer GmbH; 2008. Stand: November 2007 (45. Lieferung). ISBN 978-3-17-017937-0. § 21 S. 16 Nr. 9.
[c] Zum Arzneimittelrecht vgl. Rehmann, W.A.: "AMG Arzneimittelgesetz". München: Verlag C. H. Beck; 2008. ISBN 978-3-406-57053-7. S. 3-3 Rz. 7, S. 137.

Die europäischen Vorgaben wurden anschließend in nationale Regelwerke überführt. Diese sind die MPV für Medizinprodukte und das AMG einschließlich AMG-Einreichungsverordnung und den Arzneimittelrichtlinien für Arzneimittel [976].

Die MPV wiederum verweist auf die Anhänge der europäischen Richtlinien ohne zusätzliche nationale Eigenheiten. Außerdem gibt es für Medizinprodukte internationale Leitlinien zum Konformitätsbewertungsverfahren (z. B. MEDDEV 2.5 Conformity assessment procedure for particular groups of products oder z. B. das GHTF Dokument: Principles of Conformity Assessment for Medical Devices). Die AMG-Einreichungsverordnung beschränkt sich allerdings weitgehend auf die formalen Vorgaben der Zulassung. Weitere Einzelheiten für die Arzneimittelzulassung sind in europäischen bzw. internationalen Werken geregelt (z. B. Notice to Applicants, Guidelines [208]).

Das MPG schreibt darüberhinaus vor, dass ggf. auch andere Rechtsbereiche bei dem Konformitätsbewertungsverfahren zu berücksichtigen sind, da andere Bereiche ihre Konformität mit den Richtlinien ebenfalls anhand eines CE-Zeichens belegen [364]. Eine derartige Überschneidung mit anderen Richtlinien gibt es bei den Arzneimitteln nicht. Zwar müssen auch bei einer Arzneimittelzulassung ggf. weitere Gesetze (z. B. das AtomG) berücksichtigt werden, so dass mit der Erteilung der Arzneimittelzulassung ebenfalls das Einhalten dieser Vorschriften bestätigt wird. Doch anders als im Medizinprodukterecht besteht nicht die Gefahr der Verwechslung mit Zeichen anderer Richtlinien, da eine Zulassungsnummer nur aufgrund einer arzneimittelrechtlichen Zulassung vergeben wird.

Im Unterschied zu den Arzneimitteln können bei Medizinprodukten auch schon die Zwischenprodukte mit einer CE-Kennzeichnung versehen werden [942, 967, 974] und somit in den Verkehr gebracht werden. Bei Arzneimitteln ist nur das Endprodukt zulassungsfähig (z. B. Filmtabletten), da bei dem identischen Zwischenprodukt (z. B. nicht überzogene Tablettenkerne) in der weiteren Verarbeitung noch unterschiedliche Überzüge (z. B. ein Drageeüberzug zur Verbesserung der Applikation und zur Farbgebung oder ein Filmüberzug zur Veränderung der Freisetzung) zu verschiedenartigen Endprodukten führen können. Das Zwischenprodukt wird in der Arzneimittelzulassung mit beschrieben und ist somit Bestandteil der gesamten Zulassung.

Die Inhalte, die im Konformitätsbewertungsverfahren bzw. beim Zulassungsverfahren überprüft werden, sind durchaus vergleichbar (dargestellt am Beispiel der Medizinprodukte gemäß der MDD 93/42/EWG, da diese Richtlinie die arzneimittelnahen Medizinprodukte enthält):

	Unterlagen für	
Kriterium	**Medizinprodukte** (Richtlinie 93/42/EWG)	**Arzneimittel** (Richtlinie 2001/83/EG)
Qualität	*Anhang I*, II. Anforderungen an die Auslegung und die Konstruktion, Punkt 7 Chemische, physikalische und biologische Eigenschaften, Punkt 8 Infektion und mikrobielle Kontamination	Anhang I, Teil I, *Modul 3* Chemische, pharmazeutische und biologische Informationen zu Arzneimitteln, die chemische und/oder biologische Wirkstoffe enthalten
Leistung/ Wirksamkeit	*Anhang I*, I. 3. Allgemeine Anforderungen *Anhang I*, II. Anforderungen an die Auslegung und die Konstruktion, Punkt 10 Produkte mit Messfunktion *Anhang I*, II. Anforderungen an die Auslegung und die Konstruktion, Punkt 12 Anforderungen an Produkte mit externer oder interner Energiequelle	Anhang I, Teil I, *Modul 5*: Berichte über klinische Studien
Sicherheit/ Unbedenklichkeit	*Anhang I*, I. Allgemeine Anforderungen, Punkte 1, 2, 6 *Anhang I*, II. Anforderungen an die Auslegung und die Konstruktion, Punkt 9 Eigenschaften im Hinblick auf die Konstruktion und die Umgebungsbedingungen *Anhang I*, II. Anforderungen an die Auslegung und die Konstruktion, Punkt 11 Schutz vor Strahlungen *Anhang I*, II. Anforderungen an die Auslegung und die Konstruktion, Punkt 12.6 Schutz vor Risiken durch elektrischen Strom *Anhang I*, II. Anforderungen an die Auslegung und die Konstruktion, Punkt 12.7 Schutz vor mechanischen und thermischen Risiken	Anhang I, Teil I, *Modul 4*: Präklinische Berichte
Patienteninformation	Anhang I, II. Anforderungen an die Auslegung und die Konstruktion, Punkt 13 Bereitstellung von Informationen durch den Hersteller	Anhang I, Teil I, *Modul 1.3*. Zusammenfassung der Merkmale des Arzneimittels, Etikettierung und Packungsbeilage

Tab. 16: "Zulassungsunterlagen" für Medizinprodukte und Arzneimittel

Bei den Medizinprodukten werden generell die Anforderungen von der technischen Seite her beschrieben, da es sich bei den klassischen Medizinprodukten oft um technische Geräte handelt. Deshalb ist die Wahl der Begriffe im Medizinproduktebereich und im Arzneimittelbereich unterschiedlich. Trotzdem decken die Grundlegenden Anforderungen ebenfalls wie das AMG die Themenbereiche Qualität, Sicherheit und Unbedenklichkeit ab [188, 298, 638].

Ebenso deuten die Verweise auf die Arzneimittelrichtlinie 75/318/EWG und die Arzneimittelprüfrichtlinien bei der biologischen Sicherheitsprüfung von Kombinationen aus Medizinprodukt und unterstützender Arzneimittelkomponente in § 2 MPV auf die Überschneidung und Ähnlichkeit der Anforderungen in beiden Themengebieten hin.

Wie die tabellarische Darstellung verdeutlicht, sind die Themenkomplexe Qualität, Wirksamkeit und Unbedenklichkeit im Arzneimittelbereich systematischer gebündelt und sortiert. Dies liegt an der Zulassungsstruktur des CTD [212, 977], das bei Arzneimitteln angewendet werden muss. Hingegen werden bei den Medizinprodukten die geforderten Unterlagen und Nachweise in der „technische[n] Dokumentation" [978-979] abgebildet.

Während für Arzneimittel strenge formelle Vorgaben zur Erstellung der Dokumentation (CTD, eCTD) bestehen, gibt es für Medizinprodukte keine gesetzlichen Regelungen zur Gestaltung der technischen Dokumentation. Auch in der Literatur gibt es nur wenige Vorschläge für eine technische Dokumentation über Medizinprodukte[a].

Mit Hilfe von gleichen Grautönen wird im Folgenden die Ähnlichkeit des Inhalts einer „Zulassung" von Medizinprodukten und Arzneimitteln bildlich vergleichend dargestellt:

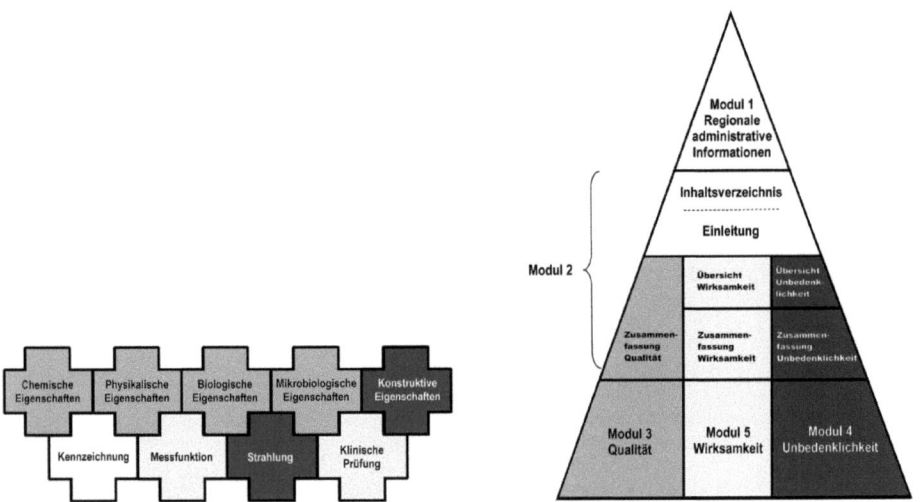

Abb. 9: **Grundlegende Anforderungen nach der Richtlinie 93/42/EWG (links, Medizinprodukt) bzw. Zulassungsdokumentation nach CTD (rechts, Arzneimittel)**[b]

Auch anhand dieser Abbildungen wird deutlich, dass die Teile Qualität, Wirksamkeit und Unbedenklichkeit sowohl in den Unterlagen für Medizinprodukte als auch in den Unterlagen für Arzneimittel vorhanden sind. Außerdem nehmen sie bei beiden Produktarten einen etwa gleich großen Teil ein. Einzig der Qualitätsteil scheint im Medizinproduktebereich mehr Volumen einzunehmen

---

[a] Z. B. Kobel, K. und Tümmler, H.P.: "Nachweis der Grundlegenden Anforderungen, Technische Dokumentation gemäß der EG-Richtlinie über Medizinprodukte und das MPG". Medizinprodukte Journal. 1995; 3: 22-24; Scheunemann, A.: "Technische Dokumentation für ein Medizinprodukt – Teil 1, Ihre Bedeutung für Betreiber/Anwender". Medizintechnik. 2000; 5: 180-182.
[b] Links: modifiziert nach: Anhalt, E. und Dieners, P. (Hrsg.): "Handbuch des Medizinprodukterechts. Grundlagen und Praxis". München: Verlag C.H. Beck; 2003. ISBN 3 406 487629. S. 140 Abb. 11. Rechts: modifiziert nach: Europäische Kommission: "Notice to Applicants". Volume 2B. Medical products for human use. Presentation and format of the dossier. Common Technical Document (CTD). 2006. http://ec.europa.eu/enterprise/pharmaceuticals/eudralex/vol-2/b/update_200805/ctd_05-2008.pdf (30.11.2008). Introduction. S. 10.

(4 Teile Qualität versus je 2 Anteile Wirksamkeit bzw. Unbedenklichkeit) als im Arzneimittelbereich (2 Teile Qualität versus je 3 Anteile Wirksamkeit bzw. Unbedenklichkeit).

Bei den Arzneimitteln ist mit der CTD-Struktur eine international anerkannte Dossier-Struktur entstanden, die bis auf nationale Besonderheiten weltweit akzeptiert wird [980-981]. Sie dient der Vorbereitung auf eine elektronische Einreichung, erleichtert den Behörden die Durchsicht der Unterlagen und vereinfacht den Informationsaustausch zwischen den Zulassungsbehörden [981].

Bei den Medizinprodukten hat sich hingegen noch keine einheitliche Struktur entwickelt, so dass zu überlegen wäre, ob sich die CTD-Struktur nicht auch bei Medizinprodukten anwenden ließe. Teilweise wird bei Kombinationen aus Arzneimitteln und Medizinprodukten bereits auf die CTD-Struktur für den Arzneimittelbestandteil zurückgegriffen [982], denn beim Konsultationsverfahren wird eine Dokumentation für das Arzneimittel gemäß den aktuellen Leitlinien der Notice to Applicants, der CHMP und der ICH verlangt [983].

Aufgrund von vergleichbaren Anforderungen hinsichtlich der Qualität und Sicherheit bei Arzneimitteln und Medizinprodukten [189], wäre die CTD-Struktur nicht nur für Kombinationsprodukte anwendbar[a]. Eine einheitliche Dokumentation wäre ein Grundstein für ein einheitliches „Zulassungsverfahren" bei Arzneimitteln und Medizinprodukten, das vor allem bei Kombinationen der beiden sinnvoll sein könnte. Wie ein gemeinsames Verfahren aussehen kann, ist jedoch noch offen.

Der Unterschied zwischen einer „Zulassung" als Medizinprodukt oder als Arzneimittel liegt also nicht in den vorzulegenden Unterlagen und Untersuchungen, sondern lediglich in dem unterschiedlichen Verfahren (Konformitätsbewertungsverfahren versus Arzneimittelzulassung).

Zwar werden die beiden Verfahren, die zum Marktzugang berechtigen, oft als miteinander vergleichbar und beide Verfahren als eine Art „Zulassung" [314, 984] oder „Zulassungsverfahren" [985] bezeichnet, in Wirklichkeit unterscheiden sich die beiden Verfahren aber grundsätzlich in der Stelle, die das Verfahren durchführt [986]. Als Unterschied herauszustellen ist deshalb die unterschiedliche „Zulassungsbehörde" im MPG und AMG. Bei den Medizinprodukten sind ab Klasse I_s/I_m die Benannten Stellen für das Konformitätsbewertungsverfahren zuständig. Dabei sind die Benannten Stellen im Unterschied zu den staatlichen Arzneimittelzulassungsbehörden meist privatrechtlich tätig [884].

---

[a] Das BfArM akzeptiert z. B. European Drug Master Files und verweist auf die aktuellen Leitlinien der Notice to Applicants, der CHMP und der ICH. Vgl. BfArM (Hrsg.): "Der Antrag auf Konsultation sollte unter Berücksichtigung der Empfehlungen der MEDDEV 2.1/3 rev.2 B3 mit folgenden Angaben und Unterlagen versehen sein". 2007. Verfügbar unter:
http://www.bfarm.de/cln_029/nn_424464/DE/Arzneimittel/2__zulassung/zulArten/natVerf/Antrag__auf__Konsultation.html (18.08.2007); BfArM (Hrsg.): "Hinweise zur Durchführung von Konsultationsverfahren und Einreichung von Unterlagen für Medizinprodukte mit der Wirkung des Produktes ergänzendem Arzneimittelanteil". 2007. Die aktuellen Leitlinien, auf die vom BfArM verwiesen wird, sehen für Humanarzneimittel die Verwendung des CTD-Formates für EDMF vor. Vgl. "EMEA/CVMP/134/02 rev. 1, CHMP/QWP/227/02 rev. 1". Guideline on active substance master file procedure. In der Fassung vom 11.02.2004. S. 2; Europäische Kommission: "Notice to Applicants". Volume 2B. Medical products for human use. Presentation and format of the dossier. Common Technical Document (CTD). 2006. http://ec.europa.eu/enterprise/pharmaceuticals/eudralex/vol-2/b/update_200805/ctd_05-2008.pdf (30.11.2008). S. 4.

Bei den Medizinprodukten ist der Hersteller für den Nachweis der Grundlegenden Anforderungen und der Verkehrsfähigkeit verantwortlich [987]. Deshalb hat bei Klasse I-Produkten das Konformitätsbewertungsverfahren nur „die Bedeutung einer ungeprüften treuherzigen Erklärung eines Herstellers, die dieser nach bestem Gewissen (aber möglicherweise ohne Wissen) abgegeben hat" [988]. Bei den risikoreicheren Medizinprodukten wird eine privatrechtliche Benannte Stelle eingeschaltet („unabhängige Dritte" [989]) [884]. Somit liegt bei Medizinprodukten keine staatliche Zulassung vor [278, 664, 780, 884], da keine staatliche Überprüfung vorgenommen wird. Trotzdem führt die „Zulassung" von Medizinprodukten durch privatrechtliche Benannte Stellen nicht zu einem geringeren Schutz der Bevölkerung, da enge Verbindungen zwischen den nicht-staatlichen Stellen und der Gefahrenabwehr durch die behördliche Aufsicht bestehen (MPSV) [780]. Deshalb garantiert ein korrekt durchgeführtes Konformitätsbewertungsverfahren ebenfalls einen „hohen Grad an Gesundheitsschutz, Leistungsfähigkeit und Sicherheit für Patienten, Anwender und Dritte" [990].

Außerdem unterscheidet sich die „Zulassung" von Medizinprodukten und Arzneimitteln in der Art der Prüfung („Unterlagenprüfung" [100] bei Arzneimitteln [891] versus Unterlagenprüfung, Baumuster- oder Produktprüfung bzw. die Prüfung des Qualitätssicherungssystems oder nur eine Bescheinigung des Herstellers bei Medizinprodukten).

Während bei den Medizinprodukten ein Qualitätssicherungssystem als Zulassungsvoraussetzung dienen kann (je nach ausgewähltem Konformitätsbewertungsverfahren), ist ein Qualitätssicherungssystem keine Voraussetzung für die Zulassung eines Arzneimittels. Zwar schreibt § 3 AMWHV ein Qualitätsmanagementsystem vor, doch ist dies erst für die Herstellung des Wirkstoffes oder Arzneimittels anzuwenden (§ 1 AMWHV), während die Entwicklungs- und Zulassungsphase nicht berücksichtigt wird. Auch zählt der pharmazeutische Unternehmer zum Anwendungsbereich nach § 1 Abs. 2 Nr. 2 AMWHV, doch ist das Qualitätssicherungssystem getrennt von der Zulassungsvoraussetzung zu sehen. In § 25 Abs. 2 und Abs. 3 AMG sind die möglichen Gründe zur Verweigerung einer Zulassung aufgeführt, darunter ist nicht das Fehlen eines Qualitätsmanagementsystems gelistet. Für Arzneimittel ist ein Qualitätssicherungssystem somit keine Zulassungsvoraussetzung, sondern ein produktionsbegleitendes Kontrollinstrument.

Für Kombinationsprodukte oder Arzneimittelhersteller empfiehlt sich somit ein Konformitätsbewertungsverfahren auf der Grundlage eines Qualitätssicherungssystems, da dies in seiner grundsätzlichen Form bei Arzneimittelherstellern bereits vorhanden ist und somit nur einen geringen Mehraufwand darstellt.

Aus den unterschiedlichen „Zulassungsverfahren" für Medizinprodukte und Arzneimittel folgt auch die unterschiedliche juristische Anfechtbarkeit der Entscheidung. Die Arzneimittelzulassung ist ein „sogenannter begünstigender Verwaltungsakt" [991] und bei der Erfüllung aller Zulassungsvoraussetzungen vom pharmazeutischen Unternehmer einklagbar [991-992]. Somit kann man beispielsweise in folgenden Fällen auf dem Rechtsweg Widerspruch einlegen:
- Die Zulassung wird aufgrund eines formellen Grundes versagt. Etwa weil ein Punkt (z. B. die Gegenanzeigen) in der Packungsbeilage fehlt. Tatsächlich sind aber die Gegenanzeigen in der Packungsbeilage genannt. Somit ist eine Nichtigkeitsklage gegen die Verweigerung der Zulassung möglich [992].

- Eine Untätigkeitsklage kann geltend gemacht werden, wenn die vorgegebenen Fristen, wie bei dem Verfahren der gegenseitigen Anerkennung oder dem zentralen Zulassungsverfahren, nicht eingehalten werden [992].
- Verfahrensfehler, wie z. B. das unterlassene Informieren des Antragstellers über die vorläufige Entscheidung der Kommission im zentralen Zulassungsverfahren berechtigen ebenfalls zu einer Untätigkeitsklage [992].

Bei den Konformitätsbewertungsverfahren bestehen derartige Ansprüche nicht. Der Hersteller kann sich aber eine andere Benannte Stelle suchen und beim erneuten Versuch eines Konformitätsbewertungsverfahrens einen Fehler durch eigene Initiative (z. B. gezieltes Nachfragen) vermeiden. Uneinigkeiten zwischen Medizinproduktehersteller und Benannter Stelle werden nicht wie bei Arzneimitteln vor einem Verwaltungsgericht, sondern vor einem Zivilgericht geklärt [780], da es sich um Streitigkeiten zwischen zwei Privatpersonen bzw. Gesellschaften des bürgerlichen Rechts handelt. Meist einigen sich der Medizinproduktehersteller und die Benannte Stelle über das Verfahren [189], so dass es nicht zu Diskrepanzen zwischen dem Medizinproduktehersteller und der Benannten Stelle vor Gericht kommt.

Die Verkehrsfähigkeit der Medizinprodukte gilt nach erfolgreichem Abschluss eines Konformitätsbewertungsverfahrens automatisch für den gesamten europäischen Wirtschaftsraum [175, 188, 286, 394, 638, 874, 901, 931, 942, 993]. Diese uneingeschränkte Verkehrsfähigkeit in der ganzen EU [207, 237, 893, 940] (und der EFTA [235, 893, 940]) ist bei Arzneimitteln nur im Zuge des zentralen Verfahrens für wenige Arzneimittel mit einer einzigen Zulassung gegeben[a]. Ansonsten besteht im Arzneimittelrecht die Möglichkeit, die Zulassung nur für ein bestimmtes Land (nationale Zulassung) oder für mehrere ausgewählte Länder zu erhalten. Die freie Verkehrsfähigkeit von Medizinprodukten in der EFTA kann als Marktvorteil der Medizinprodukte gesehen werden [940]: Es wird mit nur einem „Zulassungsverfahren" ein großer Markt erschlossen. Auch aufgrund der Tatsache, dass die Zertifizierungsverfahren nach guter Abstimmung mit der Benannten Stelle meist innerhalb von wenigen Wochen abgeschlossen sind, sind diese Verfahren für die Hersteller deutlich kürzer [189] und damit lukrativer als die vergleichbaren Arzneimittelzulassungsverfahren.

Im Gegensatz zum Verfahren der gegenseitigen Anerkennung bei Arzneimitteln muss die „Zulassung" des Medizinproduktes nicht noch in nationale „Zulassungen" umgesetzt werden. Denn das Problem beim dezentralen Zulassungsverfahren von Arzneimitteln besteht darin, dass eine wirkliche Anerkennung der ausgesprochenen Zulassung durch die anderen Mitgliedstaaten kaum der Fall ist [994-995]. Die Ursache liegt in den verschiedenartigen medizinischen Ansichten verbunden mit jahrelangen, nicht harmonisierten Bewertungsverfahren der Einzelstaaten [221] sowie in dem damit verbundenen juristischen Risiko und der Verantwortungsübernahme, welche ein Mitgliedstaat mit der Anerkennung einer Zulassung ohne eigene Prüfung eingeht [994].

Auf der anderen Seite kann der pharmazeutische Unternehmer im Rahmen des Zulassungsverfahrens für Arzneimittel gezielt entscheiden, wo er das Arzneimittel zulassen und in den Verkehr brin-

---

[a] Z. B. für innovative oder biotechnologisch hergestellte Arzneimittel. Vgl. Anhalt, E.: "Medizinproduktegesetz, Grundzüge des zukünftigen Gesetzes über den Verkehr mit Medizinprodukten". Deutsche Apotheker Zeitung. 1994; 20: 30-32. S. 31; Anhalt, E.: "Einführung in den Regelungsbereich für Medizinprodukte einschließlich wichtiger Definitionen". Die Pharmazeutische Industrie. 1995; 9: 729-733. S. 732.

gen möchte. Somit kann der grenzenlose Vertrieb in Europa eingegrenzt werden, um den Reimport aus billigeren Ländern zu verhindern, der den Markt in den Ländern mit höheren Preisen zerstören würde. Bei Medizinprodukten ist der Vertrieb weniger gut steuerbar, da sie nach einem erfolgreichen Konformitätsbewertungsverfahren automatisch europaweit verkehrsfähig sind. Außerdem ist aufgrund der ggf. nationalen Zulassung von Arzneimitteln die Zulassungsfrage bei Parallelimporten von Arzneimitteln interessant[a]. Bei Medizinprodukten erübrigt sich dies, da sie in der gesamten EWR verkehrsfähig sind, sobald sie das CE-Zeichen tragen.

Bei den Medizinprodukten besteht eine größere Wahlmöglichkeit für den Hersteller, wie er das Konformitätsbewertungsverfahren durchführen möchte. Das Ergebnis ist trotzdem immer das Gleiche: uneingeschränkte Verkehrsfähigkeit im gesamten EWR.

Bei den Arzneimitteln besteht die hauptsächliche Wahlmöglichkeit nur im Hinblick auf die Größe des Marktes und damit zusammenhängend noch die Wahl des RMS bei einem Verfahren der gegenseitigen Anerkennung. Die entsprechenden Verfahren sind je nach gewünschter Vertriebsmöglichkeit bzw. Produktart konkret festgelegt.

Diese Unterschiede beruhen auf der verschiedenartigen Ausgestaltung der Neuen Konzeption des europäischen Medizinprodukterechts und der Alten Konzeption des europäischen Arzneimittelrechts.

---

[a] Für parallel importierte Arzneimittel mit identischen Wirkstoffen und Hilfsstoffen aus EG-Ländern gilt ein vereinfachtes Verfahren. Vgl. EuGH: Urteil vom 20.05.1976. Aktenzeichen 104/75; VG Minden: Urteil vom 04.07.1984. Aktenzeichen 9 K 155/84. Abgedruckt in: Sander A. Arzneimittelrecht, Entscheidungssammlung zum Arzneimittelrecht einschließlich EuGH, Zusatzbände zu Sander A. Arzneimittelrecht, Kommentar, Band 2. Stuttgart: Verlag W. Kohlhammer GmbH; 2008. Stand: Mai 2008 (22. Lieferung). ISBN 978-3-17-018483-1. § 73 AMG Nr. 1; Bayerischer VGH: Urteil vom 07.11.1989. Aktenzeichen 25 B 87.03982. Abgedruckt in: Sander A. Arzneimittelrecht, Entscheidungssammlung zum Arzneimittelrecht einschließlich EuGH, Zusatzbände zu Sander A. Arzneimittelrecht, Entscheidungen zum Arzneimittelrecht einschließlich der Entscheidungen des EuGH, Kommentar, Band 1. Stuttgart: Verlag W. Kohlhamer; 2008. Stand: Mai 2008 (22. Lieferung). ISBN 978-3-17-01843-1. § 21 AMG Nr. 8. S. 21 S. 8a Nr. 5; OLG Köln: Urteil vom 13.08.1993. Aktenzeichen 6 U 145/92. Abgedruckt in: Sander A. Arzneimittelrecht, Entscheidungssammlung zum Arzneimittelrecht einschließlich EuGH, Zusatzbände zu Sander A. Arzneimittelrecht, Kommentar, Band 1. Stuttgart: Verlag W. Kohlhammer GmbH; 2008. Stand: Mai 2008 (22. Lieferung). ISBN 978-3-17-018483-1. § 21 AMG Nr. 4a; EuGH: Urteil vom 12.11.1996. Aktenzeichen Rs C-201/94. Verfügbar unter: http://eur-lex.europa.eu/LexUriServ/LexUriServ.do?uri =CELEX:61994J0201:DE:HTML (05.04.2009); VG München: Beschluss vom 29.05.1998. Aktenzeichen M 22 S 98.666. Abgedruckt in: Sander A. Arzneimittelrecht, Entscheidungssammlung zum Arzneimittelrecht einschließlich EuGH, Zusatzbände zu Sander A. Arzneimittelrecht, Kommentar, Band 1. Stuttgart: Verlag W. Kohlhammer GmbH; 2008. Stand: Mai 2008 (22. Lieferung). ISBN 978-3-17-018483-1. § 21 AMG Nr. 8; Friese, B., Jentges, B. und Muazzam, U.: "Guide to Drug Regulatory Affairs". Aulendorf: Edito-Canter-Verlag; 2007. ISBN 978-3-87193-324-0. S. 295, 301-302; Plagemann, H.: "Zulassungsvoraussetzungen parallelimportierter Arzneimittel nach dem Arzneimittelgesetz 1976". Wettbewerb in Recht und Praxis. 1978; *1*: 23-29. S. 29; Sander, A.: "Arzneimittelrecht Kommentar". Teil C, AMG-Kommentar. Stuttgart: Verlag W. Kohlhammer GmbH; 2008. Stand: November 2007 (45. Lieferung). ISBN 978-3-17-017937-0. § 21 S. 8a Nr. 5. Zum Teil gibt es auch für Drittländern ein entsprechendes Abkommen. Z. B. galt für den Reimport aus Österreich das vereinfachte Verfahren, als Österreich noch nicht in der EU war. Vgl. EuGH: Urteil vom 01.07.1993. Aktenzeichen Rs C-207/91. Verfügbar unter: http://eur-lex.europa.eu/LexUriServ/LexUriServ.do?uri=CELEX:61991J0207: DE:HTML (05.04.2008); Sander, A.: "Arzneimittelrecht Kommentar". Teil C, AMG-Kommentar. Stuttgart: Verlag W. Kohlhammer GmbH; 2008. Stand: November 2007 (45. Lieferung). ISBN 978-3-17-017937-0. § 21 S. 12g Nr. 5.

Außerdem wird es keinen Zulassungsstau bei Medizinprodukten geben, da pro Land nicht wie bei den Arzneimitteln nur eine zuständige Behörde die Erlaubnis zum Verkehr erteilt, sondern der Medizinproduktehersteller sich jeder Benannten Stelle in Europa für sein Konformitätsbewertungsverfahren bedienen kann [996].

Bevor Medizinprodukte und Arzneimittel einem gemeinsamen „Zulassungsverfahren" unterstellt werden, muss betont werden, dass das Konformitätsbewertungsverfahren für Medizinprodukte die kürzere Entwicklungszeit, die kürzere Lebensspanne und die Schwierigkeiten in den klinischen Prüfungen von Medizinprodukten im Vergleich zu den Arzneimitteln widerspiegelt [997]. Die produktspezifischen Unterschiede von Medizinprodukten und Arzneimitteln müssen deshalb bei einer beabsichtigten Angleichung der „Zulasssungsverfahren" (z. B. bei der klinischen Prüfung [998-999]) besonders berücksichtigt werden, um die Patientensicherheit weiterhin zu gewährleisten.

4.11 Abschließende Gegenüberstellung

Im Folgenden sind ausgehend vom MPG die einzelnen Paragraphen des AMG gegenübergestellt. Zusätzlich wird bewertet, ob die Vorschriften des AMG mit den rechtlichen Regelungen des MPG vergleichbar, teilweise vergleichbar oder unterschiedlich sind.

4.11.1 Bewertungskriterien

Als „vergleichbar" wird bezeichnet, wenn das Ziel und die Art zur Erreichung des Ziels im MPG und AMG (nahezu) identisch sind. Bei relevanten vorhandenen Unterschieden im Ziel oder der Art zur Erreichung des Ziels, wird das Attribut „teilweise vergleichbar" verwendet. Gibt es kein Gegenstück im anderen Gesetz oder sind die Regelungen vollständig unterschiedlich, wird diese Tatsache im Folgenden als „unterschiedlich" gekennzeichnet. Die zunächst inhaltliche, zeilenweise Gegenüberstellung in der Tabelle wird zusätzlich im Hinblick darauf, ob der Paragraph im MPG insgesamt gesehen eine Entsprechung im AMG hat, farblich hinterlegt (weiß = vergleichbar; hellgrau = teilweise vergleichbar; dunkelgrau = unterschiedlich).

4.11.2 Tabellarische Darstellung

MPG	AMG	Ergebnis
\multicolumn{3}{l|}{**1. Abschnitt: Zweck, Anwendungsbereich des Gesetzes, Begriffsbestimmungen**}		
§ 1	§ 1	Vergleichbar: *Schutzgesetz*
§ 2	§ 4a	Teilweise vergleichbar: *Abgrenzung zu anderen Gesetzen*
§ 3	§ 2	Unterschiedlich: *Wirkungsweise*
\multicolumn{3}{l|}{**2. Abschnitt: Anforderungen an die Produkte und deren Betrieb**}		
§ 4	§ 5, § 8	Vergleichbar: *Verbote*
§ 5	§ 9	Teilweise vergleichbar: *Verantwortlichkeiten*
§ 6	§ 21	Unterschiedlich: *Verfahren für das Inverkehrbringen*
§ 7	§ 22, § 24	Teilweise vergleichbar: *(Zulassungs-) Unterlagen*
§ 8	§ 26	Vergleichbar: *Prüfvorschriften*
§ 9	§ 10 Abs. 1 Nr. 3	Unterschiedlich: *(CE-) Kennzeichnung*
§ 10	§ 22 Abs. 3a	Unterschiedlich: *Kombinationen*
§ 11	§ 21 Abs. 2 Nr. 6, § 28 Abs. 3, § 43 – 47a AMG, § 48 AMG, § 54 AMG	Teilweise vergleichbar: *Sonderzulassung* Unterschiedlich: *Auflagen* Unterschiedlich: *Vertriebsweg* Vergleichbar: *Verschreibungspflicht* Unterschiedlich: *Betriebsverordnung*
§ 12	(ApBetrO) § 42 Abs. 3 § 54 Abs. 1 § 47 Abs. 1 Nr. 2	Teilweise vergleichbar: *Sonderanfertigungen, Eigenherstellung* Vergleichbar: *Dossier für klinische Prüfmuster* Teilweise vergleichbar: *Inverkehrbringen von klinischen Prüfmustern, Aufbewahrungsdauer der Dokumentation* Vergleichbar: *Empfänger klinischer Prüfmuster* Unterschiedlich: *Ausstellungen, Rückstellmuster*
§ 13	§ 24b, § 36, § 38, § 39a	Unterschiedlich: *Klassifizierung*
§ 14	§ 54	Unterschiedlich: *Betriebsverordnungen*

Fortsetzung siehe nächste Seite

Fortsetzung der vorstehenden Tabelle:

MPG	AMG	Ergebnis
3. Abschnitt: Benannte Stellen und Bescheinigungen		
§ 15	-	Unterschiedlich: *Benennung und Überwachung*
§ 16	-	Unterschiedlich: *Akkreditierung*
§ 17	§ 31	Teilweise vergleichbar: *Geltungsdauer*
§ 18	§ 30	Vergleichbar: *Einschränken, Aussetzen, Zurückziehen*
	§ 34 Abs. 1,	Unterschiedlich: *Bekanntgabe*
	§ 67a Abs. 1,	Vergleichbar: *Datenbank*
	§ 69 Abs. 1a	Teilweise vergleichbar: *Informationsfluss*
4. Abschnitt: Klinische Bewertung, Leistungsbewertung, klinische Prüfung, Leistungsbewertungsprüfung		
§ 19	§ 24	Vergleichbar: *Klinische Bewertung*
§ 20	§ 40, § 42	Teilweise vergleichbar: *Allgemeine Voraussetzungen*
§ 21	§ 41	Teilweise vergleichbar: *Besondere Voraussetzungen*
§ 22	§ 40 Abs. 1 S. 1	Teilweise vergleichbar: *Durchführungsvorschriften*
§ 23	§ 42 a. F.	Unterschiedlich: *„zugelassene" Produkte*
§ 24	-	Unterschiedlich: *Leistungsbewertungsprüfung*
5. Abschnitt: Überwachung und Schutz vor Risiken		
§ 25	§ 67	Teilweise vergleichbar: *Anzeigepflichten*
§ 26	§ 64,	Vergleichbar: *Überwachung*
	§ 65 Abs. 3, § 66	Vergleichbar: *Probenahme, Mitwirkungspflicht*
§ 27	-	Unterschiedlich: *Unrechtmäßige CE-Kennzeichnung*
§ 28	§ 69	Teilweise vergleichbar: *Schutz vor Risiken*
§ 29	§ 62,	Vergleichbar: *Beobachtungs- und Meldesystem*
	§ 63	Unterschiedlich: *Stufenplan*
§ 30	§ 63a	Teilweise vergleichbar: *Sicherheitsbeauftragter*
§ 31	§ 75,	Teilweise vergleichbar: *Berater*
	§ 76	Teilweise vergleichbar: *Aufgaben des Beraters*

Tab. 17: Vergleichende Gegenüberstellung MPG und AMG

Auffallend ist die in großen Teilen weitgehende Übereinstimmung von MPG und AMG. Zwar sind nur wenige Einzelheiten völlig vergleichbar, insgesamt ist jedoch ein großer Teil der beiden Gesetze zumindest teilweise vergleichbar. Der Anteil der vergleichbaren und der teilweise vergleichbaren übertrifft anteilsmäßig die unterschiedlichen Regelungen von MPG und AMG.

Wie in dem vorangegangenen, ausführlichen Vergleich und der tabellarischen Übersicht zu sehen ist, sind sich somit viele Teile des MPG und des AMG sehr ähnlich. Dazu gehören v. a. die klinische Prüfung und die Überwachung. Die Unterschiede bei der klinischen Prüfung und der Überwachung beziehen sich jeweils größtenteils auf medizinproduktespezifische Belange. Hingegen sind die Bereiche des Inverkehrbringens (Konformitätsbewertungsverfahren, Benannte Stellen versus Zulassung bzw. Registrierung) im MPG und AMG vollständig verschieden. Teilweise unterschiedlich sind auch die Definitionen im MPG und AMG sowie die Anforderungen an die Produkte und deren „Betrieb".

4.11.3 Statistische Auswertung

a) Stellt man die Inhalte der beiden Gesetze einzelnen gegenüber, so ergibt sich, dass das MPG zu
   26,7 % vergleichbar,
   35,6 % teilweise unterschiedlich und
   37,8 % unterschiedlich
   mit dem AMG ist.

b) Hingegen ergibt eine paragraphenweise Gegenüberstellung (siehe Farbhinterlegung in der vorangehenden Tabelle) folgendes Ergebnis:
   Die Paragraphen im MPG haben in
   16,1 % der Fälle eine vergleichbare (weiß),
   48,4 % der Fälle eine teilweise vergleichbare (hellgrau) und in
   35,5 % der Fälle keine (dunkelgrau)
   direkte Entsprechung im AMG.

c) Als Mittelwert aus den Ergebnissen der Auswertungen unter a) und unter b) ergibt sich folgendes:
   21,4 % von MPG und AMG sind vergleichbar (SD 7,5 %, RSD 35,0 %),
   42,0 % von MPG und AMG sind teilweise vergleichbar (SD 9,1 %, RSD 21,5 %),
   36,6 % von MPG und AMG sind unterschiedlich (SD 1,6 %, RSD 4,4 %).

Grafisch dargestellt schaut das Ergebnis folgendermaßen aus:

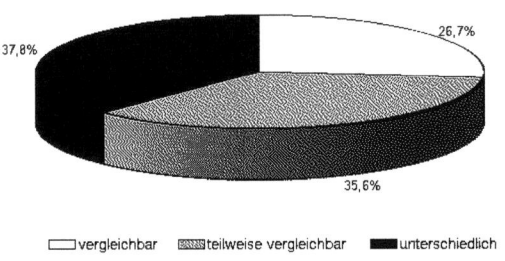

Abb. 10: a) Inhaltliche Gegenüberstellung

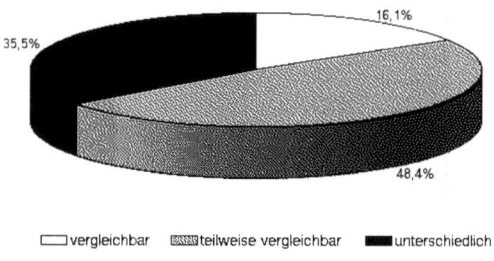

Abb. 11: b) Paragraphenweise Gegenüberstellung

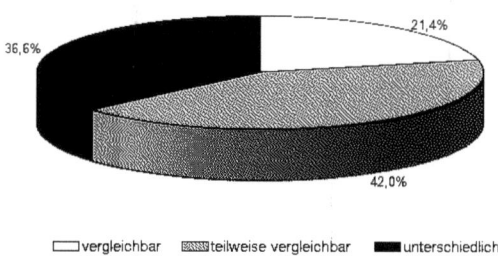

Abb. 12: c) Mittelwert aus der Auswertung nach a) und b)

4.11.4 Zusätze im AMG

Als weitere Vorschriften im AMG, die im MPG keine Entsprechung haben, seien über das bisherige hinaus die folgenden Abschnitte genannt:

Dritter Abschnitt:	Herstellung von Arzneimitteln
Siebter Abschnitt:	Abgabe von Arzneimitteln
Neunter Abschnitt:	Sondervorschriften für Arzneimittel, die bei Tieren angewendet werden
Dreizehnter Abschnitt:	Einfuhr und Ausfuhr

5. Diskussion

5.1 Aktuelle Situation

Erfahrungen zeigen, dass trotz fortlaufender Optimierung und Anpassung der Gesetze verschiedene Unglücke und Unfälle in Deutschland (BRD) nicht zu vermeiden waren: z. B. Contergan® (1961) [71, 83], Clofibrat (1978) [110], Metamizol (1981), HIV-verseuchte Medikamente (1983) [82, 1000][a], Lipobay® (2001) [110] und verunreinigte Heparin-Produkte bei Arzneimitteln (2008) [1001] sowie bei Medizinprodukten z. B. Herzklappen (1994) [1002-1003], Amalgam (1992) [1004], Prothesen (2007-2008 [1005-1006]) und brennende Pflegebetten (1998-2000) [694, 1007]. Es ergibt sich hieraus u. a. die Frage, ob die staatliche oder die privatrechtliche „Zulassung" zu sichereren Produkten führt.

Um dies beantworten zu können, soll zunächst geklärt werden, was diesbezüglich unter Sicherheit zu verstehen ist. Nach § 1 AMG bedeutet Sicherheit zunächst „Qualität, Wirksamkeit und Unbedenklichkeit" der Arzneimittel [1008-1009] bzw. nach § 1 MPG „Sicherheit, Eignung und Leistung [...] sowie die Gesundheit und den erforderlichen Schutz". Damit sollen die vorhandenen Risiken minimiert werden, denn sowohl bei Medizinprodukten als auch bei Arzneimitteln ist keine hundertprozentige Sicherheit möglich [103, 1008-1009]. Jedoch ist es das Ziel des MPG und des AMG, eine Reduzierung der „Häufigkeit und [des] Umfang[s]" [103] von Vorfällen zu bewirken.

Hierzu werden z. B. im Zulassungsverfahren die jeweiligen Unterlagen von der Behörde überprüft. Dies erfolgt in Form einer Nutzen-Risiko-Abwägung [1009] auf der Grundlage der bisher vorliegenden Daten.

Diese Daten müssen zunächst erhoben und anschließend bewertet werden, so dass daraus die entsprechenden Maßnahmen resultieren können [1010]. Dabei ist die Datenerhebung in Form der präklinischen Prüfung bzw. der klinischen Prüfung im MPG und AMG vergleichbar. Auch die möglichen Maßnahmen sind im MPG und AMG größtenteils vergleichbar. Ausschließlich die Interpretation der Daten im MPG und im AMG unterscheidet sich dahingehend, dass sie zum einen von der Zulassungsbehörde bzw. von der Benannten Stelle oder dem pharmazeutischen Unternehmer bzw. Hersteller durchgeführt wird. Dabei erfolgt die Bewertung möglichst auf den gleichen Grundlagen anhand des jeweils aktuellen Erkenntnisstandes. Zum einen handelt es sich immer um die Arbeit von Menschen, wobei Fehler möglich und nie auszuschließen sind. Auf der anderen Seite bestehen dabei teilweise unterschiedliche Absichten von der Behörde, der Benannten Stelle und dem pharmazeutischen Unternehmer bzw. dem Hersteller, so dass sich dies in der Bewertung niederschlagen kann: Während die Behörde und die Benannte Stelle ein zuverlässiges und unbedenkliches Produkt für die Vermarktung erwarten, besteht das vorrangige Ziel des pharmazeutischen Unternehmers bzw. Herstellers in der guten Vermarktung des Produktes und der Gewinnerzielung. Bei der Risiko-

---

[a] Im Jahre 1993 lt. Blasius, H.: "25 Jahre Arzneimittelgesetz". <u>Deutsche Apotheker Zeitung</u>. 2003; *41*: 54-63. S. 61-62. Der Untersuchungsausschuss wurde 1993 ins Leben gerufen. Vgl. Kirk, B.: "Der Contergan-Fall: eine unvermeidbare Arzneimittelkatastrophe? Zur Geschichte des Arzneistoffs Thalidomid". Greifswalder Schriften Zur Geschichte der Pharmazie und Sozialpharmazie. Stuttgart: Wissenschaftliche Verlagsgesellschaft mbH; 1999. ISBN 3-8047-1681-4. S. 216.

abwehr geht es somit um den „Versuch der Durchsetzung moralischer Verhaltensweisen gegenüber dem Patienten, auch dann, wenn Absatzstrategien zur Debatte stehen" [383].

Bei der Überwachung werden die Sicherheitsentscheidungen außer vom pharmazeutischen Unternehmer bzw. Hersteller gleichermaßen nach dem MPG und AMG auch von der zuständigen Behörde getroffen [383], so dass hierdurch eine Art Gleichstellung der „Zulassungen" nach dem MPG bzw. AMG erfolgt.

Darüber hinaus umfasst der Begriff der Sicherheit m. E. auch die Möglichkeit des raschen Einschreitens, um neu aufgetretene Nebenwirkungen schnellstmöglich zu unterbinden. Dazu muss ein Zusammenhang zwischen dem Vorfall und der Produktanwendung bestehen und eine entsprechende rechtliche Grundlage für baldige und effektive Maßnahmen vorhanden sein [1009]. Weiter trägt die Art und Weise, wie der Arzt, der Apotheker und der Patient mit den Produkten umgehen, zur Sicherheit bei [110, 1009, 1011]. Auch der Medizinprodukteherseller bzw. der pharmazeutische Unternehmer trägt durch sein Verhalten primär zur Arzneimittelsicherheit bei.

Somit ergeben sich für eine Arzneimittelzulassung im Hinblick auf die Arzneimittelsicherheit folgende Vorteile:

- Es erfolgt eine unabhängige, staatliche Überprüfung des Nutzen-Risiko-Verhältnisses zum Wohle des Patienten.
- Alle wichtigen Daten liegen gebündelt bei der Bundesoberbehörde vor.
- Die Bundesoberbehörde wird durch regelmäßige Berichte (PSURs) auf dem aktuellen Stand über die Nebenwirkungen gehalten.
- Die Bundesoberbehörde hat einen vollständigen Überblick über alle im Verkehr befindlichen Arzneimittel.
- Ein schneller Rückruf ist aufgrund der eindeutigen Identifizierbarkeit der Arzneimittel und des Überblicks der im Markt befindlichen Arzneimittel möglich. Dies wird zusätzlich durch etablierte und bewährte Informationswege über die Kammern von Ärzten und Apotheken sowie über den Großhandel und die Fachpresse unterstützt.
- Der Stufenplan nach dem AMG trägt neben den Anforderungen der Zulassung mindestens genauso stark zur Arzneimittelsicherheit bei [102].
- Der pharmazeutische Unternehmer muss seinen Sitz in der EU oder dem EWR haben.

Als Nachteile der Arzneimittelzulassung hinsichtlich der Arzneimittelsicherheit werden gesehen:

- Das „aufwendig[e]" und „quälend[e]" Verfahren der Arzneimittelzulassung, das leider trotzdem die genannten Arzneimittelvorfälle nicht vermeiden konnte [1012].
- Die teilweise damit verbundene, sehr lange Dauer des Zulassungsverfahrens ist nicht innovationsfreundlich.
- Die zentralen Zulassungsverfahren bei der EMA sind sehr teuer.
- Die Entstehung neuer Regelungslücken durch die weltweite Verflechtung (z. B. bei der Rohstoffbeschaffung und beim Internethandel), die durch die nationalen Zulassungsverfahren nicht ausreichend berücksichtigt werden.
- Durch gerichtliche Verfahren, die von pharmazeutischen Unternehmern gegen eine staatliche Entscheidung initiiert werden, können sich eventuell dringend notwendige Maßnahmen erheblich verzögern.

5. Diskussion

- Staatliche Maßnahmen sind aufgrund eines bloßen Verdachts inzwischen nicht mehr möglich [110, 1013], denn der Verdacht muss begründet sein, um Maßnahmen einleiten zu können [109]. Dies führt u. U. zu einer erheblichen, eventuell lebensbedrohlichen Verzögerung des staatlichen Einschreitens [1013].
- Probleme bei der gegenseitigen europäischen Anerkennung der Zulassung [221, 994-995] führen zu einer verzögerten Patientenversorgung.

Dagegen besitzen die Konformitätsbewertungsverfahren der Medizinprodukte im Hinblick auf die Produktsicherheit die folgenden Vorteile:

- Hohe Flexibilität der Verfahren, so dass jedes Medizinprodukt optimal produziert und die Sicherheit produktspezifisch überprüft werden kann. Dadurch entsteht eine „Dynamik, die sich fördernd auf den Gesundheitsschutz auswirkt" [1014].
- Europaweite einheitliche Qualitätsstandards (u. a. bei der Ergonomie, beim Unfall- und Gesundheitsschutz sowie bei der Leistung der Produkte und bei der Produktinformation) aufgrund der Grundlegenden Anforderungen und der harmonisierten Normen/Gemeinsamen Technischen Spezifikationen.
- Innovationsfreundlich durch schnelle Verfahren bei einer guten Abstimmung zwischen dem Hersteller und der Benannten Stelle.
- Kostengünstigere Verfahren als bei der Arzneimittelzulassung sind ein Anreiz, neue und sichere Produkte für den Patienten zu entwickeln und in den Verkehr zu bringen.
- Kosteneinsparung bei der staatlichen Behörde, die stattdessen ihre Ressourcen für eine zeitnahe Überwachung einsetzen kann.
- Eine staatliche Beteiligung erfolgt am Konformitätsbewertungsverfahren bei kritischen Produkten (z. B. Medizinprodukte mit einem Arzneimittelanteil).
- Die Überwachungsbehörde kann mit Hilfe von § 26 ff. MPG bereits im Voraus Gefahren entschärfen [624].
- Die europaweite Verkehrsfähigkeit ermöglicht eine europaweite Verfügbarkeit von wichtigen Medizinprodukten für den Patienten.

Als Nachteile bezüglich der Sicherheit des Konformitätsbewertungsverfahrens der Medizinprodukte werden folgende erkannt:

- Der Sitz des Herstellers ist auch außerhalb Europas möglich [349], so dass minderwertige Ware nach Europa gelangen kann, ohne dass es einen entsprechenden Zugang zum Hersteller gibt [38].
- Sowohl bei der Überwachung des Marktes der Medizinprodukte als auch bei der klinischen Prüfung sind viele verschiedene Landesbehörden nach dem MPG tätig [1015]. Dies erschwert eine deutschlandweit einheitliche und kompetente Gesetzesauslegung [357, 1015].
- Es besteht kein vollständiger Überblick über die in Deutschland vorhandenen Medizinprodukte, da CE-gekennzeichnete Produkte auch aus dem europäischen Ausland nach Deutschland gebracht werden können.
- Ein Rückruf kann bei Medizinprodukten nur mit Hilfe des Herstellers erfolgen, da der Staat über keine vollständige Marktübersicht verfügt.

- Es erfolgt keine staatliche Kontrolle der Produkte vor dem Inverkehrbringen (Ausnahme: Konsultationsverfahren).
- Der Hersteller trägt vor allem bei Konformitätsbewertungsverfahren ohne die Einschaltung einer Benannten Stelle eine sehr hohe Eigenverantwortung für die Sicherheit des Produkts.

5.2 Weitere Entwicklungen

An den Vor- und Nachteilen ist jeweils zu sehen, dass keines der Verfahren die optimale Variante darstellt. Dies wird auch anhand der nachfolgend dargestellten Entwicklungen im Medizinprodukte- und im Arzneimittelrecht deutlich, wobei sich das Medizinprodukterecht auf das Arzneimittelrecht zubewegt und umgekehrt.

Dazu gehören z. B. das Aufweichen der staatlichen Kontrollen bei Arzneimitteln einerseits und die Verstärkung der zentralen, staatlichen Kontrollen bei Medizinprodukten andererseits. Dadurch nähern sich die beiden Rechtsgebiete weiter aneinander an, was im Folgenden dargelegt wird:

a) Tendenzen, die ein Aufweichen der staatlichen Kontrollen bei den Arzneimitteln belegen:
- Die Absicht der Umgestaltung der noch staatlichen Zulassungsbehörde (BfArM) in eine effektive Körperschaft des öffentlichen Rechtes [1000] bewirkt eine „Privatisierung" der Arzneimittelzulassung. Die geplante Beschleunigung der Zulassung und die Finanzierung über die Gebühren führen zur Frage, ob die Arzneimittelsicherheit und der Verbraucherschutz weiterhin gewährleistet sind [1000].
- Durch die gerichtliche Anfechtbarkeit der Entscheidungen der Zulassungsbehörden entstand eine „Abnutzungsstrategie" der Pharmaindustrie, die zu einer Abnahme der „staatlichen Sicherheitsgarantie" führte [1016].
- Die Zulassungsbehörde kann nach § 25 Abs. 5-7a externe Sachverständige und entsprechende Kommissionen bei ihrer Meinungsbildung berücksichtigen [1011].

b) Tendenzen, die eine Verstärkung der zentralen, staatlichen Kontrollen bei den Medizinprodukten belegen:
- Mit der Zusammenfassung aller Medizinprodukte im MPG in der Absicht, dass Sicherheitslücken geschlossen werden und ein einheitliches Sicherheitsniveau entsteht [624], begann die staatliche Kontrolle der Medizinprodukte.
- Die Revision der Neuen Konzeption auf europäischer Ebene, welche sich zumindest hinsichtlich der Akkreditierung auf das deutsche System auswirken wird [1017]. Die Gründe für eine Überarbeitung der Neuen Konzeption liegen in den folgenden Mängeln:
    1. Unterschiedliche Umsetzung in den verschiedenen Mitgliedsstaaten der EU,
    2. unklarer Stellenwert der CE-Kennzeichnung beim Konsumenten und
    3. mangelndes Vertrauen in die Benannten Stellen [1017-1018].
- Die Genehmigung der klinischen Prüfung soll künftig durch die Bundesoberbehörde erfolgen [356-357]. Dies soll dazu beitragen, die bisherige Kritik am privaten Konformitätsbewertungsverfahren bei Medizinprodukten zu entkräften, da die Kritik am System der „Zulassung" der Medizinprodukte auch auf dem andersartigen Genehmigungs- und Überwachungsverfahren der klinischen Studien beruhte [356-357].

- Entscheidungen über die Klassifizierung von Medizinprodukten und die Abgrenzung zu anderen Rechtsgebieten sollen in Zukunft durch die Bundesoberbehörde selbst erfolgen, um einen einheitlichen Vollzug zu gewährleisten [356-357].
- Der Staat entscheidet über die Veröffentlichung der harmonisierten Normen und Gemeinsamen Technischen Spezifikationen und kann so einheitliche Anforderungen festlegen.
- Zentrale Erfassung von Risiken und Nebenwirkungen durch die Bundesoberbehörde [624, 1019].

Aufgrund des ähnlichen Risikopotenzials von Medizinprodukten und Arzneimitteln ist eine Annäherung der beiden Gesetze und vergleichbarer Regelungen (z. B. bei der Risikoerfassung) u. a. notwendig, weil sonst ein nicht gerechtfertigter Sicherheitsunterschied zwischen den früher vom AMG und jetzt vom MPG geregelten Produkten entsteht [624]. Auch werden durch eine Angleichung vorhandene Gesetzeslücken bei grenzwertigen Produkten geschlossen und erhöhen somit die Sicherheit, indem alle gleichartigen Produkte einer angemessenen identischen Gesetzgebung unterliegen.

Wie an der Anzahl der Punkte unter a) und b) zu sehen ist, bewegt sich das Medizinprodukterecht stärker auf Arzneimittelrecht hin als umgekehrt. Dies liegt vermutlich auch daran, dass das AMG bereits länger besteht und sich somit schon weiter fortentwickelt hat als das noch relativ junge MPG.

Die von mir berechnete Ähnlichkeit des MPG mit dem AMG liegt aktuell bei 63,4 % (Summe aus den gemittelten vergleichbaren und den teilweise vergleichbaren Anteilen). Da der unterschiedliche und nicht änderbare Anteil, welcher die Konformitätsbewertungsverfahren in den Abschnitten 2 und 3 des MPG betrifft, 20,8 % beträgt (gemittelter Wert aus den unterschiedlichen Anteilen in den Abschnitten 2 und 3 des MPG, SD 2,0 %, RSD 9,8 %), bestehen theoretisch noch 15,9 % Angleichungsmöglichkeiten vor allem in den anderen Bereichen der Gesetze. Eine vollständige Annäherung von MPG und AMG wird es m. E. aber nicht geben, denn es ist schwierig, gegenständliche Medizinprodukte in der gleichen Art und Weise wie Arzneimittel zuzulassen [15]. Auch wird es als nicht sinnvoll angesehen, alle Regelungen aus dem Arzneimittelbereich vollständig auf die Medizinprodukte zu übertragen[a], denn aufgrund der großen Spannbreite von Medizinprodukten [689] ist z. B. bei der klinischen Prüfung eine vollständige Übertragung der Arzneimittelregelungen auf die Medizinprodukte nicht praktisch und nicht notwendig [998]. Die Gleichsetzung widerspricht außerdem den europäischen Richtlinien [998]. Deshalb bedürfen die Medizinprodukte aufgrund ihrer Vielfalt und Heterogenität im Gegensatz zu den Arzneimitteln speziell darauf zugeschnittener Regelungen [998-999, 1020]. Außerdem muss berücksichtigt werden, dass das Arzneimittelrecht für Arzneimittel aufgrund ihrer Wirkungsweise geeignet ist [998]. Da sich Medizinprodukte im Hinblick auf die Wirkungsweise von Arzneimitteln unterscheiden, muss deren andersartige Wirkungsweise bei der Gesetzgebung jeweils berücksichtigt werden [998].

---

[a] Z. B. bei der klinischen Prüfung. Vgl. Blume, H., Ludwig, F., Mathias, G. *et al.*: "Klinische Studien. GCP-Standards in klinischen Studien mit Medizinprodukten: Chance oder Hindernis?" <u>Medizinprodukte Journal</u>. 2008; *3*: 148-155. S. 151-152.

5. Diskussion

Es wird deshalb kaum eine Zulassung für Medizinprodukte in der Art geben können, wie diese heute vom AMG für Arzneimittel vorgeschrieben wird. Dies liegt u. a. an der unterschiedlichen Wirkungsweise von Medizinprodukten und Arzneimitteln sowie an den detailreichen Vorgaben im Arzneimittelrecht. Eine „Zulassung" von Arzneimitteln nach dem Medizinprodukterecht wäre jedoch m. E. möglich, da dieses teilweise sehr allgemein gehalten ist und oft verschiedene Möglichkeiten vorsieht. So wäre z. B. die EG-Baumusterprüfung zusammen mit der stichprobenartigen Kontrolle der EG-Prüfung m. E. auch für Arzneimittel geeignet. Auch die EG-Konformitätserklärung (vollständiges Qualitätssicherungssystem) wäre m. E. für eine Arzneimittelprüfung anwendbar. Die EG-Konformitätserklärung (Qualitätssicherungssystem Produktion) und die EG-Konformitätserklärung (Qualitätssicherungssystem Produkt) hingegen beschränken sich zu sehr auf einzelne Aspekte bei der Herstellung und bei der Prüfung, so dass sie sich m. E. nicht für die Arzneimittelprüfung eignen.

Zusätzlich zu den neuen, oft sehr komplexen chemischen Arzneistoffen nimmt auch die Anzahl der Arzneimittel kontinuierlich zu[a]. Gemeinsam mit den Auswirkungen des weltweiten Verkehrs (z. B. von Personen, Waren, Kapital, Daten), der zunehmenden Gewinnmaximierungssucht und der daraus resultierenden kriminellen Machenschaften mancher am Verkehr beteiligten Personen, entstehen somit neue Risiken für die Gesundheit von Menschen, Tieren und die Umwelt.

In dem sich aktuell in der Entwurfsphase befindlichen Gesetz zur Änderung medizinprodukterechtlicher Vorschriften werden vor allem die Vorgaben der Richtlinie 2007/47/EG umgesetzt [356-357]. Weitere Regelungen werden zum Schutz der Bevölkerung neu aufgenommen oder geändert [356-357]. Speziell sind die Bereiche der klinischen Prüfung einschließlich deren Genehmigung und die Überwachungsvorschriften von den Änderungen betroffen [356-357].

Zu den geplanten, relevanten Änderungen gehören:
- die Aufnahme von persönlicher Schutzausrüstung in den Geltungsbereich des MPG,
- die Klarstellung, dass es sich bei Software mit einem medizinischen Zweck um Medizinprodukte handelt,
- neue Definitionen im Rahmen der klinischen Prüfung und der Leistungbewertungsprüfung,
- die zusätzliche Voraussetzung für die CE-Kennzeichnung besteht in der Benennung eines Bevollmächtigten nach § 5 MPG im EWR, wenn der Hersteller seinen Sitz nicht im EWR hat,
- die Einbeziehung weiterer europäischer Vorgaben für Maschinen und persönliche Schutzausrüstung in die Grundlegenden Anforderungen,
- die Klarstellung, dass die Bedeutung der CE-Kennzeichnung durch weitere Zeichen nicht beeinträchtigt werden darf,
- die Festlegung des Vertriebswegs von In-vitro-Diagnostika zur HIV-Erkennung,
- die zentrale Bündelung bei Entscheidungen zur Klassifizierung von Medizinprodukten und deren Abgrenzung zu anderen Rechtsgebieten bei der Bundesoberbehörde,
- die Ersetzung des Begriffs „Akkreditierung" durch „Benennung" bei den Benannten Stellen bzw. durch „Anerkennung" bei sonstigen Prüflaboratorien,

---

[a] Zu einer jahresweisen Übersicht der neuen Arzneistoffe siehe:
http://www.pharmazeutische-zeitung.de/index.php?id=2670 (29.04.2009).

- die Möglichkeit einer Anerkennung der Zertifizierung, die in einem Drittstaat erfolgte,
- die zeitliche Begrenzung der Bescheinigung einer Benannten Stelle auf jeweils maximal 5 Jahre,
- bei Bedarf sofortige Reaktionen und Maßnahmen durch die Benannte Stelle,
- die erweiterte Auskunftspflicht von Benannten Stellen Dritten gegenüber,
- die Erweiterung und Konkretisierung des Inhalts und des Vorgehens bei der klinischen Bewertung,
- die Genehmigungspflicht einer klinischen Prüfung durch die Bundesoberbehörde und durch eine Ethikkommission nach Landesrecht,
- die allgemeinen Voraussetzungen für eine klinische Prüfung werden dahingehend geändert, dass
    a) ein Sponsor im EWR erforderlich ist,
    b) die klinische Prüfung in einer sachgerechten Einrichtung mit entsprechend qualifizierten Prüfern durchgeführt wird und dass
    c) *alle* Prüfer über die Ergebnisse der vorangegangenen Prüfungen informiert werden müssen [512],
- die Änderung des Verfahrens bei der Ethik-Kommission,
- die Einführung eines Genehmigungsverfahrens bei der Bundesoberbehörde für klinische Prüfungen,
- die Einführung der Möglichkeit, die Genehmigung der Bundesoberbehörde oder die zustimmende Bewertung einer Ethikkommission zurückzunehmen, zu widerrufen, ruhen zu lassen oder zu ändern,
- die Verpflichtung, den Abschluss oder Abbruch einer klinischen Prüfung zu melden,
- die Festlegung des Überwachungsbereichs durch die Behörde und deren geeignete personelle und sachliche Ausstattung,
- die Klarstellung der Aufgaben der Bundesoberbehörde bei der Überwachung sowie die Einbeziehung der klinischen Prüfungen und Leistungsbewertungsprüfungen in die Meldepflicht,
- als Folgeänderung die Anpassung der Zuständigkeitsfelder der Bundesoberbehörde sowie
- die neuen oder geänderten Verordnungsermächtigungen.

Weiterhin sollen die MPV, die MPSV, die MPBetreibV und die BGebV-MPG entsprechend geändert werden. Mit den geplanten Änderungen werden m. E. die Sicherheitsvorkehrungen teilweise weiter erhöht (z. B. hinsichtlich des Verantwortlichen nach § 5 MPG), doch werden m. E. nicht alle notwendigen Änderungen erfolgen (vergleiche z. B. meinen Vorschlag, ein Verbot von Fälschungen in das MPG aufzunehmen). Auch die Anregungen des BVMed hinsichtlich eines „Vigilanzbeauftragten im Krankenhaus" fanden bislang keinen Eingang in den Gesetzentwurf [1021].
Außerdem wird mit den geplanten Änderungstatbeständen eine deutliche Erhöhung des administrativen Aufwandes, z. B. bei der Genehmigung von klinischen Prüfungen, einhergehen [512], was eine unnötige Belastung der Medizinproduktehersteller darstellt [1022-1023]. Auch würde eine derartige Genehmigungspflicht eine Ungleichstellung der in Deutschland stattfindenden klinischen Prüfungen im Vergleich zum europäischen Umfeld bedeuten mit den damit verbundenen Wettbe-

werbsnachteilen für Deutschland [1022]. Somit besteht über den bislang veröffentlichten Gesetzentwurf Diskussions- und weiterer Änderungsbedarf.

5.3 Fazit

So wie sich das Wissen der Menschen verändert und die Komplexität des gesamten Umfeldes zunimmt, so müssen auch die Gesetze fortlaufend an den aktuellen Wissensstand und an die jeweiligen Situationen angepasst werden. Das bedeutet für das MPG und das AMG eine ständige Weiterentwicklung und Änderung, um jeweils den optimalen Schutz vor Risiken bieten zu können.

Damit werden für alle am Medizinprodukte- und Arzneimittelverkehr beteiligten Personen die Anforderungen in Zukunft weiter steigen, um die Qualität der Produkte zu erhöhen und die Risiken zu minimieren. Auch unter dem Gesichtspunkt, dass Medizinprodukte und Arzneimittel vor allem an kranken Menschen zur Anwendung kommen, erhält die Qualität dieser Produkte eine wachsende Bedeutung, die nur durch entsprechende Prüfungen und Kontrollen sichergestellt werden kann.

Obwohl Medizinprodukte und Arzneimittel einem anderen Zweck dienen als z. B. Lebensmittel, elektronische Geräte oder andere Bedarfsgegenstände, und sie keine Konsumgüter darstellen, gibt es in den für die Konsumgüter anzuwendenden Rechtsvorschriften teilweise Parallelen zum MPG bzw. AMG hinsichtlich der Verbots- und Überwachungsvorschriften (LFGB, GPSG) sowie der „Zulassung" (GPSG, StVZO, 2. GPSGV, 9. GPSGV). Diese ähnlichen Gesetzeswerke können ebenso wie die Regelwerke anderer Länder als Inspirationsquelle für den Gesetzgeber dienen, um die Sicherheit bei Medizinprodukten und Arzneimitteln weiter zu erhöhen. Es sollten z. B. die Dinge übernommen werden, die sich bereits bewährt haben (ggf. zuerst auf europäischer Ebene). Andererseits sollte es bei Medizinprodukten und Arzneimitteln nie dazu kommen, dass es (wie z. B. bei Spielsachen) auf dem deutschen Markt viele unsichere Produkte gibt [1024-1025] und dass der internationale Preisdruck die Sicherheit reduziert [1024]. Es muss weiterhin die Qualität im Vordergrund stehen, weil eine primäre Ausrichtung am Preis unvermeidbar zu einer Qualitätseinbuße der Produkte [1026] zu Lasten des Patienten führt.

Letztendlich obliegt dem Staat die Aufgabe, mit entsprechenden Gesetzen für die Sicherheit seiner Bürgerinnen und Bürger zu sorgen [110]. Ob der Vollzug der Gesetze durch privatrechtliche oder durch staatliche Institutionen erfolgt, ist m. E. zweitrangig. Von Bedeutung ist vielmehr die Sachkompetenz und Unabhängigkeit der Gutachter und Sachverständigen. Auch eine möglichst zeitnahe Bewertung von Produkten und von Risiken mit einer minimalen Fehlerquote ist für die Sicherheit der Bürgerinnen und Bürger viel entscheidender.

Die genannten Anforderungen können m. E. sowohl von kompetenten und zuverlässigen Beamten oder Angestellten in einer gut aufgestellten Behörde als auch von privaten Benannten Stellen erfüllt werden. Speziell bei der Vielfalt an unterschiedlichsten Medizinprodukten ist dazu eine Vielzahl von spezialisierten Menschen notwendig, so dass eine einzige Behörde in Deutschland sehr viel Personal benötigen würde. Deshalb ist m. E. die Nutzung von externen Sachverständigen (hier durch die Benannten Stellen) für Medizinprodukte durchaus sinnvoll und führt zu einer Entlastung der staatlichen Behörde, die sich dadurch auf die kritischen Fälle konzentrieren kann. Eine funktionierende Überwachung der (externen oder internen bzw. von der Behörde hinzugezogenen) Sachverständigen ist allerdings immer zwingend notwendig, denn die letzte Oberaufsicht muss durch den Staat erfolgen, da einzig der Staat aufgrund der Gesetzeslage und seiner exekutiven Gewalt über vielfältige Möglichkeiten verfügt, Risiken schnell abzuwehren und erfolgreich zu minimieren.

Selbst wenn mit Hilfe des MPG und des AMG bislang noch nicht alle Schäden verhindert werden konnten, so haben sie zumindest weitere große Katastrophen verhindert und den Menschen in Deutschland viel Leid erspart. Doch werden sich in Zukunft leider auch nicht alle derartigen Vorfälle vermeiden lassen, da Medizinprodukte und Arzneimittel leider in gewissem Umfang unvermeidlich unsicher sind. Deshalb müssen die zugehörigen Gesetze ihre Aufgabe auch in Zukunft möglichst gut erfüllen.

6. Zusammenfassung

Durch die Betrachtung der historischen Entwicklung des MPG und des AMG wird deutlich, dass die beiden Gesetze durch den Übergang einiger Produkte von einer Rechtsmaterie in die andere miteinander verbunden sind und sich teilweise durch Änderungsgesetze gegenseitig beeinflussen. Daneben zeigt die Umsetzung von europäischen Richtlinien deutlich die unterschiedlichen europäischen Einflüsse auf das MPG und das AMG (Neue Konzeption bzw. Alte Konzeption).

In der sich anschließenden Kurzübersicht wird sichtbar, dass sich die beiden Gesetze (MPG und AMG) sowohl in ihrem Umfang als auch in ihrem Regelungsinhalt durchaus unterscheiden.

Der Gesetzeszweck ist in § 1 MPG und § 1 AMG durchaus vergleichbar. Hinsichtlich des Anwendungsbereiches bedürfen m. E. beispielsweise die Tierarzneimittel aber einer anderen Zuordnung, nämlich zum MPG, was bislang jedoch noch nicht der Fall ist. Bei den Begriffsbestimmungen gibt es Ähnlichkeiten bei der Sonderanfertigung und der Rezeptur. Dagegen lassen sich die Normen des MPG mit den Leitlinien im Arzneimittelrecht nur schwer vergleichen. Eine unterschiedliche Bedeutung im MPG und im AMG haben die Begriffe des Inverkehrbringens und des Herstellers. Auch in der Festlegung und Änderung der Zweckbestimmung (MPG) bzw. der Indikation (AMG) unterscheiden sich die beiden Gesetze. Die Definition von Medizinprodukten und Arzneimitteln erfolgt in § 3 MPG bzw. § 2 AMG und ist entscheidend für die Zuordnung zum MPG bzw. AMG. Dabei erfolgt die Abgrenzung hauptsächlich über die Wirkungsweise der Medizinprodukte bzw. Arzneimittel.

Der sachliche Anwendungsbereich des MPG und des AMG ist teilweise vergleichbar, da § 2 MPG den Anwendungsbereich konkret definiert und abgrenzt, während § 4a AMG lediglich Antidefinitionen enthält. Zusätzlich regelt § 2 MPG die rechtliche Zuordnung von Kombinationen aus Medizinprodukten und Arzneimitteln. Auch bei den Betriebsverordnungen ergeben sich Unterschiede hinsichtlich des Adressaten und der Anwendungsbereiche, was auf die unterschiedlich zu regelnden Phasen im „Lebenszyklus" der Produkte zurückzuführen ist. Der Verantwortliche für das Inverkehrbringen ist sowohl bei Medizinprodukten als auch bei Arzneimitteln anzugeben. Jedoch bezieht sich die Regelung in § 5 MPG im Gegensatz zu § 9 AMG lediglich auf das erstmalige Inverkehrbringen und nach § 5 MPG kann der Sitz des Verantwortlichen auch außerhalb des EWR sein. Dadurch bestehen m. E. Sicherheitslücken im MPG, die durch eine Übernahme des Gesetzestextes von § 9 AMG geschlossen werden könnten. Die Verbote in § 4 MPG sowie in § 5 AMG und in § 8 AMG von unwirksamen oder gefährlichen Produkten sind sowohl von der Wortwahl als auch inhaltlich vergleichbar. Unterschiede bestehen lediglich bei der Haftung nach dem MPG und dem AMG. Darüber hinaus verbietet nur § 8 AMG Arzneimittelfälschungen, obwohl es auch für Medizinprodukte sinnvoll wäre, eine entsprechende Regelung in das MPG aufzunehmen.

Während das MPG im § 19 eine klinische Bewertung bzw. Leistungsbewertung fordert, enthält m. E. das AMG mit dem klinischen Gutachten nach § 24 AMG (entsprechend Modul 2.5 des CTD) ebenfalls eine kritische Bewertung der klinischen Daten einschließlich der Nebenwirkungen. Dabei ist in beiden Rechtsbereichen die Verwendung von Daten aus der Literatur möglich. Eine Leistungsbewertung, wie sie im MPG für In-vitro-Diagnostika vorgeschrieben ist, existiert im AMG nicht, da Arzneimittel im Gegensatz zu den In-vitro-Diagnostika zur Anwendung am Menschen bestimmt sind. Dafür bestehen im MPG keine Regelungen zu Nachahmerprodukten von Medizinprodukten. Eine ähnliche Vorschrift hinsichtlich des Unterlagen- bzw. Vermarktungsschutzes, wie sie in § 24 b Abs. 1 AMG besteht, würde jedoch m. E. Innovationen bei den Medizinprodukten schützen und fördern.

Die allgemeinen Voraussetzungen für eine klinische Prüfung sind in § 20 MPG und in § 40 AMG teilweise vergleichbar, denn einige Bedingungen werden von beiden Gesetzen gefordert (Vertretbarkeit der Risiken, Einwilligung nach Aufklärung, keine Teilnahme von Personen aus einer Anstalt, Studienleitung mit zweijähriger Erfahrung, Versicherung). Auch die Zustimmungsfristen durch die Behörde bzw. die Ethikkommission sind im MPG und AMG vergleichbar, wobei die Fristen nach dem AMG je nach Prüfung und Prüfprodukt variieren können. Eine mögliche Abstufung der Fristen für Medizinprodukte je nach Klasse wäre überlegenswert. Die Anforderungen an die Probandenversicherung und die präklinischen Versuche sind im MPG und AMG vergleichbar. Das MPG fordert darüber hinaus noch den Nachweis der biologischen Verträglichkeit der medizinischen Leistung und der technischen Unbedenklichkeit. Kleinere Unterschiede im MPG und AMG gibt es hinsichtlich des Prüfplans, der Einwilligung, der Aufklärung, der Information der Prüfer bzw. des Leiters der klinischen Prüfung, der Aufbewahrungsfristen sowie der Prüfungen an schwangeren und stillenden Frauen. Die Bedingungen für klinische Prüfungen an schwangeren und stillenden Frauen entsprechen jedoch wörtlich den „Grundsätzen für die ordnungsgemäße Durchführung der klinischen Prüfung von Arzneimitteln" vom 9. Dezember 1987 (BAnz. S. 16617). Relevante Unterschiede zwischen dem MPG und dem AMG bestehen noch in der Form der Ethikkommission und der für die Zustimmung zuständigen Behörde. Darüber hinaus fordert das AMG bei klinischen Prüfungen an Minderjährigen die Erfüllung weiterer Voraussetzungen. Das im AMG zusätzlich erforderliche Beratungsgespräch, das Vorhandensein einer Kontaktstelle wie auch eine niedrigere Einschreitschwelle wären für das MPG ebenfalls vorteilhaft und sollten deshalb bei der Änderung der klinischen Prüfung von Medizinprodukten in Erwägung gezogen werden. Ähnlich wie bereits im AMG vorhanden, werden im vorliegenden Entwurf für ein Gesetz zu Änderungen medizinprodukterechtlicher Vorschriften sowohl eine geeignete Einrichtung als auch geeignete Prüfer gefordert. Noch fehlt im MPG eine Formulierung wie in § 40 Abs. 2a AMG über den Umfang der Erhebung und die Verwendung der Gesundheitsdaten sowie über die unwiderrufliche Einwilligung zur Nutzung der klinischen Daten. Wie bereits im AMG vorhanden, bestehen auch im MPG die Absichten, den Sponsor im MPG zu definieren und als Voraussetzung für eine klinische Studie zu fordern. Weitere Anforderungen an klinische Studien mit Arzneimitteln (z. B. zu den vorzulegenden Unterlagen, den Meldeverpflichtungen) sind in der GVP-V vorhanden, für Medizinprodukte gibt es hingegen die (z. Z. noch) unverbindlichen Normen DIN EN ISO 14155-1:2003 und DIN EN ISO 14155-2:2003.

Sowohl nach dem MPG als auch nach dem AMG muss eine klinische Prüfung an kranken Menschen dazu dienen, eine Verbesserung des gesundheitlichen Zustandes des Patienten herbeizuführen oder sein vorzeitiges Sterben zu verhindern. Anhand von § 21 MPG und § 43 AMG wird deutlich, dass das MPG bei der klinischen Prüfung dem AMG nachempfunden wurde, das MPG jedoch noch nicht an die geänderte Fassung des AMG (12. AMG-Novelle) angeglichen wurde. Dadurch entstehen z. B. ungewollte Interpretationen bei Ausnahmen von der Einwilligungsverpflichtung in Notfallsituationen. Auch die weiteren im AMG verankerten Bedingungen für klinische Prüfungen mit kranken Minderjährigen und volljährigen, einwilligungsunfähigen Kranken stammen aus der Umsetzung der Anforderungen von 2001/20/EG. Insgesamt sind die Aufklärungs- und Zustimmungspflichten in § 21 MPG weniger umfangreich als in § 41 AMG, doch sollte m. E. auch bei klinischen Prüfungen von Medizinprodukten zur rechtlichen Absicherung die Einverständniserklärung immer nachgeholt werden und dies deshalb im MPG verankert werden. Das AMG fordert bei kranken Minderjährigen weitere Voraussetzungen, bevor eine klinische Prüfung durchgeführt werden darf. Dazu gehört u. a. die Möglichkeit des Gruppennutzens bei Kindern, wie er im MPG nicht existiert. Indem man sich als Voraussetzung für eine klinische Prüfung mit Minderjährigen auf den Gruppennutzen beruft, erhofft man sich eine größere Datenlage, um die Versorgung von Minderjährigen zu verbessern. Aus dem gleichen Grund wäre m. E. auch die Einführung des Gruppennutzens bei klinischen Studien mit Medizinprodukten sinnvoll.

Gemäß § 22 MPG sind zusätzlich zu den nationalen Vorschriften die europäischen Vorgaben (Anhang 7 Nr. 2.3 der Richtlinie 90/385 EWG bzw. Anhang X Nr. 2.3 der Richtlinie 93/42/EWG) bei der Durchführung von klinischen Prüfungen zu berücksichtigen, während § 40 Abs. 1 Satz 1 AMG auf die gute klinische Praxis in der Richtlinie 2001/20/EG verweist. Abgesehen davon, dass die Richtlinie 2001/20/EG ausführlicher ist als die Anhänge in den Medizinprodukterichtlinien, bestehen kleine Unterschiede hinsichtlich des Zugangs zu den Produktdaten. Beide Rechtsgebiete fordern jedoch einen Abschlussbericht. Die in einer klinischen Prüfung betrachteten Parameter und das Vorgehen variieren im Arzneimittelrecht je nach Entwicklungsphase, wohingegen bei Medizinprodukten generell unter Alltagsbedingungen alle Charakteristika berücksichtigt werden sollen und keine Einteilung nach Phasen existiert. Lediglich die Phasen III und IV von Arzneimittelprüfungen sind mit den Medizinprodukteprüfungen vergleichbar. Für eine bessere Vergleichbarkeit von Arzneimittelprüfungen und Medizinprodukteprüfungen empfehle ich deshalb eine entsprechende Einführung von klinischen Abschnitten im Bereich der Medizinprodukteprüfungen. Aufgrund einer stark unterschiedlichen Terminologie in der GCP-V, der DIN EN ISO 14155-1:2003, der MPSV und in den Anhängen der Medizinprodukterichtlinien hinsichtlich der meldepflichtigen Ereignisse während einer klinischen Prüfung, plädiere ich außerdem zugunsten der Patientensicherheit für eine einheitliche Terminologie bei klinischen Studien sowohl im Arzneimittelrecht als auch im Medizinprodukterecht. Dazu schlage ich vor, für Medizinprodukte ohne CE-Kennzeichnung einen spezifischen Unterabschnitt in der GCP-V einzufügen. Für Medizinprodukte nach § 23 MPG könnte weiterhin der Verweis auf die europäischen Vorgaben mit einer angepassten Terminologie bestehen bleiben, ansonsten sehe ich keinen Bedarf für den Rückverweis auf das sehr allgemeine europäische Recht.

Während nach § 23 MPG Erleichterungen für klinische Prüfungen von bereits CE-gekennzeichneten Medizinprodukten bestehen, sieht das AMG aufgrund der Vorgaben der Richtlinie 2001/20/EG seit der 12. AMG-Novelle keine derartigen Vorteile für zugelassene Arzneimittel mehr vor. Die Anwendung von § 40 und § 41 AMG bei einer klinischen Prüfung hängt nun davon ab, ob es sich um eine nichtinterventionelle Prüfung handelt oder nicht. Da im Medizinprodukterecht nicht eindeutig festgelegt ist, ob Anwendungsbeobachtungen ebenfalls unter § 23 MPG fallen, wird eine Definition klinischer Prüfungen im MPG gewünscht. Auch eine differenzierte Bezeichnung der Prüfungen von CE-gekennzeichneten Medizinprodukten und solchen von Medizinprodukten ohne CE-Kennzeichnung wird aufgrund der unterschiedlichen Bedingungen gefordert. Insgesamt ist der

Aufwand für eine klinische Prüfung von CE-gekennzeichneten Medizinprodukten gemäß § 23 MPG mit einer Phase IV-Studie von Arzneimitteln vergleichbar. Die unterschiedlichen Ausnahmeregelungen im MPG und im AMG werden jedoch nicht als sinnvoll erachtet.

Die Leistungsbewertungsprüfungen nach § 24 MPG haben keine Entsprechung im AMG. Somit bestehen unterschiedliche Prüfungsvorgaben für In-vitro-Diagnostika, abhängig davon, ob sie zur Anwendung am Menschen (MPG) oder am Tier (AMG) bestimmt sind. Dies erscheint mir nicht gerechtfertigt.

Insgesamt sind die Anforderungen an die klinische Prüfung im MPG ähnlich wie im AMG. Allerdings wurde das MPG bislang noch nicht an das durch die 12. AMG-Novelle geänderte AMG angepasst, so dass einige Diskrepanzen entstanden sind, die einer Anpassung bedürfen. Generell bilden die Vorschriften zur klinischen Prüfung im MPG und im AMG m. E. eine solide Grundlage für eine gute Patientensicherheit. Aufgrund der Anzahl der im Jahr 2007 durchgeführten Studien mit Medizinprodukten (481) und mit Arzneimitteln (1180) wird deutlich, dass die gesetzlichen Vorgaben wichtig sind, da sowohl mit Medizinprodukten als auch mit Arzneimitteln viele klinische Prüfungen durchgeführt werden und diese somit die Patientensicherheit nicht unwesentlich beeinflussen.

Beide Rechtsbereiche sehen vor der Aufnahme und bei Änderungen bestimmter Tätigkeiten eine Anzeige bei der zuständigen Behörde vor. Das Ende ist nur nach dem MPG anzeigepflichtig. Die Anzeigen nach dem MPG haben elektronisch beim DIMDI zu erfolgen, wogegen das AMG eine formlose Meldung als ausreichend ansieht. Aufgrund der Vorteile einer elektronischen Datenerfassung, wäre zu überlegen, ob dieses Verfahren nicht auch im Arzneimittelbereich angewendet werden könnte. Während das AMG umfassendere Meldeverpflichtungen zu den jeweiligen Tätigkeiten vorsieht, umfassen die Meldeverpflichtungen des MPG alle Arten von Medizinprodukten (mit Ausnahmen), so dass sich letztendlich ein vergleichbares Sicherheitsniveau ableiten lässt.

Die Überwachung durch die Behörde ist im MPG und im AMG recht ähnlich ausgestaltet: Es besteht jeweils das Recht, die Auskunft gegenüber der Behörde in gewissen Fällen zu verweigern, der Überwachungsbereich ist allumfassend, die zu überwachenden Tätigkeiten, Personen und Produktsammlungen sind ziemlich vergleichbar. Auch die Duldungs- und Mitwirkungspflicht sowie der Anspruch auf Zugang zu den entsprechenden Räumlichkeiten sind im MPG und im AMG vergleichbar. Kleine, aber nicht relevante Unterschiede bestehen im MPG und im AMG bei der Deckungsvorsorge, dem Datenschutz, den Abschriften, dem Probezug bzw. der Inbetriebnahme. Daraus leiten sich einige Änderungsvorschläge ab. Während der Staat nach dem AMG auch behördenfremde Sachverständige bei den Apotheken mit der Überwachung beauftragen kann, obliegt die Überwachung nach dem MPG ausschließlich den Behörden (ggf. unter Zuhilfenahme von Sachverständigen). Weiter sind die Erfahrungsberichte von In-vitro Diagnostika mit den PSURs nach § 63b Abs. 5 AMG vergleichbar. Auch enthalten § 26 Abs. 7 MPG und § 68 AMG jeweils Vorgaben zu den Unterrichtungspflichten gegenüber anderen Behörden.

Sowohl im MPG als auch im AMG werden bestimmte Anforderungen an Personen festgelegt, die beruflich Informationen zu dem jeweiligen Produkt weitergeben. Der Medizinprodukteberater bzw. der Pharmaberater müssen über eine unterschiedliche, produktabhängige Qualifikation verfügen und sind zur Weitergabe von Informationen über Risiken der Produkte verpflichtet. Darüber hinaus legt der Pharmaberater bei Bedarf die Fachinformationen vor und übergibt Muster.

Der Aufgabenbereich des Sicherheitsbeauftragten nach § 30 MPG und des Stufenplanbeauftragten nach § 63a AMG sind identisch. Bei der allgemein geforderten Sachkenntnis und der Zuverlässigkeit des Beauftragten gibt es wie beim Anzeigezeitpunkt im MPG und im AMG nur geringe Unterschiede. Hinsichtlich des Nachweises über die Sachkenntnis bestehen im MPG und AMG größere Unterschiede dahingehend, dass das AMG ein abgeschlossenes Hochschulstudium bestimmter Fächer explizit vorschreibt, wogegen das MPG mehrere Möglichkeiten zum Erwerb der Sachkunde vorsieht. Dabei gewichtet das MPG die Zuverlässigkeit und die Sachkenntnis ungefähr gleich, während im AMG die Sachkunde im Vordergrund steht. Weitere Unterschiede bestehen in den Ausnahmeregelungen und den Verpflichtungen für die Benennung/Anzeige einer Person nach § 30 MPG bzw. § 63a AMG und deren Sitz. Die Person nach § 30 MPG stellt im Gegensatz zu der Person nach § 63a AMG eine deutsche Erfordernis dar, die Importeure gerne umgehen wollen. Deshalb sollte m. E. jeder Medizinproduktehersteller, unabhängig davon, ob er seinen Sitz in Deutschland oder im EWR hat, dazu verpflichtet werden, einen Sicherheitsbeauftragten in Deutschland zu benennen, wenn er ein Medizinprodukt in Deutschland in den Verkehr bringen will. Das AMG sieht kein elektronisches System zur Erfassung der Angaben über den Stufenplanbeauftragten vor, wie es für den Sicherheitsbeauftragten nach dem MPG gefordert wird. Auch gibt es ein Benachteiligungsverbot des Beauftragten – wie im MPG vorhanden – im AMG nicht. Das Benachteiligungsverbot des Stufenplanbeauftragten wäre m. E. jedoch auch für die Rechtssicherheit dieser Personen im AMG sinnvoll.

Ein entsprechendes Gegenstück zu § 27 MPG, welcher das Vorgehen bei unrechtmäßiger oder unzulässiger Anbringung der CE-Kennzeichnung beschreibt, gibt es im AMG nicht. Das AMG enthält in § 96 und § 97 AMG dagegen Straftat- und Ordnungswidrigkeitsbestände, wenn das Arzneimittel ohne Zulassung oder ohne die Angabe der Zulassungsnummer in den Verkehr gebracht wird. Nach § 98 AMG können die entsprechenden Arzneimittel zumindest nach gerichtlicher Anweisung aus dem Verkehr gezogen werden. Der Tatbestand einer falschen Zulassungsnummer bleibt im AMG jedoch unbeachtet. Da die Zulassungsnummer aber zum Zweck der Rückverfolgbarkeit eine wichtige Identifikationsmöglichkeit darstellt, bedarf es deshalb m. E. bei einer falschen Zulassungsnummer ebenfalls einer Straf- oder Bußgeldvorschrift.

In § 28 MPG werden die Möglichkeiten der Behörde beschrieben, wenn Gefahr in Verzug ist, wohingegen § 69 AMG allgemein die Maßnahmen durch die Behörde beschreibt, unabhängig davon, ob damit eine Gefahr verbunden ist oder ob es sich um ungefährliche Gesetzesverstöße handelt. Unterschiede in den Formulierungen haben keine Bedeutung, lediglich § 64 Abs. 4 Nr. 4 AMG betont den Ausnahmecharakter und die Vorläufigkeit der Maßnahmen. Während das MPG die Information der Öffentlichkeit durch die Landesbehörde vorsieht, ist nach dem AMG die Bundesoberbehörde zu einer öffentlichen Warnung befugt. Beides ist m. E. gerechtfertigt. Die beispielhaft aufgezählten Einschreitungsmöglichkeiten unterscheiden sich im MPG und im AMG, lassen aber weitere Maßnahmen zu, so dass die Möglichkeiten der Behörde im MPG und im AMG vergleichbar sind. Beide Gesetze enthalten auch die Option eines Rückrufes, wobei dieser nach dem AMG zusätzlich durch die Bundesoberbehörde erfolgen kann, sofern dies im Rahmen einer Handlung mit der Zulassung einhergeht. Aufgrund der Sammlung und Bewertung von Risiken durch die Bundesoberbehörde nach § 29 MPG ergibt sich bei Medizinprodukten m. E. die Notwendigkeit einer Rückrufsmöglichkeit auch für die Bundesoberbehörde. Situationen, die das Einschreiten der Behörde notwendig machen, sind im AMG abschließend beschrieben, während das MPG einen Ermessensspielraum für das Eingreifen der Behörde vorsieht und diese erst beim Vorliegen eines begründeten Verdachts zum Handeln verpflichtet. Dagegen sehen beide Gesetze Unterrichtungspflichten über die erfolgten Maßnahmen (MPG) bzw. bei Gesetzesverstößen (AMG) vor. Zusätzlich regelt das AMG Maßnahmen beim Sammeln von Arzneimitteln, beim Verkehr von Tierarzneimitteln und beim Einsatz von Werbematerialien. Dagegen schließt das MPG Maßnahmen, die in den Überwachungsbereich des AtG fallen, definitiv aus dem Tätigkeitsfeld der für Medizinprodukte zuständigen Behörden aus. Außerdem setzt das MPG in § 28 Abs. 3 das Schutzklauselverfahren um, welches der Information aller europäischen Mitgliedsstaaten bei Risiken von Produkten trotz sachgerechter Installation, Instandhaltung und Anwendung gemäß ihrer Zweckbestimmung dient. Auch kann nach dem MPG eine Rechtsverordnung zum Verbot oder zur Beschränkung des Inverkehrbringens von Medizinprodukten erlassen werden.

§ 29 Abs. 1 Satz 1 MPG ist mit § 62 AMG vergleichbar. Beide Paragraphen beauftragen die Bundesoberbehörde, Vorfälle zu erfassen, auszuwerten und entsprechende Maßnahmen daraus abzuleiten. Die jeweiligen Kooperationsstellen, mit denen die Bundesoberbehörde zusammenarbeitet, sind entsprechend der Eigenschaften der Produkte festgelegt. Auch ist sowohl in § 29 Abs. 1 Satz 4 MPG als auch in § 67a AMG eine Datenbank beim DIMDI zur Erfassung von Risiken vorgesehen. Einige Formulierungsunterschiede im MPG und im AMG sind nicht relevant oder nicht sinnvoll. Außerdem befasst sich das MPG mit Risiken bei der Anwendung und führt beispielhaft weitere Risiken an, wobei letztere m. E. entfallen könnten. Darüber hinaus muss die Bundesoberbehörde nach dem MPG alle Vorfälle bewerten, während dies nach dem AMG dem pharmazeutischen Unternehmer überlassen wird. Zusätzlich gibt das MPG Beispiele an, wann die Bundesoberbehörde tätig werden muss, wogegen das AMG lediglich die Meldeverpflichtungen des Zulassungsinhabers in § 63b AMG zusammen mit § 4 Abs. 13 AMG definiert, was der Bundesoberbehörde zur Orientierung dienen kann. Kleine Unterschiede existieren im MPG und im AMG hinsichtlich der Beauftragung von Sachverständigen durch die Bundesoberbehörde, dem Datenschutz und der Information der Öffentlichkeit. Eine entsprechende Regelung zur Datenweitergabe wie in § 29 Abs. 2 MPG wäre m. E. auch im AMG sinnvoll, um den Datenschutz zu erhöhen.

Der Stufenplan nach § 63 AMG unterscheidet sich von der MPSV hinsichtlich seiner Rechtsform, seines Adressaten und seines Inhalts.

Sowohl nach § 17 MPG als auch nach § 31 AMG ist es möglich, dass die „Zulassung" jeweils nur fünf Jahre gültig ist und anschließend eine Verlängerung auf Antrag unter Vorlage entsprechend aktualisierter Unterlagen notwendig ist. Während das MPG eine Flexibilität hinsichtlich der Fristen auf Verlängerung und der Gültigkeit der Bescheinigungen selbst beinhaltet, bestehen nach dem AMG keine Spielräume für die Gültigkeitsdauer und nur in wenigen Ausnahmefällen sind Abweichungen bei der Antragsfrist möglich. Dafür ist eine Arzneimittelzulassung nach der ersten Verlängerung meist unbefristet gültig, und der pharmazeutische Unternehmer hat ein einklagbares Recht auf die Verlängerung, sofern er alle rechtlichen Vorgaben erfüllt hat. Außerdem erlischt eine Arzneimittelzulassung beim Nicht-Inverkehrbringen des Arzneimittels. Das im AMG genannte Abverkaufsrecht hat eine Entsprechung im MPG.

Von der Benannten Stelle ausgestellte Bescheinigungen können eingeschränkt, ausgesetzt und zurückgezogen werden, ebenso wie Arzneimittelzulassungen durch die Behörde zurückgenommen, widerrufen oder ihr Ruhen angeordnet werden können. Dabei handelt es sich jeweils um die gleichen Maßnahmen unter Zuhilfenahme einer anderen Terminologie aufgrund des unterschiedlichen Rechtsstatus der Benannten Stelle und der Zulassungsbehörde. Während § 30 AMG die einzelnen möglichen Gründe für das Außerkraftsetzen der Zulassung genau aufschlüsselt, beschreibt das MPG die Anwendung von § 18 MPG im Hinblick auf die Bescheinigung der Benannten Stelle nur allgemein. Damit erhält der pharmazeutische Unternehmer nach dem AMG Rechtssicherheit, wogegen das MPG nach der Neuen Konzeption für die Vielfalt an unterschiedlichen Medizinprodukten anwendbar ist. Trotzdem besteht für die Behörde ein größerer Handlungsspielraum, da die Benannte Stelle durch § 18 MPG zum Handeln verpflichtet ist. Die betroffene (juristische) Person erhält jeweils vor dem Vollzug durch die Behörde bzw. durch die Benannte Stelle die Möglichkeit zur Stellungnahme. Zusätzlich werden in § 18 MPG die Weitergabe der Informationen über eine Handlung nach § 18 Abs. 1 MPG innerhalb Deutschlands und Europas geregelt, während im Arzneimittelrecht Handlungen bezüglich der Zulassung öffentlich im Bundesanzeiger und eingeschränkt in der Datenbank „AMIS für die Bundesländer" bekannt gemacht werden. Nach dem AMG erfolgt über die nationale Veröffentlichung hinaus auch eine Information der europäischen Stellen nach § 69 Abs. 1a AMG. Zusätzlich enthält § 30 Abs. 4 AMG ein Verkehrs- und Importverbot bei entsprechend geänderter Zulassung.

Die Benannten Stellen sind ein Spezifikum des MPG, so dass es im AMG keine Entsprechung zum Erlöschen, zur Rücknahme, zum Widerruf und zum Ruhen der Akkreditierung bzw. zur Benennung und Überwachung einer Benannten Stelle gibt.

Für Sonderanfertigungen und Rezepturen gelten jeweils andere und teilweise einfachere Vorschriften nach § 12 MPG bzw. § 7 ApoBetrO. Auch für klinische Prüfmuster gibt es besondere Vorschriften. Dabei haben diese sowohl nach § 12 MPG als auch nach § 47 AMG vergleichbare Empfänger. Es müssen inhaltlich ähnliche Produktdossiers für sie erstellt werden. Lediglich die Sicherstellung der Übereinstimmung des Produktes mit der Dokumentation wird auf unterschiedliche Weise vorgeschrieben (Audit versus Freigabe). Für „normale" Produkte und In-vitro-Diagnostika in einer klinischen Prüfung ist nach § 12 Abs. 2-3 MPG und § 20 Abs. 4 AMWHV jeweils eine Aufbewahrungsdauer der Dokumentation von mindestens fünf Jahren nach der klinischen Studie vorgesehen. Längere Aufbewahrungsfristen gelten für Arzneimittel aus Blut- oder Gewebebestandteilen und für aktiv implantierbare Medizinprodukte. Darüber hinaus enthält das MPG Angaben zum Ausstellen und Vorführen von noch nicht CE-gekennzeichneten Produkten, was als Wettbewerbsvorteil gegenüber Arzneimitteln zu sehen ist und in dem geringeren Missbrauchspotenzial der meisten Medizinprodukte begründet ist. Während es im AMG keine Entsprechung zu Medizinprodukten zur Eigenanwendung gibt, enthält das MPG keine Verpflichtung für Rückstellmuster, wobei Rückstellmuster von Medizinprodukten ggf. in angemessenem Umfang als durchaus sinnvoll erscheinen.

Es existieren sowohl für Medizinprodukte als auch für Arzneimittel Verordnungen bzw. Normen, welche den Vertriebsweg und die Verschreibungspflicht regeln. Die verschreibungspflichtigen Produkte sind jeweils in einer Positivliste festgelegt, während die Regelungen zur Apothekenpflicht in MPVertrV den entgegengesetzten Ansatz von §§ 43-45 AMG verfolgen. Aufgrund der mit Medizinprodukten verbundenen geringeren Gefahr bedürfen die MPVertrV und die MPVerschrV einer Überarbeitung. Darüber hinaus gibt es nach § 11 MPG eine unbefristete (staatliche) Zulassung in Ausnahmefällen, um Patienten schnellstmöglich zu helfen. Dieses Vorgehen kann mit dem „compassionate use" nach § 21 Abs. 2 Nr. 6 AMG verglichen werden, da es sich jeweils um ein noch nicht „zugelassenes" Produkt handelt und vergleichbare Unterlagen vorgelegt werden müssen. Nach § 11 MPG ist jedoch der Hersteller mit eher finanziellen Interessen der Initiator, wogegen im Arzneimittelrecht die Behörde einen „compassionate use" initiieren kann. Dabei eröffnet sich ein möglicher verwaltungsrechtlicher Rechtsweg für den Medizinproduktehersteller aufgrund der (staatlichen) Zulassung. Das staatlich zugelassene Medizinprodukt darf keine CE-Kennzeichnung tragen, dies steht im Unterschied zu zugelassenen Arzneimitteln, bei denen die Zulassung mit Auflagen versehen ist. Zusätzlich müssen allen Medizinprodukten die wichtigen Informationen in der Sprache des Anwenders oder in Form von Symbolen beigefügt werden, wogegen § 10 und § 11 AMG ausschließlich die deutsche Sprache für die Kennzeichnung und die Packungsbeilage fordern. Dabei wären m. E. auch bei Arzneimitteln eindeutige Piktogramme wünschenswert, die mit den Vorteilen der Fehlervermeidung und der internationalen Verständlichkeit verbunden sind. Aufgrund der inzwischen festgestellten geringeren Sicherheit, der Langwierigkeit des Ausnahmefalls der staatlichen „Sonderzulassung" nach § 11 MPG bei fast den gleichen Anforderungen und einer auf Deutschland begrenzten Verkehrsfähigkeit erscheint das Verfahren als nicht sehr vorteilhaft. Deshalb schlage ich ein Verfahren vor, das, ähnlich wie bei der Zulassung, mit Auflagen (vgl. § 28 AMG) verbunden ist. Dieses Verfahren hätte m. E. finanzielle, zeitliche und vermarktungsfähige Vorteile für den Hersteller und würde eine schnellere Verfügbarkeit des Produkts bei der Verwendung der gewohnten CE-Kennzeichnung für den Anwender ergeben. Als Nachteile werden der Wegfall der staatlichen Kontrolle und der größere, europaweite Einsatz gesehen, der zum vermehrten Auftreten von unerwünschten Wirkungen führen kann.

Sowohl für das MPG als auch für das AMG gibt es aufgrund europäischer Vorgaben Ausführungserläuterungen. Dadurch wird die weltweite Akzeptanz der Produkte gefördert, wozu auch weitere Dokumente beitragen, die bei der Erstellung der „Zulassungsdokumentation" berücksichtigt werden müssen. Die Anforderungen an die Produkte, die den neuesten Stand der Technik widerspiegeln, werden in flexiblere Dokumente ausgelagert. Damit wird die Aktualität der Gesetze garantiert, trotzdem wird die Produktsicherheit nicht eingeschränkt und der Fortschritt gefördert. Der Unterschied zwischen den Arzneimittelprüfrichtlinien/Gemeinsamen Technischen Spezifikationen und den harmonisierten Normen liegt in ihrer Entstehung (Staat versus privatrechtliche Organisationen). Doch besitzt der Staat auch bei harmonisierten Normen eine Kontrollfunktion durch die Möglichkeit, die Veröffentlichung im Bundesanzeiger zu verhindern. Außerdem werden bei deren Erarbeitung wie bei den Gemeinsamen Technischen Spezifikationen und den Arzneimittelprüfrichtlinien Sachverständige hinzugezogen. Somit wird der Sicherheitsstandard sowohl bei den Medizinprodukten als auch bei den Arzneimitteln staatlich festgelegt. Die Anwendung der harmonisierten Normen bleibt jedoch freiwillig, wogegen die Arzneimittelprüfrichtlinien und die Gemeinsamen Technischen Spezifikationen für den Hersteller bzw. den pharmazeutischen Unternehmer in ihrer Anwendung verbindlich sind. Damit stellt die Umsetzung der Gemeinsamen Technischen Spezifikationen fast schon eine staatliche Zulassung dar, da sie viele Merkmale der früheren Zulassung von In-vitro-Diagnostika enthält. Während die „Konformitätsvermutung" der Normen widerlegbar ist, gelten die Arzneimittelprüfrichtlinien als "antizipierte Sachverständigengutachten", so dass die Beweiskraft der Arzneimittelprüfrichtlinien mit der Konformitätsvermutung der harmonisierten Normen vergleichbar ist. Abweichungen in den Vorgaben für Medizinprodukte und Arzneimittel sollten m. E. vor allem in den sich überschneidenden Produktebereichen angeglichen werden, damit eine einheitliche Produktqualität unabhängig von der rechtlichen Einordnung für den Patienten garantiert ist.

Die „Zulassungsunterlagen" werden für Medizinprodukte in den Grundlegenden Anforderungen und für Arzneimittel in § 22 AMG (und § 24 AMG) beschrieben und sollen die Bewertung des Produkts hinsichtlich der Qualität, Wirksamkeit und Unbedenklichkeit ermöglichen. Zur Beschleunigung werden die wichtigsten Daten für Arzneimittel in Sachverständigengutachten zusammengefasst und bewertet. Dabei folgt das Zulassungdossier für Arzneimittel der CTD-Struktur, die für Medizinprodukte nicht existiert, welche aber vor allem zur Anwendung bei Kombinationsprodukten wünschenswert wäre. Das Maß der Detailregelung unterscheidet sich im MPG und AMG deutlich, da das AMG alle Unterlagen auflistet, während das MPG lediglich auf die (allgemeineren) Richtlinienanhänge verweist. Damit entsteht für den pharmazeutischen Unternehmer Rechtssicherheit. Der Medizinproduktehersteller besitzt nicht nur hinsichtlich der Auswahl des Konformitätsbewertungsverfahrens, sondern auch bei der Dokumentation einen größeren Spielraum, der zu mehr Verantwortung des Herstellers führt. Dieser Unterschied ist durch die Art der Prüfung zu erklären, die bei Medizinprodukten neben der Dokumentation auch ein Baumuster oder das Qualitätssicherungssystem beinhalten kann, wohingegen die Arzneimittelprüfung eine Unterlagenprüfung darstellt. Deshalb ist eine detailreiche Vorgabe über die einzureichenden Unterlagen bei den Arzneimitteln notwendig.

Anhand der Kennzeichnung und der Packungsbeilage eines nicht gentechnisch hergestellten Medizinprodukts/Arzneimittels werden die unterschiedlichen Anforderungen vom MPG und vom AMG dargestellt. Dabei ergibt sich, dass in den Gebrauchsanweisungen von Medizinprodukten mehr Angaben als bei den Arzneimitteln vorgeschrieben sind und bei der Kennzeichnung für Medizinprodukte und Arzneimittel zahlenmäßig jeweils gleich viele Punkte gefordert werden. Die vorhandenen Unterschiede sind produktspezifisch. Somit sind die Anforderungen an die „Zulassungsunterlagen" von Medizinprodukten und Arzneimitteln inhaltlich vergleichbar. Kleinere Unterschiede bei dem Beispiel der Packungsbeilage/Kennzeichnung bestehen in deren Erforderlichkeit, den zusätzlichen Angaben für Blinde und Sehbehinderte, der Gliederung der Anforderungen sowie der Forderung nach einer Beschreibung des Pharmakovigilanzsystems, einer Herstellungs- oder Einfuhrerlaubnis und eines Benutzertests der Gebrauchsinformation. Aus den genannten Unterschieden in Bezug auf die Packungsbeilage/Kennzeichnung ergeben sich vor allem finanzielle Vorteile für den Medizinproduktehersteller.

Um der Vielfalt an unterschiedlichen Medizinprodukten gerecht zu werden, werden diese nach § 13 MPG in verschiedene (Gefahren-) Klassen eingeteilt. Diese Einteilung hat keine direkte Entsprechung im AMG, doch lassen sich die verschiedenen Zulassungsarten ebenfalls nach den Anforderungen im Zulassungsverfahren und nach den Risiken der Arzneimittel abgestuft darstellen. Die

Entscheidung über das jeweilige Zulassungsverfahren ist bei Arzneimitteln flexibler als die eindeutige Zuordnung der Medizinprodukte in die entsprechenden Klassen. Die zugeordnete Klasse ist für die Auswahl der möglichen Konformitätsbewertungsverfahren der Medizinprodukte entscheidend, wogegen die unterschiedlichen Zulassungsverfahren bei Arzneimitteln vor allem der Kosteneinsparung dienen bzw. auf einer anderen medizinischen Schule beruhen. Während sich die Klassenzuteilung nach dem MPG aus der Zweckbestimmung ableitet, bewirkt das jeweilige Zulassungsverfahren nach dem AMG eine daraus abgeleitete Zweckbestimmung. Eine ähnliche Zulassungsform wie die Standardzulassungen nach § 36 AMG gibt es für Medizinprodukte noch nicht, sie wäre m. E. auch für Medizinprodukte eine mögliche und sinnvolle Option, um kostengünstig qualitativ hochwertige Produkte vom Fachpersonal in den Verkehr bringen zu lassen. So wie bei der Arzneimittelzulassung die Behörde hinsichtlich des Verfahrens im Vorfeld mit eingebunden werden kann, wird durch die mögliche staatliche Einflussnahme auf die Klassifizierung der Weg der vollständig privatrechtlichen Entscheidung bei den Medizinprodukten verlassen. Eine Datenbank beim DIMDI soll die staatlichen Entscheidungen zu Klassifizierungen bei Medizinprodukten für einen einheitlichen Vollzug enthalten. Die AMIS-Datenbank enthält für Arzneimittel Angaben zu den Zulassungsverfahren und könnte m. E. zusätzlich die Rechtssprechung bzw. Empfehlungen der Behörde im öffentlichen oder nicht öffentlichen Teil aufnehmen. Für die notwendige Transparenz und weitere Auswertungen wäre jedoch ein öffentlicher Zugang zu behördlichen Entscheidungen wünschenswert. Deshalb ist m. E. auch für Medizinprodukte eine Datenbank mit einem öffentlichen und einem nicht öffentlichen Teil sinnvoll.

Im AMG gibt es keine Entsprechung zur CE-Kennzeichnung, doch muss die Zulassungsnummer ebenfalls bei jedem Inverkehrbringen auf allen Arzneimitteln wie die CE-Kennzeichnung auf allen Medizinprodukten (beide Male von den Ausnahmen abgesehen) vorhanden sein. Dabei darf die entsprechende Kennzeichnung erst nach Abschluss des „Zulassungsverfahrens" angebracht werden, wobei sie bei den Medizinprodukten bereits zuvor bekannt ist, was als Vorteil bei der Planung zu sehen ist. Die CE-Kennzeichnung muss dagegen sowohl auf dem Medizinprodukt selbst als auch auf seiner Gebrauchsinformation und ggf. auf der Verpackung angegeben werden, wogegen die Zulassungsnummer in der Kennzeichnung nach § 10 AMG und in der Fachinformation nach § 11a AMG enthalten sein muss. Beide Gesetze fordern, dass die Kennzeichnung gut lesbar und dauerhaft angebracht ist. Darüber hinaus legt § 9 MPG fest, dass die CE-Kennzeichnung sichtbar und gut lesbar sein muss. § 10 AMG betont zusätzlich, dass die Kennzeichnung in deutscher Sprache erfolgen muss, was auf die Symbolik der CE-Kennzeichnung nicht anzuwenden ist, da es ein europäisches Zeichen darstellt. Die CE-Kennzeichnung ist ein Verwaltungszeichen und dient der Überwachung der Verkehrsfähigkeit im EWR, wogegen die Kennzeichnung von Arzneimitteln u. a. für den Patienten wichtige Informationen enthält. Die Zulassungsnummer ist dagegen nur das sichtbare Ergebnis der Zulassung in Form einer Nummer. Unter der Verwendung bestimmter Systematiken stellt die Zulassungsnummer für jedes Arzneimittel eine individuelle Zahlenfolge dar und ermöglicht so die genaue Identifizierung von Arzneimitteln. Deshalb unterscheiden sich die CE-Kennzeichnung und die Zulassungsnummer inhaltlich.

§ 10 MPG regelt Kombinationen aus Medizinprodukten und berücksichtigt dabei im Gegensatz zu den Arzneimittelkombinationen gegenseitige Wechselwirkungen, die CE-Kennzeichnung und die bereits „zugelassene" Zweckbestimmung. Nach dem AMG besteht die Möglichkeit nicht, bereits zugelassene oder noch nicht zugelassene Arzneimittel ohne weiteres in einem neuen Arzneimittel zu kombinieren, denn das neu entstandene Arzneimittel bedarf immer einer neuen Zulassung mit einer entsprechenden Kombinationsbegründung. Auch die Möglichkeit einer Sterilisation des Produktes nach § 10 Abs. 3 MPG vor dessen Anwendung besteht nach dem AMG nicht. Die Kombination von verschiedenen Arzneistoffen ist hingegen auch mit Einzelpackungen, bei nicht gemeinsam zugelassenen Arzneimitteln möglich, auch wenn dies finanzielle, sicherheitsrelevante und anwenderproblematische Nachteile mit sich bringt. Insgesamt ergibt sich für Kombinationen aus Medizinprodukten ein wirtschaftlicher und alltagsrelevanter Vorteil. Doch können die Kombinationsmöglichkeiten des MPG nicht ohne weiteres auf z. B. individuell verblisterte Arzneimittelkombinationen übertragen werden. Das bislang bestehende Regelungsdefizit von individuellen Patientenblistern wird voraussichtlich in der anstehenden 15. AMG-Novelle dahingehend gelöst, dass sie von der Zulassungspflicht ausgenommen werden.

Generell müssen Medizinprodukte wie auch Arzneimittel ein „Zulassungsverfahren" durchlaufen, bevor sie in den Verkehr gebracht werden dürfen. Ausnahmen davon betreffen Sonderanfertigungen/Rezepturen, klinische Prüfmuster bzw. Medizinprodukte zur Leistungsbewertung, homöopathische Arzneimittel, Defekturarzneimittel, Standardzulassungen, spezielle Rezepturen sowie Medizinprodukte aus Eigenanfertigungen und Produkte nach § 11 MPG bzw. § 21 Abs. 2 Nr. 6 AMG. Die europäischen Vorgaben wurden für beide Rechtsbereiche in nationale Regelwerke überführt (MPV, AMG-Einreichungsverordnung und Arzneimittelrichtlinien). Während das Medizinprodukterecht auch Überschneidungen mit anderen Rechtsbereichen berücksichtigt, die ebenfalls zu einer CE-Kennzeichnung führen, besteht dieses Problem im AMG nicht. Das MPG sieht auch die Möglichkeit vor, Zwischenprodukte mit einer CE-Kennzeichnung zu versehen, was nach dem AMG nicht möglich ist. Die beispielhaft gegenübergestellten Anforderungen der Richtlinie 93/42/EWG und der Richtlinie 2001/83/EG und die bildhaft dargestellten „Zulassungsunterlagen" nach der Richtlinie 93/42/EWG bzw. nach dem CTD zeigen die inhaltliche Übereinstimmung der „Zulassungsunterlagen" für Medizinprodukte und Arzneimittel. Dies wird durch einen Verweis von § 2 MPV auf die Arzneimittelrichtlinie 75/318/EWG (jetzt: Richtlinie 2001/83/EG) bestätigt. Es bestehen lediglich Unterschiede bei den Begrifflichkeiten und im Aufbau der „Zulassungsdokumentation". Die rechtlich vorgeschriebene CTD-Struktur für Arzneimittel steht im Gegensatz zur technischen Dokumentation der Medizinprodukte. Die Anteile zur Wirksamkeit, Unbedenklichkeit und den administrativen Angaben sind in der Dokumentation für Medizinprodukte und Arzneimittel etwa gleich groß, lediglich die Angaben zur Qualität sind bei den Medizinprodukten umfangreicher. Aufgrund der großen Ähnlichkeit der Dokumentationen und basierend auf den Vorteilen des CTD besteht mein Vorschlag darin, die CTD-Struktur auch für Medizinprodukte einzuführen. Eine einheitliche Dokumentation wäre ein Grundstein für ein einheitliches Zulassungsverfahren, denn dies unterscheidet sich für Medizinprodukte und Arzneimittel nur im Verfahren, nicht im Inhalt der „Zulassung". Weitere Unterschiede im „Zulassungsverfahren" bei Medizinprodukten und Arzneimitteln betreffen die „Zulassungsstelle", die Art der Zulassung, die Anfechtbarkeit der Entscheidung sowie die daraus folgende Verkehrsfähigkeit im EWR. Dabei hat der Medizinproduktehersteller die größeren Auswahlmöglichkeiten bei der Art des Konformitätsbewertungsverfahrens (aber immer mit der uneingeschränkten Verkehrsfähigkeit im EWR zur Folge), wogegen für den pharmazeutischen Unternehmer eher Wahlmöglichkeiten in Bezug auf die Größe des Marktes bestehen. Der Grund für die verschiedenartigen „Zulassungsverfahren" nach dem MPG und dem AMG liegt in den unterschiedlichen Vorgaben der Neuen Konzeption des europäischen Medizinprodukterechts und der Alten Konzeption des europäischen Arzneimittelrechts. Auch der Wunsch, einen Zulassungsstau zu vermeiden, hat zur Neuausrichtung des Medizinprodukterechts geführt. Somit spiegelt das kürzere Konformitätsbewertungsverfahren für Medizinprodukte deren kürzeren Entwicklungszyklus wider.

Zum Abschluss des Vergleichs vom MPG und AMG zeigt eine tabellarische Übersicht folgende Ergebnisse: 21,4 % von MPG und AMG sind vergleichbar (SD 7,5 %, RSD 35,0 %), 42,0 % von MPG und AMG sind teilweise vergleichbar (SD 9,1 %, RSD 21,5 %) und 36,6 % von MPG und AMG sind unterschiedlich (SD 1,6 %, RSD 4,4 %). Damit wird deutlich, dass theoretisch noch weiteres Angleichungspotenzial vorhanden ist. Darüber hinaus enthält das AMG zusätzliche Vorgaben zur Herstellung, Abgabe, Einfuhr und Ausfuhr von Arzneimitteln sowie Sondervorschriften für Arzneimittel, die bei Tieren angewendet werden.

Aufgrund der Vielzahl an historischen Vorfällen sollte abschließend geklärt werden, ob die staatliche oder die privatrechtliche „Zulassung" zu sichereren Produkten führt. Da jedoch kein Gesetz in der Lage ist, eine hundertprozentige Sicherheit zu gewährleisten, wird verglichen, wie die Sicherheitsaspekte durch das MPG und das AMG erfüllt werden. Dazu wird die Arbeit durch die Benannte Stelle bzw. die Behörde betrachtet, in der jeweils Fehler auftreten können. Letztendlich unterscheiden sich die „Zulassungsstellen" in den verschiedenen Zielen, die sie verfolgen. Daneben wird die Produktsicherheit durch weitere Personen (v. a. den Medizinproduktehersteller bzw. den pharmazeutischen Unternehmern) und durch die Geschwindigkeit, mit der Maßnahmen ergriffen werden können, beeinflusst. Schließlich sprechen Vor- und Nachteile sowohl für die staatliche Arzneimittelzulassung als auch für das privatrechtliche Konformitätsbewertungsverfahren.

Die neueren Entwicklungen zeigen ein Angleichen der Verfahren nach dem MPG und dem AMG. Das bedeutet ein Aufweichen der staatlichen Kontrollen bei Arzneimitteln und die Verstärkung der zentralen, staatlichen Kontrollen bei Medizinprodukten. Dies wird mit dem Schließen von Sicherheitslücken und dem Erhalt des bisherigen Sicherheitsniveaus begründet. Dabei beobachtet man, dass sich das MPG stärker auf das AMG zubewegt als umgekehrt. Eine vollständige Annäherung von MPG und AMG wird es m. E. aufgrund der Produktunterschiede nicht geben, doch besteht gemäß meinen Berechnungen noch Potenzial zu weiteren Angleichungen. Dabei wäre m. E. eher eine Zulassung von Arzneimitteln nach dem MPG möglich als anders herum. Über die produktspezifischen Eigenschaften hinaus muss die ständige Zunahme an neuen Arzneistoffen, der weltweite Verkehr und der Wunsch nach Gewinnmaximierung berücksichtigt werden. Die geplanten Änderungen im Gesetz zur Änderung medizinprodukterechtlicher Vorschriften dienen hauptsächlich der Umsetzung von europäischen Vorgaben und enthalten einige Klarstellungen, einige Vorgaben für die Benannten Stellen und betreffen hauptsächlich den Bereich der klinischen Prüfung. Weitere als notwendig erachtete Punkte sind jedoch z. Z. nicht geplant und andere Punkte werden derzeit noch diskutiert.

Letztendlich müssen das MPG und das AMG ständig weiterentwickelt werden, um für alle Beteiligten einen optimalen Schutz gewährleisten zu können. Dabei sollte aus den Erfahrungen anderer Gesetzesbereiche gelernt werden, so dass möglichst nur bewährte Regelungen (ggf. auch aus anderen

Ländern) in die beiden für unsere Gesundheit und unser Wohlbefinden entscheidenden Gesetze mit einfließen. Die gesetzlichen Grundlagen dazu muss der Staat schaffen. Ob die Durchführung staatlichen oder privatrechtlichen Organisationen übertragen wird, spielt dabei m. E. eine untergeordnete Rolle, wichtiger ist vielmehr die Sachkompetenz und Unabhängigkeit der Gutachter und Sachverständigen sowie eine möglichst fehlerfreie und zeitnahe Bewertung von Produkten und von Risiken. Die genannten Anforderungen können m. E. ebenso gut Benannten Stellen übertragen werden, sofern der Staat die Oberaufsicht behält. Damit wäre der Bereich der Medizinprodukte und der Arzneimittel in Zukunft auf eine solide und sichere Basis gestellt, was sich auch im MPG und im AMG wiederfinden muss.

7. Abbildungsverzeichnis

Abb. 1:	Anteile an neuen verkehrsfähigen Arzneimitteln und Medizinprodukten, die in Deutschland gemeldet wurden (Stand 06.06.2008)	1
Abb. 2:	Schematische Darstellung des MRP und DCP ohne Einschaltung der Koordinierungsgruppe	29
Abb. 3:	Schematische Darstellung des Assessment Step II im DCP	29
Abb. 4:	Schematische Darstellung des MRP und DCP mit Einschaltung der Koordinierungsgruppe	30
Abb. 5:	Anzahl (absolut und in Prozent) der klinischen Prüfungen in Deutschland von Arzneimitteln, Medizinprodukten und In-vitro-Diagnostika im Jahr 2007	81
Abb. 6:	Anforderungen an die Zulassungsunterlagen nach MPG (links) und AMG (rechts)	125
Abb. 7:	Schematische Darstellung der Zertifizierungsmöglichkeiten	135
Abb. 8:	Schematische Darstellung der Zulassungsmöglichkeiten	136
Abb. 9:	Grundlegende Anforderungen nach der Richtlinie 93/42/EWG (links, Medizinprodukt) bzw. Zulassungsdokumentation nach CTD (rechts, Arzneimittel)	148
Abb. 10:	a) Inhaltliche Gegenüberstellung	156
Abb. 11:	b) Paragraphenweise Gegenüberstellung	157
Abb. 12:	c) Mittelwert aus der Auswertung nach a) und b)	157
Abb. 13:	Schematische Übersicht in Bezug auf die Möglichkeiten nach MPV und 93/42/EWG für die einzelnen Klassen	253
Abb. 14:	Erste Seite der Technischen Dokumentation	254
Abb. 15:	Zweite Seite der Technischen Dokumentation	255
Abb. 16:	Dritte Seite der Technischen Dokumentation	256
Abb. 17:	Vierte Seite der Technischen Dokumentation	257

8. Tabellenverzeichnis

Tab. 1:	Wichtige EG-Richtlinien für das MPG im Überblick	5
Tab. 2:	Kombinationsmöglichkeiten für Medizinprodukte gemäß MPV	15-18
Tab. 3:	Schematische Darstellung der Aufgaben von Hersteller und Benannter Stelle bei dem Konformitätsbewertungsverfahren	21
Tab. 4:	Zulassungsdauer im Verfahren der gegenseitigen Anerkennung	28
Tab. 5:	Zulassungsdauer im zentralen Verfahren	31
Tab. 6:	Zustimmungsfristen der Ethikkommission und der Behörde	56
Tab. 7:	Phasen klinischer Arzneimittelstudien	74
Tab. 8:	PSUR-Intervalle	89
Tab. 9:	Meldeverpflichtungen des Medizinprodukteberaters und des Pharmaberaters	90
Tab. 10:	Allgemeine Anforderungen an den Medizinprodukteberater und den Pharmaberater	91
Tab. 11:	Nachweis der Sachkenntnis des Medizinprodukteberaters bzw. des Pharmaberaters	92
Tab. 12:	Gegenüberstellung der Kooperationsstellen nach § 29 MPG und § 62 AMG	104
Tab. 13:	Dossier für die klinische Prüfung	118
Tab. 14:	Gegenüberstellung Kennzeichnung	131
Tab. 15:	Gegenüberstellung Gebrauchsanweisung/Packungsbeilage	132
Tab. 16:	"Zulassungsunterlagen" für Medizinprodukte und Arzneimittel	147
Tab. 17:	Vergleichende Gegenüberstellung MPG und AMG	154-155

9. Literaturverzeichnis

[1] "Ein Plädoyer für innovative Medizinprodukte". <u>MT Dialog</u>. 2000; *9*: 19-22. S. 20.
[2] Anhalt, E. und Dieners, P. (Hrsg.): "Handbuch des Medizinprodukterechts. Grundlagen und Praxis". München: Verlag C.H. Beck; 2003. ISBN 3 406 487629. S. 36-37.
[3] Gall, A.B. und Schweim, H.G.: "Zur Abgrenzung von Arzneimitteln und Medizinprodukten am Beispiel von Abführmittel-Produkten". <u>Die Pharmazeutische Industrie</u>. 2007; *5*: 518-525.
[4] Kage, U.: "Das Medizinproduktegesetz". Staatliche Risikosteuerung unter dem Einfluß europäischer Harmonisierung. Berlin: Springer Verlag; 2005. ISBN 3-540-21932-3. S. 17-19.
[5] Brandenburg, S. und Erhard, H.: "Medizinprodukterecht. Medizinproduktegesetz mit umfassender Einleitung und Auszügen aus benachbarten Rechtsvorschriften". Heidelberg: R. v. Decker´s Verlag; 1997. ISBN 3-7685-4396-X. S. 3-11.
[6] Deutsch, E., Lippert, H.-D. und Ratzel, R.: "Medizinproduktegesetz (MPG)". Köln: Carl Heymanns Verlag KG; 2002. ISBN 3-452-25264-7. S. 39.
[7] Schorn, G.H.: "Medizinproduktegesetz, Gesetzestext mit amtlicher Begründung und einer Einführung". Stuttgart: Wissenschaftliche Verlagsgesellschaft mbH Stuttgart; 1994. ISBN 3-8047-1372-6. S. 12.
[8] Deutscher Bundesrat, <u>Drucksache 928/93.</u> "Gesetzentwurf der Bundesregierung: Entwurf eines Gesetzes über den Verkehr mit Medizinprodukten (Medizinproduktegesetz - MPG)" vom 24.12.1993.
[9] Hoxhaj, J.: "Das neue Medizinprodukterecht und Arzt- bzw. Krankenhaushaftung, Zweiter Teil: Das MPG - seine Auswirkungen für Betreiber und Anwender von Medizinprodukten". <u>Recht und Politik im Gesundheitswesen</u>. 2001; *2*: 35-45.
[10] Schorn, G.H.: "Medizinprodukte-Recht". Kommentar. Kapitel B. 24. Aktualisierungslieferung. Band 1. Stuttgart: Wissenschaftliche Verlagsgesellschaft mbH; 2009. Stand: Januar 2009. ISBN 978-3-8047-2556-0. B 1.
[11] Deutsch, E. und Spickhoff, A.: "Medizinrecht. Arztrecht, Arzneimittelrecht, Medizinprodukterecht und Transfusionsrecht". 5. Aufl. Berlin: Springer-Verlag; 2003. ISBN 3-540-00048-8. S. 749.
[12] Rehmann, W.A. und Wagner, S.: "MPG Medizinproduktegesetz Kommentar". München: Verlag C. H. Beck; 2005. ISBN 3 406 52150 9. Einführung S. 2-37.
[13] § 5 "Medizinproduktegesetz" vom 14.01.1985. BGBl. I Nr. 2 S. 93 vom 19.01.1985 in der Fassung vom 14.09.1994. Abgedruckt in: Brandenburg, S. und Erhard, H.: "Medizinprodukterecht. Medizinproduktegesetz mit umfassender Einleitung und Auszügen aus benachbarten Rechtsvorschriften". Heidelberg: R. v. Decker´s Verlag; 1997. ISBN 3-7685-4396-X. S. 171. Anhang V/3.
[14] Böckmann, R.-D.: "Riskante Interpretation von SUV-Bescheinigungen". <u>Medizintechnik</u>. 1992; *4*: 128-129. S. 128; Kindler, M.: "Medizingeräteverordnung (MedGV) und Medizinproduktegesetz (MPG), Sicherheit in der Medizintechnik". <u>Minimal Invasive Medizin</u>. 1994; *2*: 85-88. S. 86; Ritscher, H.: "Das neue Medizinproduktegesetz,

Mannigfaltige Pflichten auch für den ärztlichen Anwender von aktiven Implantaten, z. B. implantierbaren Herzschrittmachern". Herzschrittmachertherapie und Elektrophysiologie. 2004; *1*: 82-87. S. 83; Soltau, U.: "EG-Richtlinien für Medizinprodukte und Qualitätssicherung im Gesundheitswesen aus der Sicht der Krankenhaushygiene". Epidemiologie, Mikrobiologie, Immunolgie. 1994; *2*: 79-83. S. 80.

[15] Schultz, H.-A.: "Die Notwendigkeit für ein eigenständiges Medicalproduktengesetz in Deutschland". Hygiene und Medizin. 1987; *12*: 252-253.

[16] Kage, U.: "Das Medizinproduktegesetz". Staatliche Risikosteuerung unter dem Einfluß europäischer Harmonisierung. Berlin: Springer Verlag; 2005. ISBN 3-540-21932-3. S. 18.

[17] Anhalt, E. und Dieners, P. (Hrsg.): "Handbuch des Medizinprodukterechts. Grundlagen und Praxis". München: Verlag C.H. Beck; 2003. ISBN 3 406 487629. S. 37.

[18] Hill, R. und Schmitt, J.M.: "WiKo Medizinprodukterecht, Kommentar". Einleitung. Köln: Verlag Dr. Otto Schmidt KG; 2008. Stand: Juli 2008. ISBN 3-504-04002-5. S. 2-3 Rz. 3; Vedder, L.: "Arzneimittel, Heil- und Hilfsmittel, Medicalproducte". MT Dialog. 1988; *7*: 50-55. S. 52.

[19] Schorn, G.H.: "Aktive implantierbare Medizinprodukte". Stuttgart: Wissenschaftliche Verlagsgesellschaft mbH; 1993. ISBN 3-8047-1259-2. S. 7.

[20] "Medizinproduktegesetz" vom 02.08.1994. BGBl. I Nr. 52 S. 1963 vom 09.08.1994 in der Fassung vom 09.08.1994.

[21] Brandenburg, S., Kollecker, S. und Rütenik, C.: "Medizinprodukterecht". 2. Aufl. Medizinproduktegesetz mit umfassender Einleitung und Auszügen aus benachbarten Rechtsvorschriften. Heidelberg: Economica Verlag; 2003. ISBN 3-87081-239-7. S. 1.

[22] Meyer-Lüerßen, D. und Will, H.-G.: "Das Medizinproduktegesetz und seine Auswirkungen. Kommentierung, Gesetzestext und Anschriften der benannten Prüfstellen". Frankfurt/Main: pmi Verlagsgruppe GmbH; 1995. ISBN 3-89119-331-9. S. 1.

[23] Kage, U.: "Das Medizinproduktegesetz". Staatliche Risikosteuerung unter dem Einfluß europäischer Harmonisierung. Berlin: Springer Verlag; 2005. ISBN 3-540-21932-3. S. 153-157.

[24] "Erstes Gesetz zur Änderung des Medizinproduktegesetzes" vom 06.08.1998. BGBl. I Nr. 49 S. 2005 vom 11.08.1998 in der Fassung vom 11.08.1998.

[25] Obermayer, A.: "Medizinproduktegesetz- und betreiberverordnung. Auswirkungen auf den Rettungsdienst". Notfall Medizin. 1999; *5*: 248-251; Obermayer, A.: "Schlaf Medizintechnik, schlaf. Ein Hinweis auf das Ende der Übergangsfrist (Abverkaufsfrist) für Medizinprodukte". Medizintechnik. 2001; *5*: 167-170.

[26] Böckmann, R.-D.: "Erstes Änderungsgesetz des Medizinproduktegesetzes". Medizintechnik. 1999; *1*: 16-20; Deutscher Bundesrat, Drucksache 247/98. "Gesetzentwurf der Bundesregierung: Entwurf eines Ersten Gesetzes zur Änderung des Medizinproduktegesetzes (1. MPG-ÄndG)" vom 27.03.1998. A Zielsetzung; Deutscher Bundestag, Drucksache 13/10422. "Gesetzentwurf der Bundesregierung: Entwurf eines Ersten Gesetzes zur Änderung des Medizinproduktegesetzes (1. MPG-ÄndG)" vom 20.04.1998. A Zielsetzung.

[27] "Zweites Gesetz zur Änderung des Medizinproduktegesetzes" vom 13.12.2001. BGBl. I Nr. 68 S. 3586 vom 18.12.2001. Artikel 3 in der Fassung vom 18.12.2001.

[28] Gassner, U.M.: "Das zweite Gesetz zur Änderung des Medizinproduktegesetzes". Neue Juristische Wochenschrift. 2002; *12*: 863-866.

[29] Hill, R. und Schmitt, J.M.: "WiKo Medizinprodukterecht, Kommentar". Kapitel II 1. Köln: Verlag Dr. Otto Schmidt KG; 2008. Stand: Juli 2008. ISBN 3-504-04002-5. § 1 MPG S. 7 Rz. 12.

[30] Deutscher Bundesrat, Drucksache 309/01. "Gesetzentwurf der Bundesregierung: Entwurf eines Zweiten Gesetzes zur Änderung des Medizinproduktegesetzes (2. MPG-ÄndG)" vom 20.04.2001. S. 56.

[31] DAZ (Hrsg.): "Vom Bundesrat verabschiedet". Deutsche Apotheker Zeitung. 2001; *49*: http://www.deutscher-apotheker-verlag.de (01.10.2006).

[32] Will, H.G.: "Änderung des Medizinproduktegesetzes/ 2. MPG-ÄndG. Bundeskabinett billigt Entwurf des Zweiten Änderungsgesetzes". Medizinprodukte Journal. 2001; *2*: 53-57.

[33] Pilz, T.: "Entwurf des 2. MPG-Änderungsgesetzes (I). Haltung der Kliniken zu MPG-Änderungen". Medizinprodukte Journal. 1999; *4*: 95-97. S. 96.

[34] Schorn, G.H.: "Umsetzung von EG-Recht. Änderung des Medizinprodukterechtes". Medizinprodukte Journal. 1999; *3*: 60-63.

[35] Deutscher Bundestag, Drucksache 14/7331. "Beschlussempfehlung und Bericht des Ausschusses für Gesundheit (14 Ausschuss): zu dem Gesetzentwurf der Bundesregierung - Drucksache 14/6281 - Entwurf eines Zweiten Gesetzes zur Änderung des Medizinproduktegesetzes (2. MPG-ÄndG)" vom 07.11.2001. S. 1.

[36] Kirchberg, D.: "Das Medizinproduktegesetz: Was Pflegende wissen müssen. Bestimmungen - Beispiele - Konsequenzen". Hannover: Schlütersche GmbH & Co. KG; 2003. ISBN 3-87706-878-2. S. 20-21.

[37] Reischl, W.: "Zweites Gesetz zur Änderung des Medizinproduktegesetzes. Kurzdarstellung einiger zentraler Regelungen". Medizinprodukte Journal. 2001; *4*: 112-116.

[38] Kindler, M.: "Sinkendes Sicherheitsniveau in der Medizintechnik zu befürchten". Klinik Management Aktuell. 1999; *September*: 60-61.

[39] Schorn, G.H.: "Übergangsbestimmungen nach dem 2. MPG-ÄndG. In-vitro-Diagnostika und Medizinprodukte mit integrierten Blutprodukten". Medizinprodukte Journal. 2002; *2*: 40-45.

[40] "Bekanntmachung der Neufassung des Medizinproduktegesetzes" vom 07.08.2002. BGBl. I Nr. 58 S. 3146 vom 20.08.2002 in der Fassung vom 20.08.2002.

[41] "Gesetz zur Änderung des Arzneimittelgesetzes" vom 14.06.2007. BGBl I Nr. 27 S. 1066 vom 20.06.2007 in der Fassung vom 20.06.2007.

[42] Deutscher Bundestag, Drucksache 16/4455. "Gesetzentwurf der Bundesregierung: Entwurf eines Gesetzes zur Änderung medizinprodukterechtlicher und anderer Vorschriften" vom 28.02.2007. S. 1, 35-39.

[43] Hill, R.: "Medizinprodukterecht. Die Entwicklung im Jahr 2007". Medizinprodukte Journal. 2008; *3*: 169-172.

[44] Schorn, G.H.: "MPG und Verordnungen, Änderung medizinprodukterechtlicher und anderer Vorschriften". Medizinprodukte Journal. 2007; *1*: 18-20.

[45] Schorn, G.H.: "Änderung des Medizinprodukterechts, Neue Regelungen beschlossen". Medizinprodukte Journal. 2007; *2*: 62-63.

[46] Schorn, G.H.: "Änderungen des Medizinprodukterechts, Neue Regelungen in Kraft". Medizinprodukte Journal. 2007; *3*: 144-145.

[47] Böckmann, R.-D., Frankenberger, H. und Will, H.G.: "Durchführungshilfen zum Medizinproduktegesetz". Köln: TÜV Media GmbH; 2008. Stand: November 2008. ISBN 978-3-8249-0227-9. Kapitel 2.1 Einleitung.

[48] EU-Vertrag, Artikel 7 a Satz 2. Abgedruckt in: Kaufmann-Bühler, W. (Hrsg.): "Vertrag über die Europäische Union. Vertrag zur Gründung der Europäischen Gemeinschaft und ergänzende Rechtsvorschriften". 2. Aufl. Köln: Bundesanzeiger Verlagsgesellschaft mbH; 1994. ISBN 3-88784-522-6. S. 40.

[49] Kindler, M. und Menke, W.: "Medizinproduktegesetz - MPG. Kommentierte Ausgabe mit Arbeitshilfen und Materialien". Landsberg: Ecomed Verlagsgesellschaft; 1998. ISBN 3-609-64133-9. S. 17.

[50] "Entschließung des Rates vom 7. Mai 1985 über eine neue Konzeption auf dem Gebiet der technischen Harmonisierung und der Normung" vom 07. 05.1985. ABl. EG Nr. C 136 S. 1-9 vom 04.06.1985 in der Fassung vom 18.01.2007.

[51] Hill, R. und Schmitt, J.M.: "WiKo Medizinprodukterecht, Kommentar". Einleitung. Köln: Verlag Dr. Otto Schmidt KG; 2008. Stand: Juli 2008. ISBN 3-504-04002-5.

[52] "Beschluß des Rates vom 13. Dezember 1990 über die in den technischen Harmonisierungsrichtlinien zu verwendenden Module für die verschiedenen Phasen der Konformitätsbewertungsverfahren (90/683/EWG)" vom 13.12.1990. ABl. EG Nr. L 380 S. 13–26 vom 31.12.1990 in der Fassung vom 13.12.1990; "Beschluss des Rates vom 22. Juli 1993 über die in den technischen Harmonisierungsrichtlinien zu verwendenden Module für die verschiedenen Phasen der Konformitätsbewertungsverfahren und die Regeln für die Anbringung und Verwendung der CE- Konformitätskennzeichnung (93/465/EWG)" vom 22.07.1993. ABl. EG Nr. L 220 S. 23-39 vom 30.08.1993 in der Fassung vom 22.07.1993.

[53] "Beschluss des Rates vom 22. Juli 1993 über die in den technischen Harmonisierungsrichtlinien zu verwendenden Module für die verschiedenen Phasen der Konformitätsbewertungsverfahren und die Regeln für die Anbringung und Verwendung der CE- Konformitätskennzeichnung (93/465/EWG)" vom 22.07.1993. ABl. EG Nr. L 220 S. 23-39 vom 30.08.1993 in der Fassung vom 22.07.1993.

[54] Böckmann, R.-D., Frankenberger, H. und Will, H.G.: "Durchführungshilfen zum Medizinproduktegesetz". Köln: TÜV Media GmbH; 2008. Stand: November 2008. ISBN 978-3-8249-0227-9. Kapitel 2.2 EG-Richtlinien.

[55] Schmitz, R.: "Geschichte der Pharmazie". Von den Anfängen bis zum Ausgang des Mittelalters. Band I. Eschborn: Govi-Verlag Pharmazeutischer Verlag GmbH; 1998. ISBN 3-7741-0706-8. S. 4-8, 473.

9. Literaturverzeichnis

[56] Hornung, H.: "Apotheken - und Arzneimittelgesetzeskunde mit geschichtlicher Rückschau". Stuttgart: Deutscher Apotheker Verlag; 1955. S. 12-30.

[57] Stapel, U.: "Die Arzneimittelgesetze 1961 und 1976". Schmitz, R. (Hrsg.). Quellen und Studien zur Geschichte der Pharmazie. Band 43. Stuttgart: Deutscher Apotheker Verlag; 1988. ISBN 3-7692-1097-2. S. 4-19.

[58] Danner, H.: "Leitfaden der Pharmazie-Geschichte". Hamburg: Govi-Verlag GmbH; 1951. S. 32; Mohr, R.: "Das Arzneibuch". Deutsche Apotheker Zeitung. 2006; *11*: 1145-1150. S. 1145-1146.

[59] Meinecke, U.: "Apothekenbindung und Freiverkäuflichkeit von Arzneimitteln". Darstellung der historischen Entwicklung bis zur Kaiserlichen Verordnung von 1901 unter besonderer Berücksichtiung des Kurfürstentums Brandenburg und des Königreiches Preußen. Marburg/Lahn: Dissertation; 1972. S. 188-200, 208.

[60] Verordnung betr. den Verkehr mit Arzneimitteln vom 22.10.1902 (RGBl. S. 380). Abgedruckt in: Böttger, H.: "Die Preussischen Apothekengesetze mit Einschluss der reichsgesetzlichen Bestimmungen über den Betrieb des Apothekengewerbes". 4. Aufl. Berlin: Verlag von Julius Springer; 1910. S. 47-52.

[61] Hornung, H.: "Apotheken - und Arzneimittelgesetzeskunde mit geschichtlicher Rückschau". Stuttgart: Deutscher Apotheker Verlag; 1955. S. 96-123.

[62] RGBl. I, S. 136, 1941. Abgedruckt in: Kloesel, A. und Cyran, W.: "Arzneimittelgesetz mit amtlicher Begründung, Ausschußbericht, Protokollen von Bundestag und Bundesrat, weiteren einschlägigen Rechtsvorschriften, höchstrichterlichen Entscheidungen und einer Zeittafel". 2. Aufl. Kommentar. Stuttgart: Deutscher Apotheker Verlag; 1964. S. 351.

[63] BPI Service GmbH (Hrsg.): "Pharma Kodex 2006. Band 1: Arzneimittelsicherheit". 12. Aufl. Mainz: BPI Service GmbH; 2006. ISBN 978-3-00-019173-2. S. 7-43.

[64] Beuthien, V. und Schmölz, A.S.: "Wirksamkeitsprüfung von fiktiv zugelassenen Arzneimitteln. Rechtslage vor und nach der 12. Novelle zum Arzneimittelgesetz". Baden-Baden: Nomos Verlagsgesellschaft; 2003. ISBN 3-8329-0240-6. S. 12-17.

[65] Deutsch, E. und Lippert, H.-D.: "Kommentar zum Arzneimittelgesetz". Berlin: Springer-Verlag; 2001. ISBN 3-540-41243-3. S. 117-119.

[66] Fink, J.: "Das neue Arzneimittelgesetz. Inwieweit sind die Belange des Apothekers berührt?" Zeitschrift für Allgemeinmedizin. 1980; 2: 57-63.

[67] Deutscher Bundestag, Drucksache 3/654. "Entwurf eines Gesetzes über den Verkehr mit Arzneimitteln (Arzneimittelgesetz)" vom 13.11.1958. Amtliche Begründung zum Entwurf eines Gesetzes über den Verkehr mit Arzneimitteln vom 13.11.1958. Abgedruckt in: Bernhardt, F.: "Arzneimittelgesetz Kommentar". Gesetz über den Verkehr mit Arzneimitteln. Berlin: Verlag Franz Vahlen GmbH; 1961. S. 33-38; Kloesel, A. und Cyran, W.: "Arzneimittelgesetz mit amtlicher Begründung, Ausschußbericht, Protokollen von Bundestag und Bundesrat, weiteren einschlägigen Rechtsvorschriften, höchstrichterlichen Entscheidungen und einer Zeittafel". 2. Aufl. Kommentar. Stuttgart: Deutscher Apotheker Verlag; 1964. S. 32-36; Sander, A.: "Arzneimittelrecht Kommentar". Teil A, AMG-Kommentar. Stuttgart: Verlag W. Kohlhammer GmbH; 2008. Stand: November 2007 (45. Lieferung). ISBN 978-3-17-017937-0. A I S. 2-10.

[68] Bernhardt, F.: "Arzneimittelgesetz Kommentar". Gesetz über den Verkehr mit Arzneimitteln. Berlin: Verlag Franz Vahlen GmbH; 1961. S. 32-39.

[69] Linz, A.: "Entwicklung der Arzneimittelgesetzgebung bis 1947". In: Arbeitsgemeinschaft der Berufsvertretung Deutscher Apotheker (ABDA), H. (Hrsg.): "Materialien für ein Arzneimittelgesetz". Frankfurt/Main: Govi-Verlag GmbH; 1959. S. 10-19.

[70] Linz, A.: "Der Entwurf eines Arzneimittelgesetzes der Bundesregierung". Pharmazeutische Zeitung. 1958; *41*: 1037-1045.

[71] Maio, G.: "Zur Geschichte der Contergan-Katastrophe im Lichte der Arzneimittelgesetzgebung". Deutsche Medizinische Wochenschrift. 2001; *42*: 1183-1186.

[72] Schriftlicher Bericht des Ausschusses für Gesundheit (11. Ausschuss) über den von der Bundesregierung eingebrachten Entwurf eines Gesetzes über den Verkehr mit Arzneimitteln (Arzneimittelgesetz), A Bericht der Abgeordneten Fr. Dr. Hubert, I. Allgemeines. Abgedruckt in: Kloesel, A. und Cyran, W.: "Arzneimittelgesetz mit amtlicher Begründung, Ausschußbericht, Protokollen von Bundestag und Bundesrat, weiteren einschlägigen Rechtsvorschriften, höchstrichterlichen Entscheidungen und einer Zeittafel". 2. Aufl. Kommentar. Stuttgart: Deutscher Apotheker Verlag; 1964. S. 37.

[73] Maurin, H.: "Vergleich des Arzneimittelgesetzes der Bundesrepublik Deutschland (BRD) mit dem Gesetz der Deutschen Demokratischen Republik (DDR)". Hamburg: Dissertation; 1973. S. 17.

[74] "Arzneimittelgesetz" vom 16.05.1961. BGBl I Nr. 33 S. 533 vom 19.05.1961 in der Fassung vom 19.05.1961.

[75] Deutsch, E. und Lippert, H.-D.: "Kommentar zum Arzneimittelgesetz". Berlin: Springer-Verlag; 2001. ISBN 3-540-41243-3. Vorwort.

[76] Kloesel, A. und Cyran, W.: "Arzneimittelgesetz mit amtlicher Begründung, Ausschußbericht, Protokollen von Bundestag und Bundesrat, weiteren einschlägigen Rechtsvorschriften, höchstrichterlichen Entscheidungen und einer Zeittafel". 2. Aufl. Kommentar. Stuttgart: Deutscher Apotheker Verlag; 1964. S. 132; Stapel, U.: "Die Arzneimittelgesetze 1961 und 1976". Schmitz, R. (Hrsg.). Quellen und Studien zur Geschichte der Pharmazie. Band 43. Stuttgart: Deutscher Apotheker Verlag; 1988. ISBN 3-7692-1097-2. S. 117.

[77] Deutscher Bundestag, Drucksache 3/654. "Entwurf eines Gesetzes über den Verkehr mit Arzneimitteln (Arzneimittelgesetz)" vom 13.11.1958. Amtliche Begründung zum Entwurf eines Gesetzes über den Verkehr mit Arzneimitteln vom 13.11.1958. Abgedruckt in: Kloesel, A. und Cyran, W.: "Arzneimittelgesetz mit amtlicher Begründung, Ausschußbericht, Protokollen von Bundestag und Bundesrat, weiteren einschlägigen Rechtsvorschriften, höchstrichterlichen Entscheidungen und einer Zeittafel". 2. Aufl. Kommentar. Stuttgart: Deutscher Apotheker Verlag; 1964. S. 128-131, 176-183; Sander, A.: "Arzneimittelrecht Kommentar". Teil A, AMG-Kommentar. Stuttgart: Verlag W. Kohlhammer GmbH; 2008. Stand: November 2007 (45. Lieferung). ISBN 978-3-17-017937-0. A I S. 6-10.

[78] Bernhardt, F.: "Arzneimittelgesetz Kommentar". Gesetz über den Verkehr mit Arzneimitteln. Berlin: Verlag Franz Vahlen GmbH; 1961. S. 70-71.

9. Literaturverzeichnis

[79] Kloesel, A. und Cyran, W.: "Arzneimittelgesetz mit amtlicher Begründung, Ausschußbericht, Protokollen von Bundestag und Bundesrat, weiteren einschlägigen Rechtsvorschriften, höchstrichterlichen Entscheidungen und einer Zeittafel". 2. Aufl. Kommentar. Stuttgart: Deutscher Apotheker Verlag; 1964. S. 168-175, 228-250.

[80] Stapel, U.: "Die Arzneimittelgesetze 1961 und 1976". Schmitz, R. (Hrsg.). Quellen und Studien zur Geschichte der Pharmazie. Band 43. Stuttgart: Deutscher Apotheker Verlag; 1988. ISBN 3-7692-1097-2. S. 191-203, 337.

[81] Sander, A.: "Arzneimittelrecht Kommentar". Teil A, AMG-Kommentar. Stuttgart: Verlag W. Kohlhammer GmbH; 2008. Stand: November 2007 (45. Lieferung). ISBN 978-3-17-017937-0. Kapitel A I.

[82] Kirk, B.: "Der Contergan-Fall: eine unvermeidbare Arzneimittelkatastrophe? Zur Geschichte des Arzneistoffs Thalidomid". Greifswalder Schriften. Zur Geschichte der Pharmazie und Sozialpharmazie. Stuttgart: Wissenschaftliche Verlagsgesellschaft mbH; 1999. ISBN 3-8047-1681-4. S. 35, 179-190, 219.

[83] Kirk, B. und Friedrich, C.: "Vor 40 Jahren Rückruf von Contergan: Die Aufdeckung einer Arzneimittelkatastrophe". Deutsche Apotheker Zeitung. 2001; 49: http://www.deutscher-apotheker-verlag.de/ DAZ/ (17.03.2008);

[84] Pharmazeutische Zeitung (Hrsg.): "Arzneiverpackungen - Botschafter ihrer Zeit". 2004; 35: http://www.pharmazeutische-zeitung.de/index.php?id=26980 (08.03.2006).

[85] Schreiber-Heuser, G. und Viering, H.D.: "Neues Arzneimittelgesetz - wozu?" Erlangen: Verlag Dr. med. D. Straube; 1976. ISBN 3-921222-87-7. S. 7-9.

[86] "Gesetz zur Änderung des Arzneimittelgesetzes" vom 25.07.1961. BGBl I Nr. 56 S. 1076 vom 29.07.1961 in der Fassung vom 29.07.1961.

[87] Kloesel, A. und Cyran, W.: "Arzneimittelgesetz mit amtlicher Begründung, Ausschußbericht, Protokollen von Bundestag und Bundesrat, weiteren einschlägigen Rechtsvorschriften, höchstrichterlichen Entscheidungen und einer Zeittafel". 2. Aufl. Kommentar. Stuttgart: Deutscher Apotheker Verlag; 1964. S. 325.

[88] Müller-Oerlinghausen, B. und Tiaden, J.D.: "Arzneimittelkommission der deutschen Ärzteschaft". Der Internist. 2002; 4: 482-492.

[89] Feiden, K.: "Die Neuordnung des Arzneimittelrechts". Frankfurt/Main: Govi-Verlag GmbH. Pharmazeutischer Verlag; 1978. ISBN 37741 9810 1. S. 7-21.

[90] Pabel, H.J.: "Arzneimittelgesetz". Stuttgart: Deutscher Apotheker Verlag; 1991. S. 126.

[91] Aschbrenner, R.: "1. Januar 1978: Ein neues Arzneimittelgesetz tritt in Kraft". Der Praktische Arzt. 1978; *1*: 9-11. S. 9; Plagemann, H.: "Der Wirksamkeitsnachweis nach dem Arzneimittelgesetz von 1976. Funktionen und Folgen eines unbestimmten Rechtsbegriffs". Baden-Baden: Nomos Verlagsgesellschaft; 1978. ISBN 3-7890-0430-8. S. 21.

[92] "Zweites Gesetz zur Änderung des Arzneimittelgesetzes" vom 23.06.1964. BGBl I Nr. 30 S. 365 vom 27.06.1964 in der Fassung vom 27.06.1964.

[93] Hasskarl, H.: "Grundlagen des Arzneimittelrechts". Neue Juristische Wochenschrift. 1972; *34*: 1497-1502.

[94] Plagemann, H.: "Der Wirksamkeitsnachweis nach dem Arzneimittelgesetz von 1976. Funktionen und Folgen eines unbestimmten Rechtsbegriffs". Baden-Baden: Nomos Verlagsgesellschaft; 1978. ISBN 3-7890-0430-8. S. 21-23.

[95] Hasskarl, H. und Biesalski, D.: "Das neue Arzneimittelgesetz". Gräfling: Karl Demeter Verlag; 1978. S. 5.

[96] Hillebrandt, F.: "Sicherheit durch das Arzneimittelgesetz. Der Apotheker ist der Fachmann". Frankfurt/Main: Werbe- und Vertriebsgesellschaft Deutscher Apotheker mbH; 1982. S. 9-10.

[97] "Gesetz zur Neuordnung des Arzneimittelrechts" vom 24.08.1976. BGBl. I Nr. 110 S. 2445 vom 01.09.1976 in der Fassung vom 01.09.1976.

[98] Fülgraff, G.: "Symposium vom 03.12.1975". In: Schreiber-Heuser, G. und Viering, H.D. (Hrsg.): "Neues Arzneimittelgesetz - wozu?" Erlangen: Verlag Dr. med. D. Straube; 1976. ISBN 3-921222-87-7. S. 9.

[99] Lewandowski, G.: "Das neue Arzneimittelgesetz und die Zukunft der klinischen Psychopharmakologie". Arzneimittel-Forschung. 1976; *6*: 1022-1024.

[100] Burkart, W.: "Arzneimittel-Zulassung: Der Staat will steuern". Deutsches Ärzteblatt. 1974; *32*: 2352-2355. S. 2354.

[101] Blasius, H.: "25 Jahre Arzneimittelgesetz". Deutsche Apotheker Zeitung. 2003; *41*: 54-63.

[102] Deutscher Bundestag, Drucksache 7/5091. "Bericht des Ausschusses für Jugend, Familie und Gesundheit (13. Ausschuss): zu dem Antrag der Abgeordneten Prinz zu Sayn-Wittgenstein-Hohenstein, Frau Dr. Neumeister, Frau Schliecher, Burger, Dr. Hammans, Braun und der Fraktion CDU/CSU betr. der Weiterentwicklung des Arzneimittelwesens - Drucksache 7/1066 - zu dem von den Abgeordneten Prinz zu Sayn-Wittenstein-Hohenstein, Frau Dr. Neumeister, Frau Schleicher, Burger, Dr. Hammans, Braun und der Fraktion der CDU/CSU eingebrachten Entwurf eines Gesetzes zur Änderung des Arzneimittelgesetzes (Arzneimittelsicherheit) - Drucksache 7/1067 - zu dem von der Bundesregierung eingebrachten Entwurf eines Gesetzes zur Neuordnung des Arzneimittelrechts - Drucksache 7/3060 - Bericht der Abgeordneten Prinz zu Sayn-Wittgenstein-Hohenstein und Egert" vom 28.04.1976. S. 5-11.

[103] Schlottman, U.: "Verbesserung der Arzneimittelsicherheit durch das neue Arzneimittelgesetz". Deutsche Apotheker Zeitung. 1977; *10*: 366.

[104] Kloesel, A.: "Das neue Arzneimittelrecht". Neue Juristische Wochenschrift. 1976; *29*: 1769-1773.

[105] Kloesel, A. und Cyran, W.: „Arzneimittelrecht Kommentar". Kapitel A 1.0. 108. Ergänzungslieferung, 3. Aufl. Stuttgart: Deutscher Apotheker Verlag; 2008. Stand: Oktober 2007. ISBN 978-3-7692-4615-5. § 2.

[106] Sander, A.: "Arzneimittelrecht Kommentar". Teil C, AMG-Kommentar. Stuttgart: Verlag W. Kohlhammer GmbH; 2008. Stand: November 2007 (45. Lieferung). ISBN 978-3-17-017937-0. § 2. Amtliche Begründung zum Gesetz zur Neuordnung des Arzneimittelrechts.

[107] Hasskarl, H. und Biesalski, D.: "Das neue Arzneimittelgesetz". Gräfling: Karl Demeter Verlag; 1978. S. 36-37, 40-41, 46-52.

[108] Kopf, R.: "Arzneimittelgesetz 1976: Kostenauswirkungen für die pharmazeutische Industrie". Der Internist. 1980: 333-338.

[109] Rehmann, W.A.: "AMG Arzneimittelgesetz". München: Verlag C. H. Beck; 2008. ISBN 978-3-406-57053-7. Einführung S. 1-11.

[110] Wille, H. und Schönhofer, P.S.: "Arzneimittelsicherheit und Nachmarktkontrolle, Entwicklungen seit der Reform des Arzneimittelgesetzes im Jahr 1978". Der Internist. 2002; *4*: 469-481.

[111] Stille, G.: "Arzneimittelgesetz und ärztliche Verpflichtung". Monographien aus dem Gesamtgebiet der Psychiatrie. 1978; *87-93*. S. 93.

[112] Deutscher Bundestag, Drucksache 7/5025. Abgedruckt in: Deutscher Bundestag, Drucksache 9/1355. "Unterrichtung durch die Bundesregierung: Bericht über Erfahrungen mit dem Arzneimittelgesetz" vom 12.02.1982. Anlage 1.

[113] Deutscher Bundestag, Drucksache 9/1355. "Unterrichtung durch die Bundesregierung: Bericht über Erfahrungen mit dem Arzneimittelgesetz" vom 12.02.1982.

[114] "Erstes Gesetz zur Änderung des Arzneimittelgesetzes" vom 24.02.1983. BGBl. I Nr. 8 S. 169 vom 01.03.1983 in der Fassung vom 01.03.1983.

[115] Deutscher Bundestag, Drucksache 9/1598. "Gesetzentwurf der Bundesregierung: Entwurf eines Ersten Gesetzes zur Änderung des Arzneimittelgesetzes" vom 27.04.1982.

[116] Begründung des Bundesministeriums für Jugend, Familie und Gesundheit in der ersten Lesung des Gesetzentwurfs im Deutsche Bundestag am 27.05.1982. Abgedruckt in: Sander, A.: "Arzneimittelrecht Kommentar". Teil A, AMG-Kommentar. Stuttgart: Verlag W. Kohlhammer GmbH; 2008. Stand: November 2007 (45. Lieferung). ISBN 978-3-17-017937-0. A IV.

[117] Deutscher Bundestag, Drucksache 9/2221. "Beschlussempfehlung und Bericht des Ausschusses für Jugend, Familie und Gesundheit (13. Ausschuss): zu dem von der Bundesregierung eingebrachten Entwurf eines Ersten Gesetzes zur Änderung des Arzneimittelgesetzes - Drucksache 9/1598" vom 02.12.1982. S. 1, 25.

[118] "Zweites Gesetz zur Änderung des Arzneimittelgesetzes" vom 16.08.1986. BGBl. I Nr. 41 S. 1296 vom 21.08.1986 in der Fassung vom 21.08.1986.

[119] Sander, A.: "Arzneimittelrecht Kommentar". Teil A, AMG-Kommentar. Stuttgart: Verlag W. Kohlhammer GmbH; 2008. Stand: November 2007 (45. Lieferung). ISBN 978-3-17-017937-0. A IV.

[120] Deutscher Bundestag, Drucksache 10/5112. "Gesetzentwurf der Bundesregierung: Entwurf eines Zweiten Gesetzes zur Änderung des Arzneimittelgesetzes" vom 27.02.1986.

[121] "Drittes Gesetz zur Änderung des Arzneimittelgesetzes" vom 20.07.1988. BGBl. I Nr. 34 S. 1050 vom 26.07.1988 in der Fassung vom 26.07.1988.

[122] Deutscher Bundestag, Drucksache 11/2357. "Gesetzentwurf der Bundesregierung: Entwurf eines Dritten Gesetzes zur Änderung des Arzneimittelgesetzes" vom 24.05.1988.

[123] Sander, A.: "Vierte AMG-Novelle". Die Pharmazeutische Industrie. 1989; *12*: 1316-1318. S. 1316.

[124] Sander, A.: "Arzneimittelrecht Kommentar". Teil A, AMG-Kommentar. Stuttgart: Verlag W. Kohlhammer GmbH; 2008. Stand: November 2007 (45. Lieferung). ISBN 978-3-17-017937-0. A VIII S. 237.

[125] "Gesetz zur Änderung des Gesetzes zur Neuordnung des Arzneimittelrechts" vom 22.12.1989. BGBl. I Nr. 62 S. 2462 vom 30.12.1989 in der Fassung vom 30.12.1989.

[126] "Viertes Gesetz zur Änderung des Arzneimittelgesetzes" vom 11.04.1990. BGBl. I Nr. 19 S. 717 vom 19.04.1990 in der Fassung vom 19.04.1990.

[127] Sander, A.: "Vierte AMG-Novelle". Die Pharmazeutische Industrie. 1989; *12*: 1316-1318. S. 1317-1318; Vollmer, K.-O.: "Arzneimittelsicherheit und 4. AMG-Novelle". Pharmazeutische Zeitung. 1991; *28*: 26-28. S. 26, 28.

[128] Sander, A.: "Arzneimittelrecht Kommentar". Teil A, AMG-Kommentar. Stuttgart: Verlag W. Kohlhammer GmbH; 2008. Stand: November 2007 (45. Lieferung). ISBN 978-3-17-017937-0. A VIII.

[129] Deutscher Bundestag, Drucksache 11/5373. "Gesetzentwurf der Bundesregierung: Entwurf eines Vierten Gesetzes zur Änderung des Arzneimittelgesetzes" vom 11.10.1989.

[130] "Fünftes Gesetz zur Änderung des Arzneimittelgesetzes" vom 09.08.1994. BGBl. I Nr. 54 S. 2071 vom 16.08.1994 in der Fassung vom 16.08.1994.

[131] Pabel, H.J.: "Arzneimittelgesetz". Stuttgart: Deutscher Apotheker Verlag; 1995. ISBN 3-7692-1782-9. S. 112; Sander, A.: "Fünfte AMG-Novelle im Bundestag". Die Pharmazeutische Industrie. 1994; *2*: 131-143. S. 132-142; Sander, A.: "Arzneimittelrecht Kommentar". Teil A, AMG-Kommentar. Stuttgart: Verlag W. Kohlhammer GmbH; 2008. Stand: November 2007 (45. Lieferung). ISBN 978-3-17-017937-0. A IX S. 243.

[132] Deutscher Bundestag, Drucksache 12/6480. "Gesetzentwurf der Bundesregierung: Entwurf eines Fünften Gesetzes zur Änderung des Arzneimittelgesetzes" vom 21.12.1993.

[133] "Neufassung des Arzneimittelgesetzes" vom 19.10.1994. BGBl. I Nr. 73 S. 3018 vom 27.10.1994 in der Fassung vom 27.10.1994.

[134] "Sechstes Gesetz zur Änderung des Arzneimittelgesetzes" vom 20.12.1996. BGBl. I Nr. 68 S. 2084 vom 20.12.1996 in der Fassung vom 20.12.1996.

[135] Kügel, J.W. und Heßhaus, M.: "Das Arzneimittelrecht nach der 10. AMG-Novelle". Medizinrecht. 2001; *5*: 248-252.

[136] Sander, A.: "Arzneimittelrecht Kommentar". Teil A, AMG-Kommentar. Stuttgart: Verlag W. Kohlhammer GmbH; 2008. Stand: November 2007 (45. Lieferung). ISBN 978-3-17-017937-0. A X.

[137] "Siebtes Gesetz zur Änderung des Arzneimittelgesetzes" vom 25.02.1998. BGBl. I Nr. 11 S. 374 vom 03.08.1998 in der Fassung vom 03.08.1998.

[138] Pabel, H.J.: "Arzneimittelgesetz". Stuttgart: Deutscher Apotheker Verlag; 1998. ISBN 3-7692-2373-X. S. 148.

[139] Deutscher Bundestag, Drucksache 13/9618. "Beschlussempfehlung und Bericht des Ausschusses für Gesundheit (14 Ausschuß): zu dem Gesetzentwurf der Bundesregierung - Drucksache 13/8805 - Entwurf eines Siebten Gesetzes zur Änderung des Arzneimittelgesetzes" vom 14.01.1998.

[140] "Erstes Gesetz zur Änderung des Medizinproduktegesetzes" vom 06.08.1998. BGBl. I Nr. 49 S. 2005 vom 11.08.1998 in der Fassung vom 11.08.1998.

[141] "Achtes Gesetz zur Änderung des Arzneimittelgesetzes" vom 07.09.1998. BGBl. I Nr. 61 S. 2649 vom 10.11.1998 in der Fassung vom 10.11.1998.

[142] Sander, A.: "Arzneimittelrecht Kommentar". Teil A, AMG-Kommentar. Stuttgart: Verlag W. Kohlhammer GmbH; 2008. Stand: November 2007 (45. Lieferung). ISBN 978-3-17-017937-0. A XII.

[143] Deutscher Bundestag, Drucksache 13/11020. "Beschlussempfehlung und Bericht des Ausschusses für Gesundheit (14 Ausschuß): zu dem Gesetzentwurf der Bundesregierung - Drucksache 13/10122 - Entwurf eines Achten Gesetzes zur Änderung des Arzneimittelgesetzes" vom 17.06.1998.

[144] Pabel, H.J.: "Arzneimittelgesetz". 10. Aufl. Stuttgart: Deutscher Apotheker Verlag; 2004. ISBN 3-7692-3603-3. S. 209.

[145] "Neufassung des Arzneimittelgesetz" vom 11.12.1998. BGBl. I Nr. 80 S. 3586 vom 17.12.1998 in der Fassung vom 17.12.1998.

[146] "Neuntes Gesetz zur Änderung des Arzneimittelgesetzes" vom 26.07.1999. BGBl. I Nr. 40 S. 1666 vom 30.07.1999 in der Fassung vom 30.07.1999.

[147] Deutscher Bundestag, Drucksache 14/989. "Gesetzentwurf der Bundesregierung: Entwurf eines Neunten Gesetzes zur Änderung des Arzneimittelgesetzes" vom 03.05.1999; Sander, A.: "Arzneimittelrecht Kommentar". Teil A, AMG-Kommentar. Stuttgart: Verlag W. Kohlhammer GmbH; 2008. Stand: November 2007 (45. Lieferung). ISBN 978-3-17-017937-0. A XIII.

[148] "Zehntes Gesetz zur Änderung des Arzneimittelgesetzes" vom 04.07.2000. BGBl. I Nr. 31 S. 1002 vom 11.07.2000 in der Fassung vom 11.07.2000.

[149] DAZ (Hrsg.): "10. AMG-Novelle verabschiedet. Push für die Nachzulassung kommt". Deutsche Apotheker Zeitung. 2000; *20*: http://www.deutscher-apotheker-verlag.de (28.12.2006); DAZ (Hrsg.): "Nachzulassung, 10. AMG-Novelle in Kraft". Deutsche Apotheker Zeitung. 2000; *29*: http://www.deutscher-apotheker-verlag.de (28.12.2006).

[150] Vollmer, R.: "10. AMG-Novelle bringt kürzere Zulassungsfristen". Pharmazeutische Zeitung. 1999; *15*: http://www.pharmazeutische-zeitung.de/index.php?id=20343 (08.03.2006).

[151] Deutscher Bundesrat, Drucksache 565/99. "Gesetzentwurf der Bundesregierung: Entwurf eines Zehnten Gesetzes zur Änderung des Arzneimittelgesetzes" vom 15.10.1999; Pabel, H.J.: "Arzneimittelgesetz". 8. Aufl. Stuttgart: Deutscher Apotheker Verlag; 2001. ISBN 3-7692-2873-1. S. 178.

[152] "Zweites Gesetz zur Änderung des Medizinproduktegesetzes" vom 13.12.2001. BGBl. I Nr. 68 S. 3586 vom 18.12.2001. Artikel 3 in der Fassung vom 18.12.2001.

[153] "Elftes Gesetz zur Änderung des Arzneimittelgesetzes" vom 21.08.2002. BGBl. I Nr. 60 S. 3348 vom 27.08.2002 in der Fassung vom 27.08.2002.

[154] "Zwölftes Gesetz zur Änderung des Arzneimittelgesetzes" vom 30.07.2004. BGBl. I Nr. 41 S. 2031 vom 05.08.2004 in der Fassung vom 05.08.2004.

[155] Dreier, G., Marx, C., Schmoor, C. *et al.*: "Die 12. AMG-Novelle des Arzneimittelgesetzes in Deutschland. Chancen und Hindernisse für Investigator-initiierte Studien". Bundesgesundheitsblatt - Gesundheitsforschung - Gesundheitsschutz. 2005; *4*: 445-452.

[156] Eckhardt, K., Cremer-Schaeffer, P., König, J. *et al.*: "Erfassung und Anzeige von Nebenwirkungen in klinischen Prüfungen". Bundesgesundheitsblatt – Gesundheitsforschung - Gesundheitsschutz. 2005; *2*: 173-180.

[157] Franken, A., Gawrich, S. und Kroth, E.: "Die wichtigsten Änderungen des Arzneimittelgesetzes im Rahmen der 12. AMG-Novelle. Teil 2: Neuregelungen im Bereich Klinische Prüfung und sonstige Regelungen". Die Pharmazeutische Industrie. 2004; *8*: 987-992.

[158] Kölch, M., Lippert, H.-D. und Fegert, J.M.: "Die Auswirkungen der 12. und 14. Novelle zum AMG auf die Forschung mit Arzneimitteln für Kinder". Zeitschrift für Jugendpsychiatrie und Psychotherapie. 2006; *2*: 117-126.

[159] Rossion, I.: "Auswirkungen der 12. AMG-Novelle auf die Durchführung von nichtkommerziellen klinischen Studien". Der Urologe. 2005; *12*: 1444-1448.

[160] Deutscher Bundestag, Drucksache 15/2109. "Gesetzentwurf der Bundesregierung: Entwurf eines Zwölften Gesetzes zur Änderung des Arzneimittelgesetz" vom 01.12.2003; Franken, A., Gawrich, S. und Kroth, E.: "Die wichtigsten Änderungen des Arzneimittelgesetzes im Rahmen der 12. AMG-Novelle. Teil 1: Neuregelungen im Bereich Pharmakovigilanz". Die Pharmazeutische Industrie. 2004; *7*: 866-869.

[161] "Gesetz zur Änderung arzneimittelrechtlicher Vorschriften" vom 15.04.2005. BGBl. I Nr. 23 S. 1068 vom 26.04.2005 in der Fassung vom 26.04.2005.

[162] BPI Service GmbH (Hrsg.): "Pharma Kodex 2006. Band 1: Arzneimittelsicherheit". 12. Aufl. Mainz: BPI Service GmbH; 2006. ISBN 978-3-00-019173-2. S. 42.

[163] "Dreizehntes Gesetz zur Änderung des Arzneimittelgesetzes" vom 29.08.2005. BGBl. I Nr. 53, S. 2555 vom 01.09.2005 in der Fassung vom 01.09.2005.

[164] Schmitz, A.: "Blick nach Berlin". Arzneimittel & Recht. 2005; *1*: 16-17.

[165] Deutscher Bundesrat, Drucksache 780/04. "Gesetzentwurf der Bundesregierung: Entwurf eines Dreizehnten Gesetzes zur Änderung des Arzneimittelgesetzes" vom 15.10.2004.

[166] "Vierzehntes Gesetz zur Änderung des Arzneimittelgesetzes" vom 29.08.2005. BGBl. I Nr. 54, S. 2570 vom 05.09.2005 in der Fassung vom 05.09.2005.

[167] Ehlers, A.P.F. und Ehlers, W.U.: "Aktuelle Entwicklungen im Arzneimittelrecht". Die Pharmazeutische Industrie. 2005; *5*: 541-542.

[168] Knauer, J. und Porstner, T.: "Verlängerungsanträge und "Sunset Clause" nach der 14. AMG-Novelle". Die Pharmazeutische Industrie. 2005; *11*: 1294-1297.

[169] Deutscher Bundestag, Drucksache 15/5316. "Gesetzentwurf der Fraktion SPD und BÜNDNIS 90/DIE GRÜNEN: Entwurf eines Vierzehnten Gesetzes zur Änderung des Arzneimittelgesetzes" vom 19.04.2005.

[170] "Richtlinie 2004/27/EG des Europäischen Parlaments und des Rates vom 31. März 2004 zur Änderung der Richtlinie 2001/83/EG zur Schaffung eines Gemeinschaftskodexes für Humanarzneimittel" vom 31.03.2004. ABl. EG Nr. L 136 S. 34–57 vom 30.04.2004 in der Fassung vom 30.04.2004. Erwägungsgründe 4, 5, 6.

[171] Kommission der Europäischen Gemeinschaften (Hrsg.): "Die Regelungen der Arzneimittel in der Europäischen Gemeinschaft". Brüssel; 1984. ISBN 92-825-4530-X. S. 5.

[172] Anhalt, E. und Dieners, P. (Hrsg.): "Handbuch des Medizinprodukterechts. Grundlagen und Praxis". München: Verlag C.H. Beck; 2003. ISBN 3 406 487629. S. 3-32.

[173] Böckmann, R.-D., Frankenberger, H. und Will, H.G.: "Durchführungshilfen zum Medizinproduktegesetz". Köln: TÜV Media GmbH; 2008. Stand: November 2008. ISBN 978-3-8249-0227-9. Kapitel 3.0.

[174] Schorn, G.H.: "Medizinprodukte-Recht". Kommentar. Kapitel B. 24. Aktualisierungslieferung. Band 1. Stuttgart: Wissenschaftliche Verlagsgesellschaft mbH; 2009. Stand: Januar 2009. ISBN 978-3-8047-2556-0. B 2.

[175] Anhalt, E. und Dieners, P. (Hrsg.): "Handbuch des Medizinprodukterechts. Grundlagen und Praxis". München: Verlag C.H. Beck; 2003. ISBN 3 406 487629. S. 33-56.

[176] Anhalt, E. und Dieners, P. (Hrsg.): "Handbuch des Medizinprodukterechts. Grundlagen und Praxis". München: Verlag C.H. Beck; 2003. ISBN 3 406 487629. S. 21-22 Abb. 3-5, S. 121-129 Rz. 26-43 Abb. 2-9; Meyer-Lüerßen, D. und Will, H.-G.: "Das Medizinproduktegesetz und seine Auswirkungen. Kommentierung, Gesetzestext und Anschriften der benannten Prüfstellen". Frankfurt/Main: pmi Verlagsgruppe GmbH; 1995. ISBN 3-89119-331-9. S. 10.

[177] Mallek von, D., Tolle, J., Stephan, K. *et al.*: "Rechtliche Anforderungen für die Beschichtung von Koronarstents mit Arzneistoffen durch den Kardiologen außerhalb klinischer Prüfungen". Clinical Research in Cardiology. 2006: 388-391.

[178] Anhalt, E. und Dieners, P. (Hrsg.): "Handbuch des Medizinprodukterechts. Grundlagen und Praxis". München: Verlag C.H. Beck; 2003. ISBN 3 406 487629. S. 112-144.

[179] Bayerisches Staatsministerium für Wirtschaft, Infrastruktur, Verkehr und Technologie in Zusammenarbeit mit dem Arbeitskreis "Europäische Normung und Qualitätssicherung" (Hrsg.): "Medizinprodukte, Merkblatt zur EU-Richtlinie 93/68/EWG". München; 2005. http://www.stmwivt.bayern.de/pdf/europa/Medizinprodukte.pdf (06.04.2008).

[180] Edelhäuser, R.: "Konformitätsbewertungsverfahren – der Weg zur CE-Kennzeichnung". DIN-Mitteilungen. 1997; *6*: 400-407.

[181] Leitgeb, N.: "Das österreichische Medizinproduktegesetz und die Bedeutung der CE-Kennzeichnung". Oesterreichische Krankenhauszeitung. 1998; *6*: 18-22.

[182] Unruh, P.S. und Zeller, H.-W.: "CE-Kennzeichnung von Medizinprodukten. EG-Richtlinie 93/42/EWG, Medizinproduktegesetz, DIN EN 60601 ... (VDE 0750 ...), Grundlegende Anforderungen, Risikoanalyse, Klassifizierungs-Kriterien, Konformitätsbewertung". VDE-Schriftenreihe 76. Berlin: VDE-Verlag GmbH; 1996. ISBN 3-8007-2131-7. S. 59-66.

[183] BVMed (Hrsg.): "Neues Medizinprodukterecht". Krankenhaus-Hygiene und Infektionsverhuetung. 1994; *4*: 115-118.

[184] Unruh, P.S. und Zeller, H.-W.: "CE-Kennzeichnung von Medizinprodukten. EG-Richtlinie 93/42/EWG, Medizinproduktegesetz, DIN EN 60601 ... (VDE 0750 ...), Grundlegende Anforderungen, Risikoanalyse, Klassifizierungs-Kriterien, Konformitätsbewertung". VDE-Schriftenreihe 76. Berlin: VDE-Verlag GmbH; 1996. ISBN 3-8007-2131-7. S. 60, 68 Abb. 17.

[185] Bohnsack, U.: "Medizinprodukte in Europa, Teil A". Berlin: Beuth Verlag GmbH; 2007. ISBN 3-410-14034-4. S. 8-9.
[186] Schmid, R.: "Medizinprodukte im EG-Binnenmarkt". MT Dialog. 1993; 9: 6-10.
[187] Schorn, G.H.: "Aus den Behörden: Neue EG-Richtlinie über Kombinationen von Medizinprodukten mit Blutprodukten". Medizinprodukte Journal. 2000; *1*: 21-23.
[188] Anhalt, E.: "Medizinproduktegesetz, Grundzüge des zukünftigen Gesetzes über den Verkehr mit Medizinprodukten". Deutsche Apotheker Zeitung. 1994; *20*: 30-32.
[189] Anhalt, E.: "Abgrenzung Arzneimittel - Medizinprodukte, Werden Antazida, künstliche Tränen oder Fluoridierungspräparate zukünftig Medizinprodukte?" Die pharmazeutische Industrie. 1999; *6*: 485-489.
[190] Rader, J., Schaff, P. und Kreinberg, W.: "Die Rolle der Benannten Stelle bei der CE-Kennzeichnung von Medizinprodukten". Medizintechnik. 1999; *2*: 54-57. S. 55.
[191] "Beschluss des Rates vom 22. Juli 1993 über die in den technischen Harmonisierungsrichtlinien zu verwendenden Module für die verschiedenen Phasen der Konformitätsbewertungsverfahren und die Regeln für die Anbringung und Verwendung der CE- Konformitätskennzeichnung (93/465/EWG)" vom 22.07.1993. ABl. EG Nr. L 220 S. 23-39 vom 30.08.1993 in der Fassung vom 22.07.1993.
[192] Anhalt, E. und Dieners, P. (Hrsg.): "Handbuch des Medizinprodukterechts. Grundlagen und Praxis". München: Verlag C.H. Beck; 2003. ISBN 3 406 487629. S. 141 Fn. 64.
[193] Böckmann, R.-D., Frankenberger, H. und Will, H.G.: "Durchführungshilfen zum Medizinproduktegesetz". Köln: TÜV Media GmbH; 2008. Stand: November 2008. ISBN 978-3-8249-0227-9. Kapitel 4.7.
[194] "DIN EN ISO 13485:2003+AC:2007" vom Juli 2003 in der Fassung vom Oktober 2007. Abgedruckt in: Bohnsack, U.: "Medizinprodukte in Europa. Rechtssetzung und Normung. Normensammlung. Teil A". Supplement 37 vom Februar 2009. Berlin: Beuth Verlag GmbH; 2007. ISBN 3-410-14034-4.
[195] "DIN EN ISO 13485:2003+AC:2007" vom Juli 2003 in der Fassung vom Oktober 2007. S. 33-67. Abgedruckt in: Bohnsack, U.: "Medizinprodukte in Europa. Rechtssetzung und Normung. Normensammlung. Teil A". Supplement 37 vom Februar 2009. Berlin: Beuth Verlag GmbH; 2007. ISBN 3-410-14034-4.
[196] Unruh, P.S. und Zeller, H.-W.: "CE-Kennzeichnung von Medizinprodukten. EG-Richtlinie 93/42/EWG, Medizinproduktegesetz, DIN EN 60601 ... (VDE 0750 ...), Grundlegende Anforderungen, Risikoanalyse, Klassifizierungs-Kriterien, Konformitätsbewertung". VDE-Schriftenreihe 76. Berlin: VDE-Verlag GmbH; 1996. ISBN 3-8007-2131-7. S. 65, 77.
[197] Jünemann, T., Reeg, A., Amborn, J. *et al.*: "Einführung eines QM-Systems nach DIN EN ISO 9001:2000 und DIN EN ISO 13485:2003 in einem mittelständischen GMP-Betrieb". Die pharmazeutische Industrie. 2008; *3*: 354-360. S. 354.
[198] BVMed (Hrsg.): "Die neue Norm EN ISO 13485 ist prozessorientiert". Zentralsterilisation - Central Service 2004: 160-161, 169-170.
[199] Bacsa, R.: "Medicalprodukte im vereinigten Europa". Österreichische Krankenhaus-Zeitung. 1991: 340-344.

9. Literaturverzeichnis

[200] Beuerle, H.: "Qualitätsmanagement bei der Herstellung von Medicalprodukten – Herausforderungen des EG-Binnenmarktes". Das Krankenhaus. 1991: 566-570.

[201] Frankenberger, H.: "Betreiberpflichten – eine Verpflichtung zur Qualitätssicherung!" Medizintechnik. 1994; *4*: 124-125.

[202] Kobel, K. und Tümmler, H.P.: "Nachweis der Grundlegenden Anforderungen, Technische Dokumentation gemäß der EG-Richtlinie über Medizinprodukte und das MPG". Medizinprodukte Journal. 1995; *3*: 22-24.

[203] Scheunemann, A.: "Technische Dokumentation für ein Medizinprodukt – Teil 1, Ihre Bedeutung für Betreiber/Anwender". Medizintechnik. 2000; *5*: 180-182.

[204] Bauer, M.: Persönliches Gespräch mit Bauer, M. am 12.10.2007. Augsburg. 3. Augsburger Forum für Medizinprodukterecht.

[205] Arglebe, C.: Persönliches Gespräch mit Arglebe, C. am 12.10.2007. Augsburg. 3. Augsburger Forum für Medizinprodukterecht.

[206] Schmidt, M.: "Das Arzneimittelgesetz (AMG)". PTAheute. 2006; *9*: 106-108.

[207] Collatz, B.: "Die neuen europäischen Zulassungsverfahren für Arzneimittel. Insbesondere Verfahren und Rechtsschutz des Antragstellers und Zulassungsinhabers bei Zulassungsentscheidungen". Aulendorf: Edito-Cantor-Verlag; 1996. ISBN 3-87193-170-5. S. 56-89.

[208] Friese, B., Jentges, B. und Muazzam, U.: "Guide to Drug Regulatory Affairs". Aulendorf: Edito-Canter-Verlag; 2007. ISBN 978-3-87193-324-0. S. 357-390.

[209] Friese, B., Jentges, B. und Muazzam, U.: "Guide to Drug Regulatory Affairs". Aulendorf: Edito-Canter-Verlag; 2007. ISBN 978-3-87193-324-0. S. 68.

[210] Brixius, K. und Frehse, M.: "Arzneimittelrecht in der Praxis". Frankfurt/Main: pmi Verlag AG; 2007. ISBN 3-89786-068-6. S. 77.

[211] Art. 8 Abs. 3 Lit. i) der "Richtlinie 2001/83/EG" vom 06.11.2001. ABl. EG L 331 S. 67 vom 28.11.2001 in der Fassung vom 11.03.2008.

[212] Brixius, K. und Frehse, M.: "Arzneimittelrecht in der Praxis". Frankfurt/Main: pmi Verlag AG; 2007. ISBN 3-89786-068-6. S. 77-107.

[213] Brixius, K. und Frehse, M.: "Arzneimittelrecht in der Praxis". Frankfurt/Main: pmi Verlag AG; 2007. ISBN 3-89786-068-6. S. 79; Friese, B., Jentges, B. und Muazzam, U.: "Guide to Drug Regulatory Affairs". Aulendorf: Edito-Canter-Verlag; 2007. ISBN 978-3-87193-324-0. S. 68-69.

[214] Marseille, C., (Hrsg.): "Arzneimittelzulassung in der EU". Tägliche Praxis. 2006; *4*: 833-834.

[215] Europäische Kommission: "Notice to Applicants". Volume 2A. Procedures for marketing authorisation. Chapter 1. Marketing Authorisation. November 2005. http://ec.europa.eu/enterprise/pharmaceuticals/ eudralex/vol2_en.htm (30.11.2008).

[216] Deutsch, E. und Lippert, H.-D.: "Kommentar zum Arzneimittelgesetz". 2. Aufl. Berlin: Springer-Verlag; 2007. ISBN 978-3-540-33949-6. S. 255-258.

[217] Kloesel, A. und Cyran, W.: „Arzneimittelrecht Kommentar". Kapitel A 1.0. 108. Ergänzungslieferung, 3. Aufl. Stuttgart: Deutscher Apotheker Verlag; 2008. Stand: Oktober 2007. ISBN 978-3-7692-4615-5. § 27.

[218] Pabel, H.J.: "Arzneimittelgesetz". 12. Aufl. Stuttgart: Deutscher Apotheker Verlag; 2007. ISBN 978-3-7692-4466-3. S. 177-224.

[219] Rehmann, W.A.: "AMG Arzneimittelgesetz". München: Verlag C. H. Beck oHG; 2008. ISBN 978-3-406-57053-7. S. 217-219.

[220] Friese, B., Jentges, B. und Muazzam, U.: "Guide to Drug Regulatory Affairs". Aulendorf: Edito-Canter-Verlag; 2007. ISBN 978-3-87193-324-0. S. 108-115.

[221] Collatz, B.: "Die neuen europäischen Zulassungsverfahren für Arzneimittel. Insbesondere Verfahren und Rechtsschutz des Antragstellers und Zulassungsinhabers bei Zulassungsentscheidungen". Aulendorf: Edito-Cantor-Verlag; 1996. ISBN 3-87193-170-5. S. 41-55, 90-102.

[222] Friese, B., Jentges, B. und Muazzam, U.: "Guide to Drug Regulatory Affairs". Aulendorf: Edito-Canter-Verlag; 2007. ISBN 978-3-87193-324-0. S. 122-144, 165, 203.

[223] Rehmann, W.A.: "AMG Arzneimittelgesetz". München: Verlag C. H. Beck oHG; 2008. ISBN 978-3-406-57053-7. S. 137-157.

[224] Deutsch, E. und Lippert, H.-D.: "Kommentar zum Arzneimittelgesetz". 2. Aufl. Berlin: Springer-Verlag; 2007. ISBN 978-3-540-33949-6. S. 157-176.

[225] Europäische Kommission: "Notice to Applicants". Volume 2A. Procedures for marketing authorisation. Chapter 2. Mutal Recognition. Februar 2007. http://ec.europa.eu/enterprise/pharmaceuticals/eudralex/ vol2_en.htm (30.11.2008).

[226] Artikel 28 Abs. 2 und 3 der "Richtlinie 2001/83/EG" vom 06.11.2001. ABl. EG L 331 S. 67 vom 28.11.2001 in der Fassung vom 11.03.2008.

[227] Artikel 28 Abs. 2 der "Richtlinie 2001/83/EG" vom 06.11.2001. ABl. EG L 331 S. 67 vom 28.11.2001 in der Fassung vom 11.03.2008.

[228] Artikel 29 Abs. 1 der "Richtlinie 2001/83/EG" vom 06.11.2001. ABl. EG L 331 S. 67 vom 28.11.2001 in der Fassung vom 11.03.2008.

[229] Artikel 29 Abs. 3 der "Richtlinie 2001/83/EG" vom 06.11.2001. ABl. EG L 331 S. 67 vom 28.11.2001 in der Fassung vom 11.03.2008.

[230] Friese, B., Jentges, B. und Muazzam, U.: "Guide to Drug Regulatory Affairs". Aulendorf: Edito-Canter-Verlag; 2007. ISBN 978-3-87193-324-0. S. 115-116.

[231] Artikel 32 Abs. 3 der "Richtlinie 2001/83/EG" vom 06.11.2001. ABl. EG L 331 S. 67 vom 28.11.2001 in der Fassung vom 11.03.2008.

[232] Friese, B., Jentges, B. und Muazzam, U.: "Guide to Drug Regulatory Affairs". Aulendorf: Edito-Canter-Verlag; 2007. ISBN 978-3-87193-324-0. S. 150-153.

[233] Artikel 34 Abs. 1 der "Richtlinie 2001/83/EG" vom 06.11.2001. ABl. EG L 331 S. 67 vom 28.11.2001 in der Fassung vom 11.03.2008.

[234] Europäische Kommission: "Notice to Applicants". Volume 2A. Procedures for marketing authorisation. Chapter 4. Centralised Procedures. April 2006. http://ec.europa.eu/enterprise/pharmaceuticals/eudralex/ vol2_en.htm (30.11.2008).

[235] Friese, B., Jentges, B. und Muazzam, U.: "Guide to Drug Regulatory Affairs". Aulendorf: Edito-Canter-Verlag; 2007. ISBN 978-3-87193-324-0. S. 174-175.

[236] Anhang der "Verordnung (EG) Nr. 726/2004" vom 31.03.2004 des Europäischen Parlaments und des Rates zur Festlegung von Gemeinschaftsverfahren für die

Genehmigung und Überwachung von Human- und Tierarzneimitteln und zur Errichtung einer Europäischen Arzneimittel-Agentur. ABl. EG L 136 vom 30.04.2004 S. 1-33 in der Fassung vom 30.04.2004.

[237] Friese, B., Jentges, B. und Muazzam, U.: "Guide to Drug Regulatory Affairs". Aulendorf: Edito-Canter-Verlag; 2007. ISBN 978-3-87193-324-0. S. 166-173.

[238] Europäische Kommission: "Notice to Applicants". Volume 2A. Procedures for marketing authorisation. Chapter 1. Marketing Authorisation. November 2005. http://ec.europa.eu/enterprise/pharmaceuticals/ eudralex/vol2_en.htm (30.11.2008). S. 10; Europäische Kommission: "Notice to Applicants". Volume 2A. Procedures for marketing authorisation. Chapter 2. Mutal Recognition. Februar 2007. http://ec.europa.eu/enterprise/pharmaceuticals/eudralex/ vol2_en.htm (30.11.2008). S. 4; Rehmann, W.A.: "AMG Arzneimittelgesetz". München: Verlag C. H. Beck oHG; 2008. ISBN 978-3-406-57053-7. S. 139 Rz. 4.

[239] Artikel 3 Abs. 2 der "Verordnung (EG) Nr. 726/2004" vom 31.03.2004 des Europäischen Parlaments und des Rates zur Festlegung von Gemeinschaftsverfahren für die Genehmigung und Überwachung von Human- und Tierarzneimitteln und zur Errichtung einer Europäischen Arzneimittel-Agentur. ABl. EG L 136 vom 30.04.2004 S. 1-33 in der Fassung vom 30.04.2004.

[240] EMEA: "Press release. European Medicines Agency recommends authorisation of first generic medicine for human use". Dokument-Nr. EMEA/316728/2007. 2007. http://www.emea.europa.eu/pdfs/general/direct/pr/ 31672807en.pdf (30.11.2008).

[241] Artikel 3 Abs. 3 der "Verordnung (EG) Nr. 726/2004" vom 31.03.2004 des Europäischen Parlaments und des Rates zur Festlegung von Gemeinschaftsverfahren für die Genehmigung und Überwachung von Human- und Tierarzneimitteln und zur Errichtung einer Europäischen Arzneimittel-Agentur. ABl. EG L 136 vom 30.04.2004 S. 1-33 in der Fassung vom 30.04.2004.

[242] Europäische Kommission: "Notice to Applicants". Volume 2A. Procedures for marketing authorisation. Chapter 4. Centralised Procedures. April 2006. http://ec.europa.eu/enterprise/pharmaceuticals/eudralex/ vol2_en.htm (30.11.2008). S. 10.

[243] Friese, B., Jentges, B. und Muazzam, U.: "Guide to Drug Regulatory Affairs". Aulendorf: Edito-Canter-Verlag; 2007. ISBN 978-3-87193-324-0. S. 176-197.

[244] Collatz, B.: "Die neuen europäischen Zulassungsverfahren für Arzneimittel. Insbesondere Verfahren und Rechtsschutz des Antragstellers und Zulassungsinhabers bei Zulassungsentscheidungen". Aulendorf: Edito-Cantor-Verlag; 1996. ISBN 3-87193-170-5. S. 74-75.

[245] Europäische Kommission: "Notice to Applicants". Volume 2A. Procedures for marketing authorisation. Chapter 4. Centralised Procedures. April 2006. http://ec.europa.eu/enterprise/pharmaceuticals/eudralex/ vol2_en.htm (30.11.2008). S. 24-27, 34-35; Friese, B., Jentges, B. und Muazzam, U.: "Guide to Drug Regulatory Affairs". Aulendorf: Edito-Canter-Verlag; 2007. ISBN 978-3-87193-324-0. S. 203-204.

9. Literaturverzeichnis

[246] Sander, A.: "Arzneimittelrecht Kommentar". Teil C, AMG-Kommentar. Stuttgart: Verlag W. Kohlhammer GmbH; 2008. Stand: November 2007 (45. Lieferung). ISBN 978-3-17-017937-0. § 1.

[247] Kage, U.: "Die Qualitätssicherung vor dem Hintergrund des Medizinproduktegesetzes". 1998: 217-222.

[248] Nöthlichs, M. und Schmatz, H.: "Sicherheitstechnik digital". Modul Medizinprodukte. MPG Erläuterungen. Berlin: Erich Schmidt Verlag; 2008. Stand: Oktober 2008. ISBN 3 503 07876 2. § 1.

[249] Deutsch, E., Lippert, H.-D. und Ratzel, R.: "Medizinproduktegesetz (MPG)". Köln: Carl Heymanns Verlag KG; 2002. ISBN 3-452-25264-7. S. 42-47.

[250] Kloesel, A. und Cyran, W.: „Arzneimittelrecht Kommentar". Kapitel A 1.0. 108. Ergänzungslieferung, 3. Aufl. Stuttgart: Deutscher Apotheker Verlag; 2008. Stand: Oktober 2007. ISBN 978-3-7692-4615-5. § 1.

[251] Schleert, D. und Massing, E.: "Das Medizinproduktegesetz und der Versorgungsauftrag des SGB V". Die BKK. 1999; *4*: 178-187.

[252] Schorn, G.H.: "Medizinprodukte-Recht". Kommentar. Kapitel M. 24. Aktualisierungslieferung. Band 3. Stuttgart: Wissenschaftliche Verlagsgesellschaft mbH; 2009. Stand: Januar 2009. ISBN 978-3-8047-2556-0. § 1.

[253] Kage, U.: "Das Medizinproduktegesetz". Staatliche Risikosteuerung unter dem Einfluß europäischer Harmonisierung. Berlin: Springer Verlag; 2005. ISBN 3-540-21932-3. S. 19-39.

[254] Böckmann, R.-D., Frankenberger, H. und Will, H.G.: "Durchführungshilfen zum Medizinproduktegesetz". Köln: TÜV Media GmbH; 2008. Stand: November 2008. ISBN 978-3-8249-0227-9. Kapitel 3.1.

[255] Hart, D., Hilken, A., Merkel, H. et al.: "Das Recht des Arzneimittelmarktes". Schriftenreihe des Zentrums für Europäische Rechtspolitik an der Universität Bremen. Band 5. Baden-Baden: Nomos Verlagsgesellschaft; 1988. ISBN 3-7890-1659-4. S. 168-174.

[256] Meichsner, I.: "Rückstände, Die Grundwasser-Zeitbombe aus dem Arzneimittelschrank". Spiegel Online. 2007: http://www.spiegel.de/wissenschaft/mensch/0,1518,465079,00.html (11.02.2007).

[257] Reetz, M.: "Arzneimittel Cocktail bedroht Mensch und Umwelt – Experten fordern sichere Entsorgungswege für Medikamente". openPR. 2007: http://openpr.de/news/117935/Arzneimittel-Cocktail-bedroht-Mensch-und-Umwelt-Experten-fordern-sichere-Entsorgungswege-fuer-Medikamente.html (31.01.2007).

[258] Schwaiger, J., Ferling, H., Mallow, U. *et al.*: "Toxic effects of non-steroidal anti-inflammatory drug diclofenac, Part I: histopathological alterations and bioaccumulation in rainbow trout". Aquatic Toxicology. 2004: 141-150.

[259] Hoeger, B., Köllner, B., Dietrich, D.R. *et al.*: "Water-borne diclofenac affects kidney and gill integrity and selceted immune parameters in brown trout (Salmo trutta f. fario)". Aquatic Toxicology. 2005; *75*: 53-64.

[260] Willems, W.: "Schmerzmittel im Grundwasser". Sueddeutsche. 2007: http://www.sueddeutsche.de/ gesundheit/artikel/942/130714/article.html (15.10.2007).

9. Literaturverzeichnis

[261] "EMEA/CHMP/SWP/4447/00. Guideline on the environmental risk assessment of medical products for human use" in der Fassung vom 01.06.2006.

[262] BVMed (Hrsg.): "BVMed-Pressemeldung Nr. 15/06: MedInform-Konferenz: Neues Umweltrecht gilt auch für Medizinprodukte". 2006: http://www.bvmed.de/themen/elektrog/pressemitteilung/MedInform-Konferenz_zum_neuen_ Umweltrecht.html (30.11.2008).

[263] BVMed (Hrsg.): "BVMed-Pressemeldung Nr. 83/06: REACH tritt im Juni 2007 in Kraft - BVMed Workshop im April". 2006: http://www.bvmed.de/presse/pressearchiv_2006/pressemitteilung/REACH_tritt_am_ 1._Juni_2007_in_Kraft.html (30.11.2008).

[264] Wimmer, M.: "Neues Europäisches Chemikalienrecht (REACH). Eine Herausforderung auch für die Medizinprodukteindustrie (Teil 1)". Medizinprodukte Journal. 2007; 2: 64-69. S. 66.

[265] BVMed (Hrsg.): "BVMed-Pressemitteilung Nr. 28/09 vom 9. April 2009". 2009: http://www.bvmed.de/presse.php?11134 (09.04.2009); BVMed (Hrsg.): "Pressemitteilungen. Umwelt-Workshop: MedTech-Unternehmen müssen Kommunikation innerhalb der Lieferkette überprüfen". 2009: http://www.bvmed.de/presse/ pressemitteilung/ Umwelt-Workshop_MedInform_Exklusiv.html (13.05.2009).

[266] Deutsch, E. und Lippert, H.-D.: "Kommentar zum Arzneimittelgesetz". 2. Aufl. Berlin: Springer-Verlag; 2007. ISBN 978-3-540-33949-6. S. 99-109, 155.

[267] Sander, A.: "Arzneimittelrecht Kommentar". Teil C, AMG-Kommentar. Stuttgart: Verlag W. Kohlhammer GmbH; 2008. Stand: November 2007 (45. Lieferung). ISBN 978-3-17-017937-0. § 30.

[268] Kage, U.: "Das Medizinproduktegesetz". Staatliche Risikosteuerung unter dem Einfluß europäischer Harmonisierung. Berlin: Springer Verlag; 2005. ISBN 3-540-21932-3. S. 20.

[269] Hill, R. und Schmitt, J.M.: "WiKo Medizinprodukterecht, Kommentar". Kapitel II 1. Köln: Verlag Dr. Otto Schmidt KG; 2008. Stand: Juli 2008. ISBN 3-504-04002-5. § 3.

[270] Schmidt, M.: "Der BSE-Test im (trüben) Licht des AMG". Deutsche Apotheker Zeitung. 2005; 6: 78.

[271] Schroll, S. und Spier, A.: "Konsequenzen für den Einkauf von Medizinprodukten". In: AMD – Medizintechnik (Hrsg.): Anwender- und Betreiberpflichten für Medizinprodukte. Berlin: MediVision GmbH; 1999. S. 23-24. 3-932686-15-2.

[272] Broglie, M.: "Verschärfte Haftung bei Off-label-Use". Aktuelle Urologie. 2006: 417-419.

[273] Johne, A., Gerloff, T. und Mai, I.: "Arzneimitteluntersuchungen beim Menschen". Bundesgesundheitsblatt - Gesundheitsforschung - Gesundheitsschutz. 2005; 4: 397-400.

[274] Amtliche Begründung. Abgedruckt in: Kloesel, A. und Cyran, W.: „Arzneimittelrecht Kommentar". Kapitel A 1.0. 108. Ergänzungslieferung, 3. Aufl. Stuttgart: Deutscher Apotheker Verlag; 2008. Stand: Oktober 2007. ISBN 978-3-7692-4615-5. § 2; Sander, A.: "Arzneimittelrecht Kommentar". Teil C, AMG-Kommentar. Stuttgart: Verlag W. Kohlhammer GmbH; 2008. Stand: November 2007 (45. Lieferung). ISBN 978-3-17-017937-0. § 2 S. 3.

[275] Rehmann, W.A.: "AMG Arzneimittelgesetz". München: Verlag C. H. Beck oHG; 2008. ISBN 978-3-406-57053-7. S. 12-30.

[276] Amtliche Begründung zum 2. AMG-ÄndG. Abgedruckt in: Kloesel, A. und Cyran, W.: „Arzneimittelrecht Kommentar". Kapitel A 1.0. 108. Ergänzungslieferung, 3. Aufl. Stuttgart: Deutscher Apotheker Verlag; 2008. Stand: Oktober 2007. ISBN 978-3-7692-4615-5. § 2; Sander, A.: "Arzneimittelrecht Kommentar". Teil C, AMG-Kommentar. Stuttgart: Verlag W. Kohlhammer GmbH; 2008. Stand: November 2007 (45. Lieferung). ISBN 978-3-17-017937-0. § 2 S. 3-4.

[277] Artikel 1 der "Richtlinie 90/385/EWG des Europäischen Rates zur Angleichung der Rechtsvorschriften der Mitgliedstaaten über aktive implantierbare medizinische Geräte" vom 20.06.1990. ABl. EG Nr. L 189 S. 17-36 vom 20.07.1990 in der Fassung vom 21.09.2007. 90/385/EWG und Artikel 1 der "Richtlinie 93/42/EWG des Europäischen Rates über Medizinprodukte" vom 14.06.1993. ABl. EG Nr. L 169 S. 1-42 vom 12.06.1993 in der Fassung vom 21.09.2007.

[278] Schorn, G.H.: "Einführung in das Medizinproduktegesetz (MPG)". Medizinprodukte Journal. 1993: 7-14.

[279] Deutscher Bundestag, Drucksache 14/6281. "Gesetzentwurf der Bundesregierung: Entwurf eines Zweiten Gesetzes zur Änderung des Medizinproduktegesetzes (2. MPG-ÄndG)" vom 15.06.2001.

[280] Böckmann, R.-D., Frankenberger, H. und Will, H.G.: "Durchführungshilfen zum Medizinproduktegesetz". Köln: TÜV Media GmbH; 2008. Stand: November 2008. ISBN 978-3-8249-0227-9. Kapitel 3.3.

[281] Kammerhoff, U.: "Medizinprodukte-Recht. Die Richtlinie 93/42/EWG über Medizinprodukte. Das Medizinproduktegesetz und seine Verordnungen". Melsungen: Bibliomed - Medizinische Verlagsgesellschaft mbH; 1999. ISBN 3-89556-015-4; S. 169-184.

[282] Nöthlichs, M. und Schmatz, H.: "Sicherheitstechnik digital". Modul Medizinprodukte. MPG Erläuterungen. Berlin: Erich Schmidt Verlag; 2008. Stand: Oktober 2008. ISBN 3 503 07876 2. § 3.

[283] Schorn, G.H.: "Medizinprodukterecht und Apothekenbetriebsordnung". Stuttgart: Deutscher Apotheker Verlag; 1996. ISBN 3-7692-1967-8. S. 24-35.

[284] "EMEA/P/24143/2004. Procedure for European Union Guidelines and related Documents within the Pharmaceutical Legislative Framework" in der Fassung vom 20.06.2005.

[285] Kloesel, A. und Cyran, W.: „Arzneimittelrecht Kommentar". Kapitel A 1.0. 108. Ergänzungslieferung, 3. Aufl. Stuttgart: Deutscher Apotheker Verlag; 2008. Stand: Oktober 2007. ISBN 978-3-7692-4615-5. § 8.

[286] Brandenburg, S. und Erhard, H.: "Medizinprodukterecht. Medizinproduktegesetz mit umfassender Einleitung und Auszügen aus benachbarten Rechtsvorschriften". Heidelberg: R. v. Decker´s Verlag; 1997. ISBN 3-7685-4396-X. S. 12-18.

[287] Deutscher Bundesrat, Drucksache 928/93. "Gesetzentwurf der Bundesregierung: Entwurf eines Gesetzes über den Verkehr mit Medizinprodukten (Medizinproduktegesetz - MPG)" vom 24.12.1993.

[288] Fresenius, W. und Schorn, G.: "Medizinprodukte. Fiktive Arzneimittel und andere medizintechnische Produkte werden EG-einheitlich geregelt". Deutsche Apotheker Zeitung. 1992; *15*: 755-757.

[289] Meyer-Lüerßen, D. und Will, H.-G.: "Das Medizinproduktegesetz und seine Auswirkungen. Kommentierung, Gesetzestext und Anschriften der benannten Prüfstellen". Frankfurt/Main: pmi Verlagsgruppe GmbH; 1995. ISBN 3-89119-331-9. S. 2-5.

[290] Rehmann, W.A. und Wagner, S.: "MPG Medizinproduktegesetz Kommentar". München: Verlag C. H. Beck; 2005. ISBN 3 406 52150 9. S. 44-65.

[291] Schorn, G.H.: "Gesetz zur Neuordnung des Rechtes zum Verkehr mit Medizinprodukten, Medizinproduktegesetz Vorläufige Begründung, Entwurf eines Gesetzes über den Verkehr mit Medizinprodukten". Medizinprodukte Journal. 1993: 15-47. Identisch mit: Deutscher Bundesrat, Drucksache 928/93. "Gesetzentwurf der Bundesregierung: Entwurf eines Gesetzes über den Verkehr mit Medizinprodukten (Medizinproduktegesetz - MPG)" vom 24.12.1993.

[292] Rehmann, W.A. und Wagner, S.: "MPG Medizinproduktegesetz Kommentar". München: Verlag C. H. Beck; 2005. ISBN 3 406 52150 9. S. 57 Rz. 14.

[293] Anhang 1, Nr. 15 der "Richtlinie 90/385/EWG des Europäischen Rates zur Angleichung der Rechtsvorschriften der Mitgliedstaaten über aktive implantierbare medizinische Geräte" vom 20.06.1990. ABl. EG Nr. L 189 S. 17-36 vom 20.07.1990 in der Fassung vom 21.09.2007 und Anhang 1, Nr. 13.4 der "Richtlinie 93/42/EWG des Europäischen Rates über Medizinprodukte" vom 14.06.1993. ABl. EG Nr. L 169 S. 1-42 vom 12.06.1993 in der Fassung vom 21.09.2007 und Anhang I B, Nr. 8.5 der "Richtlinie 98/79/EG des Europäischen Parlamentes über In-vitro-Diagnostika" vom 27.10.1998 Richtlinie 98/79/EG des Europäischen Parlamentes über In-vitro-Diagnostika. ABl. EG Nr. L 331 S. 1-44 vom 07.12.1998 in der Fassung vom 25.05.2000.

[294] DIN EN 1041: 1998: Bereitstellung von Informationen durch den Hersteller eines Medizinproduktes. Beuth Verlag (Hrsg). Anhang B Nr. 15, Anhang C Nr. 13.4.

[295] Anhang 1, Nr. 14.2 der "Richtlinie 90/385/EWG des Europäischen Rates zur Angleichung der Rechtsvorschriften der Mitgliedstaaten über aktive implantierbare medizinische Geräte" vom 20.06.1990. ABl. EG Nr. L 189 S. 17-36 vom 20.07.1990 in der Fassung vom 21.09.2007 und Anhang 1, Nr. 13.4 der "Richtlinie 93/42/EWG des Europäischen Rates über Medizinprodukte" vom 14.06.1993. ABl. EG Nr. L 169 S. 1-42 vom 12.06.1993 in der Fassung vom 21.09.2007 und Anhang I B, Nr. 8.5 der "Richtlinie 98/79/EG des Europäischen Parlamentes über In-vitro-Diagnostika" vom 27.10.1998 Richtlinie 98/79/EG des Europäischen Parlamentes über In-vitro-Diagnostika. ABl. EG Nr. L 331 S. 1-44 vom 07.12.1998 in der Fassung vom 25.05.2000.

[296] Obermayer, A.: "Gebrauchte Einmalartikel, Wiederverwendung, Reinigung, Desinfektion und Sterilisation". Medizintechnik. 2000; *6*: 210-215.

[297] "MEDDEV 2.1/1. Guidelines relating to the Application of: the Council Directive 90/385/EEC on active implantable medical Devices The Council Directive 93/42/EEC on medical Devices" in der Fassung vom April 1994.

9. Literaturverzeichnis

[298] Anhalt, E.: "Das Medizinproduktegesetz - Auswirkungen des MPG auf die Apotheke". Deutsche Apotheker Zeitung. 2000; *13*: 1466-1470.

[299] Böckmann, R.-D. und Frankenberger, H.: "MPG & Co. Eine Vorschriftensammlung zum Medizinprodukterecht mit Fachwörterbuch". 2. Aufl. Köln: TÜV-Verlag GmbH; 2003. ISBN 3-8249-0747-X. S. 279-339.

[300] Dati, F.: "The New European Directive on in vitro Diagnostics". Clinical chemistry and laboratory medicine. 2003; *10*: 1289-1298. Felber, A. und Müller, J.: "Sicherheit im Umgang mit Medizinprodukten". Gynäkologe. 2004; *1*: 45-50.

[301] Deutsch, E.: "Das Gesetz über Medizinprodukte". Medizintechnik. 1996; *2*: 46-52.

[302] Gebhardt, P.: "Erfahrungen mit dem Medizinproduktegesetz (MPG)". In: 26. Sicherheitsfachtagung Krankenhaus '99, 27. und 28. Mai 1999. Hannover: Medizinische Hochschule; 1999. S. 7-14.

[303] Rattke, P.: "Die Pflichten aus dem Medizinproduktegesetz und der Medizinprodukte-Betreiberverordnung für Hersteller, Betreiber und Anwender ". Arzt und Krankenhaus. 2000; *6*: 193-197.

[304] Rehmann, W.A. und Wagner, S.: "MPG Medizinproduktegesetz Kommentar". München: Verlag C. H. Beck; 2005. ISBN 3 406 52150 9. S. 56 Rz. 11.

[305] "MEDDEV 2.1/3 Rev. 2. Guidelines relating to the Application of: the Council Directive 90/385/EEC on active implantable medicinal devices the Council Directive 93/42/EEC on medicinal Devices Demarcation between: - Directive 90/385/EEC on active implantable medical Devices - Directive 93/42/EEC on medical Devices and - Directive 65/65/EEV relating to medical products and - related Directives" in der Fassung vom Juli 2001. S. 3.

[306] Deutsch, E., Lippert, H.-D. und Ratzel, R.: "Medizinproduktegesetz (MPG)". Köln: Carl Heymanns Verlag KG; 2002. ISBN 3-452-25264-7. S. 57-67.

[307] Deutscher Bundestag, Drucksache 12/6991. "Gesetzentwurf der Bundesregierung: Entwurf eines Gesetzes über den Verkehr mit Medizinprodukten (Medizinproduktegesetz - MPG)" vom 08.03.1994.

[308] Schorn, G.H.: „Medizinprodukte-Recht". Kommentar. Kapitel M. 24. Aktualisierungslieferung. Band 3. Stuttgart: Wissenschaftliche Verlagsgesellschaft mbH; 2009. Stand: Januar 2009. ISBN 978-3-8047-2556-0. § 3.

[309] Amtliche Begründung zum Gesetz zur Neuordnung des Arzneimittelrechts. Abgedruckt in: Kloesel, A. und Cyran, W.: „Arzneimittelrecht Kommentar". Kapitel A 1.0. 108. Ergänzungslieferung, 3. Aufl. Stuttgart: Deutscher Apotheker Verlag; 2008. Stand: Oktober 2007. ISBN 978-3-7692-4615-5. § 2; Sander, A.: "Arzneimittelrecht Kommentar". Teil C, AMG-Kommentar. Stuttgart: Verlag W. Kohlhammer GmbH; 2008. Stand: November 2007 (45. Lieferung). ISBN 978-3-17-017937-0. § 2 S. 3.

[310] BVerwG: Urteil vom 24.11.1994: Begriff des Arzneimittels. Aktenzeichen 3 C 2/93;

[311] Böckmann, R.-D. und Frankenberg, H.: "Medizinprodukt - Erläuterungen zu einem "neuen" Begriff in der Medizintechnik". 1995: 126-132.

[312] Rehmann, W.A. und Wager, S.: "MPG Medizinproduktegesetz Kommentar". 2005. S. 49-52.

[313] Anhalt, E. und Dieners, P. (Hrsg.): "Handbuch des Medizinprodukterechts. Grundlagen und Praxis". München: Verlag C.H. Beck; 2003. ISBN 3 406 487629. S. 58-61.

[314] Anhalt, E.: "Abgrenzung Arzneimittel - Medizinprodukte, Werden Antazida, künstliche Tränen oder Fluoridierungspräparate zukünftig Medizinprodukte?" Die Pharmazeutische Industrie. 1999; 6: 485-489. S. 486.

[315] Hoxhaj, J.: "Quo vadis Medizintechnikhaftung? Arzt-, Krankenhaus- und Herstellerhaftung für den Einsatz von Medizinprodukten". In: Deutsch, E., Laufs, A. und Schreiber, H.-L. (Hrsg.). Recht & Medizin. Frankfurt/Main: Peter Lang GmbH; 2000. ISBN 3-631-36536-5. S. 17-19.

[316] Deutscher Bundestag, Drucksache 12/7930. "Beschlussempfehlung und Bericht des Ausschusses für Gesundheit (15 Ausschuß): zu dem Gesetzentwurf der Bundesregierung - Drucksache 12/6991 - Entwurf eines Gesetzes über den Verkehr mit Medizinprodukten (Medizinproduktegesetz - MPG)" vom 15.06.1994. S. 55.

[317] Kage, U.: "Das Medizinproduktegesetz". Staatliche Risikosteuerung unter dem Einfluß europäischer Harmonisierung. Berlin: Springer Verlag; 2005. ISBN 3-540-21932-3. S. 40-52.

[318] Bayerisches Verwaltungsgericht Augsburg: Urteil vom 03.02.1986. Az. 5 K 85 A.1273. Abgedruckt in: Sander, A. "Arzneimittelrecht. Entscheidungssammlung zum Arzneimittelrecht einschließlich der Entscheidungen des EuGH". Stuttgart: Verlag W. Kohlhammer GmbH; 2008. ISBN 978-3-17-018483-1. 2005. § 2 AMG Nr. 20.

[319] Körner, H.H.: "Betäubungsmittelgesetz Arzneimittelgesetz". 5. Aufl. München: Verlag C. H. Beck; 2001. ISBN 3 406 46311 8. S. 1726.

[320] Meyer-Lüerßen, D. und Will, H.-G.: "Das Medizinproduktegesetz und seine Auswirkungen. Kommentierung, Gesetzestext und Anschriften der benannten Prüfstellen". Frankfurt/Main: pmi Verlagsgruppe GmbH; 1995. ISBN 3-89119-331-9. S. 3.

[321] Baehr, M.: "Abgrenzung von Arzneimitteln und Medizinprodukten, Zubereitungen können keine Medizinprodukte sein". Krankenhauspharmazie. 1999; 10: 443-444. S. 443.

[322] Debong, B. und Andreas, M.: "Neue Sicherheitsvorschriften für Medizinprodukte". Die Schwester-Der Pfleger. 1995; 3: 252-254.

[323] Schorn, G.H.: "Medizinproduktegesetz Vorläufige Begründung". Medizinprodukte Journal. 1993: 35-44. S. 36.

[324] Kage, U.: "Das Medizinproduktegesetz". Staatliche Risikosteuerung unter dem Einfluß europäischer Harmonisierung. Berlin: Springer Verlag; 2005. ISBN 3-540-21932-3. S. 39-40.

[325] Amtliche Begründung zum MPG. Abgedruckt in: Hill, R. und Schmitt, J.M.: „WiKo Medizinprodukterecht, Kommentar". Kapitel II 1. Köln: Verlag Dr. Otto Schmidt KG; 2008. Stand: Juli 2008. ISBN 3-504-04002-5. § 2 S. 2.

[326] Sander, A.: "Arzneimittelrecht Kommentar". Teil C, AMG-Kommentar. Stuttgart: Verlag W. Kohlhammer GmbH; 2008. Stand: November 2007 (45. Lieferung). ISBN 978-3-17-017937-0. § 4a. Ausschussbericht zum Transplantationsgesetz.

[327] Deutsch, E., Lippert, H.-D. und Ratzel, R.: "Medizinproduktegesetz (MPG)". Köln: Carl Heymanns Verlag KG; 2002. ISBN 3-452-25264-7. S. 48-56.

[328] Hill, R. und Schmitt, J.M.: „WiKo Medizinprodukterecht, Kommentar". Kapitel II 1. Köln: Verlag Dr. Otto Schmidt KG; 2008. Stand: Juli 2008. ISBN 3-504-04002-5. § 2.

[329] Sucker-Sket, K.: "Änderungsgesetz beschlossen, Neues Recht für Medizinprodukte". Deutsche Apotheker Zeitung. 2007; 20: 51.

[330] Rehmann, W.A. und Wagner, S.: "MPG Medizinproduktegesetz Kommentar". München: Verlag C. H. Beck; 2005. ISBN 3 406 52150 9. S. 38-44, 49-54.

[331] Brandenburg, S., Kollecker, S. und Rütenik, C.: "Medizinprodukterecht". 2. Aufl. Medizinproduktegesetz mit umfassender Einleitung und Auszügen aus benachbarten Rechtsvorschriften. Heidelberg: Economica Verlag; 2003. S. 9-16.

[332] Schrenk, C.: "Medizinproduktegesetz und Arzthaftung. Einfluss des öffentlichen Sicherheitsrechts auf den Pflichtenkreis von Betreibern und Anwendern". In: Lukes, R., Di Fabio, U. und Vieweg, K (Hrsg.). Recht - Technik - Wirtschaft. Köln: Carl Heymanns Verlag KG; 2004. ISBN 3-452-25887-4. S. 135-136.

[333] Schorn, G.H.: „Medizinprodukte-Recht". Kommentar. Kapitel M. 24. Aktualisierungslieferung. Band 3. Stuttgart: Wissenschaftliche Verlagsgesellschaft mbH; 2009. Stand: Januar 2009. ISBN 978-3-8047-2556-0. § 2 Rz. 20.

[334] Kage, U.: "Das Medizinproduktegesetz". Staatliche Risikosteuerung unter dem Einfluß europäischer Harmonisierung. Berlin: Springer Verlag; 2005. ISBN 3-540-21932-3. S. 60-68.

[335] Anhalt, E. und Dieners, P. (Hrsg.): "Handbuch des Medizinprodukterechts. Grundlagen und Praxis". München: Verlag C.H. Beck; 2003. ISBN 3 406 487629. S. 66-68.

[336] Langner, D.: "Die grundlegenden Anforderungen". In: Schorn, G.H. (Hrsg.): Aktive implantierbare Medizinprodukte Texte mit Einführung. Stuttgart: Wissenschaftliche Verlagsgesellschaft mbH; 1993. S. 24-31. ISBN 3-8047-1259-2.

[337] BVMed (Hrsg.): "Medizinprodukte-Betreiberverordnung". Berlin: BVMed – Bundesverband Medizintechnologie e.V. (Hrsg.); 2002. S. 3; Hill, R. und Schmitt, J.M.: „WiKo Medizinprodukterecht, Kommentar". Kapitel II 1. Köln: Verlag Dr. Otto Schmidt KG; 2008. Stand: Juli 2008. ISBN 3-504-04002-5. § 14 S. 5 Rz. 6.

[338] Deutsch, E. und Lippert, H.-D.: „Kommentar zum Arzneimittelgesetz". 2. Aufl. Berlin: Springer-Verlag; 2007. ISBN 978-3-540-33949-6. S. 507; Kloesel, A. und Cyran, W.: „Arzneimittelrecht Kommentar". Kapitel A 1.0. 108. Ergänzungslieferung, 3. Aufl. Stuttgart: Deutscher Apotheker Verlag; 2008. Stand: Oktober 2007. ISBN 978-3-7692-4615-5. § 54; Rehmann, W.A.: "AMG Arzneimittelgesetz". München: Verlag C. H. Beck oHG; 2008. ISBN 978-3-406-57053-7. S. 330.

[339] Böckmann, R.-D., Frankenberger, H. und Will, H.G.: "Durchführungshilfen zum Medizinproduktegesetz". Köln: TÜV Media GmbH; 2008. Stand: November 2008. ISBN 978-3-8249-0227-9. Kapitel 30.14.

[340] Böhme, H.: "Die Umsetzung der neuen Medizinprodukte-Betreiberverordnung (MPBetreibV) in Gesundheitseinrichtungen, 1. Teil". Pflege- & Krankenhausrecht. 1998; *3*: 57-62.; Deutsche Krankenhausgesellschaft: "Anforderungen an Medizinprodukte-Betreiberverordnung festgelegt". Der Internist. 1998; *10*: M247-M248; Pilz, T.: "Anforderungen an Medizinprodukte-Betreiber festgelegt". Das Krankenhaus. 1998; *9*: 556-559.

[341] Ritscher, H.: "Das neue Medizinproduktegesetz, Mannigfaltige Pflichten auch für den ärztlichen Anwender von aktiven Implantaten, z. B. implantierbaren Herzschrittmachern". Herzschrittmachertherapie und Elektrophysiologie. 2004; *1*: 82-87.

[342] Krüger, D.: "AMWHV Arzneimittel- und Wirkstoffherstellungsverordnung. Verordnung über die Anwendung der Guten Herstellungspraxis bei der Herstellung von Arzneimitteln und Wirkstoffen und über die Anwendung der Guten fachlichen Praxis bei der Herstellung von Produkten menschlicher Herkunft. Rechtstexte mit Einführung, Amtlicher Begründung und Materialien". Stuttgart: Wissenschaftliche Verlagsgesellschaft mbH; 2007. ISBN 978-3-8047-2373-3. S. 7-8.

[343] Böckmann, R.-D., Frankenberger, H. und Will, H.G.: "Durchführungshilfen zum Medizinproduktegesetz". Köln: TÜV Media GmbH; 2008. Stand: November 2008. ISBN 978-3-8249-0227-9. Kapitel 3.5.

[344] Deutsch, E., Lippert, H.-D. und Ratzel, R.: "Medizinproduktegesetz (MPG)". Köln: Carl Heymanns Verlag KG; 2002. ISBN 3-452-25264-7. S. 78-79.

[345] Amtliche Begründung zum Gesetz zur Neuordnung des Arzneimittelrechts. Abgedruckt in: Kloesel, A. und Cyran, W.: „Arzneimittelrecht Kommentar". Kapitel A 1.0. 108. Ergänzungslieferung, 3. Aufl. Stuttgart: Deutscher Apotheker Verlag; 2008. Stand: Oktober 2007. ISBN 978-3-7692-4615-5. § 9 Blatt 30; Sander, A.: "Arzneimittelrecht Kommentar". Teil C, AMG-Kommentar. Stuttgart: Verlag W. Kohlhammer GmbH; 2008. Stand: November 2007 (45. Lieferung). ISBN 978-3-17-017937-0. § 9 S. 1.

[346] Deutsch, E. und Lippert, H.-D.: "Kommentar zum Arzneimittelgesetz". 2. Aufl. Berlin: Springer-Verlag; 2007. ISBN 978-3-540-33949-6. S. 97-98.

[347] Kloesel, A. und Cyran, W.: „Arzneimittelrecht Kommentar". Kapitel A 1.0. 108. Ergänzungslieferung, 3. Aufl. Stuttgart: Deutscher Apotheker Verlag; 2008. Stand: Oktober 2007. ISBN 978-3-7692-4615-5. § 9.

[348] Böckmann, R.-D., Frankenberger, H. und Will, H.G.: "Durchführungshilfen zum Medizinproduktegesetz". Köln: TÜV Media GmbH; 2008. Stand: November 2008. ISBN 978-3-8249-0227-9. Kapitel 3.5.

[349] Nöthlichs, M. und Schmatz, H.: "Sicherheitstechnik digital". Modul Medizinprodukte. MPG Erläuterungen. Berlin: Erich Schmidt Verlag; 2008. Stand: Oktober 2008. ISBN 3 503 07876 2. § 5.

[350] Rehmann, W.A. und Wagner, S.: "MPG Medizinproduktegesetz Kommentar". München: Verlag C. H. Beck; 2005. ISBN 3 406 52150 9. S. 86-99.

[351] Amtliche Begründung zum 14. AMG-ÄndG. Abgedruckt in: Kloesel, A. und Cyran, W.: „Arzneimittelrecht Kommentar". Kapitel A 1.0. 108. Ergänzungslieferung, 3. Aufl. Stuttgart: Deutscher Apotheker Verlag; 2008. Stand: Oktober 2007. ISBN 978-3-7692-4615-5. § 9.

[352] OLG Stuttgart: Urteil vom 28.10.1988: Verkauf von geänderten Klinikpackungen im Einzelhandel. Aktenzeichen 2 U 195/87.

[353] Rehmann, W.A.: "AMG Arzneimittelgesetz". München: Verlag C. H. Beck oHG; 2008. ISBN 978-3-406-57053-7. S. 60-62.

[354] Schorn, G.H.: „Medizinprodukte-Recht". Kommentar. Kapitel M. 24. Aktualisierungslieferung. Band 3. Stuttgart: Wissenschaftliche Verlagsgesellschaft mbH; 2009. Stand: Januar 2009. ISBN 978-3-8047-2556-0. § 5.

[355] Rehmann, W.A. und Wagner, S.: "MPG Medizinproduktegesetz Kommentar". München: Verlag C. H. Beck; 2005. ISBN 3 406 52150 9. S. S. 92-94.

[356] Deutscher Bundesrat, Drucksache 172/09. "Gesetzentwurf der Bundesregierung: Entwurf eines Gesetzes zur Änderung medizinprodukterechtlicher Vorschriften" vom 20.02.2009.

[357] Deutscher Bundestag, Drucksache 16/12258. "Gesetzentwurf der Bundesregierung: Entwurf eines Gesetzes zur Änderung medizinprodukterechtlicher Vorschriften" vom 16.03.2009.

[358] Kloesel, A. und Cyran, W.: „Arzneimittelrecht Kommentar". Kapitel A 1.0. 108. Ergänzungslieferung, 3. Aufl. Stuttgart: Deutscher Apotheker Verlag; 2008. Stand: Oktober 2007. ISBN 978-3-7692-4615-5. § 11.

[359] Frankenberger, H.: "Medizinproduktegesetz und Instandhaltung". Medizinprodukte Journal. 1995; *3*: 3-6.

[360] Deutsch, E. und Lippert, H.-D.: „Kommentar zum Arzneimittelgesetz". 2. Aufl. Berlin: Springer-Verlag; 2007. ISBN 978-3-540-33949-6. S. 72-75.

[361] Deutsch, E., Lippert, H.-D. und Ratzel, R.: "Medizinproduktegesetz (MPG)". Köln: Carl Heymanns Verlag KG; 2002. ISBN 3-452-25264-7. S. 74.

[362] Rehmann, W.A. und Wagner, S.: "MPG Medizinproduktegesetz Kommentar". München: Verlag C. H. Beck; 2005. ISBN 3 406 52150 9. S. 65-87.

[363] Schorn, G.H.: „Medizinprodukte-Recht". Kommentar. Kapitel M. 24. Aktualisierungslieferung. Band 3. Stuttgart: Wissenschaftliche Verlagsgesellschaft mbH; 2009. Stand: Januar 2009. ISBN 978-3-8047-2556-0. § 4.

[364] Meyer-Lüerßen, D. und Will, H.-G.: "Das Medizinproduktegesetz und seine Auswirkungen. Kommentierung, Gesetzestext und Anschriften der benannten Prüfstellen". Frankfurt/Main: pmi Verlagsgruppe GmbH; 1995. ISBN 3-89119-331-9. S. 5-17.

[365] Deutsch, E. und Spickhoff, A.: "Medizinrecht. Arztrecht, Arzneimittelrecht, Medizinprodukterecht und Transfusionsrecht". 5. Aufl. Berlin: Springer-Verlag; 2003. ISBN 3-540-00048-8. S. 758.

[366] Kindler, M. und Menke, W.: "Medizinproduktegesetz - MPG. Kommentierte Ausgabe mit Arbeitshilfen und Materialien". Landsberg: Ecomed Verlagsgesellschaft; 1998. ISBN 3-609-64133-9. S. 38-54.

[367] Böckmann, R.-D., Frankenberger, H. und Will, H.G.: "Durchführungshilfen zum Medizinproduktegesetz". Köln: TÜV Media GmbH; 2008. Stand: November 2008. ISBN 978-3-8249-0227-9. Kapitel 3.4.

[368] Deutsch, E. und Lippert, H.-D.: „Kommentar zum Arzneimittelgesetz". 2. Aufl. Berlin: Springer-Verlag; 2007. ISBN 978-3-540-33949-6. S. 93-96.

[369] Kloesel, A. und Cyran, W.: „Arzneimittelrecht Kommentar". Kapitel A 1.0. 108. Ergänzungslieferung, 3. Aufl. Stuttgart: Deutscher Apotheker Verlag; 2008. Stand: Oktober 2007. ISBN 978-3-7692-4615-5. § 8.

[370] Rehmann, W.A.: "AMG Arzneimittelgesetz". München: Verlag C. H. Beck oHG; 2008. ISBN 978-3-406-57053-7. S. 57-60.

9. Literaturverzeichnis

[371] Sander, A.: "Arzneimittelrecht Kommentar". Teil C, AMG-Kommentar. Stuttgart: Verlag W. Kohlhammer GmbH; 2008. Stand: November 2007 (45. Lieferung). ISBN 978-3-17-017937-0. § 8.

[372] Kirchberg, D.: "Das Medizinproduktegesetz: Was Pflegende wissen müssen. Bestimmungen - Beispiele - Konsequenzen". Hannover: Schlütersche GmbH & Co. KG; 2003. ISBN 3-87706-878-2. S. 49-52.

[373] Schorn, G.H.: „Medizinprodukte-Recht". Kommentar. Kapitel M. 24. Aktualisierungslieferung. Band 3. Stuttgart: Wissenschaftliche Verlagsgesellschaft mbH; 2009. Stand: Januar 2009. ISBN 978-3-8047-2556-0. § 4 Rz. 8.

[374] Di Fabio, U.: "Risikoentscheidungen im Rechtsstaat. Zum Wandel der Dogmatik im öffentlichen Recht, insbesondere am Beispiel der Arzneimittelüberwachung". Jus publicum; Band 8. Tübingen: J.C.B. Mohr (Paul Siebeck); 1994. ISBN 3-16-146101-0. S. 258; Rehmann, W.A. und Wagner, S.: "MPG Medizinproduktegesetz Kommentar". München: Verlag C. H. Beck; 2005. ISBN 3 406 52150 9. S. 76.

[375] Kage, U.: "Das Medizinproduktegesetz". Staatliche Risikosteuerung unter dem Einfluß europäischer Harmonisierung. Berlin: Springer Verlag; 2005. ISBN 3-540-21932-3. S. 237.

[376] Deutsch, E. und Spickhoff, A.: "Medizinrecht. Arztrecht, Arzneimittelrecht, Medizinprodukterecht und Transfusionsrecht". 5. Aufl. Berlin: Springer-Verlag; 2003. ISBN 3-540-00048-8. S. 758 Rz 1211.

[377] Kage, U.: "Das Medizinproduktegesetz". Staatliche Risikosteuerung unter dem Einfluß europäischer Harmonisierung. Berlin: Springer Verlag; 2005. ISBN 3-540-21932-3. S. 234-244.

[378] Nöthlichs, M. und Schmatz, H.: "Sicherheitstechnik digital". Modul Medizinprodukte. MPG Erläuterungen. Berlin: Erich Schmidt Verlag; 2008. Stand: Oktober 2008. ISBN 3 503 07876 2. § 4 S. 3.

[379] Schwanbom, E.: "Bedeutung für ein Unternehmen, Risikoanalyse beim Medizinprodukten". Medizinprodukte Journal. 1994; 2: 4-9.

[380] Besch, V.: "Produkthaftung für fehlerhafte Arzneimittel. Eine Untersuchung über die materiell- und verfahrens-, insbesondere beweisrechtlichen Probleme des Arzneimittelhaftungsrechts". Baden-Baden: Nomos Verlagsgesellschaft; 2000. ISBN 3-7890-6626-5. S. 58-60.

[381] OVG Minden: Urteil vom 10.11.1977. Aktenzeichen 4 K 209/72.

[382] Kienle, G.: "Was ist ein „wissenschaftlich allgemein anerkanntes Arzneimittel"?" Neue Juristische Wochenschrift. 1976; 25: 1126-1131; Kriele, M.: "Stand der medizinischen Wissenschaft". Neue Juristische Wochenschrift. 1976; 9: 355-358.

[383] Lewandowski, G.: "„Sicherheitsentscheidungen bei Arzneimitteln zwischen Wissenschaft und Politik"". Pharma-Recht. 1980; 3: 106-109.

[384] KG Berlin: Beschluss vom 05.06.2000. Az. 25 W 2146/00.

[385] Amtliche Begründung zum 12. AMG-ÄndG. Abgedruckt in: Kloesel, A. und Cyran, W.: „Arzneimittelrecht Kommentar". Kapitel A 1.0. 108. Ergänzungslieferung, 3. Aufl.

9. Literaturverzeichnis

[386] Stuttgart: Deutscher Apotheker Verlag; 2008. Stand: Oktober 2007. ISBN 978-3-7692-4615-5. § 8.
Eucomed (Hrsg.): "Eucomed Position Paper concerning the EC Communication "Science and Technology, the key to Europe´s future - Guidelines for future European Union policy to support research"". 2005. S. 9. www.eucomed.org/upload/pdf/tl/2005/portal/publications/ position_papers/2005-05_innovation.pdf (09.10.2008); Eucomed (Hrsg.): "Eucomed Response to Commission Consultation on "The Future of Pharmaceuticals for Human Use in Europe" - October 2007". 2007. www.eucomed.org/press/~/media/pdf/tl/2007/portal/ publications/position_papers/ 200710ecconsultationpharma.ashx (09.10.2008); FDA (Hrsg.): "Warning on Counterfeit Contraceptive Patches. FDA Patient Safety News: Show #26, April 2004". 2004. http://www.accessdata.fda.gov/scripts/cdrh/cfdocs/psn/printer.cfm?id=211 (30.11.2008); FDA (Hrsg.): "Alert on Counterfeit "One Touch" Glucose Test Strips. FDA Patient Safety News: Show #58, December 2006". 2006. http://www.accessdata.fda.gov/ scripts/cdrh/ cfdocs/psn/printer.cfm?id=478 (30.11.2008); MHRA (Hrsg.): "MDA/2006/072 - Counterfeit condoms: Durex fetherlite 3 pack lot 21405074, Durex performa 3 pack lot TGL4142, Durex gossamer 3 pack lot 21405074". 2006: http://www.mhra.gov.uk/ PrintPreview/PublicationSP/ CON2025535 (30.11.2008).

[387] Anhang 1, II Nr.14.1 und 14.2 der "Richtlinie 90/385/EWG des Europäischen Rates zur Angleichung der Rechtsvorschriften der Mitgliedstaaten über aktive implantierbare medizinische Geräte" vom 20.06.1990. ABl. EG Nr. L 189 S. 17-36 vom 20.07.1990 in der Fassung vom 21.09.2007.

[388] "MEDDEV 2.2/3 Rev. 3. Guidelines relating to the Application of: the Council Directive 90/385/EEC on active implantable medical Devices the Council Directive 93/42/EEC on medical Devices "Use-by" Date" in der Fassung vom Juni 1998.

[389] Anhang 1 B Nr. 8.4 e) der "Richtlinie 98/79/EG des Europäischen Parlamentes über In-vitro-Diagnostika" vom 27.10.1998 Richtlinie 98/79/EG des Europäischen Parlamentes über In-vitro-Diagnostika. ABl. EG Nr. L 331 S. 1-44 vom 07.12.1998 in der Fassung vom 25.05.2000.

[390] Anhang 1 II Nr. 13.3 e) der "Richtlinie 93/42/EWG des Europäischen Rates über Medizinprodukte" vom 14.06.1993. ABl. EG Nr. L 169 S. 1-42 vom 12.06.1993 in der Fassung vom 21.09.2007.

[391] Brandenburg, S., Kollecker, S. und Rütenik, C.: "Medizinprodukterecht". 2. Aufl. Medizinproduktegesetz mit umfassender Einleitung und Auszügen aus benachbarten Rechtsvorschriften. Heidelberg: Economica Verlag; 2003. S. 22-23.

[392] Gatz, K.: "Die Bedeutung des Verfalldatums für die Verwendbarkeit von Verbandstoffen". Die BG. 1996; *Mai*: 362-364; Obermayer, A.: "Die Anwendervorschriften des Medizinproduktegesetzes". Anästhesiologie und Intensivmedizin. 1997; *6*: 316-321.

[393] Nöthlichs, M. und Schmatz, H.: "Sicherheitstechnik digital". Modul Medizinprodukte. MPG Erläuterungen. Berlin: Erich Schmidt Verlag; 2008. Stand: Oktober 2008. ISBN 3 503 07876 2. § 4.

[394] Wiedner-Heil, I.: "Auswirkungen des Medizinproduktegesetzes auf die Pflege". Pflege aktuell. 2000; *1*: 10-13.

[395] Rehmann, W.A. und Wagner, S.: "MPG Medizinproduktegesetz Kommentar". München: Verlag C. H. Beck; 2005. ISBN 3 406 52150 9. S. 82 Rz. 40.

[396] Bellinghausen, R.: "Vereinbarungen zur integrierten Versorgung - verschärfte Anforderungen an die Haftung für Medizinprodukte". In: Gassner, U.M. (Hrsg.): Haftung für Medizinprodukte, 1. Augsburger Forum für Medizinprodukterecht; 2006. S. 7-18; Haindl, H. und Helle, J.: "Die Unzulässigkeit der Wiederverwendung von Einmal-Medizinprodukten". Medizinrecht. 2001; *8*: 411-418; Hartung, C. und Schmidt, A.: "Rechtsfolgen der Unterlassung gebotener Prüfungen und Instandhaltung". KrankenhausTechnik. 1993; *Dezember*: 18-21.

[397] Jenke, N.: "Haftung für fehlerhafte Arzneimittel und Medizinprodukte. Eine vergleichende Untersuchung des deutschen und US-amerikanischen Rechts". Spickhoff, A. (Hrsg.). MedR Schriftenreihe Medizinrecht. Berlin: Springer-Verlag; 2004. ISBN 3-540-20088-6. S. 190-191.

[398] Hoxhaj, J.: "Quo vadis Medizintechnikhaftung? Arzt-, Krankenhaus- und Herstellerhaftung für den Einsatz von Medizinprodukten". In: Deutsch, E., Laufs, A. und Schreiber, H.-L. (Hrsg.). Recht & Medizin. Frankfurt/Main: Peter Lang GmbH; 2000. ISBN 3-631-36536-5. S. 130-153.

[399] Gaßner, M. und Reich-Malter, M.: "Die Haftung bei fehlerhaften Medizinprodukten und Arzneimittel – Recht und Rechtssprechung". Medizin Produkte Recht. 2006; *3*: 147-152.

[400] Deutscher Bundestag, Drucksache 11/2447. "Gesetzentwurf der Bundesregierung: Entwurf eines Gesetzes über die Haftung für fehlerhafte Produkte (Produkthaftungsgesetz - ProdHaftG)" vom 09.06.1988.

[401] Kullmann, H.J.: "Produkthaftungsgesetz, Gesetz über die Haftung für fehlerhafte Produkte (ProdHaftG). Kommentar". Berlin: Erich Schmidt Verlag GmbH & Co.; 1990. ISBN 3-503-02894-3. S. 138-141.

[402] Erwägungsgrund Nr. 13 der "Richtlinie 85/374/EWG des Rates zur Angleichung der Rechts- und Verwaltungsvorschriften der Mitgliedstaaten über die Haftung für fehlerhafte Produkte" vom 25.07.1985. ABl. EG L 210 vom 07.08.1985 S. 29-33 in der Fassung vom 07.08.1985.

[403] "Auswirkungen geringer Strahlenbelastung auf die Gesundheit". 2009. http://www.innovations-report.de/html/berichte/medizin_gesundheit/auswirkungen_geringer_ strahlenbelastung_gesundheit_130395.html (06.04.2009); Focus online (Hrsg.): "Strahlenbelastung. Häufige CTs erhöhen Krebsrisiko". 2009. http://www.focus.de/gesundheit/news/strahlenbelastung-haeufige-cts-erhoehen-krebsrisiko _aid_385891.html (06.04.2009).

[404] Ratajczak, T.: "Der "begründete Verdacht" in § 5 AMG und § 4 MPG". In: Arbeitsgemeinschaft Rechtsanwälte im Medizinrecht e.V. (Hrsg.): Arzneimittel und Medizinprodukte. Neue Risiken für Arzt, Hersteller und Versicherer. Berlin: Springer-Verlag; 1997. S. 75-93. ISBN 3-540-63500-9. S. 78, 92.

[405] Hauke, K. und Kremer, G.: "Der bestimmungsgemäße Gebrauch eines Arzneimittels". Pharma Recht. 1992; *6*: 162-169.

[406] Jenke, N.: "Haftung für fehlerhafte Arzneimittel und Medizinprodukte. Eine vergleichende Untersuchung des deutschen und US-amerikanischen Rechts". Spickhoff, A. (Hrsg.). MedR Schriftenreihe Medizinrecht. Berlin: Springer-Verlag; 2004. ISBN 3-540-20088-6. S. 46.

[407] Kloesel, A. und Cyran, W.: „Arzneimittelrecht Kommentar". Kapitel A 1.0. 108. Ergänzungslieferung, 3. Aufl. Stuttgart: Deutscher Apotheker Verlag; 2008. Stand: Oktober 2007. ISBN 978-3-7692-4615-5. § 5.

[408] Wolz, B.: "Bedenkliche Arzneimittel als Rechtsbegriff". Samson, E. und Hörn, E. (Hrsg.): Kieler Schriften zum Strafrecht. Band 3. Frankfurt/ Main: Alfred Metzner Verlag; 1988. ISBN 3-7875-3703-1. S. 59-66.

[409] Brunne, V., Mertins, G., Reimann, G. *et al.*: "Off-Label-Use in der Dermatologie". 2004: 727-734.

[410] Papier, H.J.: "Der bestimmungsgemäße Gebrauch von Arzneimitteln - die Verantwortung des pharmazeutischen Unternehmers". Baden-Baden: Nomos Verlagsgesellschaft; 1980. ISBN 3-7890-0574-6. S. 12; Plagemann, H.: "Das neue Arzneimittelrecht in der Bewährung". Wettbewerb in Recht und Praxis. 1978; *11*: 779-784; Wartensleben, H.: "Rechtliche Aspekte der Nutzen-Risiko-Abwägung für Arzneimittel". Pharma Recht. 1983; *August*: 5-8.

[411] Sander, A.: "Arzneimittelrecht Kommentar". Teil C, AMG-Kommentar. Stuttgart: Verlag W. Kohlhammer GmbH; 2008. Stand: November 2007 (45. Lieferung). ISBN 978-3-17-017937-0. § 84.

[412] Räpple, T.: "Das Verbot bedenklicher Arzneimittel. Eine Kommentierung zu § 5 AMG". Baden-Baden: Nomos Verlagsgesellschaft; 1991. ISBN 3-7890-2380-9. S. 57-73.

[413] Deutsch, E. und Lippert, H.-D.: „Kommentar zum Arzneimittelgesetz". 2. Aufl. Berlin: Springer-Verlag; 2007. ISBN 978-3-540-33949-6. S. 84-87, 92.

[414] Krummenauer, F.: "Prüfung von Medizinprodukten - Besonderheiten bei der klinischen Prüfung von Medizinprodukten gegenüber der von Arzneimitteln". Der Ophthalmolge. 2003; 2: 150-154.

[415] Krummenauer, F.: "Was ein Zahnarzt im Rahmen einer klinischen Prüfung mit Medizinprodukten dringend beachten sollte". Deutsche Zahnärztliche Zeitschrift. 2004; 2: 106-110.

[416] Osieka, T.O.: "Das Recht der Humanforschung". Medizinrecht in Forschung und Praxis. Band 5. Hamburg: Verlag Dr. Kovac; 2006. ISBN 978-3-8300-2510-8. S. 310-316.

[417] Kage, U.: "Das Medizinproduktegesetz". Staatliche Risikosteuerung unter dem Einfluß europäischer Harmonisierung. Berlin: Springer Verlag; 2005. ISBN 3-540-21932-3. S. 291-296.

[418] Rehmann, W.A. und Wagner, S.: "MPG Medizinproduktegesetz Kommentar". München: Verlag C. H. Beck; 2005. ISBN 3 406 52150 9. S. 1-37, S. 183-185.

[419] Schorn, G.H.: „Medizinprodukte-Recht". Kommentar. Kapitel B. 24. Aktualisierungslieferung. Band 1. Stuttgart: Wissenschaftliche Verlagsgesellschaft mbH; 2009. Stand: Januar 2009. ISBN 978-3-8047-2556-0. B 7.

[420] Wachenhausen, H.: "Medizinprodukte. Rechtliche Voraussetzungen für klinische Prüfungen". Medizinprodukte Journal. 2002; *3*: 80-86.
[421] Europäische Kommission: "Notice to Applicants". Volume 2B. Medical products for human use. Presentation and format of the dossier. Common Technical Document (CTD). May 2008. http://ec.europa.eu/enterprise/pharmaceuticals/eudralex/vol-2/b/update_200805/ctd_05-2008.pdf (30.11.2008). Kapitel M2; "ICH M4E (R1). ICH harmonised tripartite guideline: The Common Technical Document for the Registration of Pharmaceuticals for Human Use: Efficacy - M4E (R1) Clinical Overview and Clinical Summaries of Module 2 Module 5: Clinical Study Reports" in der Fassung vom 12.09.2002.
[422] Friese, B., Jentges, B. und Muazzam, U.: "Guide to Drug Regulatory Affairs". Aulendorf: Edito-Canter-Verlag; 2007. ISBN 978-3-87193-324-0. S. 522
[423] Deutsch, E. und Lippert, H.-D.: „Kommentar zum Arzneimittelgesetz". 2. Aufl. Berlin: Springer-Verlag; 2007. ISBN 978-3-540-33949-6. S. 210-213.
[424] Böckmann, R.-D. und Frankenberg, H.: "Das Medizinproduktegesetz (MPG) – Auswirkungen für die Klinik". Anästhesiologie & Intensivmedizin. 1998; *2*: 97-100.
[425] Prestel, R.: "Anforderungen an die klinische Bewertung von "bekannten" Medizinprodukten aus der Sicht einer Benannten Stelle". Medizintechnik. 2001; *1*: 9-13.
[426] Scheunemann, A., Schwanbom, E. und Frankenberger, H.: "Klinische Bewertung von Medizinprodukten nach der EG-Richtlinie über Medizinprodukte". Medizintechnik. 2001; *1*: 14-16.
[427] Frankenberger, H.: "Medizinprodukte zur klinischen Prüfung". Medizintechnik. 1998; *2*: 46-47.
[428] Scheunemann, A.: "Technische Dokumentation für ein Medizinprodukt – Teil 2, Ihre Bedeutung für Betreiber/Anwender". Medizintechnik. 2000; *6*: 223-226. S. 225;
[429] BVMed (Hrsg.): "Klinische Bewertung von Medizinprodukten". Berlin: BVMed - Bundesverband Medizintechnologie e.V.; 2005.
[430] "MEDDEV 2.7.1. Guideline on medical devices. Evaluation of clinical data: a guide for manufacturers and notified bodies" in der Fassung vom April 2003.
[431] Böckmann, R.-D., Frankenberger, H. und Will, H.G.: "Durchführungshilfen zum Medizinproduktegesetz". Köln: TÜV Media GmbH; 2008. Stand: November 2008. ISBN 978-3-8249-0227-9. Kapitel 30.19.
[432] Kage, U.: "Das Medizinproduktegesetz". Staatliche Risikosteuerung unter dem Einfluß europäischer Harmonisierung. Berlin: Springer Verlag; 2005. ISBN 3-540-21932-3. S. 293-296.
[433] Schwarz, J.A.: "Leitfaden klinische Prüfung von Arzneimitteln und Medizinprodukten". 3. Aufl. Aulendorf: Edito Cantor Verlag; 2005. ISBN 3-87193-254-X. S. 80-82.
[434] Deutsch, E., Lippert, H.-D. und Ratzel, R.: "Medizinproduktegesetz (MPG)". Köln: Carl Heymanns Verlag KG; 2002. ISBN 3-452-25264-7. S. 217-220.
[435] Nöthlichs, M. und Schmatz, H.: "Sicherheitstechnik digital". Modul Medizinprodukte. MPG Erläuterungen. Berlin: Erich Schmidt Verlag; 2008. Stand: Oktober 2008. ISBN 3 503 07876 2. § 19.

[436] BVMed (Hrsg.): "Klinische Bewertung von Medizinprodukten". Berlin: BVMed - Bundesverband Medizintechnologie e.V.; 2005. S. 4; Prestel, R.: "Anforderungen an die klinische Bewertung von "bekannten" Medizinprodukten aus der Sicht einer Benannten Stelle". Medizintechnik. 2001; *1*: 9-13. S. 9.

[437] Schwarz, J.A.: "Leitfaden klinische Prüfung von Arzneimitteln und Medizinprodukten". 3. Aufl. Aulendorf: Edito Cantor Verlag; 2005. ISBN 3-87193-254-X. S. 598.

[438] Schorn, G.H.: „Medizinprodukte-Recht". Kommentar. Kapitel M. 24. Aktualisierungslieferung. Band 3. Stuttgart: Wissenschaftliche Verlagsgesellschaft mbH; 2009. Stand: Januar 2009. ISBN 978-3-8047-2556-0. § 19.

[439] Kage, U.: "Das Medizinproduktegesetz". Staatliche Risikosteuerung unter dem Einfluß europäischer Harmonisierung. Berlin: Springer Verlag; 2005. ISBN 3-540-21932-3. S. 55-57.

[440] Kloesel, A. und Cyran, W.: „Arzneimittelrecht Kommentar". Kapitel A 1.0. 108. Ergänzungslieferung, 3. Aufl. Stuttgart: Deutscher Apotheker Verlag; 2008. Stand: Oktober 2007. ISBN 978-3-7692-4615-5. § 4.

[441] Brandenburg, S. und Erhard, H.: "Medizinprodukterecht. Medizinproduktegesetz mit umfassender Einleitung und Auszügen aus benachbarten Rechtsvorschriften". Heidelberg: R. v. Decker´s Verlag; 1997. ISBN 3-7685-4396-X. S. 27-31.

[442] Brandenburg, S., Kollecker, S. und Rütenik, C.: "Medizinprodukterecht". 2. Aufl. Medizinproduktegesetz mit umfassender Einleitung und Auszügen aus benachbarten Rechtsvorschriften. Heidelberg: Economica Verlag; 2003. ISBN 3-87081-239-7. S. 23-28.

[443] Grund, A. und Thevarajah, J.: "Klinische Studien mit medizinischen Geräten in Deutschland: Regulatorische und gesetzliche Aspekte". Medizin Produkte Recht. 2007; *4*: 93-96.

[444] Stock, M.: "Der Probandenschutz bei der medizinschen Forschung am Menschen". Frankfurt/Main: Peter Lang GmbH; 1998. ISBN 3-631-32316-6. S. 27-38.

[445] Schwarz, J.A.: "Regulatorische Anforderungen an klinische Prüfungen mit Medizinprodukten und Leistungsbewertungsprüfungen mit In-vitro-Diagnostika". Bundesgesundheitsblatt - Gesundheitsforschung - Gesundheitsschutz. 2005; *5*: 556-561.

[446] Knipp, P.: Vortrag von Knipp, P. am 25.09.2008 in Augsburg. 4. Augsburger Forum für Medizinprodukterecht. Voraussichtliche Veröffentlichung des Tagungsbandes als "Augsburger Schriften zum Arzneimittel- und Medizinprodukterecht" im Shaker Verlag, Aachen, 2009.

[447] Rehmann, W.A.: "AMG Arzneimittelgesetz". München: Verlag C. H. Beck; 2008. ISBN 978-3-406-57053-7. S. 168-177.

[448] Deutsch, E. und Lippert, H.-D.: „Kommentar zum Arzneimittelgesetz". 2. Aufl. Berlin: Springer-Verlag; 2007. ISBN 978-3-540-33949-6. S. 196 Rz. 15.

[449] Deutsch, E. und Lippert, H.-D.: „Kommentar zum Arzneimittelgesetz". 2. Aufl. Berlin: Springer-Verlag; 2007. ISBN 978-3-540-33949-6. S. 188-200.

[450] Kloesel, A. und Cyran, W.: „Arzneimittelrecht Kommentar". Kapitel A 1.0. 108. Ergänzungslieferung, 3. Aufl. Stuttgart: Deutscher Apotheker Verlag; 2008. Stand: Oktober 2007. ISBN 978-3-7692-4615-5. § 22.

[451] Friese, B., Jentges, B. und Muazzam, U.: "Guide to Drug Regulatory Affairs". Aulendorf: Edito-Canter-Verlag; 2007. ISBN 978-3-87193-324-0. S. 732.

[452] Verband forschender Arzneimittelhersteller e.V. (Hrsg.): "Als Patient in einer klinischen Studie". 2008: http://www.vfa.de/de/presse/publikationen/ (29.06.2008). S. 19.

[453] Schorn, G.H.: "Review zum EU-Medizinprodukterecht. Neues europäisches Recht zu Medizinprodukten". Medizinprodukte Journal. 2007; 2: 56-62.

[454] Deutsch, E., Lippert, H.-D. und Ratzel, R.: "Medizinproduktegesetz (MPG)". Köln: Carl Heymanns Verlag KG; 2002. ISBN 3-452-25264-7. S. 221-233.

[455] Deutsch, E. und Spickhoff, A.: "Medizinrecht. Arztrecht, Arzneimittelrecht, Medizinprodukterecht und Transfusionsrecht". 5. Aufl. Berlin: Springer-Verlag; 2003. ISBN 3-540-00048-8. S. 736.

[456] Kage, U.: "Das Medizinproduktegesetz". Staatliche Risikosteuerung unter dem Einfluß europäischer Harmonisierung. Berlin: Springer Verlag; 2005. ISBN 3-540-21932-3. S. 309-340.

[457] Schorn, G.H.: „Medizinprodukte-Recht". Kommentar. Kapitel M. 24. Aktualisierungslieferung. Band 3. Stuttgart: Wissenschaftliche Verlagsgesellschaft mbH; 2009. Stand: Januar 2009. ISBN 978-3-8047-2556-0. § 20.

[458] Anhalt, E. und Dieners, P. (Hrsg.): "Handbuch des Medizinprodukterechts. Grundlagen und Praxis". München: Verlag C.H. Beck; 2003. ISBN 3 406 487629. S. 145-200.

[459] Lippert, H.-D.: "Regelungen für klinische Prüfunge von Arzneimitteln und Medizinprodukten - ein Geniestreich des Gesetzgebers". Deutsche Medizinische Wochenschrift. 1995: 1296-1298.

[460] Hill, R. und Schmitt, J.M.: „WiKo Medizinprodukterecht, Kommentar". Kapitel II 1. Köln: Verlag Dr. Otto Schmidt KG; 2008. Stand: Juli 2008. ISBN 3-504-04002-5. § 20.

[461] Meyer-Lüerßen, D. und Will, H.-G.: "Das Medizinproduktegesetz und seine Auswirkungen. Kommentierung, Gesetzestext und Anschriften der benannten Prüfstellen". Frankfurt/Main: pmi Verlagsgruppe GmbH; 1995. ISBN 3-89119-331-9. S. 18.

[462] Nöthlichs, M. und Schmatz, H.: "Sicherheitstechnik digital". Modul Medizinprodukte. MPG Erläuterungen. Berlin: Erich Schmidt Verlag; 2008. Stand: Oktober 2008. ISBN 3 503 07876 2. § 20.

[463] Bork, R.: "Klinische Versuche in der Psychiatrie". Neue Juristische Wochenschrift. 1985: 654-659.

[464] Brixius, K. und Frehse, M.: "Arzneimittelrecht in der Praxis". Frankfurt/Main: pmi Verlag AG; 2007. ISBN 3-89786-068-6. S. 34-44.

[465] Caasen, B.S.: "Die "klinische Prüfung" im Arzneimittelrecht". Kiel: Dissertation; 1985. S. 12-33.

[466] Deutsch, E. und Lippert, H.-D.: „Kommentar zum Arzneimittelgesetz". 2. Aufl. Berlin: Springer-Verlag; 2007. ISBN 978-3-540-33949-6. S. 351-403.

[467] Deutsch, E. und Spickhoff, A.: "Medizinrecht. Arztrecht, Arzneimittelrecht, Medizinprodukterecht und Transfusionsrecht". 5. Aufl. Berlin: Springer-Verlag; 2003. ISBN 3-540-00048-8. S. 598-614.

[468] Feiden, K.: "Die Neuordnung des Arzneimittelrechts". Frankfurt/Main: Govi-Verlag GmbH. Pharmazeutischer Verlag; 1978. ISBN 37741 9810 1. S. 38-40.

[469] Hart, D., Hilken, A., Merkel, H. et al.: "Das Recht des Arzneimittelmarktes". Schriftenreihe des Zentrums für Europäische Rechtspolitik an der Universität Bremen. Band 5. Baden-Baden: Nomos Verlagsgesellschaft; 1988. ISBN 3-7890-1659-4. S. 48-50.

[470] Hasskarl, H. und Biesalski, D.: "Das neue Arzneimittelgesetz". Gräfling: Karl Demeter Verlag; 1978. S. 25-31.

[471] Hasskarl, H. und Kleinsorge, H.: "Arzneimittelprüfung Arzneimittelrecht. Nationale und internationale Bestimmungen und Empfehlungen". 2. Aufl. Stuttgart: Gustav Fischer Verlag; 1979. ISBN 3-437-10562-0. S. 22-47.

[472] Kloesel, A. und Cyran, W.: „Arzneimittelrecht Kommentar". Kapitel A 1.0. 108. Ergänzungslieferung, 3. Aufl. Stuttgart: Deutscher Apotheker Verlag; 2008. Stand: Oktober 2007. ISBN 978-3-7692-4615-5. § 40.

[473] Krüger, C.: "Rechtliche Grundlagen der klinischen Prüfung von Arzneimitteln am Menschen". Krankenhaus & Recht. 2005; 2: 24-38.

[474] Osieka, T.O.: "Das Recht der Humanforschung". Medizinrecht in Forschung und Praxis. Band 5. Hamburg: Verlag Dr. Kovac; 2006. ISBN 978-3-8300-2510-8. S. 164-170.

[475] Rehmann, W.A.: "AMG Arzneimittelgesetz". München: Verlag C. H. Beck; 2008. ISBN 978-3-406-57053-7. S. 279-288.

[476] Sander, A.: "Arzneimittelrecht Kommentar". Teil C, AMG-Kommentar. Stuttgart: Verlag W. Kohlhammer GmbH; 2008. Stand: November 2007 (45. Lieferung). ISBN 978-3-17-017937-0. § 40.

[477] Sander, A. und Epp, A.: "Durchführung von klinischen Arzneimittelprüfungen und Anwendungsbeobachtungen in der Bundesrepublik Deutschland. Merkblatt des Bundesverbandes der Pharmazeutischen Industrie e.V." 4. Aufl.; 2003. S. 14-15, 63.

[478] Stiebler, F.: "Aspekte der Arzneimittelzulassung: Inhalte/Randprobleme/Haftungsprobleme". München: Dissertation; 2003. S. 37-55.

[479] Böckmann, R.-D., Frankenberger, H. und Will, H.G.: "Durchführungshilfen zum Medizinproduktegesetz". Köln: TÜV Media GmbH; 2008. Stand: November 2008. ISBN 978-3-8249-0227-9. Kapitel 30.20.

[480] Rehmann, W.A. und Wagner, S.: "MPG Medizinproduktegesetz Kommentar". München: Verlag C. H. Beck; 2005. ISBN 3 406 52150 9. S. 185-204.

[481] Stiebler, F.: "Aspekte der Arzneimittelzulassung: Inhalte/Randprobleme/Haftungsprobleme". München: Dissertation; 2003. S. 65-77, 115.

[482] Stock, M.: "Der Probandenschutz bei der medizinschen Forschung am Menschen". Frankfurt/Main: Peter Lang GmbH; 1998. ISBN 3-631-32316-6. S. 55-84.

[483] Osieka, T.O.: "Das Recht der Humanforschung". Medizinrecht in Forschung und Praxis. Band 5. Hamburg: Verlag Dr. Kovac; 2006. ISBN 978-3-8300-2510-8. S. 216-222.

[484] Deutsch, E. und Spickhoff, A.: "Medizinrecht. Arztrecht, Arzneimittelrecht, Medizinprodukterecht und Transfusionsrecht". 5. Aufl. Berlin: Springer-Verlag; 2003. ISBN 3-540-00048-8. S. 762-768.

9. Literaturverzeichnis

[485] Düber, C.: "Elchtest und Medizinproduktegesetz". <u>Fortschritte auf dem Gebiete der Röntgenstrahlen und der Nuklearmedizin</u>. 1998; *5*: 413-414.

[486] Hill, R. und Schmitt, J.M.: „WiKo Medizinprodukterecht, Kommentar". Kapitel II 1. Köln: Verlag Dr. Otto Schmidt KG; 2008. Stand: Juli 2008. ISBN 3-504-04002-5. § 20.

[487] Koyuncu, A.: "Die klinische Prüfung von Medizinprodukten - Rechtlicher Rahmen, Grundlagen und Haftungsgefüge". <u>Medizin Produkte Recht</u>. 2006; *2*: 29-37.

[488] Burgardt, C.: "Rechtliche Rahmenbedingungen der Arzneimittelforschung". <u>Der Onkologe</u>. 2006; *4*: 309-319.

[489] Osieka, T.O.: "Das Recht der Humanforschung". Medizinrecht in Forschung und Praxis. Band 5. Hamburg: Verlag Dr. Kovac; 2006. ISBN 978-3-8300-2510-8. S. 223-233.

[490] Schwarz, J.A.: "Leitfaden klinische Prüfung von Arzneimitteln und Medizinprodukten". 3. Aufl. Aulendorf: Edito Cantor Verlag; 2005. ISBN 3-87193-254-X. S. 203-208.

[491] Schorn, G.H.: „Medizinprodukte-Recht". Kommentar. Kapitel M. 24. Aktualisierungslieferung. Band 3. Stuttgart: Wissenschaftliche Verlagsgesellschaft mbH; 2009. Stand: Januar 2009. ISBN 978-3-8047-2556-0. § 20 Rz. 19.

[492] Schwarz, J.A.: "Patienteninformation und Einwilligung bei Geschäftsfähigen, Geschäftsunfähigen und Minderjährigen vor der Teilnahme an klinischen Prüfungen". <u>Bundesgesundheitsblatt – Gesundheitsforschung - Gesundheitsschutz</u>. 2005; *4*: 429-437.

[493] Graf, H.-P.: "Die klinische Prüfung von Medizinprodukten aus der Sicht einer Ethik-Kommission". <u>Krankenhaus und Recht</u>. 1998; *4*: 9-18.

[494] Brixius, K. und Frehse, M.: "Arzneimittelrecht in der Praxis". Frankfurt/Main: pmi Verlag AG; 2007. ISBN 3-89786-068-6. S. 44-56.

[495] Kloesel, A. und Cyran, W.: „Arzneimittelrecht Kommentar". Kapitel A 1.0. 108. Ergänzungslieferung, 3. Aufl. Stuttgart: Deutscher Apotheker Verlag; 2008. Stand: Oktober 2007. ISBN 978-3-7692-4615-5. § 42.

[496] Kreutz, G.: "Klinische Prüfung von Arzneimitteln". <u>Bundesgesundheitsblatt - Gesundheitsforschung – Gesundheitsschutz</u>. 2005; *5*: 524-529.

[497] Osieka, T.O.: "Das Recht der Humanforschung". Medizinrecht in Forschung und Praxis. Band 5. Hamburg: Verlag Dr. Kovac; 2006. ISBN 978-3-8300-2510-8. S. 288-306.

[498] Pestalozza, C.: "Risiken und Nebenwirkungen: Die klinische Prüfung von Arzneimitteln am Menschen nach der 12. AMG-Novelle". <u>Neue Juristische Wochenschrift</u>. 2004; *47*: 3374-3379.

[499] Rehmann, W.A.: "AMG Arzneimittelgesetz". München: Verlag C. H. Beck; 2008. ISBN 978-3-406-57053-7. S. 295 Rz. 6, S. 291-296.

[500] Sander, A.: "Arzneimittelrecht Kommentar". Teil C, AMG-Kommentar. Stuttgart: Verlag W. Kohlhammer GmbH; 2008. Stand: November 2007 (45. Lieferung). ISBN 978-3-17-017937-0. § 42.

[501] Schwarz, J.A.: "Leitfaden klinische Prüfung von Arzneimitteln und Medizinprodukten". 3. Aufl. Aulendorf: Edito Cantor Verlag; 2005. ISBN 3-87193-254-X. S. 209-225.

[502] Wolf, B. und Hundt, F.: "Genehmigung klinischer Prüfungen in Deutschland". <u>Die Pharmazeutische Industrie</u>. 2007; *12*: 1412-1427.

9. Literaturverzeichnis

[503] Blume, H., Ludwig, F., Mathias, G. et al.: "Klinische Studien. GCP-Standards in klinischen Studien mit Medizinprodukten: Chance oder Hindernis?" Medizinprodukte Journal. 2008; *3*: 148-155.

[504] Deutsch, E.: "Informationspflichten im Recht der Medizinprodukte". In: Wartensleben, H., Hoffmann, H.-G., Klapszus, N. et al. (Hrsg.): „Iuri pharmaceutico". Frankfurt/Main: pmi Verlag AG; 2008. S. 21-30.

[505] Schwarz, J.A.: "Leitfaden klinische Prüfung von Arzneimitteln und Medizinprodukten". 3. Aufl. Aulendorf: Edito Cantor Verlag; 2005. ISBN 3-87193-254-X. S. 256-257.

[506] Verlag Walter de Gruyter (Hrsg.): "Pschyrembel. Medizinisches Wörterbuch". 257. Aufl. Berlin: Verlag Walter de Gruyter; 1993. ISBN 3-933203-04-X. S. 1631.

[507] Verlag Walter de Gruyter (Hrsg.): "Pschyrembel. Medizinisches Wörterbuch". 257. Aufl. Berlin: Verlag Walter de Gruyter; 1993. ISBN 3-933203-04-X. S. 1560.

[508] Schwarz, J.A.: "Leitfaden klinische Prüfung von Arzneimitteln und Medizinprodukten". 3. Aufl. Aulendorf: Edito Cantor Verlag; 2005. ISBN 3-87193-254-X. S. 76-78.

[509] Friese, B., Jentges, B. und Muazzam, U.: "Guide to Drug Regulatory Affairs". Aulendorf: Edito-Canter-Verlag; 2007. ISBN 978-3-87193-324-0. S. 233-239.

[510] Schwab, D.: "Einführung in das Zivilrecht einschließlich BGB - allgemeiner Teil". Heidelberg: Müller; 2005. ISBN 3-8114-9034-6. S. S. 76 Rz. 164, S. 77 Rz. 166.

[511] Deutscher Bundestag, Drucksache 15/2109. "Gesetzentwurf der Bundesregierung: Entwurf eines Zwölften Gesetzes zur Änderung des Arzneimittelgesetz" vom 01.12.2003.

[512] Deutscher Bundesrat, Drucksache 172/1/09. "Empfehlungen der Ausschüsse zu Punkt der 857. Sitzung des Bundesrates am 3. April 2009: Entwurf eines Gesetzes zur Änderung medizinprodukterechtlicher Vorschriften" vom 23.03.2009.

[513] Stock, M.: "Der Probandenschutz bei der medizinschen Forschung am Menschen". Frankfurt/Main: Peter Lang GmbH; 1998. ISBN 3-631-32316-6. S. 87-91.

[514] Osieka, T.O.: "Das Recht der Humanforschung". Medizinrecht in Forschung und Praxis. Band 5. Hamburg: Verlag Dr. Kovac; 2006. ISBN 978-3-8300-2510-8. S. 212-216.

[515] Schwarz, J.A.: "Leitfaden klinische Prüfung von Arzneimitteln und Medizinprodukten". 3. Aufl. Aulendorf: Edito Cantor Verlag; 2005. ISBN 3-87193-254-X. S. 284-289.

[516] Thews, G., Mutschler, E. und Vaupel, P.: "Anatomie, Physiologie, Pathophysiologie des Menschen". 5. Aufl. Stuttgart: Wissenschaftliche Verlagsgesellschaft mbH; 1999. ISBN 3-8047-1616-4. S. 551.

[517] Biller-Andorno, N. und Wild, V.: "Arzneimittelforschung an Schwangeren. Besonderer Schutz - aber kein Ausschluss aus der Forschung". Deutsches Ärzteblatt. 2003; *15*: A970-A974.

[518] "CPMP/ICH/291/95". ICH Topic E 8: General Considerations for Clinical Trials in der Fassung vom März 1998.

[519] § 2 "Achte Zuständigkeitsanpassungsverordnung" vom 04.12.2002. BGBl. I Nr. 82 S. 4456 vom 05.12.2002 in der Fassung vom 14.06.2007. BGBl. I Nr. 27 S. 1066 vom 20.06.2007.

[520] Osieka, T.O.: "Das Recht der Humanforschung". Medizinrecht in Forschung und Praxis. Band 5. Hamburg: Verlag Dr. Kovac; 2006. ISBN 978-3-8300-2510-8. S. 156-159.

[521] Pfistner, B., Paulus, U., Olderog, M. et al.: "Qualitätssicherung in wissenschaftsinitiierten klinischen Studien". Der Onkologe. 2005; *12*: 1269-1277.

[522] Sewing, K.-F.: "Klinische Prüfung von Arzneimitteln novelliert". chefarzt aktuell. 2005; *2*: 32-34.

[523] Volkers, P., Poley-Ochmann, S. und Nübling, M.: "Regulatorische Aspekte klinischer Prüfungen unter besonderer Berücksichtigung biologischer Arzneimittel". Bundesgesundheitsblatt – Gesundheitsforschung - Gesundheitsschutz. 2005; *4*: 408-414.

[524] Wessler, I.: "AMG-Novelle und GCP-V". Notfall + Rettungsmedizin. 2006; *4*: 363-369.

[525] Anhalt, E. und Dieners, P. (Hrsg.): "Handbuch des Medizinprodukterechts. Grundlagen und Praxis". München: Verlag C.H. Beck; 2003. ISBN 3 406 487629. S. 283-310.

[526] Böckmann, R.-D., Frankenberger, H. und Will, H.G.: "Durchführungshilfen zum Medizinproduktegesetz". Köln: TÜV Media GmbH; 2008. Stand: November 2008. ISBN 978-3-8249-0227-9. Kapitel 30.26.

[527] Kloesel, A. und Cyran, W.: „Arzneimittelrecht Kommentar". Kapitel A 1.0. 108. Ergänzungslieferung, 3. Aufl. Stuttgart: Deutscher Apotheker Verlag; 2008. Stand: Oktober 2007. ISBN 978-3-7692-4615-5. § 64.

[528] Osieka, T.O.: "Das Recht der Humanforschung". Medizinrecht in Forschung und Praxis. Band 5. Hamburg: Verlag Dr. Kovac; 2006. ISBN 978-3-8300-2510-8. S. 312-315.

[529] Graf, H.P.: Vortrag von Graf, H.P. am 25.09.2008 in Augsburg. 4. Augsburger Forum für Medizinprodukterecht. Voraussichtliche Veröffentlichung des Tagungsbandes als "Augsburger Schriften zum Arzneimittel- und Medizinprodukterecht" im Shaker Verlag, Aachen, 2009.

[530] Sander, A.: "Arzneimittelrecht Kommentar". Teil A, AMG-Kommentar. Stuttgart: Verlag W. Kohlhammer GmbH; 2008. Stand: November 2007 (45. Lieferung). ISBN 978-3-17-017937-0. A IX S. 244.

[531] Schenke, W.-R.: "Verfassungsrechtliche Probleme einer öffentlichrechtlichen Monopolisierung der ethischen Beratung bei klinischen Versuchen am Menschen". Neue Juristische Wochenschrift. 1996; *12*: 745-755.

[532] Deutsch, E.: "Klinische Prüfung von Arzneimitteln: eine Europäische Richtlinie setzt Standards und vereinheitlicht Verfahren". Neue Juristische Wochenschrift. 2001; *46*: 3361-3366.

[533] Deutsch, E.: "Das Gesetz über Medizinprodukte von 1994". Neue Juristische Wochenschrift. 1995; *12*: 752-755.

[534] Laufs, A.: "§ 130 Heilversuch und klinisches Experiment". In: Laufs, A. und Uhlenbruck, W. (Hrsg.): "Handbuch des Arztrechts". München: Verlag C.H. Beck; 2002. ISBN 3-406-48646-0. S. 1124-1138.

[535] Osieka, T.O.: "Das Recht der Humanforschung". Medizinrecht in Forschung und Praxis. Band 5. Hamburg: Verlag Dr. Kovac; 2006. ISBN 978-3-8300-2510-8. S. 172-185, 237.

[536] Boos, J.: "Klinische Prüfungen mit Kindern aus der Sicht eines Zentrums". Bundesgesundheitsblatt - Gesundheitsforschung - Gesundheitsschutz. 2005; *5*: 530-535.

[537] Geisler, I., Hofmann, H.-P. und Nickel, L.: "Angleichung der regulatorischen Anforderungen für die klinische Prüfung von Arzneimitteln am Menschen in der EU". Bundesgesundheitsblatt – Gesundheitsforschung - Gesundheitsschutz. 2005; *2*: 141-146.

[538] Osieka, T.O.: "Das Recht der Humanforschung". Medizinrecht in Forschung und Praxis. Band 5. Hamburg: Verlag Dr. Kovac; 2006. ISBN 978-3-8300-2510-8. S. 235-242.

[539] Sickmüller, B.: "Arzneimittelsicherheit bei Kindern". In: Wartensleben, H., Hoffmann, H.-G., Klapszus, N. *et al.* (Hrsg.): „Iuri pharmaceutico". Frankfurt/Main: pmi-Verlag; 2008. S. 331-343. ISBN 3-89786-075-9. S. 331-343.

[540] Osieka, T.O.: "Das Recht der Humanforschung". Medizinrecht in Forschung und Praxis. Band 5. Hamburg: Verlag Dr. Kovac; 2006. ISBN 978-3-8300-2510-8. S. 185-205.

[541] Schwarz, J.A.: "Leitfaden klinische Prüfung von Arzneimitteln und Medizinprodukten". 3. Aufl. Aulendorf: Edito Cantor Verlag; 2005. ISBN 3-87193-254-X. S. 124-134, 196-198, 209, 225.

[542] Paulus, U.: "Therapieoptimierungsstudien und die Novelle des Arzneimittelgesetzes". Der Onkologe. 2006; *4*: 325-330.

[543] Krempien, W., Chase, D. und Schwarz, G.: "Die klinische Prüfung in Deutschland". Die Pharmazeutische Industrie. 2005; *11*: 1261-1276.

[544] Deutscher Bundestag, Drucksache 15/2849. "Beschlussempfehlung und Bericht des Ausschusses für Gesundheit und Soziale Sicherung (13. Ausschuss) zu dem Gesetzentwurf der Bundesregierung – Drucksachen 15/2109, 15/2360: Entwurf eines Zwölften Gesetzes zur Änderung des Arzneimittelgesetz" vom 31.03.2004. S. 60.

[545] Benninger-Döring, G. und Boos, J.: "Nichtkommerzielle klinische Prüfung - wer wird Sponsor?" Bundesgesundheitsblatt - Gesundheitsforschung - Gesundheitsschutz. 2006; *7*: 675-680.

[546] Brixius, K. und Frehse, M.: "Arzneimittelrecht in der Praxis". Frankfurt/Main: pmi Verlag AG; 2007. ISBN 3-89786-068-6. S. 21-34, 66.

[547] Franken, A.: "Förderung von nicht-kommerziellen klinischen Studien in Deutschland durch die Bundesregierung". Die Pharmazeutische Industrie. 2008; *5*: 575-579.

[548] Götte, D. und Weihrauch, T.R.: "Klinische Forschung mit Arzneimitteln in Deutschland". Der Internist. 2004; *1*: S48-S54.

[549] Mühlbauer, B.: "Unabhängige klinische Forschung im Kindesalter und die 12. AMG-Novelle. Grundsätzlich möglich, aber faktisch nicht durchführbar." Monatsschrift Kinderheilkunde. 2004; *3*: 321-324.

[550] Burgardt, C.: "Rechtliche Rahmenbedingungen der Arzneimittelforschung". Der Onkologe. 2006; *4*: 309-319. S. 319.

[551] Deutsch, E. und Lippert, H.-D.: „Kommentar zum Arzneimittelgesetz". 2. Aufl. Berlin: Springer-Verlag; 2007. ISBN 978-3-540-33949-6. S. 22-35.

[552] Heidenreich, K., Möritz, A., Löffler, H. *et al.*: "Klinische Prüfungen in Deutschland und der EU im neuen gesetzlichen Umfeld". Bundesgesundheitsblatt - Gesundheitsforschung - Gesundheitsschutz. 2005; *4*: 415-422. S. 422 Fn. 2.

[553] Krafft, H.: "Die EudraCT-Datenbank bei der EMEA zur Erfassung klinischer Prüfungen in Europa". Bundesgesundheitsblatt - Gesundheitsforschung - Gesundheitsschutz. 2005; *4*:

453-458; Schwerdtfeger, W.K.: "Verordnung über die Anwendung der guten klinischen Praxis bei Durchführung von klinischen Prüfungen mit Arzneimitteln zur Anwendung an Menschen (GCP-Verordnung)". Bundesgesundheitsblatt - Gesundheitsforschung - Gesundheitsschutz. 2005; 2: 147-154.

[554] Sander, A.: "Arzneimittelrecht Kommentar". Teil C, AMG-Kommentar. Stuttgart: Verlag W. Kohlhammer GmbH; 2008. Stand: November 2007 (45. Lieferung). ISBN 978-3-17-017937-0. § 41.

[555] Böckmann, R.-D., Frankenberger, H. und Will, H.G.: "Durchführungshilfen zum Medizinproduktegesetz". Köln: TÜV Media GmbH; 2008. Stand: November 2008. ISBN 978-3-8249-0227-9. Kapitel 30.21.

[556] Hill, R. und Schmitt, J.M.: „WiKo Medizinprodukterecht, Kommentar". Kapitel II 1. Köln: Verlag Dr. Otto Schmidt KG; 2008. Stand: Juli 2008. ISBN 3-504-04002-5. § 21.

[557] Rehmann, W.A. und Wagner, S.: "MPG Medizinproduktegesetz Kommentar". München: Verlag C. H. Beck; 2005. ISBN 3 406 52150 9. S. 204-209.

[558] Kloesel, A. und Cyran, W.: „Arzneimittelrecht Kommentar". Kapitel A 1.0. 108. Ergänzungslieferung, 3. Aufl. Stuttgart: Deutscher Apotheker Verlag; 2008. Stand: Oktober 2007. ISBN 978-3-7692-4615-5. § 41.

[559] Osieka, T.O.: "Das Recht der Humanforschung". Medizinrecht in Forschung und Praxis. Band 5. Hamburg: Verlag Dr. Kovac; 2006. ISBN 978-3-8300-2510-8. S. 243-269.

[560] Deutsch, E., Lippert, H.-D. und Ratzel, R.: "Medizinproduktegesetz (MPG)". Köln: Carl Heymanns Verlag KG; 2002. ISBN 3-452-25264-7. S. 234-236.

[561] Schorn, G.H.: „Medizinprodukte-Recht". Kommentar. Kapitel M. 24. Aktualisierungslieferung. Band 3. Stuttgart: Wissenschaftliche Verlagsgesellschaft mbH; 2009. Stand: Januar 2009. ISBN 978-3-8047-2556-0. § 21.

[562] Nöthlichs, M. und Schmatz, H.: "Sicherheitstechnik digital". Modul Medizinprodukte. MPG Erläuterungen. Berlin: Erich Schmidt Verlag; 2008. Stand: Oktober 2008. ISBN 3 503 07876 2. § 21.

[563] Walter-Sack, I.: "Aufgaben und Arbeitsweise einer Ethikkommission nach der Änderung der Berufsordnung der Ärzte in Baden-Württemberg und Inkrafttreten des Medizinproduktegesetzes sowie der 5. Novelle des Arzneimittelgesetzes". Medizinrecht. 1997; 7: 301-304.

[564] Helle, J., Frölich, J. und Haindl, H.: "Der Heilversuch in der klinischen Prüfung von Arzneimitteln und Medizinprodukten". Neue Juristische Wochenschrift. 2002; 12: 857-863.

[565] Wachenhausen, H.: Vortrag von Wachenhausen, H. am 25.09.2008 in Augsburg. 4. Augsburger Forum für Medizinprodukterecht. Voraussichtliche Veröffentlichung des Tagungsbandes als "Augsburger Schriften zum Arzneimittel- und Medizinprodukterecht" im Shaker Verlag, Aachen, 2009.

[566] Helle, J., Frölich, J. und Haindl, H.: "Der Heilversuch in der klinischen Prüfung von Arzneimitteln und Medizinprodukten". Neue Juristische Wochenschrift. 2002; 12: 857-863. S. 860.

[567] Gensthaler, M.: "Arzneimittel für Kinder. AMG-Novelle erleichtert Studien". Pharmazeutische Zeitung. 2004; *40*: http://www.pharmazeutische-zeitung.de/index.php?id=27104 (01.03.2006).

[568] Laufs, A.: "Arzneimittelprüfung". Neue Juristische Wochenschrift. 2001; *46*: 3381-3382.

[569] Lewandowski, G.: "Das neue Arzneimittelgesetz und die Zukunft der klinischen Psychopharmakologie". Arzneimittel-Forschung. 1976; *6*: 1022-1024. S. 1023.

[570] Osieka, T.O.: "Das Recht der Humanforschung". Medizinrecht in Forschung und Praxis. Band 5. Hamburg: Verlag Dr. Kovac; 2006. ISBN 978-3-8300-2510-8. S. 256-257.

[571] Deutscher Bundestag, Drucksache 14/9544. "Antrag der Fraktionen SPD, CDU/CSU, Bündnis 90/Die Grünen und FDP: Medizinische Versorgung von Kindern und Jugendlichen sichern und verbessern" vom 25.06.2002.

[572] Verband forschender Arzneimittelhersteller e.V. (Hrsg.): "Zur Sache (8): Arzneimittel für Kinder. Das therapeutische Repertoire erweitern". 2006: http://www.vfa.de/de/presse/publikationen/ (29.06.2008).

[573] U.S. Department of Health and Human Services Food and Drug Administration: "Report to Congress. Barriers to the Availability of Medical Devices Intended for the Treatment or Diagnosis of Diseases and Conditions that Affect Children". 2004. http://www.fda.gov/cdrh/pediatricdevices/rtc100104.pdf (21.10.2008).

[574] Dörries, A., Klingebiel, T., Landzettel, H.-J. *et al.*: "Forschung an Kindern für Kinder". Monatsschrift Kinderheilkunde. 2004; *10*: 1127-1129 www.dgkj.de/584.98.html (13.07.2008).

[575] U.S. Food and Drug Administration: "Pediatric Medical Devices". 2006. http://www.fda.gov/cdrh/ pediatricdevices/ (21.10.2008).

[576] Helle, J., Frölich, J. und Haindl, H.: "Der Heilversuch in der klinischen Prüfung von Arzneimitteln und Medizinprodukten". Neue Juristische Wochenschrift. 2002; *12*: 857-863. S. 862-863.

[577] Hill, R. und Schmitt, J.M.: „WiKo Medizinprodukterecht, Kommentar". Kapitel II 1. Köln: Verlag Dr. Otto Schmidt KG; 2008. Stand: Juli 2008. ISBN 3-504-04002-5. § 22.

[578] "ICH E9. ICH harmonised tripartite Guideline: Statistical principles for Clinicla Trials" in der Fassung vom 05.02.1998.

[579] "ICH E1. ICH harmonised tripartite Guideline: The extend of Population Exposure to assess Clinical Safety for Drugs intended for long-term Treatment of non-life threatening Conditions" in der Fassung vom 27.10.1994.

[580] Böckmann, R.-D., Frankenberger, H. und Will, H.G.: "Durchführungshilfen zum Medizinproduktegesetz". Köln: TÜV Media GmbH; 2008. Stand: November 2008. ISBN 978-3-8249-0227-9. Kapitel 30.22.

[581] "CHMP/ICH/135/95. ICH Topic E 6 (R1) Guideline for Good Clinical Practice Note for Guidance on good clinical practice" in der Fassung vom Juli 2002.

[582] "CHMP/ICH/137/95. ICH Topic E 3 Structure and Content of Clinical Study Reports Note for Guidance on Structure and Content of Clinical Study Reports" in der Fassung vom Juli 1996.

9. Literaturverzeichnis

[583] Schwarz, J.A.: "Leitfaden klinische Prüfung von Arzneimitteln und Medizinprodukten". 3. Aufl. Aulendorf: Edito Cantor Verlag; 2005. ISBN 3-87193-254-X. S. 486.

[584] DIN EN 14155-1: 2003: Klinische Prüfung von Medizinprodukten an Menschen. Teil 1: Allgemeine Anforderungen. Beuth Verlag (Hrsg). S. 18.

[585] Bieck, P.: "Die Phasen I-III der klinischen Arzneimittelprüfung". In: Dölle, W., Müller-Oerlinghausen, B. und Schwabe, U. (Hrsg.): "Grundlagen der Arzneimitteltherapie Entwicklung, Beurteilung und Anwendung von Arzneimitteln". Mannheim: Bibliographisches Institut; 1986. ISBN 9783860259573. S. 45-57.

[586] "CHMP/ICH/291/95". ICH Topic E 8 General Considerations for Clinical Trials Note for Guidance on general Considerations for Clinical Trials in der Fassung vom März 1998.

[587] Lewandowski, G. und Schnieders, B. (Hrsg.): "Grundzüge der Zulassung und Registrierung von Arzneimitteln in der Bundesrepublik Deutschland". München: Aesopus Verlag GmbH; 1977. S. 35-43.

[588] Osieka, T.O.: "Das Recht der Humanforschung". Medizinrecht in Forschung und Praxis. Band 5. Hamburg: Verlag Dr. Kovac; 2006. ISBN 978-3-8300-2510-8. S. 129-134.

[589] Schwarz, J.A.: "Leitfaden klinische Prüfung von Arzneimitteln und Medizinprodukten". 3. Aufl. Aulendorf: Edito Cantor Verlag; 2005. ISBN 3-87193-254-X. S. 48-50.

[590] Osieka, T.O.: "Das Recht der Humanforschung". Medizinrecht in Forschung und Praxis. Band 5. Hamburg: Verlag Dr. Kovac; 2006. ISBN 978-3-8300-2510-8. S. 132 Fn. 406; Sander, A.: "Arzneimittelrecht Kommentar". Teil C, AMG-Kommentar. Stuttgart: Verlag W. Kohlhammer GmbH; 2008. Stand: November 2007 (45. Lieferung). ISBN 978-3-17-017937-0. § 40 S. 27 Nr. 6b.

[591] Hart, D.: "Heilversuch, Entwicklung therapeutischer Strategien, klinische Prüfung und Humanexperiment". Medizinrecht. 1994; *3*: 94-105.

[592] Verband forschender Arzneimittelhersteller e.V. (Hrsg.): "Zur Sache (3): Schutz des geistigen Eigentums. Patente - Voraussetzung für Innovation". 2005: http://www.vfa.de/de/presse/ publikationen/ (29.06.2008); Verband forschender Arzneimittelhersteller e.V. (Hrsg.): "Statistics 2007. Die Arzneimittelindustrie in Deutschland". 2007: http://www.vfa.de/de/presse/publikationen/ (29.06.2008).

[593] Hill, R.: 2008. Persönliche Korrespondenz vom 18.08.2008.

[594] Hill, R. und Schmitt, J.M.: „WiKo Medizinprodukterecht, Kommentar". Kapitel II 1. Köln: Verlag Dr. Otto Schmidt KG; 2008. Stand: Juli 2008. ISBN 3-504-04002-5. § 23.

[595] Nöthlichs, M. und Schmatz, H.: "Sicherheitstechnik digital". Modul Medizinprodukte. MPG Erläuterungen. Berlin: Erich Schmidt Verlag; 2008. Stand: Oktober 2008. ISBN 3 503 07876 2. § 23.

[596] Deutsch, E., Lippert, H.-D. und Ratzel, R.: "Medizinproduktegesetz (MPG)". Köln: Carl Heymanns Verlag KG; 2002. ISBN 3-452-25264-7. S. 238-239.

[597] Deutsch, E. und Lippert, H.-D.: "Kommentar zum Arzneimittelgesetz". Berlin: Springer-Verlag; 2001. ISBN 3-540-41243-3. S. 376 Rz. 1.

[598] Schorn, G.H.: „Medizinprodukte-Recht". Kommentar. Kapitel M. 24. Aktualisierungslieferung. Band 3. Stuttgart: Wissenschaftliche Verlagsgesellschaft mbH; 2009. Stand: Januar 2009. ISBN 978-3-8047-2556-0. § 23 Rz. 1.

9. Literaturverzeichnis

[599] Rehmann, W.A.: "AMG Arzneimittelgesetz". München: Verlag C.H. Beck; 2003. ISBN 3 406 48798 X. S. 316 Rz. 1.

[600] Schorn, G.H.: „Medizinprodukte-Recht". Kommentar. Kapitel M. 24. Aktualisierungslieferung. Band 3. Stuttgart: Wissenschaftliche Verlagsgesellschaft mbH; 2009. Stand: Januar 2009. ISBN 978-3-8047-2556-0. § 23.

[601] Böckmann, R.-D., Frankenberger, H. und Will, H.G.: "Durchführungshilfen zum Medizinproduktegesetz". Köln: TÜV Media GmbH; 2008. Stand: November 2008. ISBN 978-3-8249-0227-9. Kapitel 30.23.

[602] Hill, R. und Schmitt, J.M.: „WiKo Medizinprodukterecht, Kommentar". Kapitel II 1. Köln: Verlag Dr. Otto Schmidt KG; 2008. Stand: Juli 2008. ISBN 3-504-04002-5. § 23.

[603] Ininger, G. und Kaiser, R.H.: "Betrieb, klinische Prüfungen und Sicherheit von Medizinprodukten und die Meldung von Vorkommnissen aus ärztlicher Sicht". Der Radiologe. 2003; *1*: 84-95.

[604] Wachenhausen, H.: "Entwicklung. Studien mit Medizinprodukten vor und nach CE-Kennzeichnung". Medizinprodukte Journal. 2007; *3*: 114-118.

[605] BGH: Urteil vom 16.01.1959. Aktenzeichen VI ZR 179/57. In: Entscheidungen des Bundesgerichtshofes in Zivilsachen (BGHZ). 29. Band. 1959. 176-187. S. 179.

[606] Wessler, I., Burger, R. und Doppelfeld, E.: "Neuordnung des Verfahrens und der Aufgaben der zuständigen Ethik-Kommissionen". Bundesgesundheitsblatt - Gesundheitsforschung - Gesundheitsschutz. 2005; *2*: 155-167.

[607] Deutsch, E. und Lippert, H.-D.: „Kommentar zum Arzneimittelgesetz". 2. Aufl. Berlin: Springer-Verlag; 2007. ISBN 978-3-540-33949-6. S. 540 Rz. 1, S. 539-545.

[608] Anhalt, E. und Dieners, P. (Hrsg.): "Handbuch des Medizinprodukterechts. Grundlagen und Praxis". München: Verlag C.H. Beck; 2003. ISBN 3 406 487629. S. 460-468.

[609] Böckmann, R.-D., Frankenberger, H. und Will, H.G.: "Durchführungshilfen zum Medizinproduktegesetz". Köln: TÜV Media GmbH; 2008. Stand: November 2008. ISBN 978-3-8249-0227-9. Kapitel 30.24.

[610] Deutsch, E., Lippert, H.-D. und Ratzel, R.: "Medizinproduktegesetz (MPG)". Köln: Carl Heymanns Verlag KG; 2002. ISBN 3-452-25264-7. S. 240-242.

[611] Hill, R. und Schmitt, J.M.: „WiKo Medizinprodukterecht, Kommentar". Kapitel II 1. Köln: Verlag Dr. Otto Schmidt KG; 2008. Stand: Juli 2008. ISBN 3-504-04002-5. § 24.

[612] Rehmann, W.A. und Wagner, S.: "MPG Medizinproduktegesetz Kommentar". München: Verlag C. H. Beck; 2005. ISBN 3 406 52150 9. S. 210-212.

[613] Hill, R. und Schmitt, J.M.: „WiKo Medizinprodukterecht, Kommentar". Kapitel II 1. Köln: Verlag Dr. Otto Schmidt KG; 2008. Stand: Juli 2008. ISBN 3-504-04002-5. Vor §§ 19-24.

[614] Schorn, G.H.: "8. Ausblick, 8. Auswirkungen der EG '93 auf die Krankenhäuser". Klinik-Wegweiser. 1992: 116-121.

[615] Kraus, M.: Vortrag von Kraus, M. am 25.09.2008 in Augsburg. 4. Augsburger Forum für Medizinprodukterecht. Voraussichtliche Veröffentlichung des Tagungsbandes als "Augsburger Schriften zum Arzneimittel- und Medizinprodukterecht" im Shaker Verlag, Aachen, 2009.

[616] Luntz, S.P.: Vortrag von Luntz, S.P. am 25.09.2008 in Augsburg. 4. Augsburger Forum für Medizinprodukterecht. Voraussichtliche Veröffentlichung des Tagungsbandes als "Augsburger Schriften zum Arzneimittel- und Medizinprodukterecht" im Shaker Verlag, Aachen, 2009.

[617] Wachenhausen, H.: "Medizinprodukte. Planung und Durchführung von klinischen Prüfungen nach den neuen harmonisierten Normen". Medizinprodukte Journal. 2002; 4: 137-139.

[618] Özden, H.: 2008. Persönliche Korrespondenz vom 06.06.2008; Steffen, C.: 2008. Persönliche Korrespondenz vom 08.07.2008.

[619] Deutsch, E. und Lippert, H.-D.: "Kommentar zum Arzneimittelgesetz". 2. Aufl. Berlin: Springer-Verlag; 2007. ISBN 978-3-540-33949-6. S. 590-594.

[620] Hill, R. und Schmitt, J.M.: „WiKo Medizinprodukterecht, Kommentar". Kapitel II 1. Köln: Verlag Dr. Otto Schmidt KG; 2008. Stand: Juli 2008. ISBN 3-504-04002-5. § 25.

[621] Böckmann, R.-D., Frankenberger, H. und Will, H.G.: "Durchführungshilfen zum Medizinproduktegesetz". Köln: TÜV Media GmbH; 2008. Stand: November 2008. ISBN 978-3-8249-0227-9. Kapitel 30.25.

[622] Schorn, G.H.: „Medizinprodukte-Recht". Kommentar. Kapitel M. 24. Aktualisierungslieferung. Band 3. Stuttgart: Wissenschaftliche Verlagsgesellschaft mbH; 2009. Stand: Januar 2009. ISBN 978-3-8047-2556-0. § 25.

[623] Anhalt, E. und Dieners, P. (Hrsg.): "Handbuch des Medizinprodukterechts. Grundlagen und Praxis". München: Verlag C.H. Beck; 2003. ISBN 3 406 487629. S. 385 Rz. 8.

[624] Kage, U.: "Das Medizinproduktegesetz". Staatliche Risikosteuerung unter dem Einfluß europäischer Harmonisierung. Berlin: Springer Verlag; 2005. ISBN 3-540-21932-3. S. 262-289.

[625] Deutsch, E., Lippert, H.-D. und Ratzel, R.: "Medizinproduktegesetz (MPG)". Köln: Carl Heymanns Verlag KG; 2002. ISBN 3-452-25264-7. S. 243-245.

[626] Rehmann, W.A. und Wagner, S.: "MPG Medizinproduktegesetz Kommentar". München: Verlag C. H. Beck; 2005. ISBN 3 406 52150 9. S. 212-217.

[627] Brandenburg, S., Kollecker, S. und Rütenik, C.: "Medizinprodukterecht". 2. Aufl. Medizinproduktegesetz mit umfassender Einleitung und Auszügen aus benachbarten Rechtsvorschriften. Heidelberg: Economica Verlag; 2003. ISBN 3-87081-239-7. S. 37-42.

[628] Nöthlichs, M. und Schmatz, H.: "Sicherheitstechnik digital". Modul Medizinprodukte. MPG Erläuterungen. Berlin: Erich Schmidt Verlag; 2008. Stand: Oktober 2008. ISBN 3 503 07876 2. § 25.

[629] Sander, A.: "Arzneimittelrecht Kommentar". Teil C, AMG-Kommentar. Stuttgart: Verlag W. Kohlhammer GmbH; 2008. Stand: November 2007 (45. Lieferung). ISBN 978-3-17-017937-0. § 67.

[630] Rehmann, W.A.: "AMG Arzneimittelgesetz". München: Verlag C. H. Beck; 2008. ISBN 978-3-406-57053-7. S. 370-373.

[631] Kloesel, A. und Cyran, W.: „Arzneimittelrecht Kommentar". Kapitel A 1.0. 108. Ergänzungslieferung, 3. Aufl. Stuttgart: Deutscher Apotheker Verlag; 2008. Stand: Oktober 2007. ISBN 978-3-7692-4615-5. § 67.

[632] Anhalt, E. und Dieners, P. (Hrsg.): "Handbuch des Medizinprodukterechts. Grundlagen und Praxis". München: Verlag C.H. Beck; 2003. ISBN 3 406 487629. S. 383-397.

[633] Siekmeier, R. und Will, H.G.: "Neue EU-Rechtsetzung für In-vitro-Diagnostika durch die Richtlinie 98/97/EG des Europäischen Rates vom 27.10.1998". Arzt und Krankenhaus. 2000; 9: 272-279.

[634] Amtliche Begründung zum MPG. Abgedruckt in: Hill, R. und Schmitt, J.M.: „WiKo Medizinprodukterecht, Kommentar". Kapitel II 1. Köln: Verlag Dr. Otto Schmidt KG; 2008. Stand: Juli 2008. ISBN 3-504-04002-5. § 26 S. 2-3.

[635] Hill, R. und Schmitt, J.M.: „WiKo Medizinprodukterecht, Kommentar". Kapitel II 1. Köln: Verlag Dr. Otto Schmidt KG; 2008. Stand: Juli 2008. ISBN 3-504-04002-5. § 26.

[636] Anhalt, E. und Dieners, P. (Hrsg.): "Handbuch des Medizinprodukterechts. Grundlagen und Praxis". München: Verlag C.H. Beck; 2003. ISBN 3 406 487629. S. 409-415.

[637] Deutsch, E., Lippert, H.-D. und Ratzel, R.: "Medizinproduktegesetz (MPG)". Köln: Carl Heymanns Verlag KG; 2002. ISBN 3-452-25264-7. S. 246-249.

[638] Anhalt, E.: "Einführung in den Regelungsbereich für Medizinprodukte einschließlich wichtiger Definitionen". Die Pharmazeutische Industrie. 1995; 9: 729-733.

[639] Rehmann, W.A. und Wagner, S.: "MPG Medizinproduktegesetz Kommentar". München: Verlag C. H. Beck; 2005. ISBN 3 406 52150 9. S. 217-227.

[640] Schorn, G.H.: „Medizinprodukte-Recht". Kommentar. Kapitel M. 24. Aktualisierungslieferung. Band 3. Stuttgart: Wissenschaftliche Verlagsgesellschaft mbH; 2009. Stand: Januar 2009. ISBN 978-3-8047-2556-0. § 26.

[641] Meyer-Lüerßen, D. und Will, H.-G.: "Das Medizinproduktegesetz und seine Auswirkungen. Kommentierung, Gesetzestext und Anschriften der benannten Prüfstellen". Frankfurt/Main: pmi Verlagsgruppe GmbH; 1995. ISBN 3-89119-331-9. S. 28-33.

[642] Deutsch, E. und Lippert, H.-D.: "Kommentar zum Arzneimittelgesetz". 2. Aufl. Berlin: Springer-Verlag; 2007. ISBN 978-3-540-33949-6. S. 575-589.

[643] Rehmann, W.A.: "AMG Arzneimittelgesetz". München: Verlag C. H. Beck; 2008. ISBN 978-3-406-57053-7. S. 362-369.

[644] Nöthlichs, M. und Schmatz, H.: "Sicherheitstechnik digital". Modul Medizinprodukte. MPG Erläuterungen. Berlin: Erich Schmidt Verlag; 2008. Stand: Oktober 2008. ISBN 3 503 07876 2. § 26.

[645] Schorn, G.H.: "Das Medizinproduktegesetz – ein Sicherheitsgesetz". Medizinprodukte Journal. 1994; 4: 5-7.

[646] Lücker, V.: "Behördliche Marktüberwachung für Medizinprodukte. Des einen Freud - des anderen Leid". Medizinprodukte Journal. 2007; 1: 4-8.

[647] Kloesel, A. und Cyran, W.: „Arzneimittelrecht Kommentar". Kapitel A 1.0. 108. Ergänzungslieferung, 3. Aufl. Stuttgart: Deutscher Apotheker Verlag; 2008. Stand: Oktober 2007. ISBN 978-3-7692-4615-5. § 66.

[648] Sander, A.: "Arzneimittelrecht Kommentar". Teil C, AMG-Kommentar. Stuttgart: Verlag W. Kohlhammer GmbH; 2008. Stand: November 2007 (45. Lieferung). ISBN 978-3-17-017937-0. § 66.

[649] Brandenburg, S. und Erhard, H.: "Medizinprodukterecht. Medizinproduktegesetz mit umfassender Einleitung und Auszügen aus benachbarten Rechtsvorschriften". Heidelberg: R. v. Decker's Verlag; 1997. ISBN 3-7685-4396-X. S. 34-38.

[650] Kloesel, A. und Cyran, W.: „Arzneimittelrecht Kommentar". Kapitel A 1.0. 108. Ergänzungslieferung, 3. Aufl. Stuttgart: Deutscher Apotheker Verlag; 2008. Stand: Oktober 2007. ISBN 978-3-7692-4615-5. § 65.

[651] Sander, A.: "Arzneimittelrecht Kommentar". Teil C, AMG-Kommentar. Stuttgart: Verlag W. Kohlhammer GmbH; 2008. Stand: November 2007 (45. Lieferung). ISBN 978-3-17-017937-0. § 65.

[652] Deutsch, E. und Lippert, H.-D.: "Kommentar zum Arzneimittelgesetz". 2. Aufl. Berlin: Springer-Verlag; 2007. ISBN 978-3-540-33949-6. S. 559-592.

[653] Brixius, K. und Frehse, M.: "Arzneimittelrecht in der Praxis". Frankfurt/Main: pmi Verlag AG; 2007. ISBN 3-89786-068-6. S. 108-109.

[654] Kroth, E.: "Neuregelungen zur Arzneimittelsicherheit im Rahmen der 14. AMG-Novelle, 2005". Die Pharmazeutische Industrie. 2005; *3*: 278-281.

[655] Kroth, E.: "Pharmakovigilanz. Neuregelungen der Vorlagefristen von Periodic Safety Update Reports. Strategien zur Arbeitsvereinfachung bei Industrie und Behörden". Die Pharmazeutische Industrie. 2005; *12*: 1432-1436.

[656] Sickmüller, B., Gebhardt, J. und Breitkopf, S.: "Der regelmäßig aktualisierte Bericht über die Unbedenklichkeit von Arzneimitteln (Periodic Safety Update Report/ PSUR) als wichtiges Element der Arzneimittelsicherheit". Die Pharmazeutische Industrie. 2006; *12*: 1343-1346.

[657] Böckmann, R.-D., Frankenberger, H. und Will, H.G.: "Durchführungshilfen zum Medizinproduktegesetz". Köln: TÜV Media GmbH; 2008. Stand: November 2008. ISBN 978-3-8249-0227-9. Kapitel 30.31.

[658] BVMed (Hrsg.): "§ 32 Medizinprodukteberater". Wiesbaden: Bundesvereinigung Verbandmittel und Medicalprodukte e.V.; 1996.

[659] Hill, R. und Schmitt, J.M.: „WiKo Medizinprodukterecht, Kommentar". Kapitel II 1. Köln: Verlag Dr. Otto Schmidt KG; 2008. Stand: Juli 2008. ISBN 3-504-04002-5. § 31.

[660] Rehmann, W.A. und Wagner, S.: "MPG Medizinproduktegesetz Kommentar". München: Verlag C. H. Beck; 2005. ISBN 3 406 52150 9. S. 254-258.

[661] Kloesel, A. und Cyran, W.: „Arzneimittelrecht Kommentar". Kapitel A 1.0. 108. Ergänzungslieferung, 3. Aufl. Stuttgart: Deutscher Apotheker Verlag; 2008. Stand: Oktober 2007. ISBN 978-3-7692-4615-5. § 75.

[662] Sander, A.: "Arzneimittelrecht Kommentar". Teil C, AMG-Kommentar. Stuttgart: Verlag W. Kohlhammer GmbH; 2008. Stand: November 2007 (45. Lieferung). ISBN 978-3-17-017937-0. § 75.

[663] Ecker, W.: "Das österreichische Medizinproduktegesetz". Medizinprodukte Journal. 1997; *3*: 94-95.

[664] Böckmann, R.-D.: "Medizinproduktegesetz (Teil 2), Erster Entwurf vorgestellt". Medizintechnik. 1994; *1*: 14-19.

[665] Kirschner, U.J.: "Marktüberwachung und Riskobewertung von Medizinprodukten durch den Hersteller". Arzt und Krankenhaus. 2000; *6*: 198-203.

[666] Amtliche Begründung zum MPG. Abgedruckt in: Hill, R. und Schmitt, J.M.: „WiKo Medizinprodukterecht, Kommentar". Kapitel II 1. Köln: Verlag Dr. Otto Schmidt KG; 2008. Stand: Juli 2008. ISBN 3-504-04002-5. § 31 S. 2.

[667] Schorn, G.H.: „Medizinprodukte-Recht". Kommentar. Kapitel M. 24. Aktualisierungslieferung. Band 3. Stuttgart: Wissenschaftliche Verlagsgesellschaft mbH; 2009. Stand: Januar 2009. ISBN 978-3-8047-2556-0. § 31.

[668] Deutsch, E. und Lippert, H.-D.: "Kommentar zum Arzneimittelgesetz". 2. Aufl. Berlin: Springer-Verlag; 2007. ISBN 978-3-540-33949-6. S. 40-64.

[669] Deutsch, E., Lippert, H.-D. und Ratzel, R.: "Medizinproduktegesetz (MPG)". Köln: Carl Heymanns Verlag KG; 2002. ISBN 3-452-25264-7. S. 273-274.

[670] Deutsch, E. und Spickhoff, A.: "Medizinrecht. Arztrecht, Arzneimittelrecht, Medizinprodukterecht und Transfusionsrecht". 5. Aufl. Berlin: Springer-Verlag; 2003. ISBN 3-540-00048-8. S. 771-774.

[671] Meyer-Lüerßen, D. und Will, H.-G.: "Das Medizinproduktegesetz und seine Auswirkungen. Kommentierung, Gesetzestext und Anschriften der benannten Prüfstellen". Frankfurt/Main: pmi Verlagsgruppe GmbH; 1995. ISBN 3-89119-331-9. S. 23-25.

[672] Janda, R. und Kappert, H.F.: "Medizinproduktegesetz MPG Auswirkungen auf das zahntechnische Labor". Berlin: Quintessenz Verlags-GmbH; 1996. ISBN 3-87652-879-8. S. 108-113.

[673] Kloesel, A. und Cyran, W.: „Arzneimittelrecht Kommentar". Kapitel A 1.0. 108. Ergänzungslieferung, 3. Aufl. Stuttgart: Deutscher Apotheker Verlag; 2008. Stand: Oktober 2007. ISBN 978-3-7692-4615-5. § 76.

[674] Frankenberger, H.: "Information über Vorkommnisse nach dem Inverkehrbringen". Medizintechnik. 1996; *2*: 44-45.

[675] Heinhold, H.: "Neue Berufe. Der Medizinprodukeberater". Heilberufe. 2000; *3*: 65.

[676] Kammerhoff, U.: "Europäische Richtlinien, Medizinproduktegesetz, Betreiberverordnung, Was ist neu? (Teil I)". Führen und Wirtschaften im Krankenhaus. 1999; *2*: 174-175.

[677] Kindler, M.: "Das Medizinproduktegesetz, Die MedGV in Europa 1993?" Krankenhaus Technik. 1991; *12*: 57-60.

[678] Kindler, M.: "Was kommt nach der MedGV? Das Medizinproduktegesetz für 1993 im Entwurf". Medtech. 1991; *4*: 34-36.

[679] Nöthlichs, M. und Schmatz, H.: "Sicherheitstechnik digital". Modul Medizinprodukte. MPG Erläuterungen. Berlin: Erich Schmidt Verlag; 2008. Stand: Oktober 2008. ISBN 3 503 07876 2. § 31.

[680] Feiden, K.: "Die Neuordnung des Arzneimittelrechts". Frankfurt/Main: Govi-Verlag GmbH. Pharmazeutischer Verlag; 1978. ISBN 37741 9810 1. S. 46-51, 53-54.

[681] Hasskarl, H.: "Sicherheit durch Information im Arzneimittelrecht". Neue Juristische Wochenschrift. 1988; *37*: 2265-2271.

[682] Rehmann, W.A.: "AMG Arzneimittelgesetz". München: Verlag C. H. Beck; 2008. ISBN 978-3-406-57053-7. S. 404-407.

[683] Sander, A.: "Arzneimittelrecht Kommentar". Teil C, AMG-Kommentar. Stuttgart: Verlag W. Kohlhammer GmbH; 2008. Stand: November 2007 (45. Lieferung). ISBN 978-3-17-017937-0. § 76.

[684] Deutsch, E. und Lippert, H.-D.: "Kommentar zum Arzneimittelgesetz". 2. Aufl. Berlin: Springer-Verlag; 2007. ISBN 978-3-540-33949-6. S. 644-648.

[685] Röder, M.: "Diplomarbeit: Das Medizinprodukterecht- Pflichten für Hersteller, Anwender und Betreiber-Sicherheit und Schutz für Patienten". Schweinfurt: Fachbereich Sozialwesen/Pflegemanagement; 2001. S. 32-61.

[686] Schorn, G.H.: "Medizinproduktegesetz, Gesetzestext mit amtlicher Begründung und einer Einführung". Stuttgart: Wissenschaftliche Verlagsgesellschaft mbH Stuttgart; 1994. ISBN 3-8047-1372-6. S. 23-27.

[687] Sander, A.: "Arzneimittelrecht Kommentar". Teil C, AMG-Kommentar. Stuttgart: Verlag W. Kohlhammer GmbH; 2008. Stand: November 2007 (45. Lieferung). ISBN 978-3-17-017937-0. § 2.

[688] Schroll, S., Spier, A. und Menke, W.: „Sichere Anwendung von Medizinprodukten". In: AMD - Medizintechnik (Hrsg.): "Anwender- und Betreiberpflichten für Medizinprodukte". Berlin: MediVision GmbH; 1999. S. 41-42. ISBN 3-932686-15-2; Krüger-Brand, H.E.: "Patientensicherheit und Medizintechnik. Unerforschtes Gebiet". Deutsches Ärzteblatt. 2008; *12*: A617-A618.

[689] Janning, M.: "Medizintechnik. Mehr Verkäufe, aber weniger Gewinn". Pharmazeutische Zeitung. 2008; *43*: 40.

[690] Amtliche Begründung zum zweiten MPG-ÄndG. Abgedruckt in: Böckmann, R.-D., Frankenberger, H. und Will, H.G.: "Durchführungshilfen zum Medizinproduktegesetz". Köln: TÜV Media GmbH; 2008. Stand: November 2008. ISBN 978-3-8249-0227-9. Kapitel 30.31 S. 5.

[691] Rehmann, W.A. und Wagner, S.: "MPG Medizinproduktegesetz Kommentar". München: Verlag C. H. Beck; 2005. ISBN 3 406 52150 9. S. 251-254.

[692] Schorn, G.H.: „Medizinprodukte-Recht". Kommentar. Kapitel M. 24. Aktualisierungslieferung. Band 3. Stuttgart: Wissenschaftliche Verlagsgesellschaft mbH; 2009. Stand: Januar 2009. ISBN 978-3-8047-2556-0. § 30.

[693] Deutsch, E., Lippert, H.-D. und Ratzel, R.: "Medizinproduktegesetz (MPG)". Köln: Carl Heymanns Verlag KG; 2002. ISBN 3-452-25264-7. S. 271-272.

[694] Kirchberg, D.: "Das Medizinproduktegesetz: Was Pflegende wissen müssen. Bestimmungen - Beispiele - Konsequenzen". Hannover: Schlütersche GmbH & Co. KG; 2003. ISBN 3-87706-878-2. S. 78-87.

[695] Kloesel, A. und Cyran, W.: „Arzneimittelrecht Kommentar". Kapitel A 1.0. 108. Ergänzungslieferung, 3. Aufl. Stuttgart: Deutscher Apotheker Verlag; 2008. Stand: Oktober 2007. ISBN 978-3-7692-4615-5. § 63a.

[696] Deutscher Bundestag, Drucksache 10/5112. "Gesetzentwurf der Bundesregierung: Entwurf eines Zweiten Gesetzes zur Änderung des Arzneimittelgesetzes" vom 27.02.1986. S. 22.

[697] Amtliche Begründung zum zweiten AMG-ÄndG. Abgedruckt in: Kloesel, A. und Cyran, W.: „Arzneimittelrecht Kommentar". Kapitel A 1.0. 108. Ergänzungslieferung, 3. Aufl.

9. Literaturverzeichnis

[698] Stuttgart: Deutscher Apotheker Verlag; 2008. Stand: Oktober 2007. ISBN 978-3-7692-4615-5. § 63a Blatt 87e; Sander, A.: "Arzneimittelrecht Kommentar". Teil C, AMG-Kommentar. Stuttgart: Verlag W. Kohlhammer GmbH; 2008. Stand: November 2007 (45. Lieferung). ISBN 978-3-17-017937-0. § 63a S. 1.
Kindler, M. und Menke, W.: "Medizinproduktegesetz - MPG. Kommentierte Ausgabe mit Arbeitshilfen und Materialien". Landsberg: Ecomed Verlagsgesellschaft; 1998. ISBN 3-609-64133-9. S. 33.

[699] Böckmann, R.-D., Frankenberger, H. und Will, H.G.: "Durchführungshilfen zum Medizinproduktegesetz". Köln: TÜV Media GmbH; 2008. Stand: November 2008. ISBN 978-3-8249-0227-9. Kapitel 30.30.

[700] Hill, R. und Schmitt, J.M.: „WiKo Medizinprodukterecht, Kommentar". Kapitel II 1. Köln: Verlag Dr. Otto Schmidt KG; 2008. Stand: Juli 2008. ISBN 3-504-04002-5. § 30.

[701] Deutsch, E. und Lippert, H.-D.: "Kommentar zum Arzneimittelgesetz". 2. Aufl. Berlin: Springer-Verlag; 2007. ISBN 978-3-540-33949-6. S. 195 Rz. 11.

[702] Hohm, K.-H.: "Der Stufenplanbeauftragte nach dem neuen AMG - eine vorläufige Standortbestimmung". Medizinrecht. 1988; *1*: 15-19.

[703] Mandry, T.: "Die Beauftragten im Pharmarecht". Die Profile der Leiter und Beauftragten im Arzneimittelgesetz und des Betäubungsmittelverantwortlichen. Stuttgart: Wissenschaftliche Verlagsgesellschaft mbH; 2004. ISBN 3-8047-2143-5. S. 10-15, 32-40, 144-150.

[704] Rehmann, W.A.: "AMG Arzneimittelgesetz". München: Verlag C. H. Beck; 2008. ISBN 978-3-406-57053-7. S. 352-356.

[705] Deutsch, E. und Lippert, H.-D.: "Kommentar zum Arzneimittelgesetz". 2. Aufl. Berlin: Springer-Verlag; 2007. ISBN 978-3-540-33949-6. S. 565-572.

[706] Sander, A.: "Arzneimittelrecht Kommentar". Teil C, AMG-Kommentar. Stuttgart: Verlag W. Kohlhammer GmbH; 2008. Stand: November 2007 (45. Lieferung). ISBN 978-3-17-017937-0. § 63a.

[707] Anhalt, E. und Dieners, P. (Hrsg.): "Handbuch des Medizinprodukterechts. Grundlagen und Praxis". München: Verlag C.H. Beck; 2003. ISBN 3 406 487629. S. 331-337.

[708] Schorn, G.H.: "Medizinprodukterecht und Apothekenbetriebsordnung". Stuttgart: Deutscher Apotheker Verlag; 1996. ISBN 3-7692-1967-8. S. 41.

[709] Nöthlichs, M. und Schmatz, H.: "Sicherheitstechnik digital". Modul Medizinprodukte. MPG Erläuterungen. Berlin: Erich Schmidt Verlag; 2008. Stand: Oktober 2008. ISBN 3 503 07876 2. § 30.

[710] Kloesel, A. und Cyran, W.: „Arzneimittelrecht Kommentar". Kapitel A 1.0. 108. Ergänzungslieferung, 3. Aufl. Stuttgart: Deutscher Apotheker Verlag; 2008. Stand: Oktober 2007. ISBN 978-3-7692-4615-5. § 63a Nr. 15.

[711] Nöthlichs, M. und Schmatz, H.: "Sicherheitstechnik digital". Modul Medizinprodukte. MPG Erläuterungen. Berlin: Erich Schmidt Verlag; 2008. Stand: Oktober 2008. ISBN 3 503 07876 2. § 27.

[712] Rehmann, W.A. und Wagner, S.: "MPG Medizinproduktegesetz Kommentar". München: Verlag C. H. Beck; 2005. ISBN 3 406 52150 9. S. 233-236.

[713] Böckmann, R.-D., Frankenberger, H. und Will, H.G.: "Durchführungshilfen zum Medizinproduktegesetz". Köln: TÜV Media GmbH; 2008. Stand: November 2008. ISBN 978-3-8249-0227-9. Kapitel 30.27.

[714] Hill, R. und Schmitt, J.M.: „WiKo Medizinprodukterecht, Kommentar". Kapitel II 1. Köln: Verlag Dr. Otto Schmidt KG; 2008. Stand: Juli 2008. ISBN 3-504-04002-5. § 27.

[715] Stößlein, E.: "Ein kurzer Abriss der Grundlagen des europäischen und deutschen Medizinprodukte-Beobachtungs- und Meldesystems". Medizintechnik. 2003; 2: 61-63.

[716] Schorn, G.H.: „Medizinprodukte-Recht". Kommentar. Kapitel M. 24. Aktualisierungslieferung. Band 3. Stuttgart: Wissenschaftliche Verlagsgesellschaft mbH; 2009. Stand: Januar 2009. ISBN 978-3-8047-2556-0. § 27.

[717] Sander, A.: "Arzneimittelrecht Kommentar". Teil C, AMG-Kommentar. Stuttgart: Verlag W. Kohlhammer GmbH; 2008. Stand: November 2007 (45. Lieferung). ISBN 978-3-17-017937-0. § 96.

[718] Deutsch, E. und Lippert, H.-D.: "Kommentar zum Arzneimittelgesetz". 2. Aufl. Berlin: Springer-Verlag; 2007. ISBN 978-3-540-33949-6. S. 177-187.

[719] Rehmann, W.A.: "AMG Arzneimittelgesetz". München: Verlag C. H. Beck; 2008. ISBN 978-3-406-57053-7. S. 157-164.

[720] Kloesel, A. und Cyran, W.: „Arzneimittelrecht Kommentar". Kapitel A 1.0. 108. Ergänzungslieferung, 3. Aufl. Stuttgart: Deutscher Apotheker Verlag; 2008. Stand: Oktober 2007. ISBN 978-3-7692-4615-5. § 96.

[721] Rehmann, W.A.: "AMG Arzneimittelgesetz". München: Verlag C. H. Beck; 2008. ISBN 978-3-406-57053-7. S. 63-80.

[722] Rehmann, W.A.: "AMG Arzneimittelgesetz". München: Verlag C. H. Beck; 2008. ISBN 978-3-406-57053-7. S. 455.

[723] Sander, A.: "Arzneimittelrecht Kommentar". Teil C, AMG-Kommentar. Stuttgart: Verlag W. Kohlhammer GmbH; 2008. Stand: November 2007 (45. Lieferung). ISBN 978-3-17-017937-0. § 96 S. 6 Nr. 3, § 98.

[724] Kloesel, A. und Cyran, W.: „Arzneimittelrecht Kommentar". Kapitel A 1.0. 108. Ergänzungslieferung, 3. Aufl. Stuttgart: Deutscher Apotheker Verlag; 2008. Stand: Oktober 2007. ISBN 978-3-7692-4615-5. § 98.

[725] Kloesel, A. und Cyran, W.: „Arzneimittelrecht Kommentar". Kapitel A 1.0. 108. Ergänzungslieferung, 3. Aufl. Stuttgart: Deutscher Apotheker Verlag; 2008. Stand: Oktober 2007. ISBN 978-3-7692-4615-5. § 96.

[726] Kloesel, A. und Cyran, W.: „Arzneimittelrecht Kommentar". Kapitel A 1.0. 108. Ergänzungslieferung, 3. Aufl. Stuttgart: Deutscher Apotheker Verlag; 2008. Stand: Oktober 2007. ISBN 978-3-7692-4615-5. § 10.

[727] Schorn, G.H.: „Medizinprodukte-Recht". Kommentar. Kapitel M. 24. Aktualisierungslieferung. Band 3. Stuttgart: Wissenschaftliche Verlagsgesellschaft mbH; 2009. Stand: Januar 2009. ISBN 978-3-8047-2556-0. § 28.

[728] Deutsch, E., Lippert, H.-D. und Ratzel, R.: "Medizinproduktegesetz (MPG)". Köln: Carl Heymanns Verlag KG; 2002. ISBN 3-452-25264-7. S. 251-255.

[729] Sander, A.: "Arzneimittelrecht Kommentar". Teil C, AMG-Kommentar. Stuttgart: Verlag W. Kohlhammer GmbH; 2008. Stand: November 2007 (45. Lieferung). ISBN 978-3-17-017937-0. § 69.

[730] Böckmann, R.-D., Frankenberger, H. und Will, H.G.: "Durchführungshilfen zum Medizinproduktegesetz". Köln: TÜV Media GmbH; 2008. Stand: November 2008. ISBN 978-3-8249-0227-9. Kapitel 30.28.

[731] Hill, R. und Schmitt, J.M.: „WiKo Medizinprodukterecht, Kommentar". Kapitel II 1. Köln: Verlag Dr. Otto Schmidt KG; 2008. Stand: Juli 2008. ISBN 3-504-04002-5. § 28.

[732] Rehmann, W.A. und Wagner, S.: "MPG Medizinproduktegesetz Kommentar". München: Verlag C. H. Beck; 2005. ISBN 3 406 52150 9. S. 236-245.

[733] Deutsch, E. und Lippert, H.-D.: "Kommentar zum Arzneimittelgesetz". 2. Aufl. Berlin: Springer-Verlag; 2007. ISBN 978-3-540-33949-6. S. 601-606.

[734] Rehmann, W.A.: "AMG Arzneimittelgesetz". München: Verlag C. H. Beck; 2008. ISBN 978-3-406-57053-7. S. 337-383.

[735] Sander, A.: "Grenzen behördlicher Maßnahmen nach § 69 AMG (VG Arensberg, Beschluß vom 11.September 1987, Aktenzeichen A L 944/87)". Die Pharmazeutische Industrie. 1988; *11*: 1258-1259.

[736] Sander, A.: "Arzneimittelrecht Kommentar". Teil C, AMG-Kommentar. Stuttgart: Verlag W. Kohlhammer GmbH; 2008. Stand: November 2007 (45. Lieferung). ISBN 978-3-17-017937-0. § 69 S. 8 Fn. 1a).

[737] Klindt, T.: "Medizinprodukterechtliche CE-Kennzeichnung am Beispiel elektronischer Pflegebetten". Medizin Produkte Recht. 2002; *1*: 13-17.

[738] Kloesel, A. und Cyran, W.: „Arzneimittelrecht Kommentar". Kapitel A 1.0. 108. Ergänzungslieferung, 3. Aufl. Stuttgart: Deutscher Apotheker Verlag; 2008. Stand: Oktober 2007. ISBN 978-3-7692-4615-5. § 69.

[739] Sander, A.: "Arzneimittelrecht Kommentar". Teil C, AMG-Kommentar. Stuttgart: Verlag W. Kohlhammer GmbH; 2008. Stand: November 2007 (45. Lieferung). ISBN 978-3-17-017937-0. § 69.

[740] Thiele, A.: "Das nationale Risikoverfahren (Stufenplan)". Bundesgesundheitsblatt. 1997; *1*: 11-14.

[741] Kage, U.: "Das Medizinproduktegesetz". Staatliche Risikosteuerung unter dem Einfluß europäischer Harmonisierung. Berlin: Springer Verlag; 2005. ISBN 3-540-21932-3. S. 267; Schorn, G.H.: „Medizinprodukte-Recht". Kommentar. Kapitel M. 24. Aktualisierungslieferung. Band 3. Stuttgart: Wissenschaftliche Verlagsgesellschaft mbH; 2009. Stand: Januar 2009. ISBN 978-3-8047-2556-0. § 28 Rz. 3.

[742] Feiden, K.: "Die Neuordnung des Arzneimittelrechts". Frankfurt/Main: Govi-Verlag GmbH. Pharmazeutischer Verlag; 1978. ISBN 37741 9810 1. S. 50.

[743] Nöthlichs, M. und Schmatz, H.: "Sicherheitstechnik digital". Modul Medizinprodukte. MPG Erläuterungen. Berlin: Erich Schmidt Verlag; 2008. Stand: Oktober 2008. ISBN 3 503 07876 2. § 28.

[744] Europäische Kommission: "Leitfaden für die Umsetzung der nach dem neuen Konzept und dem Gesamtkonzept verfaßten Richtlinien". Blue Guide. 2000. ISBN 92-828-7449-0. S. 49-

9. Literaturverzeichnis

52, 59-61. http://ec.europa.eu/enterprise/newapproach/legislation/guide/document/guide publicde.pdf (30.11.2008).

[745] Böckmann, R.-D., Frankenberger, H. und Will, H.G.: "Durchführungshilfen zum Medizinproduktegesetz". Köln: TÜV Media GmbH; 2008. Stand: November 2008. ISBN 978-3-8249-0227-9. Kapitel 30.29.

[746] Hill, R. und Schmitt, J.M.: „WiKo Medizinprodukterecht, Kommentar". Kapitel II 1. Köln: Verlag Dr. Otto Schmidt KG; 2008. Stand: Juli 2008. ISBN 3-504-04002-5. § 29.

[747] Nöthlichs, M. und Schmatz, H.: "Sicherheitstechnik digital". Modul Medizinprodukte. MPG Erläuterungen. Berlin: Erich Schmidt Verlag; 2008. Stand: Oktober 2008. ISBN 3 503 07876 2. § 29.

[748] Rehmann, W.A. und Wagner, S.: "MPG Medizinproduktegesetz Kommentar". München: Verlag C. H. Beck; 2005. ISBN 3 406 52150 9. S. 245-251.

[749] Brixius, K. und Frehse, M.: "Arzneimittelrecht in der Praxis". Frankfurt/Main: pmi Verlag AG; 2007. ISBN 3-89786-068-6. S. 108-110.

[750] Deutsch, E. und Lippert, H.-D.: "Kommentar zum Arzneimittelgesetz". 2. Aufl. Berlin: Springer-Verlag; 2007. ISBN 978-3-540-33949-6. S. 557-564.

[751] Hillebrandt, F.: "Sicherheit durch das Arzneimittelgesetz. Der Apotheker ist der Fachmann". Frankfurt/Main: Werbe- und Vertriebsgesellschaft Deutscher Apotheker mbH; 1982. S. 22-30.

[752] Kloesel, A. und Cyran, W.: „Arzneimittelrecht Kommentar". Kapitel A 1.0. 108. Ergänzungslieferung, 3. Aufl. Stuttgart: Deutscher Apotheker Verlag; 2008. Stand: Oktober 2007. ISBN 978-3-7692-4615-5. § 62.

[753] Sander, A.: "Arzneimittelrecht Kommentar". Teil C, AMG-Kommentar. Stuttgart: Verlag W. Kohlhammer GmbH; 2008. Stand: November 2007 (45. Lieferung). ISBN 978-3-17-017937-0. § 62.

[754] Schorn, G.H.: „Medizinprodukte-Recht". Kommentar. Kapitel M. 24. Aktualisierungslieferung. Band 3. Stuttgart: Wissenschaftliche Verlagsgesellschaft mbH; 2009. Stand: Januar 2009. ISBN 978-3-8047-2556-0. § 29.

[755] Böckmann, R.-D., Frankenberger, H. und Will, H.G.: "Durchführungshilfen zum Medizinproduktegesetz". Köln: TÜV Media GmbH; 2008. Stand: November 2008. ISBN 978-3-8249-0227-9. Kapitel 9.0 S. 2-3.

[756] Deutsch, E., Lippert, H.-D. und Ratzel, R.: "Medizinproduktegesetz (MPG)". Köln: Carl Heymanns Verlag KG; 2002. ISBN 3-452-25264-7. S. 256-270.

[757] DIMDI (Hrsg.): "Kurzinformationen: AMIS für die Bundesländer". 2008. http://www.dimdi.de/static/de/db/dbinfo/am29.htm_1431306691.htm (17.02.2008).

[758] Mutschler, E., Geisslinger, G., Kroemer, H.K. *et al.*: "Mutschler Arzneimittelwirkungen, Lehrbuch der Pharmakologie und Toxikologie". Stuttgart: Wissenschaftliche Verlagsgesellschaft mbH; 2001. ISBN 3-8047-1763-2. S. 99, 111-112, 182, 828.

[759] Sander, A.: "Arzneimittelrecht Kommentar". Teil C, AMG-Kommentar. Stuttgart: Verlag W. Kohlhammer GmbH; 2008. Stand: November 2007 (45. Lieferung). ISBN 978-3-17-017937-0. § 63.

9. Literaturverzeichnis

[760] Kloesel, A. und Cyran, W.: „Arzneimittelrecht Kommentar". Kapitel A 1.0. 108. Ergänzungslieferung, 3. Aufl. Stuttgart: Deutscher Apotheker Verlag; 2008. Stand: Oktober 2007. ISBN 978-3-7692-4615-5. § 63.

[761] Böckmann, R.-D., Frankenberger, H. und Will, H.G.: "Durchführungshilfen zum Medizinproduktegesetz". Köln: TÜV Media GmbH; 2008. Stand: November 2008. ISBN 978-3-8249-0227-9. Kapitel 30.17.

[762] Deutsch, E., Lippert, H.-D. und Ratzel, R.: "Medizinproduktegesetz (MPG)". Köln: Carl Heymanns Verlag KG; 2002. ISBN 3-452-25264-7. S. 212-216.

[763] Hill, R. und Schmitt, J.M.: „WiKo Medizinprodukterecht, Kommentar". Kapitel II 1. Köln: Verlag Dr. Otto Schmidt KG; 2008. Stand: Juli 2008. ISBN 3-504-04002-5. § 17.

[764] Nöthlichs, M. und Schmatz, H.: "Sicherheitstechnik digital". Modul Medizinprodukte. MPG Erläuterungen. Berlin: Erich Schmidt Verlag; 2008. Stand: Oktober 2008. ISBN 3 503 07876 2. § 17.

[765] Rehmann, W.A. und Wagner, S.: "MPG Medizinproduktegesetz Kommentar". München: Verlag C. H. Beck; 2005. ISBN 3 406 52150 9. S. 177-182.

[766] Schorn, G.H.: „Medizinprodukte-Recht". Kommentar. Kapitel M. 24. Aktualisierungslieferung. Band 3. Stuttgart: Wissenschaftliche Verlagsgesellschaft mbH; 2009. Stand: Januar 2009. ISBN 978-3-8047-2556-0. § 17.

[767] Deutsch, E. und Lippert, H.-D.: "Kommentar zum Arzneimittelgesetz". 2. Aufl. Berlin: Springer-Verlag; 2007. ISBN 978-3-540-33949-6. S. 271-287.

[768] Rehmann, W.A.: "AMG Arzneimittelgesetz". München: Verlag C. H. Beck; 2008. ISBN 978-3-406-57053-7. S. 231-243.

[769] Sander, A.: "Arzneimittelrecht Kommentar". Teil C, AMG-Kommentar. Stuttgart: Verlag W. Kohlhammer GmbH; 2008. Stand: November 2007 (45. Lieferung). ISBN 978-3-17-017937-0. § 31.

[770] Kloesel, A. und Cyran, W.: „Arzneimittelrecht Kommentar". Kapitel A 1.0. 108. Ergänzungslieferung, 3. Aufl. Stuttgart: Deutscher Apotheker Verlag; 2008. Stand: Oktober 2007. ISBN 978-3-7692-4615-5. § 31.

[771] Kloesel, A. und Cyran, W.: „Arzneimittelrecht Kommentar". Kapitel A 1.0. 108. Ergänzungslieferung, 3. Aufl. Stuttgart: Deutscher Apotheker Verlag; 2008. Stand: Oktober 2007. ISBN 978-3-7692-4615-5. § 31 Nr. 6.

[772] OVG Berlin: Beschluß vom 01.08.1990. Aktenzeichen OVG 5 S 42.90. Abgedruckt in: Sander A. Arzneimittelrecht, Entscheidungssammlung zum Arzneimittelrecht einschließlich EuGH, Zusatzbände zu Sander A. Arzneimittelrecht, Kommentar, Band 2, 2007. § 31 Nr. 1a.

[773] OVG Berlin: Urteil vom 08.06.1990. Aktenzeichen OVG 5 B 1.89. Abgedruckt in: Sander A. Arzneimittelrecht, Entscheidungssammlung zum Arzneimittelrecht einschließlich EuGH, Zusatzbände zu Sander A. Arzneimittelrecht, Kommentar, Band 2, 2007. § 31 Nr. 1.

[774] VG Köln: Urteil vom 11.07.2001: Zur fristgerechten Verlängerung der arzneimittelrechtlichen Zulassung. Aktenzeichen 24 K 5889/00. Abgedruckt in: Pharma Recht; 8: 2003. 285-289.

[775] Kloesel, A. und Cyran, W.: „Arzneimittelrecht Kommentar". Kapitel A 1.0. 108. Ergänzungslieferung, 3. Aufl. Stuttgart: Deutscher Apotheker Verlag; 2008. Stand: Oktober 2007. ISBN 978-3-7692-4615-5. § 30.

[776] Linse, M. und Porstner, T.: "Auslegungsfragen des "Inverkehrbringens" von Arzneimitteln im Rahmen der "Sunset Clause"". Pharma Recht. 2005; *10*: 420-426.

[777] Deutsch, E. und Lippert, H.-D.: "Kommentar zum Arzneimittelgesetz". 2. Aufl. Berlin: Springer-Verlag; 2007. ISBN 978-3-540-33949-6. S. 264-270.

[778] Erwägungsgrund Nr. 17 der "Richtlinie 2004/27/EG des Europäischen Parlaments und des Rates vom 31. März 2004 zur Änderung der Richtlinie 2001/83/EG zur Schaffung eines Gemeinschaftskodexes für Humanarzneimittel" vom 31.03.2004. ABl. EG Nr. L 136 S. 34–57 vom 30.04.2004 in der Fassung vom 30.04.2004.

[779] Böckmann, R.-D., Frankenberger, H. und Will, H.G.: "Durchführungshilfen zum Medizinproduktegesetz". Köln: TÜV Media GmbH; 2008. Stand: November 2008. ISBN 978-3-8249-0227-9. Kapitel 30.18.

[780] Merten, J.O.: "Benannte Stellen: Private Vollzugsinstanzen eines Europäischen Verwaltungsrechts". Deutsches Verwaltungsblatt. 2004; *19*: 1211-1216.

[781] Hill, R. und Schmitt, J.M.: „WiKo Medizinprodukterecht, Kommentar". Kapitel II 1. Köln: Verlag Dr. Otto Schmidt KG; 2008. Stand: Juli 2008. ISBN 3-504-04002-5. § 18.

[782] Nöthlichs, M. und Schmatz, H.: "Sicherheitstechnik digital". Modul Medizinprodukte. MPG Erläuterungen. Berlin: Erich Schmidt Verlag; 2008. Stand: Oktober 2008. ISBN 3 503 07876 2. § 18.

[783] VG München: Beschluß vom 14.12.2000: Benannte Stellen handeln privatrechtlich. Aktenzeichen M 22 K 00.4223.

[784] Hiltl, C.: "Handeln Benannte Stellen nach MPG öffentlich-rechtlich oder privatrechtlich?" Pharma Recht. 1997; *11*: 408-412.

[785] Nöthlichs, M. und Schmatz, H.: "Sicherheitstechnik digital". Modul Medizinprodukte. MPG Erläuterungen. Berlin: Erich Schmidt Verlag; 2008. Stand: Oktober 2008. ISBN 3 503 07876 2. § 15 S. 8, § 18 S. 2.

[786] Schorn, G.H.: „Medizinprodukte-Recht". Kommentar. Kapitel M. 24. Aktualisierungslieferung. Band 3. Stuttgart: Wissenschaftliche Verlagsgesellschaft mbH; 2009. Stand: Januar 2009. ISBN 978-3-8047-2556-0. § 15.

[787] Schorn, G.H.: „Medizinprodukte-Recht". Kommentar. Kapitel M. 24. Aktualisierungslieferung. Band 3. Stuttgart: Wissenschaftliche Verlagsgesellschaft mbH; 2009. Stand: Januar 2009. ISBN 978-3-8047-2556-0. § 18.

[788] Amtliche Begründung zum 2. MPG-ÄndG; Abgedruckt in: Böckmann, R.-D., Frankenberger, H. und Will, H.G.: "Durchführungshilfen zum Medizinproduktegesetz". Köln: TÜV Media GmbH; 2008. Stand: November 2008. ISBN 978-3-8249-0227-9. Kapitel 30.18 S. 6; Hill, R. und Schmitt, J.M.: „WiKo Medizinprodukterecht, Kommentar". Kapitel II 1. Köln: Verlag Dr. Otto Schmidt KG; 2008. Stand: Juli 2008. ISBN 3-504-04002-5. § 18 S. 2.

9. Literaturverzeichnis

[789] Kloesel, A. und Cyran, W.: „Arzneimittelrecht Kommentar". Kapitel A 1.0. 108. Ergänzungslieferung, 3. Aufl. Stuttgart: Deutscher Apotheker Verlag; 2008. Stand: Oktober 2007. ISBN 978-3-7692-4615-5. § 34.

[790] Kloesel, A. und Cyran, W.: „Arzneimittelrecht Kommentar". Kapitel A 1.0. 108. Ergänzungslieferung, 3. Aufl. Stuttgart: Deutscher Apotheker Verlag; 2008. Stand: Oktober 2007. ISBN 978-3-7692-4615-5. § 67a.

[791] Rehmann, W.A.: "AMG Arzneimittelgesetz". München: Verlag C. H. Beck; 2008. ISBN 978-3-406-57053-7. S. 373-375.

[792] Deutsch, E. und Lippert, H.-D.: "Kommentar zum Arzneimittelgesetz". 2. Aufl. Berlin: Springer-Verlag; 2007. ISBN 978-3-540-33949-6. S. 279-301.

[793] Rehmann, W.A.: "AMG Arzneimittelgesetz". München: Verlag C. H. Beck; 2008. ISBN 978-3-406-57053-7. S. 248-249.

[794] Deutsch, E., Lippert, H.-D. und Ratzel, R.: "Medizinproduktegesetz (MPG)". Köln: Carl Heymanns Verlag KG; 2002. ISBN 3-452-25264-7. S. 201-211.

[795] Nöthlichs, M. und Schmatz, H.: "Sicherheitstechnik digital". Modul Medizinprodukte. MPG Erläuterungen. Berlin: Erich Schmidt Verlag; 2008. Stand: Oktober 2008. ISBN 3 503 07876 2. § 15.

[796] Rehmann, W.A. und Wagner, S.: "MPG Medizinproduktegesetz Kommentar". München: Verlag C. H. Beck; 2005. ISBN 3 406 52150 9. S. 166-176.

[797] Böckmann, R.-D., Frankenberger, H. und Will, H.G.: "Durchführungshilfen zum Medizinproduktegesetz". Köln: TÜV Media GmbH; 2008. Stand: November 2008. ISBN 978-3-8249-0227-9. Kapitel 30.15.

[798] Scheel, K.-C.: ""Benannte Stellen": Beliehende als Instrument für die Verwirklichung des Binnenmarktes". Deutsches Verwaltungsblatt. 1999: 442-448.

[799] Hill, R. und Schmitt, J.M.: „WiKo Medizinprodukterecht, Kommentar". Kapitel II 1. Köln: Verlag Dr. Otto Schmidt KG; 2008. Stand: Juli 2008. ISBN 3-504-04002-5. § 15.

[800] Eucomed Insight (Hrsg.): "Eucomed HTA Position Paper". 2008. S. 3. www.eucomed.org/press/~/media/49C306A47FE1424CBCA8ADC185F62554.ashx (09.10.2008).

[801] Böckmann, R.-D., Frankenberger, H. und Will, H.G.: "Durchführungshilfen zum Medizinproduktegesetz". Köln: TÜV Media GmbH; 2008. Stand: November 2008. ISBN 978-3-8249-0227-9. Kapitel 30.16.

[802] Hill, R. und Schmitt, J.M.: „WiKo Medizinprodukterecht, Kommentar". Kapitel II 1. Köln: Verlag Dr. Otto Schmidt KG; 2008. Stand: Juli 2008. ISBN 3-504-04002-5. § 16.

[803] Nöthlichs, M. und Schmatz, H.: "Sicherheitstechnik digital". Modul Medizinprodukte. MPG Erläuterungen. Berlin: Erich Schmidt Verlag; 2008. Stand: Oktober 2008. ISBN 3 503 07876 2. § 16.

[804] Schorn, G.H.: „Medizinprodukte-Recht". Kommentar. Kapitel M. 24. Aktualisierungslieferung. Band 3. Stuttgart: Wissenschaftliche Verlagsgesellschaft mbH; 2009. Stand: Januar 2009. ISBN 978-3-8047-2556-0. § 16 Rz. 8.

[805] Edelhäuser, R. und Poos, U.: "Marktüberwachung. Rolle der Benannten Stellen". Medizinprodukte Journal. 2008; *3*: 173-178.

[806] Böckmann, R.-D., Frankenberger, H. und Will, H.G.: "Durchführungshilfen zum Medizinproduktegesetz". Köln: TÜV Media GmbH; 2008. Stand: November 2008. ISBN 978-3-8249-0227-9. Kapitel 30.12.

[807] Deutsch, E., Lippert, H.-D. und Ratzel, R.: "Medizinproduktegesetz (MPG)". Köln: Carl Heymanns Verlag KG; 2002. ISBN 3-452-25264-7. S. 124-138.

[808] Nöthlichs, M. und Schmatz, H.: "Sicherheitstechnik digital". Modul Medizinprodukte. MPG Erläuterungen. Berlin: Erich Schmidt Verlag; 2008. Stand: Oktober 2008. ISBN 3 503 07876 2. § 12.

[809] Rehmann, W.A. und Wagner, S.: "MPG Medizinproduktegesetz Kommentar". München: Verlag C. H. Beck; 2005. ISBN 3 406 52150 9. S. 141-155.

[810] Schorn, G.H.: "Apotheken- Betriebsordnung (ApoBetrO) 1987. Verordnung über den Betrieb von Apotheken". Text mit amtlicher Begründung und einer Einführung von Dr Gert Schorn, Meckenheim/Bonn. Stuttgart: Deutscher Apotheker Verlag; 1987. ISBN 3-7692-0952-4. S. 21, 23.

[811] Hill, R. und Schmitt, J.M.: „WiKo Medizinprodukterecht, Kommentar". Kapitel II 1. Köln: Verlag Dr. Otto Schmidt KG; 2008. Stand: Juli 2008. ISBN 3-504-04002-5. § 12.

[812] Schwarz, J.A.: "Leitfaden klinische Prüfung von Arzneimitteln und Medizinprodukten". 3. Aufl. Aulendorf: Edito Cantor Verlag; 2005. S. 45.

[813] Anhalt, E. und Dieners, P. (Hrsg.): "Handbuch des Medizinprodukterechts. Grundlagen und Praxis". München: Verlag C.H. Beck; 2003. ISBN 3 406 487629. S. 417-421.

[814] Deutsch, E. und Lippert, H.-D.: "Kommentar zum Arzneimittelgesetz". 2. Aufl. Berlin: Springer-Verlag; 2007. ISBN 978-3-540-33949-6. S. 448-453.

[815] Sander, A.: "Arzneimittelrecht Kommentar". Teil C, AMG-Kommentar. Stuttgart: Verlag W. Kohlhammer GmbH; 2008. Stand: November 2007 (45. Lieferung). ISBN 978-3-17-017937-0. § 43-§ 46.

[816] Schorn, G.H.: „Medizinprodukte-Recht". Kommentar. Kapitel M. 24. Aktualisierungslieferung. Band 3. Stuttgart: Wissenschaftliche Verlagsgesellschaft mbH; 2009. Stand: Januar 2009. ISBN 978-3-8047-2556-0. § 11.

[817] Böckmann, R.-D., Frankenberger, H. und Will, H.G.: "Durchführungshilfen zum Medizinproduktegesetz". Köln: TÜV Media GmbH; 2008. Stand: November 2008. ISBN 978-3-8249-0227-9. Kapitel 3.11.

[818] Hill, R. und Schmitt, J.M.: „WiKo Medizinprodukterecht, Kommentar". Kapitel II 1. Köln: Verlag Dr. Otto Schmidt KG; 2008. Stand: Juli 2008. ISBN 3-504-04002-5. § 11.

[819] Kloesel, A. und Cyran, W.: „Arzneimittelrecht Kommentar". Kapitel A 1.0. 108. Ergänzungslieferung, 3. Aufl. Stuttgart: Deutscher Apotheker Verlag; 2008. Stand: Oktober 2007. ISBN 978-3-7692-4615-5. § 48.

[820] Brixius, K. und Frehse, M.: "Arzneimittelrecht in der Praxis". Frankfurt/Main: pmi Verlag AG; 2007. ISBN 3-89786-068-6. S. 76.

[821] Sander, A.: "Arzneimittelrecht Kommentar". Teil C, AMG-Kommentar. Stuttgart: Verlag W. Kohlhammer GmbH; 2008. Stand: November 2007 (45. Lieferung). ISBN 978-3-17-017937-0. § 28 S. 10 Nr. 11.

[822] Hill, R. und Schmitt, J.M.: „WiKo Medizinprodukterecht, Kommentar". Kapitel II 1. Köln: Verlag Dr. Otto Schmidt KG; 2008. Stand: Juli 2008. ISBN 3-504-04002-5. § 11 S. 3 Rz. 1.

[823] Nöthlichs, M. und Schmatz, H.: "Sicherheitstechnik digital". Modul Medizinprodukte. MPG Erläuterungen. Berlin: Erich Schmidt Verlag; 2008. Stand: Oktober 2008. ISBN 3 503 07876 2. § 11.

[824] Deutscher Bundestag, Drucksache 15/5316. "Gesetzentwurf der Fraktion SPD und BÜNDNIS 90/DIE GRÜNEN: Entwurf eines Vierzehnten Gesetzes zur Änderung des Arzneimittelgesetzes" vom 19.04.2005. S. 36.

[825] Kloesel, A. und Cyran, W.: „Arzneimittelrecht Kommentar". Kapitel A 1.0. 108. Ergänzungslieferung, 3. Aufl. Stuttgart: Deutscher Apotheker Verlag; 2008. Stand: Oktober 2007. ISBN 978-3-7692-4615-5. § 21 Nr. 50.

[826] Pabel, H.J.: "Arzneimittelgesetz". 12. Aufl. Stuttgart: Deutscher Apotheker Verlag; 2007. ISBN 978-3-7692-4466-3. S. 186.

[827] Rehmann, W.A.: "AMG Arzneimittelgesetz". München: Verlag C. H. Beck; 2008. ISBN 978-3-406-57053-7. S. 162 Rz. 11.

[828] Remmele, C.: "Arzneimittel für seltene Leiden ("Orphan Drugs") im EG- und US-Recht". Gassner, U.M. und Forschungsstelle für Medizinprodukterecht der Universität Augsburg (Hrsg.). Augsburger Schriften zum Arzneimittel- und Medizinprodukterecht. Aachen: Shaker Verlag GmbH; 2007. S. 85.

[829] Rehmann, W.A.: "AMG Arzneimittelgesetz". München: Verlag C. H. Beck; 2008. ISBN 978-3-406-57053-7. S. 219-224.

[830] Schwarz, J.A.: "Leitfaden klinische Prüfung von Arzneimitteln und Medizinprodukten". 3. Aufl. Aulendorf: Edito Cantor Verlag; 2005. ISBN 3-87193-254-X. S. 381-387.

[831] Kloesel, A. und Cyran, W.: „Arzneimittelrecht Kommentar". Kapitel A 1.0. 108. Ergänzungslieferung, 3. Aufl. Stuttgart: Deutscher Apotheker Verlag; 2008. Stand: Oktober 2007. ISBN 978-3-7692-4615-5. § 28 Nr. 24.

[832] Deutsch, E. und Lippert, H.-D.: "Kommentar zum Arzneimittelgesetz". 2. Aufl. Berlin: Springer-Verlag; 2007. ISBN 978-3-540-33949-6. S. 259-263.

[833] Anhalt, E. und Dieners, P. (Hrsg.): "Handbuch des Medizinprodukterechts. Grundlagen und Praxis". München: Verlag C.H. Beck; 2003. ISBN 3 406 487629. S. 201-218.

[834] Beuthien, V. und Schmölz, A.S.: "Die Geltung des Heilmittelwerbegesetzes für arzneimittelrechtliche Informationen". Gewerblicher Rechtsschutz und Urheberrecht. 1999; *4*: 297-304.

[835] Brixius, K. und Frehse, M.: "Arzneimittelrecht in der Praxis". Frankfurt/Main: pmi Verlag AG; 2007. ISBN 3-89786-068-6. S. 113-117.

[836] Sander, A.: "Arzneimittelrecht Kommentar". Teil C, AMG-Kommentar. Stuttgart: Verlag W. Kohlhammer GmbH; 2008. Stand: November 2007 (45. Lieferung). ISBN 978-3-17-017937-0. § 10 - § 11.

[837] Siebenand, S.: "Thalidomid, Andere Indikation, bekanntes Risiko". Pharmazeutische Zeitung. 2007; *46*: https://www.pharmazeutische-zeitung.de/index.php?id=4110 (13.11.2007).

[838] EMEA: "Recommendation of the Paediatric Committee to the European Commission regarding the symbol". Dokument-Nr. EMEA/498247/2007. 2007.

9. Literaturverzeichnis

http://www.emea.europa.eu/pdfs/human/paediatrics/49824707en.pdf (30.11.2009).

[839] Schorn, G.H.: 2008. Persönliche Korrespondenz vom 08.02.2008.

[840] Thürich, T.: 2008. Persönliche Korrespondenz vom 26.02.2008.

[841] Deutsch, E., Lippert, H.-D. und Ratzel, R.: "Medizinproduktegesetz (MPG)". Köln: Carl Heymanns Verlag KG; 2002. ISBN 3-452-25264-7. S. 118-123.

[842] Allgemeine Verwaltungsvorschrift zur Anwendung der Arzneimittelprüfrichtlinien vom 11.10.2004, BAnz S. 22037. Abgedruckt in: Feiden, K.: "Arzneimittelprüfrichtlinien. Sammlung nationaler und internationaler Richtlinien". Band 1. Stuttgart: Wissenschaftliche Verlagsgesellschaft mbH; 2007. ISBN 978-3-8047-2378-8. Kapitel 1.1.

[843] Böckmann, R.-D., Frankenberger, H. und Will, H.G.: "Durchführungshilfen zum Medizinproduktegesetz". Köln: TÜV Media GmbH; 2008. Stand: November 2008. ISBN 978-3-8249-0227-9. Kapitel 3.8.

[844] Brandenburg, S., Kollecker, S. und Rütenik, C.: "Medizinprodukterecht". 2. Aufl. Medizinproduktegesetz mit umfassender Einleitung und Auszügen aus benachbarten Rechtsvorschriften. Heidelberg: Economica Verlag; 2003. ISBN 3-87081-239-7. S. 1-9.

[845] Anselmann, N.: "Normen". In: Schorn, G.H. (Hrsg.): Aktive implantierbare Medizinprodukte Texte mit Einführung. Stuttgart: Wissenschaftliche Verlagsgesellschaft mbH; 1993. S. 13-16. ISBN 3-8047-1259-2.

[846] Rehmann, W.A. und Wagner, S.: "MPG Medizinproduktegesetz Kommentar". München: Verlag C. H. Beck; 2005. ISBN 3 406 52150 9. S. 116-121.

[847] Deutscher Bundestag, Drucksache 15/4294. "Gesetzentwurf der Bundesregierung: Entwurf eines Gesetzes zur Änderung arzneimittelrechtlicher Vorschriften" vom 29.11.2004. S. 5 Fußnote.

[848] Rehmann, W.A.: "AMG Arzneimittelgesetz". München: Verlag C. H. Beck; 2008. ISBN 978-3-406-57053-7. S. 215-217.

[849] Erwägungsgründe Nr. 4, 5, 14 der "Richtlinie 2001/83/EG" vom 06.11.2001. ABl. EG L 331 S. 67 vom 28.11.2001 in der Fassung vom 31.03.2004.

[850] Anselmann, N.: "Technische Vorschriften und Normen in Europa". Bonn: Economica Verlag GmbH; 1991. ISBN 3-926831-38-3. S. 35-50.

[851] Dennhöfer, E.: "Neues aus dem Normenwerk - Gemeinsame ISO- und CEN- Normen über Sterilisationsverfahren und die Validierung". Zentralsterilisation-Central Service. 1998; 5: 284.

[852] Unruh, P.S. und Zeller, H.-W.: "CE-Kennzeichnung von Medizinprodukten. EG-Richtlinie 93/42/EWG, Medizinproduktegesetz, DIN EN 60601 ... (VDE 0750 ...), Grundlegende Anforderungen, Risikoanalyse, Klassifizierungs-Kriterien, Konformitätsbewertung". VDE-Schriftenreihe 76. Berlin: VDE-Verlag GmbH; 1996. ISBN 3-8007-2131-7. S. 15-27.

[853] Feiden, K.: "Arzneimittelprüfrichtlinien. Sammlung nationaler und internationaler Richtlinien". Band 1. Stuttgart: Wissenschaftliche Verlagsgesellschaft mbH; 2007. ISBN 978-3-8047-2378-8. 1 Nationale Regelungen, Einleitung S. 2-3, Kapitel 9.

[854] Feiden, K.: 2007. Persönliche Korrespondenz vom 25.10.2007.

[855] Anhang I der "Richtlinie 93/42/EWG" vom 14.06.1993. ABl. EG L 169 vom 12.07.1993 S. 1-43 in der Fassung vom 29.09.2003.

9. Literaturverzeichnis

[856] Schorn, G.H.: "Das Medizinproduktegesetz, Anwendung im ärztlichen Bereich". Deutsches Ärzteblatt. 1995; *43*: A-2890-A-2893.

[857] Hasskarl, H. und Kleinsorge, H.: "Arzneimittelprüfung Arzneimittelrecht. Nationale und internationale Bestimmungen und Empfehlungen". 2. Aufl. Stuttgart: Gustav Fischer Verlag; 1979. ISBN 3-437-10562-0. S. 12-17.

[858] Hasskarl, H. und Biesalski, D.: "Das neue Arzneimittelgesetz". Gräfling: Karl Demeter Verlag; 1978. S. 14-25.

[859] Kloesel, A. und Cyran, W.: „Arzneimittelrecht Kommentar". Kapitel A 1.0. 108. Ergänzungslieferung, 3. Aufl. Stuttgart: Deutscher Apotheker Verlag; 2008. Stand: Oktober 2007. ISBN 978-3-7692-4615-5. § 26.

[860] Bundesministerium der Justiz: "Handbuch der Rechtsförmlichkeit". 2. Aufl. Köln: Bundesanzeiger Verlag; 1999. ISBN 3887848950. S. 83 Rz. 247.

[861] Schorn, G.H.: „Medizinprodukte-Recht". Kommentar. Kapitel M. 24. Aktualisierungslieferung. Band 3. Stuttgart: Wissenschaftliche Verlagsgesellschaft mbH; 2009. Stand: Januar 2009. ISBN 978-3-8047-2556-0. § 8.

[862] Anselmann, N.: "Die Normung ist ein entscheidender Faktor zur Förderung der Innovation in Europa". Medizinprodukte Journal. 2007; *2*: 71-73.

[863] Kage, U.: "Das Medizinproduktegesetz". Staatliche Risikosteuerung unter dem Einfluß europäischer Harmonisierung. Berlin: Springer Verlag; 2005. ISBN 3-540-21932-3. S. 127-201.

[864] Deutsch, E. und Lippert, H.-D.: "Kommentar zum Arzneimittelgesetz". 2. Aufl. Berlin: Springer-Verlag; 2007. ISBN 978-3-540-33949-6. S. 251-254

[865] Plagemann, H.: "Der Wirksamkeitsnachweis nach dem Arzneimittelgesetz von 1976. Funktionen und Folgen eines unbestimmten Rechtsbegriffs". Baden-Baden: Nomos Verlagsgesellschaft; 1978. ISBN 3-7890-0430-8. S. 124-138.

[866] Feiden, K.: "1 Nationale Regelungen, Einleitung". In: Feiden, K.: "Arzneimittelprüfrichtlinien. Sammlung nationaler und internationaler Richtlinien". Band 1. Stuttgart: Wissenschaftliche Verlagsgesellschaft mbH; 2007. ISBN 978-3-8047-2378-8. Kapitel 1.

[867] Steinrücken (BMG): Persönliches Gespräch mit Steinrücken (BMG) am 01.02.2008. Telefonisch.

[868] Kage, U.: "Das Medizinproduktegesetz". Staatliche Risikosteuerung unter dem Einfluß europäischer Harmonisierung. Berlin: Springer Verlag; 2005. ISBN 3-540-21932-3. S. 88-99.

[869] Marburger, P. und Enders, R.: "Technische Normen im Europäischen Gemeinschaftsrecht". In: Marburger, P. (Hrsg.): „Jahrbuch des Umwelt- und Technikrechts 1994". Heidelberg: R. v. Decker´s Verlag, G. Schenck GmbH; 1994. S. 333-368.

[870] Nöthlichs, M. und Schmatz, H.: "Sicherheitstechnik digital". Modul Medizinprodukte. MPG Erläuterungen. Berlin: Erich Schmidt Verlag; 2008. Stand: Oktober 2008. ISBN 3 503 07876 2. § 8.

[871] CEN (Hrsg.): "Compass, Europäische Normung in Kürze". 2004. S. 5. www.cenorm.be/cenorm/aboutus/information/otherpublications/compassde.pdf (21.10.2007)

[872] Bayerisches Staatsministerium für Wirtschaft Infrastruktur Verkehr und Technologie (Hrsg.): "Anwendung von Normen im Rahmen der CE-Kennzeichnung". 2005. S. 2. http://www.stmwivt.bayern.de/pdf/europa/Info-Normen.pdf (06.04.2008).

[873] Hill, R. und Schmitt, J.M.: „WiKo Medizinprodukterecht, Kommentar". Kapitel II 1. Köln: Verlag Dr. Otto Schmidt KG; 2008. Stand: Juli 2008. ISBN 3-504-04002-5. § 8.

[874] Schorn, G.H.: "Medizinproduktegesetz, Gesetzestext mit amtlicher Begründung und einer Einführung". Stuttgart: Wissenschaftliche Verlagsgesellschaft mbH Stuttgart; 1994. ISBN 3-8047-1372-6. S. 18-22.

[875] BVerwG: Entscheidung vom 17.02.1978. Aktenzeichen 1 C 102.76. Abgedruckt in: Mitgliedern des Gerichts (Hrsg.). "Entscheidungen des Bundesverwaltungsgerichts". Berlin: Carl Heymanns Verlag KG; 1979. Band 55: 250-271. S. 250, 256.

[876] Breuer, R.: "Die rechtliche Bedeutung der Verwaltungsvorschriften nach § 48 BImSchG im Genehmigungsverfahren". Deutsches Verwaltungsblatt. 1978: 28-37. S. 35.

[877] Hasskarl, H. und Kleinsorge, H.: "Arzneimittelprüfung Arzneimittelrecht. Nationale und internationale Bestimmungen und Empfehlungen". 2. Aufl. Stuttgart: Gustav Fischer Verlag; 1979. ISBN 3-437-10562-0. S. 13.

[878] Kloesel, A. und Cyran, W.: „Arzneimittelrecht Kommentar". Kapitel A 1.0. 108. Ergänzungslieferung, 3. Aufl. Stuttgart: Deutscher Apotheker Verlag; 2008. Stand: Oktober 2007. ISBN 978-3-7692-4615-5. § 26 Nr. 6.

[879] Milsmann, E.: "Normenvergleich zu Isolatoren für die Herstellung steriler Gesundheitsprodukte". Pharmazeutische Industrie. 2006; *11*: 1313-1317.

[880] Bentley, D.: "CE marking – what does it really mean?" Journal of Tissue Viability. 1998; *1*: 11-15.

[881] Ernst, E.: "Nachzulassung – ja oder nein? Bekannte Wirkstoffe in der Zulassung und Nachzulassung". Die Pharmazeutische Industrie. 1997; *1*: 13-17.

[882] Kage, U.: "Das Medizinproduktegesetz". Staatliche Risikosteuerung unter dem Einfluß europäischer Harmonisierung. Berlin: Springer Verlag; 2005. ISBN 3-540-21932-3. S. 128.

[883] Böckmann, R.-D., Frankenberger, H. und Will, H.G.: "Durchführungshilfen zum Medizinproduktegesetz". Köln: TÜV Media GmbH; 2008. Stand: November 2008. ISBN 978-3-8249-0227-9. Kapitel 3.7.

[884] Henning, K.: "Medizinproduktegesetz". Intensiv. 2000; *8*: 177-178. Identisch mit: Henning K: "Was man weiß, was man wissen sollte ... heute zum Thema: Medizinproduktegesetz". DGF-Mitteilungen. 1999; *1*: 9-11.

[885] Hill, R. und Schmitt, J.M.: „WiKo Medizinprodukterecht, Kommentar". Kapitel II 1. Köln: Verlag Dr. Otto Schmidt KG; 2008. Stand: Juli 2008. ISBN 3-504-04002-5. § 7.

[886] Rehmann, W.A. und Wagner, S.: "MPG Medizinproduktegesetz Kommentar". München: Verlag C. H. Beck; 2005. ISBN 3 406 52150 9. S. 99-115.

[887] Amtliche Begründung zum Gesetz zur Neuordnung des Arzneimittelrechts. Abgedruckt in: Kloesel, A. und Cyran, W.: „Arzneimittelrecht Kommentar". Kapitel A 1.0. 108. Ergänzungslieferung, 3. Aufl. Stuttgart: Deutscher Apotheker Verlag; 2008. Stand: Oktober 2007. ISBN 978-3-7692-4615-5. § 22 Blatt 43a; Sander, A.: "Arzneimittelrecht

9. Literaturverzeichnis

Kommentar". Teil C, AMG-Kommentar. Stuttgart: Verlag W. Kohlhammer GmbH; 2008. Stand: November 2007 (45. Lieferung). ISBN 978-3-17-017937-0. § 22 S. 2a-4.

[888] Amtliche Begründung zum Gesetz zur Neuordnung des Arzneimittelrechts. Abgedruckt in: Kloesel, A. und Cyran, W.: „Arzneimittelrecht Kommentar". Kapitel A 1.0. 108. Ergänzungslieferung, 3. Aufl. Stuttgart: Deutscher Apotheker Verlag; 2008. Stand: Oktober 2007. ISBN 978-3-7692-4615-5. § 24 Blatt 47; Sander, A.: "Arzneimittelrecht Kommentar". Teil C, AMG-Kommentar. Stuttgart: Verlag W. Kohlhammer GmbH; 2008. Stand: November 2007 (45. Lieferung). ISBN 978-3-17-017937-0. § 24 S. 2.

[889] Rehmann, W.A.: "AMG Arzneimittelgesetz". München: Verlag C. H. Beck; 2008. ISBN 978-3-406-57053-7. S. 200-213.

[890] "ICH M4. ICH harmonised tripartite guideline: Organisation of the common technical document for the registration of pharmaceuticals for human use" in der Fassung vom 13.01.2004. S. 2.

[891] Mecklenburg, R.: "Die Zulassung von Arzneimitteln". Bundesgesundheitsblatt. 1990; 7: 279-283. S. 279-280.

[892] Böckmann, R.-D., Frankenberger, H. und Will, H.G.: "Durchführungshilfen zum Medizinproduktegesetz". Köln: TÜV Media GmbH; 2008. Stand: November 2008. ISBN 978-3-8249-0227-9. Kapitel 3.7 S. 8.

[893] Dreger, G., Faust, U., Kindler, M. et al.: "Bedeutung der CE-Kennzeichnung für medizinisch-technische Geräte". Medizintechnik. 1994; 5: 176-179.

[894] Rehmann, W.A.: "AMG Arzneimittelgesetz". München: Verlag C. H. Beck; 2008. ISBN 978-3-406-57053-7. S. 80-92.

[895] Sander, A.: "Arzneimittelrecht Kommentar". Teil C, AMG-Kommentar. Stuttgart: Verlag W. Kohlhammer GmbH; 2008. Stand: November 2007 (45. Lieferung). ISBN 978-3-17-017937-0. § 11.

[896] Feuerhelm, K.: "Wo steht was? Kennzeichnung und Symbole". Medizinprodukte Journal. 1999; 3: 78-79.

[897] Sander, A.: "Arzneimittelrecht Kommentar". Teil C, AMG-Kommentar. Stuttgart: Verlag W. Kohlhammer GmbH; 2008. Stand: November 2007 (45. Lieferung). ISBN 978-3-17-017937-0. § 22.

[898] "MEDDEV 2.4/1 Rev. 8. Guidelines for the classification of medical devices" in der Fassung vom Juli 2001.

[899] Anhalt, E. und Dieners, P. (Hrsg.): "Handbuch des Medizinprodukterechts. Grundlagen und Praxis". München: Verlag C.H. Beck; 2003. ISBN 3 406 487629. S. 83-111.

[900] Böckmann, R.-D., Frankenberger, H. und Will, H.G.: "Durchführungshilfen zum Medizinproduktegesetz". Köln: TÜV Media GmbH; 2008. Stand: November 2008. ISBN 978-3-8249-0227-9. Kapitel 30.13.

[901] Brandenburg, S., Kollecker, S. und Rütenik, C.: "Medizinprodukterecht". 2. Aufl. Medizinproduktegesetz mit umfassender Einleitung und Auszügen aus benachbarten Rechtsvorschriften. Heidelberg: Economica Verlag; 2003. ISBN 3-87081-239-7. S. 16-23.

[902] Deutsch, E., Lippert, H.-D. und Ratzel, R.: "Medizinproduktegesetz (MPG)". Köln: Carl Heymanns Verlag KG; 2002. ISBN 3-452-25264-7. S. 139-140.

9. Literaturverzeichnis

[903] Hill, R. und Schmitt, J.M.: „WiKo Medizinprodukterecht, Kommentar". Kapitel II 1. Köln: Verlag Dr. Otto Schmidt KG; 2008. Stand: Juli 2008. ISBN 3-504-04002-5. § 13.

[904] Rehmann, W.A. und Wagner, S.: "MPG Medizinproduktegesetz Kommentar". München: Verlag C. H. Beck; 2005. ISBN 3 406 52150 9. S. 155-162.

[905] Schorn, G.H.: „Medizinprodukte-Recht". Kommentar. Kapitel M. 24. Aktualisierungslieferung. Band 3. Stuttgart: Wissenschaftliche Verlagsgesellschaft mbH; 2009. Stand: Januar 2009. ISBN 978-3-8047-2556-0. § 13.

[906] Nöthlichs, M. und Schmatz, H.: "Sicherheitstechnik digital". Modul Medizinprodukte. MPG Erläuterungen. Berlin: Erich Schmidt Verlag; 2008. Stand: Oktober 2008. ISBN 3 503 07876 2. § 13.

[907] Rehmann, W.A.: "AMG Arzneimittelgesetz". München: Verlag C. H. Beck; 2008. ISBN 978-3-406-57053-7. S. 250-253.

[908] Kloesel, A. und Cyran, W.: „Arzneimittelrecht Kommentar". Kapitel A 1.0. 108. Ergänzungslieferung, 3. Aufl. Stuttgart: Deutscher Apotheker Verlag; 2008. Stand: Oktober 2007. ISBN 978-3-7692-4615-5. § 38.

[909] Rehmann, W.A.: "AMG Arzneimittelgesetz". München: Verlag C. H. Beck; 2008. ISBN 978-3-406-57053-7. S. 187-197.

[910] Deutsch, E. und Lippert, H.-D.: "Kommentar zum Arzneimittelgesetz". 2. Aufl. Berlin: Springer-Verlag; 2007. ISBN 978-3-540-33949-6. S. 318-323.

[911] Rehmann, W.A.: "AMG Arzneimittelgesetz". München: Verlag C. H. Beck; 2008. ISBN 978-3-406-57053-7. S. 254-269.

[912] Sander, A.: "Arzneimittelrecht Kommentar". Teil C, AMG-Kommentar. Stuttgart: Verlag W. Kohlhammer GmbH; 2008. Stand: November 2007 (45. Lieferung). ISBN 978-3-17-017937-0. § 38 S. 3 Nr. 2.

[913] Deutsch, E. und Lippert, H.-D.: "Kommentar zum Arzneimittelgesetz". 2. Aufl. Berlin: Springer-Verlag; 2007. ISBN 978-3-540-33949-6. S. 337 Rz. 1.

[914] Deutsch, E. und Lippert, H.-D.: "Kommentar zum Arzneimittelgesetz". 2. Aufl. Berlin: Springer-Verlag; 2007. ISBN 978-3-540-33949-6. S. 310-313.

[915] Kloesel, A. und Cyran, W.: „Arzneimittelrecht Kommentar". Kapitel A 1.0. 108. Ergänzungslieferung, 3. Aufl. Stuttgart: Deutscher Apotheker Verlag; 2008. Stand: Oktober 2007. ISBN 978-3-7692-4615-5. § 36.

[916] Deutscher Bundestag, Drucksache 7/3060. "Gesetzentwurf der Bundesregierung: Entwurf eines Gesetzes zur Neuordnung des Arzneimittelrechts" vom 07.01.1975.

[917] Dejas-Eckertz, P.: "Scientific and Regulatory Advice through the Federal Institute for Drugs and Medical Devices (BfArM)". Die Pharmazeutische Industrie. 2007; 3: 279-287.

[918] Schorn, G.H.: „Medizinprodukte-Recht". Kommentar. Kapitel M. 24. Aktualisierungslieferung. Band 3. Stuttgart: Wissenschaftliche Verlagsgesellschaft mbH; 2009. Stand: Januar 2009. ISBN 978-3-8047-2556-0. § 13 Rz. 9.

[919] DIMDI (Hrsg.): "Kurzinformationen: AMIS - Öffentlicher Teil". 2008. http://www.dimdi.de/static/ de/db/dbinfo/aj29.htm (17.02.2008)

[920] Amtliche Begründung zum 2. AMG-ÄndG. Abgedruckt in: Kloesel, A. und Cyran, W.: „Arzneimittelrecht Kommentar". Kapitel A 1.0. 108. Ergänzungslieferung, 3. Aufl.

Stuttgart: Deutscher Apotheker Verlag; 2008. Stand: Oktober 2007. ISBN 978-3-7692-4615-5. § 10; Sander, A.: "Arzneimittelrecht Kommentar". Teil C, AMG-Kommentar. Stuttgart: Verlag W. Kohlhammer GmbH; 2008. Stand: November 2007 (45. Lieferung). ISBN 978-3-17-017937-0. § 10 S. 5-6.

[921] Bayerisches Staatsministerium für Wirtschaft Infrastruktur Verkehr und Technologie (Hrsg.): "CE-Kennzeichnung, Merkblatt zur EU-Richtlinie 93/68/EWG". 2005. http://www.verwaltung.bayern.de/Anlage1928149/CE%E2%80%93Kennzeichnung.pdf (06.04.2008).

[922] Rehmann, W.A. und Wagner, S.: "MPG Medizinproduktegesetz Kommentar". München: Verlag C. H. Beck; 2005. ISBN 3 406 52150 9. S. 121-141.

[923] VG Stuttgart: Urteil vom 22.10.1999. Aktenzeichen 4 K 286/99. Rechtsprechungsdatenbank, Edition 3; 2007. CD zu: Hill, R. und Schmitt, J.M.: "WiKo Medizinprodukterecht, Kommentar". Köln: Verlag Dr. Otto Schmidt KG; 2008. Stand: Juli 2008. ISBN 3-504-04002-5.

[924] Schroll, S. und Spier, A.: „Bedeutung der CE-Kennzeichnung für Betreiber und Anwender". In: AMD - Medizintechnik (Hrsg.): "Anwender- und Betreiberpflichten für Medizinprodukte". Berlin: MediVision GmbH; 1999. S. 25-26. ISBN 3-932686-15-2.

[925] Hill, R. und Schmitt, J.M.: „WiKo Medizinprodukterecht, Kommentar". Kapitel II 1. Köln: Verlag Dr. Otto Schmidt KG; 2008. Stand: Juli 2008. ISBN 3-504-04002-5. § 9.

[926] Kirchberg, D.: "Das Medizinproduktegesetz: Was Pflegende wissen müssen. Bestimmungen - Beispiele - Konsequenzen". Hannover: Schlütersche GmbH & Co. KG; 2003. ISBN 3-87706-878-2. S. 41-42.

[927] Schorn, G.H.: „Medizinprodukte-Recht". Kommentar. Kapitel M. 24. Aktualisierungslieferung. Band 3. Stuttgart: Wissenschaftliche Verlagsgesellschaft mbH; 2009. Stand: Januar 2009. ISBN 978-3-8047-2556-0. § 9.

[928] Nöthlichs, M. und Schmatz, H.: "Sicherheitstechnik digital". Modul Medizinprodukte. MPG Erläuterungen. Berlin: Erich Schmidt Verlag; 2008. Stand: Oktober 2008. ISBN 3 503 07876 2. § 9.

[929] § 25 Abs. 1 AMG vom 12.12.2005. BGBl I Nr. 73 S. 3394 vom 15.12.2005 in der Fassung vom 23.11.2007. BGBl. I Nr. 59 S. 2631 vom 29.11.2007.

[930] Brandenburg, S. und Erhard, H.: "Medizinprodukterecht. Medizinproduktegesetz mit umfassender Einleitung und Auszügen aus benachbarten Rechtsvorschriften". Heidelberg: R. v. Decker´s Verlag; 1997. ISBN 3-7685-4396-X. S. 18-26.

[931] Deutsch, E. und Spickhoff, A.: "Medizinrecht. Arztrecht, Arzneimittelrecht, Medizinprodukterecht und Transfusionsrecht". 5. Aufl. Berlin: Springer-Verlag; 2003. ISBN 3-540-00048-8. S. 756-762.

[932] Anhalt, E. und Dieners, P. (Hrsg.): "Handbuch des Medizinprodukterechts. Grundlagen und Praxis". München: Verlag C.H. Beck; 2003. ISBN 3 406 487629. S. 219-242.

[933] Soltau, U.: "EG-Richtlinien für Medizinprodukte und Qualitätssicherung im Gesundheitswesen aus der Sicht der Krankenhaushygiene". Epidemiologie, Mikrobiologie, Immunolgie. 1994; 2: 79-83.

[934] Weber, G. und Brummer, P.: "Europäische Norm - CE-Zeichen - Gütezeichen". Orthopädie-Technik. 2002; *4*: 306-208.

[935] Hoxhaj, J.: "Das neue Medizinprodukterecht und Arzt- bzw. Krankenhaushaftung, Zweiter Teil: Das MPG - seine Auswirkungen für Betreiber und Anwender von Medizinprodukten". Recht und Politik im Gesundheitswesen. 2001; *2*: 35-45. S. 37; Schroll, S. und Spier, A.: „Bedeutung der CE-Kennzeichnung für Betreiber und Anwender". In: AMD - Medizintechnik (Hrsg.): "Anwender- und Betreiberpflichten für Medizinprodukte". Berlin: MediVision GmbH; 1999. S. 25-26. ISBN 3-932686-15-2. S. 25; Thalmayr, M.: "CE Conformite Europeene oder Confusion Everywhere? Die Bedeutung der CE-Kennzeichnung für Betreiber und Anwender". Klinik Management Aktuell. 1999; *Januar*: 56-57. S. 56.

[936] Anhalt, E. und Dieners, P. (Hrsg.): "Handbuch des Medizinprodukterechts. Grundlagen und Praxis". München: Verlag C.H. Beck; 2003. ISBN 3 406 487629. S. 33-56. S. 51 Rz. 48; Bayerisches Staatsministerium für Wirtschaft Infrastruktur Verkehr und Technologie (Hrsg.): "CE-Kennzeichnung, Merkblatt zur EU-Richtlinie 93/68/EWG". 2005. S. 2. http://www.verwaltung.bayern.de/Anlage1928149/CE%E2%80%93Kennzeichnung.pdf (06.04.2008); Dreger, G., Faust, U., Kindler, M. *et al.*: "Bedeutung der CE-Kennzeichnung für medizinisch-technische Geräte". Medizintechnik. 1994; *5*: 176-179. S. 178; Henning, K.: "Medizinproduktegesetz". Intensiv. 2000; *8*: 177-178. Identisch mit: Henning K: "Was man weiß, was man wissen sollte ... heute zum Thema: Medizinproduktegesetz". DGF-Mitteilungen. 1999; *1*: 9-11. S. 178; Hentschel, B.: "Prüfzeichen für Medizinprodukte: MedGV - MPG". Medizinische Klinik. 1999: 110-111. S. 111; Röder, M.: "Diplomarbeit: Das Medizinprodukterecht- Pflichten für Hersteller, Anwender und Betreiber-Sicherheit und Schutz für Patienten". Schweinfurt: Fachbereich Sozialwesen/Pflegemanagement; 2001. S. 32-61. S. 45.

[937] Scholtz, S.: "Das Medizinproduktegesetz (MPG) kurzgefasst". Die Kontaktlinse. 2003; *5*: 20-23.

[938] Scheel, K.-C.: ""Benannte Stellen": Beliehende als Instrument für die Verwirklichung des Binnenmarktes". Deutsches Verwaltungsblatt. 1999: 442-448. S. 444.

[939] Anselmann, N.: "Technische Vorschriften und Normen in Europa". Bonn: Economica Verlag GmbH; 1991. ISBN 3-926831-38-3. S. 35-50. S. 42.

[940] Hardtke, A. und Wolf, G.: "Bemerkung zur EG-Richtlinie 93/42/EWG über Medizinprodukte und das CE-Zeichen". Pharmazeutische Industrie. 1994; *2*: 126-131.

[941] Soltau, U.: "EG-Richtlinien für Medizinprodukte und Qualitätssicherung im Gesundheitswesen aus der Sicht der Krankenhaushygiene". Epidemiologie, Mikrobiologie, Immunolgie. 1994; *2*: 79-83. S. 80.

[942] Böckmann, R.-D., Frankenberger, H. und Will, H.G.: "Durchführungshilfen zum Medizinproduktegesetz". Köln: TÜV Media GmbH; 2008. Stand: November 2008. ISBN 978-3-8249-0227-9. Kapitel 3.6.

[943] Küchenhoff, G.: "Zulassung und Zulassungsnummer der Fertigarzneimittel nach dem Gesetz zur Neuordnung des Arzneimittelrechts vom 24. August 1976". Arzt- und Arzneimittelrecht. 1976; *Oktober*: 276-283. S. 277.

[944] Sander, A.: "Arzneimittelrecht Kommentar". Teil C, AMG-Kommentar. Stuttgart: Verlag W. Kohlhammer GmbH; 2008. Stand: November 2007 (45. Lieferung). ISBN 978-3-17-017937-0. § 21.

[945] Deutsch, E. und Lippert, H.-D.: "Kommentar zum Arzneimittelgesetz". 2. Aufl. Berlin: Springer-Verlag; 2007. ISBN 978-3-540-33949-6. S. 105-106 Rz. 6; Kloesel, A. und Cyran, W.: „Arzneimittelrecht Kommentar". Kapitel A 1.0. 108. Ergänzungslieferung, 3. Aufl. Stuttgart: Deutscher Apotheker Verlag; 2008. Stand: Oktober 2007. ISBN 978-3-7692-4615-5. § 10 Nr. 37.

[946] Böckmann, R.-D. und Frankenberger, H.: "Systeme und Behandlungseinheiten, Konformitätsbewertung nach dem Medizinprodukterecht". Medizintechnik. 2001; *3*: 97-104.

[947] Böckmann, R.-D., Frankenberger, H. und Will, H.G.: "Durchführungshilfen zum Medizinproduktegesetz". Köln: TÜV Media GmbH; 2008. Stand: November 2008. ISBN 978-3-8249-0227-9. Kapitel 3.10.

[948] Kleinsorge, H., König, J. und von Schlichtegroll, A.: "Fixe Arzneimittelkombinationen". Bundesverband der Pharmazeutischen Industrie. Pharma dialog Nr 81. 1984.

[949] Schraitle, R.: "Kriterien für die Bewertung von Kombinationsarzneimitteln". Die Pharmazeutische Industrie. 2008; *5*: 580-583. S. 583.

[950] Pabel, H.: "Zulassung fixer Arzneimittelkombinationen nach dem Arzneimittelgesetz". Deutsche Apotheker Zeitung. 1985; *21*: 1058-1061.

[951] Schraitle, R.: "Kriterien für die Bewertung von Kombinationsarzneimitteln". Die Pharmazeutische Industrie. 2008; *5*: 580-583.

[952] Gärtner, A.: "Medizinproduktesicherheit. Sichere Anwendung von Medizinprodukten - Patientensicherheit - Anwendersicherheit". 3. Aufl. Köln: TÜV-Verlag GmbH; 2004. ISBN 3-8249-0855-7. S. 30.

[953] Nöthlichs, M. und Schmatz, H.: "Sicherheitstechnik digital". Modul Medizinprodukte. MPG Erläuterungen. 2008. Oktober 2008. ISBN 3 503 07876 2. § 10.

[954] Schorn, G.H.: „Medizinprodukte-Recht". Kommentar. Kapitel M. 24. Aktualisierungs-lieferung. Band 3. Stuttgart: Wissenschaftliche Verlagsgesellschaft mbH; 2009. Stand: Januar 2009. ISBN 978-3-8047-2556-0. § 10.

[955] Böckmann, R.-D. und Frankenberger, H.: "Systeme und Behandlungseinheiten, Konformitätsbewertung nach dem Medizinprodukterecht". Medizintechnik. 2001; *3*: 97-104. S. 101.

[956] Hill, R.: "Medizinproduktkombinationen. Zusammensetzen und Sterilisation nach § 10 MPG". MT-Fachhandel. 1996; *2*: 14-18; Hill, R. und Schmitt, J.M.: „WiKo Medizinprodukterecht, Kommentar". Kapitel II 1. Köln: Verlag Dr. Otto Schmidt KG; 2008. Stand: Juli 2008. ISBN 3-504-04002-5. § 10.

[957] Deutscher Bundestag, Plenarprotokoll 14/198. "Stenographischer Bericht, 198. Sitzung" vom 08.11.2001. S. 19452, 19453-19454, 19456; Zitiert nach: Rehmann, W.A. und Wagner, S.: "MPG Medizinproduktegesetz Kommentar". München: Verlag C. H. Beck; 2005. ISBN 3 406 52150 9. S. 137 Rz. 22.

[958] Kleinsorge, H.: "Kombinationspräparate sinnvoll oder nicht?" Bundesverband der Pharmazeutischen Industrie. Pharma dialog Nr 55. 1978.

[959] Schumacher, B. und Lüderitz, B.: "Arzneimittelkombinationen mit Antiarrhythmika, Sinnvoll - überflüsig - gefährlich?" Der Internist. 1998; *4*: 417-425.

[960] Mutschler, E., Geisslinger, G., Kroemer, H.K. *et al.*: "Mutschler Arzneimittelwirkungen, Lehrbuch der Pharmakologie und Toxikologie". Stuttgart: Wissenschaftliche Verlagsgesellschaft mbH; 2001. ISBN 3-8047-1763-2. S. 117-118.

[961] OVG Lüneburg: Urteil vom 16.05.2006. Aktenzeichen 11 LC 265/05. Rechtssprechungsdatenbank des Niedersächsischen Oberverwaltungsgerichts: http://www.dbovg.niedersachsen.de/Entscheidung.asp?Ind= 05000200500026511%20LC (08.01.2008).

[962] Deutscher Bundesrat, Drucksache 171/09. "Gesetzentwurf der Bundesregierung: Entwurf eines Gesetzes zur Änderung arzneimittelrechtlicher und anderer Vorschriften" vom 20.02.2009. S. 13; Sucker-Sket, K.: "Arzneimittelgesetz. Kabinettsentwurf zur 15. AMG-Novelle vorgelegt". Deutsche Apotheker Zeitung. 2009; *8*: 15-16. S. 16.

[963] Hart, D., Hilken, A., Merkel, H. *et al.*: "Das Recht des Arzneimittelmarktes". Schriftenreihe des Zentrums für Europäische Rechtspolitik an der Universität Bremen. Band 5. Baden-Baden: Nomos Verlagsgesellschaft; 1988. ISBN 3-7890-1659-4. S. 29.

[964] Deutsch, E. und Lippert, H.-D.: "Kommentar zum Arzneimittelgesetz". 2. Aufl. Berlin: Springer-Verlag; 2007. ISBN 978-3-540-33949-6. S. 181 Rz. 4; Gallwas, H.U.: "Zulassungspflicht für Arzneimittel". Zeitschrift für Rechtspolitik. 1975; *5*: 113-117. S. 113; Rehmann, W.A.: "AMG Arzneimittelgesetz". München: Verlag C. H. Beck; 2008. ISBN 978-3-406-57053-7. S. 4 Rz. 11.

[965] Deutsch, E. und Spickhoff, A.: "Medizinrecht. Arztrecht, Arzneimittelrecht, Medizinprodukterecht und Transfusionsrecht". 5. Aufl. Berlin: Springer-Verlag; 2003. ISBN 3-540-00048-8. S. 756 Rz. 1209.

[966] Pabel, H.J.: "Arzneimittelgesetz". 12. Aufl. Stuttgart: Deutscher Apotheker Verlag; 2007. ISBN 978-3-7692-4466-3. S. 182; Sander, A.: "Arzneimittelrecht Kommentar". Teil C, AMG-Kommentar. Stuttgart: Verlag W. Kohlhammer GmbH; 2008. Stand: November 2007 (45. Lieferung). ISBN 978-3-17-017937-0. § 21 S. 4d Nr. 1.

[967] Hill, R. und Schmitt, J.M.: „WiKo Medizinprodukterecht, Kommentar". Kapitel II 1. Köln: Verlag Dr. Otto Schmidt KG; 2008. Stand: Juli 2008. ISBN 3-504-04002-5. § 6.

[968] Nöthlichs, M. und Schmatz, H.: "Sicherheitstechnik digital". Modul Medizinprodukte. MPG Erläuterungen. Berlin: Erich Schmidt Verlag; 2008. Stand: Oktober 2008. ISBN 3 503 07876 2. § 6.

[969] Feiden, K.: "Die Neuordnung des Arzneimittelrechts". Frankfurt/Main: Govi-Verlag GmbH. Pharmazeutischer Verlag; 1978. ISBN 37741 9810 1. S. 29.

[970] Kloesel, A. und Cyran, W.: „Arzneimittelrecht Kommentar". Kapitel A 1.0. 108. Ergänzungslieferung, 3. Aufl. Stuttgart: Deutscher Apotheker Verlag; 2008. Stand: Oktober 2007. ISBN 978-3-7692-4615-5. § 21.

[971] Lewandowski, G. und Schnieders, B. (Hrsg.): "Grundzüge der Zulassung und Registrierung von Arzneimitteln in der Bundesrepublik Deutschland". München: Aesopus Verlag GmbH; 1977. S. 5.

[972] Deutsch, E., Lippert, H.-D. und Ratzel, R.: "Medizinproduktegesetz (MPG)". Köln: Carl Heymanns Verlag KG; 2002. ISBN 3-452-25264-7. S. 80-84.

[973] Janda, R. und Kappert, H.F.: "Medizinproduktegesetz MPG Auswirkungen auf das zahntechnische Labor". Berlin: Quintessenz Verlags-GmbH; 1996. ISBN 3-87652-879-8. S. 43.

[974] Schorn, G.H.: „Medizinprodukte-Recht". Kommentar. Kapitel M. 24. Aktualisierungslieferung. Band 3. Stuttgart: Wissenschaftliche Verlagsgesellschaft mbH; 2009. Stand: Januar 2009. ISBN 978-3-8047-2556-0. § 6.

[975] Amtliche Begründung zum Gesetz zur Neuordnung des Arzneimittelrechts. Abgedruckt in: Kloesel, A. und Cyran, W.: „Arzneimittelrecht Kommentar". Kapitel A 1.0. 108. Ergänzungslieferung, 3. Aufl. Stuttgart: Deutscher Apotheker Verlag; 2008. Stand: Oktober 2007. ISBN 978-3-7692-4615-5. § 21 Blatt 41a; Sander, A.: "Arzneimittelrecht Kommentar". Teil C, AMG-Kommentar. Stuttgart: Verlag W. Kohlhammer GmbH; 2008. Stand: November 2007 (45. Lieferung). ISBN 978-3-17-017937-0. § 21 S. 2-2/1.

[976] Plagemann, H.: "Zulassungsvoraussetzungen parallelimportierter Arzneimittel nach dem Arzneimittelgesetz 1976". Wettbewerb in Recht und Praxis. 1978; *1*: 23-29.

[977] Anhang I, Einführung und allgemeine Grundlagen, (1)-(3) der "Richtlinie 2001/83/EG" vom 06.11.2001. ABl. EG L 331 S. 67 vom 28.11.2001 in der Fassung vom 11.03.2008.

[978] Anhang VII Nr. 2 der "Richtlinie 93/42/EWG des Europäischen Rates über Medizinprodukte" vom 14.06.1993. ABl. EG Nr. L 169 S. 1-42 vom 12.06.1993 in der Fassung vom 21.09.2007.

[979] Anhalt, E. und Dieners, P. (Hrsg.): "Handbuch des Medizinprodukterechts. Grundlagen und Praxis". München: Verlag C.H. Beck; 2003. ISBN 3 406 487629. S. 115 Rz. 3; Unruh, P.S. und Zeller, H.-W.: "CE-Kennzeichnung von Medizinprodukten. EG-Richtlinie 93/42/EWG, Medizinproduktegesetz, DIN EN 60601 ... (VDE 0750 ...), Grundlegende Anforderungen, Risikoanalyse, Klassifizierungs-Kriterien, Konformitätsbewertung". VDE-Schriftenreihe 76. Berlin: VDE-Verlag GmbH; 1996. ISBN 3-8007-2131-7. S. 25.

[980] Europäische Kommission: "Notice to Applicants". Volume 2B. Medical products for human use. Presentation and format of the dossier. Common Technical Document (CTD). 2006. http://ec.europa.eu/enterprise/pharmaceuticals/eudralex/vol-2/b/update_200805/ctd_05-2008.pdf (30.11.2008). Introduction.

[981] Friese, B., Jentges, B. und Muazzam, U.: "Guide to Drug Regulatory Affairs". Aulendorf: Edito-Canter-Verlag; 2007. ISBN 978-3-87193-324-0. S. 414.

[982] Weiland-Waibel, A.: Persönliches Gespräch mit Weiland-Waibel, A. am 10.07.2007. Nürnberg. Seminar "Kombination Medizinprodukt-Arzneimittel" des TÜV Rheinland/LGA.

[983] BfArM (Hrsg.): "Hinweise zur Durchführung von Konsultationsverfahren und Einreichung von Unterlagen für Medizinprodukte mit die Wirkung des Produktes ergänzendem Arzneimittelanteil". 2005. https://www.bfarm.de/de/Arzneimittel/zul/index.php?pv=&more=konsult.php (11.03.2005).

9. Literaturverzeichnis

[984] Anhalt, E.: "Das Medizinproduktegesetz - Auswirkungen des MPG auf die Apotheke". Deutsche Apotheker Zeitung. 2000; *13*: 1466-1470. S. 1467.

[985] Schorn, G.H.: "Das Medizinproduktegesetz – ein Sicherheitsgesetz". Medizinprodukte Journal. 1994; *4*: 5-7. S. 6.

[986] Middeler, G. und Pedersen, J.: "Durchführung von Konsultationsverfahren für Kombinationen aus Medizinprodukten und Arzneimitteln". Pharmazeutische Industrie. 2007; *1*: 51-52.

[987] VG München: Beschluss vom 29.05.1998. Aktenzeichen M 22 S 98.666. Abgedruckt in: Sander A. Arzneimittelrecht, Entscheidungssammlung zum Arzneimittelrecht einschließlich EuGH, Zusatzbände zu Sander A. Arzneimittelrecht, Kommentar, Band 1. Stuttgart: Verlag W. Kohlhammer GmbH; 2008. Stand: Mai 2008 (22. Lieferung). ISBN 978-3-17-018483-1. § 21 AMG Nr. 8.

[988] Leitgeb, N.: "Das österreichische Medizinproduktegesetz und die Bedeutung der CE-Kennzeichnung". Oesterreichische Krankenhauszeitung. 1998; *6*: 18-22. S. 20-21.

[989] Ritscher, H.: "Das neue Medizinproduktegesetz, Mannigfaltige Pflichten auch für den ärztlichen Anwender von aktiven Implantaten, z. B. implantierbaren Herzschrittmachern". Herzschrittmachertherapie und Elektrophysiologie. 2004; *1*: 82-87. S. 84.

[990] Merten, J.O.: "Benannte Stellen: Private Vollzugsinstanzen eines Europäischen Verwaltungsrechts". Deutsches Verwaltungsblatt. 2004; *19*: 1211-1216. S. 1215.

[991] Scholtz, S.: "Das Medizinproduktegesetz (MPG) kurzgefasst". Die Kontaktlinse. 2003; *5*: 20-23. S. 22.

[992] Hasskarl, H. und Biesalski, D.: "Das neue Arzneimittelgesetz". Gräfling: Karl Demeter Verlag; 1978. S. 17.

[993] Schorn, G.H.: "Medizinprodukterecht und Apothekenbetriebsordnung". Stuttgart: Deutscher Apotheker Verlag; 1996. ISBN 3-7692-1967-8. S. 15.

[994] Kortland, H.: "Arzneimittelzulassung in der EU". Deutsche Apotheker Zeitung. 1999; *35*: 44-47.

[995] Wilken, M. und Sickmüller, B.: "Forderungen der Pharmaindustrie gegenüber der EU-Kommission zum Abbau bürokratischer Hemmnisse und zur Überarbeitung der Variations Regulations". Die Pharmazeutische Industrie. 2006; *5*: 567-574.

[996] Ingenhag, W.: "Medizinproduktegesetz (MPG)". Die Betriebskrankenkasse. 1995; *7*: 422-424.

[997] Jeffery, D.B.: "The regulation of medical devices and the role of the Medical Device Agency". British Journal of Clinical Pharmacology. 2001; *3*: 230-235 http://www.pubmedcentral.nih.gov/ articlerender.fcgi?artid=2014554 (30.11.2008).

[998] Eucomed (Hrsg.): "Position Paper on Clinical Regulation applicable to Medical Devices 15 January 2007". 2007. www.eucomed.org/press/~/media/pdf/tl/2007/portal/publications/ position_papers/200701clinicalin-vestigations.ashx (09.10.2008).

[999] Siebert, M., Clauss, L.C., Carlisle, M. et al.: "Health Technology Assessment for medical devices in Europe". International Journal of Technology Assessment in Health Care. 2002; *3*: 733-740.

[1000] Schweim, H.G.: "Die Abwärtsspirale in der Arzneimittelzulassung?" Versicherungsmedizin. 2006; *3*: 144-146.
[1001] Focus online (Hrsg.): "Heparin. Bundesbehörde ruft Blutverdünner zurück". Focus online. 2008: http://www.focus.de/gesundheit/news/heparin_aid_264274.html (19.04.2009); Spiegel online (Hrsg.): "Gefährliche Spur nach China. Bundesbehörde nimmt Heparin vom Markt". 2008. http://www.spiegel.de/wissenschaft/mensch/0,1518,540094,00.html (19.04.2009).
[1002] Finanzieller Skandal wegen Bestechung und überteuerten Produkten. Vgl. Welt online: "Streit um die richtigen Lehren aus dem Herzklappen-Skandal". 1997. http://www.welt.de/print-welt/article634724/Streit_um_die_richtige_Lehre_aus_dem_ Herzklappen_Skandal.html (23.04.2009).
[1003] "Medizinprodukte: Kodex soll mehr Transparenz schaffen". Deutsches Ärzteblatt. 1997; *22*: A-1474. http://www.aerzteblatt.de/archiv/6561/ (23.04.2009). S. A-1474.
[1004] Mühlendahl, K.E. und Otto, M.: "Amalgam". 2009. http://www.allum.de/noxe/amalgam-langfassung.html (26.04.2009).
[1005] Kotlorz, T. und Schoelkopf, K.: "Prothesen-Skandal: 43 Hüften gebrochen". Berliner Morgenpost. 2997: http://www.morgenpost.de/printarchiv/berlin/article214437/Prothesen_ Skandal_43_Hueften_ gebrochen.html (23.04.2009); Spieth, F.: "Prothesen-Skandal zeigt: Zentrale Erfassung von Medizinprodukten notwendig". Pressemitteilung vom 16.08.2007. 2007. http://www.linksfraktion.de/pressemitteilung_druckversion.php?artikel=1234872343 (23.04.2009).
[1006] Kotlorz, T.: "Hüftgelenk-Skandal. Berliner Firma ruft Hunderte Prothesen zurück". Berliner Morgenpost. 2009: http://www.morgenpost.de/berlin/article1011795/Berliner_Firma_ruft_Hunderte_Prothesen_ zurueck.html (23.04.2009).
[1007] Von Bernuth, W.H.: "Brennende Pflegebetten - Zur Bedeutung sicherheitsrelevanter technischer Normen und Normentwürfe". In: Gassner, U.M. (Hrsg.): "Haftung für Medizinprodukte Erstes Augsburger Forum für Medizinprodukterecht". Frankfurt/Main: pmi Verlag AG; 2006. ISBN 3-89786-061-9. S. 19.
[1008] Di Fabio, U.: "Risikoentscheidungen im Rechtsstaat. Zum Wandel der Dogmatik im öffentlichen Recht, insbesondere am Beispiel der Arzneimittelüberwachung". Jus publicum; Band 8. Tübingen: J.C.B. Mohr (Paul Siebeck); 1994. ISBN 3-16-146101-0. S. 166-169.
[1009] Fülgraff, G.: "Pharma Dialog - Arzneimittelgesetz - Anspruch und Wirklichkeit". Vortrag, gehalten am 23. Mai 1980 anläßlich der Ordentlichen Hauptversammlung des Bundesverbandes der Pharmazeutischen Industrie in Frankfurt/Main. Frankfurt/Main: Bundesverband der Pharmazeutischen Industrie; 1980. S. 4-7.
[1010] Lewandowski, G.: "Sicherheitsurteile über Arzneimittel und ihre rechtlichen Grundlagen". Pharma Recht. 1983; *6*: 193-196. S. 193.
[1011] Mayer, M.: "Strafrechtliche Produktverantwortung bei Arzneimittelschäden". Veröffentlichungen des Instituts für Deutsches, Europäisches und Internationales

Medizinrecht, Gesundheitsrecht und Bioethik der Universitäten Heidelberg und Mannheim. Band 31. Berlin: Springer-Verlag; 2008. ISBN 978-3-540-75834-1. S. 73-97.

[1012] Schorn, G.H.: "Mängel im Medizinproduktewesen. Der Spiegel bringt es an den Tag und noch mehr". Medizinprodukte Journal. 2008; *3*: 146-148. S. 147.

[1013] Burkhardt, R. und Kienle, G.: "Die Zulassung von Arzneimitteln und der Widerruf von Zulassungen nach dem Arzneimittelgesetz von 1976". Stuttgart: Verlag Urachhaus Johannes M. Mayer GmbH & Co. KG; 1982. ISBN 3 87838 921 3. S. 61-68.

[1014] Kage, U.: "Das Medizinproduktegesetz". Staatliche Risikosteuerung unter dem Einfluß europäischer Harmonisierung. Berlin: Springer Verlag; 2005. ISBN 3-540-21932-3. S. 287.

[1015] Schorn, G.H.: "Mängel im Medizinproduktewesen. Der Spiegel bringt es an den Tag". Medizinprodukte Journal. 2008; *2*: 56-61.

[1016] Wille, H. und Schönhofer, P.S.: "Arzneimittelsicherheit und Nachmarktkontrolle, Entwicklungen seit der Reform des Arzneimittelgesetzes im Jahr 1978". Der Internist. 2002; *4*: 469-481. S. 473.

[1017] Kommission der Europäischen Gemeinschaften: "Arbeitsdokument der Kommissionsdienststellen. Begleitpapier zum Vorschlag für eine Verordnung des Europäischen Parlaments und des Rates über die Vorschriften für die Akkreditierung und Marktüberwachung im Zusammenhang mit der Vermarktung von Produkten sowie für einen Beschluss des Europäischen Parlaments und des Rates über einen gemeinsamen Rechtsrahmen für die Vermarktung von Produkten. Zusammenfassung der Folgenabschätzung. SEC(2007) 174." 2007 vom 14.02.2007.

[1018] Kommission der Europäischen Gemeinschaften: "Vorschlag für eine Verordnung des Europäischen Parlaments und des Rates über die Vorschriften für die Akkreditierung und Marktüberwachung im Zusammenhang mit der Vermarktung von Produkten. KOM (2007) 37" vom 14.02.2007 Erwägungsgrund Nr. 9; Kommission der Europäischen Gemeinschaften: "Vorschlag für einen Beschluss des Europäischen Parlaments und des Rates über einen gemeinsamen Rechtsrahmen für die Vermarktung von Produkten. KOM (2007) 53" vom 14.02.2007.

[1019] Ott, T., Hefendehl, F.W. und Grosdanoff, P. (Hrsg.): "Arzneimittel und Medizinprodukte". Berlin: Bundesinstitut für Arzneimittel und Medizinprodukte; 1998. ISBN 3-931542-01-7. S. 287.

[1020] Altenstetter, C.: "EU and member state medical devices regulation". International Journal of Technology Assessment in Health Care. 2003; *1*: 228-248.

[1021] BVMed (Hrsg.): "BVMed-Pressemitteilung Nr. 07/09 vom 26. Januar 2009". 2009: http://www.bvmed.de/presse.php?11112 (26.01.2009).

[1022] BVMed (Hrsg.): "BVMed-News Nr. 13/09 vom 06. April 2009". 2009: http://www.bvmed.de/stepone/data/downloads/5c/c7/00/bvmed1309.pdf (06.04.2009).

[1023] BVMed (Hrsg.): "BVMed-Pressemitteilung Nr. 24/09 vom 31. März 2009". 2009: http://www.bvmed.de/presse.php?11130 (31.03.2009).

[1024] Roth, H.: "EU bremst Gefährliches. Fast 2000 unsichere Produkte aus dem Verkehr gezogen". Neue Württembergische Zeitung. 21.04.2009; 2009; *21.04.2009*: 2.

[1025] Wüpper, T.: "Immer mehr gefährliche Produkte. EU vermeldet Höchststand". <u>Stuttgarter Zeitung</u>. 2009; *91*: 18.

[1026] Hollstein, P.: "Hilfsmittel. Medizintechniker gegen Gesundheitsreform". <u>Pharmazeutische Zeitung</u>. 2006; 44: 12.

10. Anhang

Anhang 1:

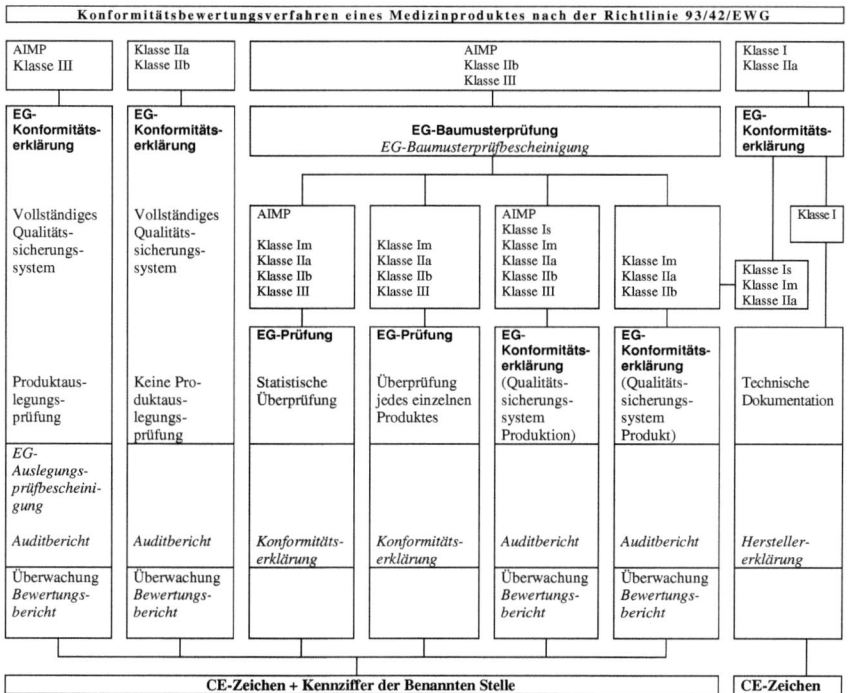

Abb. 13: Schematische Übersicht in Bezug auf die Möglichkeiten nach MPV und 93/42/EWG für die einzelnen Klassen

Quelle: Modifiziert nach: Kammerhoff, U.: "Medizinprodukte-Recht. Die Richtlinie 93/42/EWG über Medizinprodukte. Das Medizinproduktegesetz und seine Verordnungen". Melsungen: Bibliomed - Medizinische Verlagsgesellschaft mbH; 1999. ISBN 3-89556-015-4. S. 181, Bild 6.[a]

---

[a] Weitere Quelle: Bayerisches Staatsministerium für Wirtschaft Infrastruktur Verkehr und Technologie in Zusammenarbeit mit dem Arbeitskreis "Europäische Normung und Qualitätssicherung" (Hrsg.): "Medizinprodukte, Merkblatt zur EU-Richtlinie 93/68/EWG". 2005. S. 8.
Verfügbar unter: http://www.stmwivt.bayern.de/pdf/europa/Medizinprodukte.pdf (06.04.2008)

Anhang 2:

Beispiel-Übersichtsblätter für die technische Dokumentation von Medizinprodukten:

a) Erste Seite:

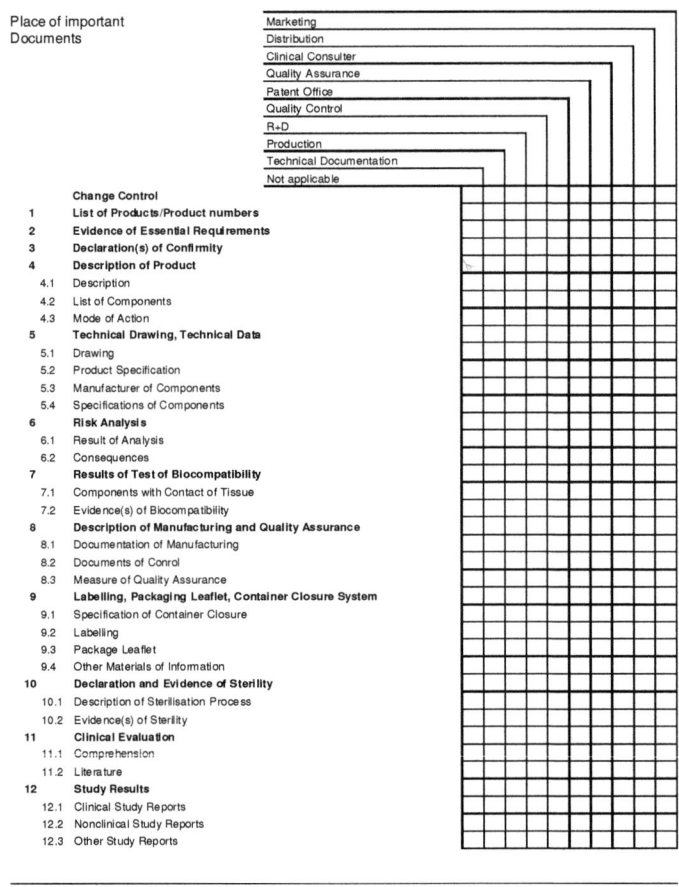

Abb. 14: Erste Seite der Technischen Dokumentation

Quelle: Modifiziert nach Kobel, K. und Tümmler, H.P.: "Nachweis der Grundlegenden Anforderungen, Technische Dokumentation gemäß der EG-Richtlinie über Medizinprodukte und das MPG". Medizinprodukte Journal. 1995; *3*: 22-24. S. 22-23.

b) Zweite Seite:

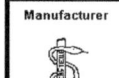 **Technical Documentation**

Document-No.	1
Date of Preparation	xx.xx.xxxx
Page	2 of X

Name of Product, Type of Product

Change Control

Note:
Only changes, which are relevant for the process of conformity, have to be noted.

	Description of Change	Product No.	Date	Responsibility
1				
2				
3				
4				
5				
6				
7				
8				
9				
10				

Prepared:	Controlled:
Date:	Date:

Abb. 15: Zweite Seite der Technischen Dokumentation

Quelle: Modifiziert nach Kobel, K. und Tümmler, H.P.: "Nachweis der Grundlegenden Anforderungen, Technische Dokumentation gemäß der EG-Richtlinie über Medizinprodukte und das MPG". Medizinprodukte Journal. 1995; *3*: 22-24. S. 23.

c) Dritte Seite:

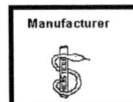
Technical Documentation

Document-No.	1
Date of Preparation	xx.xx.xxxx
Page	3 of X

Name of Product, Type of Product

1 List of Products/Product numbers

Product No.	Class	Product Name	Classification Rule	Sterility?
1				
2				
3				
4				
5				
6				
7				
8				
9				
10				

Prepared: _____   Controlled: _____
Date: _____   Date: _____

Abb. 16: Dritte Seite der Technischen Dokumentation

Quelle: Modifiziert nach Kobel, K. und Tümmler, H.P.: "Nachweis der Grundlegenden Anforderungen, Technische Dokumentation gemäß der EG-Richtlinie über Medizinprodukte und das MPG". Medizinprodukte Journal. 1995; *3*: 22-24. S. 22-23.

d) Vierte Seite:

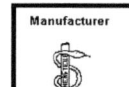 **Technical Documentation**

Document-No.	1
Date of Preparation	xx.xx.xxxx
Page	4 of X

Name of Product, Type of Product

2 Evidence of Essential Requirements

No. of Appendix I of Directive 93/42/EEC	Applicable?		Conformity with the Requirements?		Evidence (e.g. Norm)	Documentation (Chapter) or Comment
	Yes	No	Yes	No		
I General Requirements						
1 Is the product safe?						
- No threat of the clinical state of the patient by the use of the product?						
- No threat of the safety of the patient by the use of the product?						
- No threat of the safety or health of the user or a third person by the use of the product?						
2 Is the principle of integrated safety according to the current accepted state of technique used in the development and construction of the product?						
- Elimination or minimising the risk?						
- If necessary, adequate measures of protections, including alarm devices against the rest of the risk?						
- Information of the users about the rest of the risk, where no measures of protection could be provided?						
3 Does the product show the performance which the manufacturer claims?						
- Is the product developed, manufactured and packaged in such a way, that the product will be suitable to do one of the tasks described in article 1 paragraph 2 letter a) of directive 93/42/EEC?						
4 Do not change the characteristics and the performance of the product according to no. 1 to 3 in such a way, that the clinical state and the safety of the patient or a third person is threaten by the product during its shelf-life under normal conditions?						

Prepared:	Controlled:
Date:	Date:

Abb. 17: Vierte Seite der Technischen Dokumentation

Quelle: Modifiziert nach Kobel, K. und Tümmler, H.P.: "Nachweis der Grundlegenden Anforderungen, Technische Dokumentation gemäß der EG-Richtlinie über Medizinprodukte und das MPG". Medizinprodukte Journal. 1995; *3*: 22-24. S. 24.

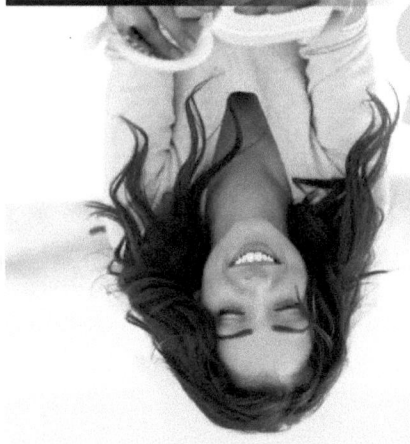

More Books!

I want morebooks!

Buy your books fast and straightforward online - at one of world's fastest growing online book stores! Environmentally sound due to Print-on-Demand technologies.

Buy your books online at

www.morebooks.shop

Kaufen Sie Ihre Bücher schnell und unkompliziert online – auf einer der am schnellsten wachsenden Buchhandelsplattformen weltweit! Dank Print-On-Demand umwelt- und ressourcenschonend produziert.

Bücher schneller online kaufen

www.morebooks.shop

KS OmniScriptum Publishing
Brivibas gatve 197
LV-1039 Riga, Latvia
Telefax: +371 686 204 55

info@omniscriptum.com
www.omniscriptum.com

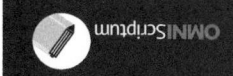

Printed by Books on Demand GmbH, Norderstedt / Germany